JAHRBUCH
LITERATUR UND MEDIZIN
Beihefte

Herausgegeben von

FLORIAN STEGER

Band 5

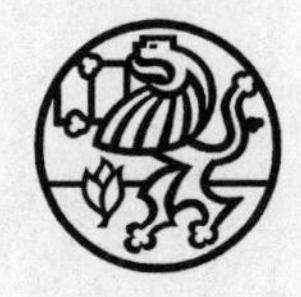

KATHARINA FÜRHOLZER

Das Ethos des Pathographen

Literatur- und medizinethische Dimensionen von Krankenbiographien

Universitätsverlag
WINTER
Heidelberg

Bibliografische Information der Deutschen Nationalbibliothek

Die Deutsche Nationalbibliothek verzeichnet diese Publikation
in der Deutschen Nationalbibliografie;
detaillierte bibliografische Daten sind im Internet
über *http://dnb.d-nb.de* abrufbar.

Diese Arbeit wurde im Oktober 2017
von der Westfälischen Wilhelms-Universität Münster
als Joint-PhD mit der Universiteit Gent
zur Dissertation angenommen.

Die Arbeit wurde gefördert durch ein Promotionsstipendium
der Studienstiftung des deutschen Volkes.
Dieser gilt an dieser Stelle der Dank der Verfasserin.

ISBN 978-3-8253-6898-2

Imprimé en Allemagne · Printed in Germany
Druck: Memminger MedienCentrum, 87700 Memmingen

Gedruckt auf umweltfreundlichem, chlorfrei gebleichtem
und alterungsbeständigem Papier.

Den Verlag erreichen Sie im Internet unter:
www.winter-verlag.de

Ich widme diese Arbeit
Volker Heller-Fürholzer,
auf dass sein Name in den Büchern stehe.

Danksagung

Die vorliegende Arbeit ist entstanden im Arbeitsumfeld der Graduate School ‚Practices of Literature' der Westfälischen Wilhelms-Universität Münster, im Rahmen eines Joint-PhD-Programms mit der Universiteit Gent. Für ihre kontinuierliche und konstruktive Begleitung in den verschiedenen Phasen der Promotion gebührt mein herzlicher Dank meinen BetreuerInnen Prof. Dr. Martina Wagner-Egelhaaf von der Münsteraner Germanistik, Prof. Dr. Sophie Wennerscheid aus der Skandinavistik in Gent und Univ.-Prof. Dr. Florian Steger des Ulmer Instituts für Geschichte, Theorie und Ethik der Medizin. Die Studienstiftung des deutschen Volkes ermöglichte durch ihre finanzielle Förderung eine konzentrierte und – durch ihre ideelle Förderung – zugleich abwechslungsreiche Promotionsphase. Den Münsteraner Promovierenden meinen großen Dank für die jahrelangen angeregten Auseinandersetzungen mit meinem Dissertationsprojekt. Dr. Michael S. Balzer, Katrin Frisch und Dr. Marcin Orzechowski bin ich für ihre abschließenden kritischen Fachblicke sehr verbunden. Der Lektorin des Universitätsverlages Winter, Dr. Christina Hünsche, gilt mein Dank für die wie stets sehr freundliche und professionelle Zusammenarbeit. Für ihre vielfältige Unterstützung und sehr bereitwillige Gesprächs- und Diskussionsbereitschaft über die Thematik meiner Arbeit bedanke ich mich nicht zuletzt herzlich bei meiner Mutter Waltraud Fürholzer. Mein aufrichtiger Dank gilt schließlich abermals Dr. Michael S. Balzer als engstem Begleiter, Kritiker und Befürworter in allen Lebens- und Arbeitslagen der Promotion.

INHALTSVERZEICHNIS

I Einleitung

„Wen kümmert's, wer spricht?"[1], fragt Michel Foucault mit einem Samuel-Beckett-Zitat in seiner epochemachenden Rede über den Autorbegriff. ‚Fast niemanden', wäre wohl nach wie vor die Antwort, zumindest auf die modifizierte Frage: ‚Wen kümmert's, wer wie über wen spricht?' Denn die gegenüber AutorInnen feststellbare „Gleichgültigkeit", in der sich nach Foucault „das wohl grundlegendste ethische Prinzip zeitgenössischen Schreibens [äußert]"[2], lässt sich auch heute noch beobachten: Der Autor ist tot,[3] kurzzeitig wiederauferstanden,[4] doch weiterhin tot, so scheint es, und man kann sich stellenweise des Eindrucks nicht erwehren, dass den von ihren Texten losgelösten AutorInnen im Zuge dieser Todesproklamation zugleich eine gewisse ethische ‚Narrenfreiheit' zugebilligt wird. Dabei sind ethische Reflexionen eigentlich seit jeher fester Bestandteil von Literatur und Literaturwissenschaft: Diskussionen beispielsweise über die Pflichten der Herrschenden, die gesellschaftliche Stellung des Individuums oder das Verhältnis der Geschlechter hielten Einzug in die antiken Tragödien, noch ehe sie in den philosophischen Schriften von Sokrates, Platon oder Aristoteles verhandelt wurden und damit noch ehe sich Ethik als Moralphilosophie etablierte.[5] Die historisch gewachsene Verschwisterung von Ethik und Ästhetik hat über die Jahrtausende nichts an Aktualität eingebüßt. Die jüngste geisteswissenschaftliche (Neu-)Annäherung an ethische Themen datiert auf die späten 1980er Jahre, als man im Kontext politisch-gesellschaftlicher, ästhetisch-kultureller und wissenschaftlich-akademischer Debatten versuchsweise einen ‚ethical turn' ausrief.[6] Bei einem

[1] Michel Foucault (2000): „Was ist ein Autor? [1969]". In: Fotis Jannidis u. a. (Hrsg.): *Texte zur Theorie der Autorschaft* (= RUB, Bd. 18058). Übers. v. Karin von Hofer. Stuttgart: Reclam, S. 198–229, hier S. 198.

[2] Ebd.

[3] Vgl. hierzu grundlegend Roland Barthes (2000): „Der Tod des Autors [1967]". In: Fotis Jannidis u. a. (Hrsg.): *Texte zur Theorie der Autorschaft* (= RUB, Bd. 18058). Übers. v. Karin von Hofer. Stuttgart: Reclam, S. 185–193.

[4] Zur Resurrektion des Autors durch Fotis Jannidis 1999 und die damit verbundenen Neudefinitionen des Autorbegriffs vgl. Christel Meier u. Martina Wagner-Egelhaaf (2011): „Einleitung". In: Dies. (Hrsg.): *Autorschaft: Ikonen – Stile – Institutionen.* Berlin: Akademie Verlag, S. 9–28, hier S. 9–10.

[5] Vgl. Paul Michael Lützeler (2011): „Einleitung. Ethik und literarische Erkenntnis". In: Ders. u. Jennifer M. Kapczynski (Hrsg.): *Die Ethik der Literatur. Deutsche Autoren der Gegenwart.* Göttingen: Wallstein, S. 9–28, hier S. 10.

[6] Vgl. Alexandra Böhm, Antje Kley u. Mark Schönleben (2011): „Einleitung: Ethik – Anerkennung – Gerechtigkeit". In: Dies. (Hrsg.): *Ethik – Anerkennung – Gerechtigkeit. Philosophische, literarische und gesellschaftliche Perspektiven* (= Ethik – Text – Kultur, Bd. 6). München: Fink, S. 11–34, insb. S. 13. Zum kulturwissenschaftlichen Streben nach dem ‚turn' vgl. Doris Bachmann-Medick (2006): *Cultural Turns. Neuorientierungen in den Kulturwissenschaften.* Reinbek b. H.: Rowohlt.

kursorischen Blick durch die seitherige Forschungsliteratur zeigt sich dabei vielerorts die Tendenz, in bisweilen lobend anmutender Weise das ethisch-moralische Potenzial der Literatur hochzuhalten: So sei Literatur als ästhetische Verhandlung gängiger, gefürchteter oder gewünschter soziokultureller Ist-Zustände in hohem Maße imstande, LeserInnen bzw. abstrakter: die Gesellschaft für Moral (also das in einer Gesellschaft vorherrschende System von Regeln, Normen und Werten) und Ethik (also die philosophische Theorie der Moral) zu sensibilisieren.[7] Martha Nussbaum demonstriert dies paradigmatisch für den Bereich der Jurisprudenz, wenn sie etwa dafür plädiert, Literatur gezielt zur Empathiesteigerung von RichterInnen einzusetzen.[8] Die Betonung positiver ethisch-ästhetischer Synergien geht mitunter damit einher, dass LeserInnen an ihre eigene Verantwortung gemahnt werden. „In Auseinandersetzung mit dem literarischen Text, mit seiner ästhetischen Form, wird der Leser aufgefordert, selbst Stellung zu beziehen – gegenüber dem Text und der Gesellschaft"[9], resümiert etwa Stephanie Waldow. Das geschriebene Wort ist nun aber freilich nicht per se ‚gut', sondern kann RezipientInnen auf ganz unterschiedliche Weise beeinflussen. Zumindest eine Teilverantwortung liegt somit in den Händen von AutorInnen, zu groß ist ihre Wirkungsmacht auf Text und LeserInnen. Dies gilt insbesondere dann, wenn AutorInnen durch eine spezifische Selektion, Anordnung und Gewichtung von als berichtens- oder erzählenswert erachteten Ereignissen öffentlich das Leben von Personen darstellen, die selbst eventuell keinen Einfluss auf diese Darstellung haben und so in ein besonderes Abhängigkeitsverhältnis geraten.

Die Verantwortung von AutorInnen muss vornehmlich dann diskutiert werden, wenn in Texten Grenzsituationen der menschlichen Existenz verhandelt werden – denn genau dann geht es um Personen, die aufgrund von etwa Krankheit, Schmerz und Sterben besonders verletzbar sind. Solche ‚Grenzsituationen' definiert Karl Jaspers wie folgt:

> In den Wertkollisionen, die den Menschen zwingen, bei aller Wertbejahung auch Werte zu vernichten, ist nur ein Fall gegeben von vielen, die für den Menschen das Dasein ebenso sehr als einen Prozeß der Wertschöpfung wie als einen Prozeß der Wertvernichtung erscheinen lassen. Diese Wertvernichtung und diese Hemmung der Entstehung von Werten ist in unendlich mannigfaltigen konkreten Einzelsituationen erfahren. Diese erscheinen dem einzelnen zunächst nicht als absolut notwendig, es könnte auch anders sein. So sehr das für den handelnden Menschen auch zutrifft, er steht doch über alle einzelne Situationen hinaus in gewissen entscheidenden, wesentlichen Situationen, die mit dem Menschsein als solchem verknüpft, mit dem endlichen Dasein unvermeidlich gegeben sind, über die hinaus sein Blick nicht reicht, sofern der Blick auf Gegenständliches in der Subjekt-Objekt-Spaltung gerichtet ist. Diese Situationen, die an den Grenzen unseres Daseins überall gefühlt, erfahren, gedacht werden, nennen wir darum „Grenzsituationen". Deren Gemeinsames ist, daß – immer in der Subjekt-Objekt-gespaltenen, der gegenständlichen Welt – nichts Festes

[7] Ausführlich zur Forschungslandschaft des ‚ethical turn' oder auch ‚ethical criticism' in Kap. II. Für die Unterscheidung von Moral und Ethik vgl. Dieter Birnbacher (2007): *Analytische Einführung in die Ethik*. 2., durchges. u. erw. Aufl. Berlin: de Gruyter, v.a. S. 2 sowie S. 64–66.

[8] Vgl. Martha C. Nussbaum (1995): *Poetic Justice. The Literary Imagination and Public Life*. Boston: Beacon Press.

[9] Stephanie Waldow (2011): „Einleitung". In: Dies. (Hrsg.): *Ethik im Gespräch. Autorinnen und Autoren über das Verhältnis von Literatur und Ethik heute*. Bielefeld: transcript, S. 7–19, hier S. 16.

> da ist, kein unbezweifelbares Absolutes, kein Halt, der jeder Erfahrung und jedem Denken standhielte. [...] Diese Grenzsituationen als solche sind für das Leben unerträglich [...].[10]

Die Konfrontation mit solchen Situationen führt zu besonderer Schutzbedürftigkeit. Im Falle von Krankheit, Schmerz und Sterben kommt insbesondere der Medizin und Medizinethik die Aufgabe zu, sich der Bedürfnisse Betroffener anzunehmen. Diese Notwendigkeit ist nicht zuletzt dadurch begründet, dass die bereits um 1900 kritisierte naturwissenschaftliche Orientierung der Medizin bis in unsere heutige Zeit ihre Spuren hinterlassen hat. Anknüpfend an Jaspers' Betonung des Pathischen oder Viktor von Weizsäckers Technikkritik gilt es so nach wie vor, den Blick von der Krankheit zurück zur kranken Person zu lenken und stets aufs Neue an die humane und subjektive Seite der Medizin zu appellieren.

Doch wie steht es im schriftlichen Text mit dem Schutz vulnerabler Personen? Inwiefern hat es zu ‚kümmern', in welcher Weise man sich in der schriftbasierten Kommunikation mit schutzbedürftigen Personen auseinandersetzt – unabhängig davon, ob dies nun etwa in einem medizinischen oder literarischen Kontext geschieht? In der Medizin gilt es eigentlich als Selbstverständlichkeit, dass der (sprachliche) Umgang mit der kranken und damit vulnerablen Person erhöhte ethische Achtsamkeit erfordert: Der Patientenschutz ist oberstes Gebot, die ärztliche Verantwortung steht außer Diskussion und die ethische Reflexion der Arzt-Patient-Beziehung und -Kommunikation ist zentraler Part des medizinischen Grundverständnisses. Aus literaturwissenschaftlicher Sicht mutet die in der Medizin beobachtbare Definition von ‚Kommunikation' bisweilen allerdings etwas eindimensional an. Denn was mitunter zu fehlen scheint, ist ein tiefergreifendes Bewusstsein für die Bedeutung des Schriftlichen, genauer: für die medialen Unterschiede zwischen mündlicher und schriftlicher Kommunikation und, darauf aufbauend, ein Verständnis für Autorschaft, für Rezeptionsprozesse und für die komplexen Bedeutungs- und Wirkungsebenen eines Textes. Ist die Literaturwissenschaft durch eine intrinsische Sensibilität für solche textbezogenen Aspekte geprägt, sind hier wiederum ethische Überlegungen vergleichsweise unterrepräsentiert, vornehmlich mit Blick auf die Frage, ob Autorschaft, Leserschaft und der schriftliche Umgang mit vulnerablen Personen ethischen Geboten unterliegen sollte. Die gemeinhin eher rudimentäre Beschäftigung der Literaturwissenschaft mit dieser Frage verwundert nur wenig. Denn die Freiheit des ästhetischen Ausdrucks als absolut schützenswertes Gut kann im Zuge ethisch-normativ ausgerichteter Debatten durchaus in Gefahr geraten, ganz oder zumindest stellenweise untergraben zu werden. Die berechtigte Angst vor möglichen Limitierungen darf nun aber nicht dazu führen, ethische Debatten von vornherein zu unterbinden. Vor allem bei schriftlichen Auseinandersetzungen mit vulnerablen Personen scheint eine entsprechende Reflexion sogar als Obligation.

Es ist vor diesem Hintergrund das Ziel der vorliegenden Arbeit, die medizinethische Sensibilität für Vulnerabilität und die literaturwissenschaftliche Sensibilität für Schriftlichkeit in Einklang zu bringen. Als Brückenschlag zwischen Literatur(-wissenschaft) und Medizin(-ethik) möchte die Arbeit auf diese Weise einen Beitrag zu den Medical Humanities leisten, einem Forschungsfeld, in dem diese Arbeit selbst beheimatet ist. Den

[10] Karl Jaspers (1919): *Psychologie der Weltanschauungen.* Berlin: Springer, S. 202.

spezifischen Herausforderungen und Verantwortungen, die mit der schriftlichen Auseinandersetzung mit Kranken einhergehen, werde ich mich dabei vorwiegend aus der Perspektive der Literaturwissenschaft annähern mit einem methodischen Schwerpunkt auf gattungstheoretischen oder genauer: gattungsethischen Fragestellungen. Diese Perspektivsetzung ist begründet durch die im Fokus stehende Gattung der Pathographie bzw. Krankenbiographie, die als ein Inbegriff der schriftlichen Auseinandersetzung mit menschlichen Grenzsituationen gesehen werden kann. Um für den Moment zumindest eine vorläufige Definition für diesen komplexen und durchaus ambigue besetzten Gattungsbegriff zu geben: Als ‚Pathographie' bezeichnet man in der Regel die schriftliche Auseinandersetzung mit einer eigenen oder fremden Krankheitserfahrung und der Bedeutung, die dieser Erfahrung im Kontext des eigenen oder fremden Lebens zukommt. Pathographien treten als kontextgebundene Wissensvermittlungen auf und wirken zugleich normativ: Auf der einen Seite tragen sie zu unserem anthropologischen und medizinischen Verständnis bei, wodurch sie für Medizin und Medizinunterricht von Belang sind; zum anderen setzen sie Krankheits- und Gesundheitsvorstellungen voraus, spiegeln Ursachen- und Therapiekonzeptionen und laufen damit stets Gefahr, „Seins- und Werturteile zu vermischen."[11] In dieser Arbeit nutze ich den Begriff der ‚Pathographie' in einem weiter gefassten Sinn, nämlich als Oberbegriff für verschiedene Textsorten sowohl aus der Literatur als auch der Medizin. Dabei schließe ich sowohl fremdpathographische als auch autopathographische Auseinandersetzungen mit ein, sowohl fiktionale als auch faktuale (also nichtfiktionale) Texte, sowohl narrative als auch berichtende Formate und schließlich sowohl pathographische Schreibarten als auch pathographische Lesarten. Aufgrund meines eigenen akademischen Hintergrunds als Skandinavistin und bedingt durch die besondere Stellung des nordeuropäischen Gesundheitswesens (Stichwort: Nordisches Modell) im internationalen Vergleich liegt mein primärer Fokus auf dem skandinavischen Sprach- und Kulturraum. Bei der Auswahl der medizinischen Textsorten habe ich dabei gesondert berücksichtigt, ob bestimmte Länder auch im Umgang mit der im jeweiligen Kapitel untersuchten Textsorte derzeit als wegweisend gelten. Wo sinnvoll, werden die skandinavischen Textbeispiele daher durch deutsch- oder englischsprachige Textbeispiele ergänzt. Die Analysen der norwegischen, dänischen und schwedischen Textgrundlagen beziehen sich in der gesamten Arbeit auf die Originalzitate. Ihnen ist, ebenso wie den Zitaten aus der skandinavischsprachigen Forschungsliteratur, jeweils eine deutsche Übersetzung beigefügt. Soweit nicht anders gekennzeichnet, handelt es sich um meine eigenen Übersetzungen.

Kap. II dient zunächst der Einführung in Forschungsfeld, -interesse und -gegenstand der Arbeit. Über die Beschreibung, Analyse und Kritik verschiedener pathographischer Textsorten wird im Hauptteil der Arbeit (Kap. III–V) sodann die Frage nach Schutz und Verantwortungen der porträtierten wie auch porträtierenden Personen gestellt. Der Fokus dieser Analysen basiert auf drei zentralen pathographischen Blickwinkeln, denen ich mich jeweils sowohl anhand literarischer als auch medizinischer Textbeispiele nähere:

[11] Dietrich von Engelhardt (2002): „Pathographie – historische Entwicklung, zentrale Dimensionen". In: Kai Brodersen u. Thomas Fuchs (Hrsg.): *Wahn Welt Bild. Die Sammlung Prinzhorn. Beiträge zur Museumseröffnung* (= Heidelberger Jahrbücher, Bd. 36). Berlin u. Heidelberg: Springer, S. 199–212, hier S. 200. Vgl. zudem ebd., S. 212.

Das beinhaltet 1) den distanzierten Außenblick auf Kranke, wie er sich sowohl in öffentlich publizierte medizinische Fallberichte als auch fiktionale und autofiktionale Romane einschreibt (Kap. III). 2) Dem schließt sich eine Auseinandersetzung mit Pathographien an, die aus der Sicht von Personen verfasst wurden, die mit dem oder der Kranken in einem Vertrauensverhältnis stehen, zu sehen etwa in Angehörigenpathographien oder Patientenberichten des behandelnden ärztlichen Teams (Kap. IV). 3) Zu guter Letzt widmet sich die Arbeit dem Standpunkt der kranken Person selbst; Untersuchungsgegenstände sind hier sowohl literarische Zeugnisse erkrankter SchriftstellerInnen als auch die medizinische Textsorte der Patientenverfügung (Kap. V). Zur vertieften systematischen Gliederung des Analyseteils habe ich im Zuge dessen sechs Grundkategorien festgelegt, die für eine möglichst große Bandbreite pathographischer Krankenwahrnehmungen von Bedeutung sind, nämlich ‚Vulnerabilität', ‚Schriftlichkeit', ‚Relationalität', ‚Korrelationalität', ‚Selbst-Bestimmung' und ‚Selbstbestimmung'.

Die Arbeit, die weniger als Antwortgeber denn als grundlegender Problemaufriss konzipiert ist, strebt auf diesem Wege nach einer grundlegenden Definition und Diskussion eines pathographischen Ethos.

II Grundlegungen

Die vorliegende Arbeit hat ihr theoretisches Fundament im Forschungsfeld der Medical Humanities. Nach einer kurzen Einführung in dieses Feld, zu der diese Arbeit selbst einen Beitrag leisten möchte, soll zunächst der für Pathographien symptomatische Nexus von Literatur und Medizin kurz beleuchtet werden (Kap. II.1). Im Anschluss daran wird das konkrete Forschungsinteresse der vorliegenden Arbeit vorgestellt. Dies umfasst einen generellen Problemaufriss in die zur Diskussion gestellten Konfliktbereiche pathographischer Kommunikationsbereiche und eine detaillierte Darlegung der im Fokus stehenden Forschungsfragen und meiner eigenen Forschungsperspektive (Kap. II.2). Da es die Gattung der Pathographie ist, welche die Selektion und Analyse der literarischen und medizinischen Textsorten als Klammer zusammenhält, nähert sich die Arbeit ihrem Gegenstand methodisch aus primär gattungstheoretischer oder genauer: gattungsethischer Perspektive. Aus diesem Grund wird in Kap. II.3 in einem ersten Schritt die historische Entwicklung des pathographischen Gattungsbegriffs nachgezeichnet. In einem zweiten Schritt werden die in dieser Arbeit verwendeten Text- und Personenbegriffe definiert, das untersuchte Korpus abgesteckt und schließlich die mit ihm verbundene Schwerpunktsetzung auf den skandinavischen Sprach- und Kulturraum kritisch kontextualisiert.

1 Forschungsfeld

1.1 Medical Humanities

1976 legte Edmund Pellegrino den Finger in eine Wunde: die Wunde der modernen Medizin, die sich mit zunehmendem Fortschritt auch mit einer zunehmenden Dehumanisierung des Gesundheitswesens konfrontiert sah. Eine immer gehäufter zu beobachtende Überspezifizierung und Überprofessionalisierung des ärztlichen Standes klagte Pellegrino etwa an, ein zu Lasten der PatientInnen gehendes Gewinnstreben, die Ausklammerung persönlicher, sozialer und kultureller Aspekte aus der Krankenbehandlung, Defizite in der verbalen und nonverbalen Kommunikation oder auch Arbeitsbedingungen, welche die gesundheitliche Konstitution des medizinischen Personals bedrohen.[1] Aus dem Versuch, diese diagnostizierte Dehumanisierung in eine Rehumanisierung zu kehren, formierte sich in den späten 1960er und 1970er Jahren das Feld der Medical Humanities, das die Herausforderungen und Unsicherheiten, die mit der zunehmenden Konzentration auf Maschinen statt Menschen, auf Krankheit statt Kranksein einhergingen, bis heute gezielt zur Diskussion bringt.[2] Das Interesse der Medical Humanities grenzt in dieser Hinsicht an den Gegenstandsbereich der Bioethik an. Im Unterschied zur Bioethik tendieren die Medical Humanities jedoch dazu,

> to focus not on the practical resolution of ethical problems but on their cultural and historical contexts, emotional and existential dimensions, and literary and artistic representations. Medical humanities is also closely linked to newer reforms in medical education that address the erosion of public trust and the impersonal quality of relationships between patients and health care professionals.[3]

[1] Vgl. Edmund Pellegrino (1976): „Medical Humanism and Technological Anxiety“. In: Ders. (Hrsg.): *Humanism and the Physician*. Knoxville: U of Tennessee P, S. 9–15, hier S. 9.

[2] Vgl. Thomas R. Cole, Nathan S. Carlin u. Ronald A. Carson (2015): *Medical Humanities. An Introduction*. New York: Cambridge UP, S. 1–5. Eine Einführung in das Gebiet der Medical Humanities bieten auch Martyn Evans u. Ilora G. Finlay (Hrsg.) (2001): *Medical Humanities*. London: BMJ Books. Für einen kurzen Abriss über die Entwicklung der Medical Humanities nicht nur in der anglophonen, sondern auch in der deutschsprachigen Forschungslandschaft sowie über aktuelle Forschungsprojekte, -tendenzen und Publikationsplattformen vgl. zudem Pascal Fischer u. Mariacarla Gadebusch Bondio (2016): „Warum Medical Humanities? Zum komplementären Verhältnis von Literatur und Medizin“. In: Dies. (Hrsg): *Literatur und Medizin – interdisziplinäre Beiträge zu den Medical Humanities* (= Jahrbuch Literatur und Medizin. Beihefte, Bd. 2). Heidelberg: Winter, S. 7–19.

[3] Cole, Carlin u. Carson: *Medical Humanities*, S. 2.

Aufgrund der Komplexität, die für dieses praxisorientierte Zweckverständnis kennzeichnend ist, laufen unter dem Namen der Medical Humanities mehrere Disziplinen zusammen, darunter philosophische, geschichtswissenschaftliche, soziologische, theologische und literatur- und kunstwissenschaftliche Verhandlungen des Medizinischen. Abstrahiert lassen sich die Medical Humanities damit definieren als „an inter- and multidisciplinary field that explores contexts, experiences, and critical and conceptual issues in medicine and health care, while supporting professional identity formation."[4] Häufig assoziiert werden die Medical Humanities mit der bereits genannten Bestrebung, sich jener ‚menschlichen Seite' anzunehmen, die im Gesundheitswesen infolge von wissenschaftlichem und medizinischem Fortschritt in den Hintergrund zu geraten droht. Damit dies gelingt, müssen die Medical Humanities integraler Bestandteil der Medizin werden, befindet David Greaves und fordert diesbezüglich einen klaren Orientierungswandel, der sich sowohl auf die klinische Praxis als auch die theoretische Basis und die sozialen Strukturen des gesamten Gesundheitswesens auswirkt.[5] Aus der Sicht von Rolf Ahlzén ist eine solche Integration derzeit noch nicht wirklich geglückt, eher beobachtet er einen kompensatorischen Umgang mit den Medical Humanities: Zwar bieten viele medizinische Fakultäten auch Kurse zu Literatur oder Philosophie an oder bringen Studierenden Themen wie Sterben und Tod über anthropologische, psychologische oder theologische Ansätze nahe.[6] Oftmals ignoriert wird hingegen, dass die Medical Humanities darüber hinaus relevante Beiträge zu ‚harten' Kernthemen wie Krankheitskonzepten, diagnostischen Prozessen oder dem Umgang mit medizinischer Technologie leisten und die betreffenden Diskussionen und Entwicklungen entscheidend beeinflussen können.[7] Letztendlich sind Krankheit und Kranksein und damit wissenschaftliche und humanitäre Epistemologie für die klinische Arbeit gleichermaßen von Belang und müssen, argumentiert Ahlzén weiter, als zwei Seiten derselben Medaille gesehen werden: „Integrated medical humanities are [...] not brought in when the hard sciences have already done most of the work; they are with us all the time as the Siamese twin of biomedical sciences."[8] Entsprechend schließen die Medical Humanities für Ahlzén neben dem Konnex von Medizin und (Geistes-)Wissenschaften auch die Integration künstlerischer Ausdrucksformen mit ein.[9] Hier kommt, um nur ein Beispiel zu nennen, das eingangs erwähnte Potenzial des Literarischen[10] ins Spiel, einen höheren Grad an Ein- und Mitfühlen hervorzurufen,

4 Ebd., S. ix, Herv. entf.

5 Vgl. David Greaves (2001): „The nature and role of the medical humanities". In: Evans u. Finlay: *Medical Humanities*, S. 13–22, hier S. 22.

6 Vgl. Rolf Ahlzén (2007): „Medical humanities – arts and humanistic science". In: *Medicine, Health Care and Philosophy* 10(4), S. 385–393, hier S. 388.

7 Vgl. ebd.

8 Ebd., S. 391.

9 Vgl. ebd.

10 Zur Einordnung des Begriffs des ‚Literarischen', das dem ‚Medizinischen' gegenübergestellt wird, vgl. Kap. II.3.3.1. Mit der die folgenden Analysen strukturierenden Unterscheidung von Textsorten mit einerseits dominanter Zugehörigkeit zum literarischen Diskurs, andererseits dominanter Zugehörigkeit zum medizinischen Diskurs soll nicht behauptet werden, dass zwischen diesen eine eindeutige Grenze besteht.

als es ein Fach- oder Sachtext auszulösen vermag. Literatur verstört, bringt Martha Nussbaum eine Facette literarischer Imagination auf den Punkt:

> Because it summons powerful emotions, it disconcerts and puzzles. It inspires distrust of conventional pieties and exacts a frequently painful confrontation with one's own thoughts and intentions. One may be told many things about people in one's own society and yet keep that knowledge at a distance. Literary works that promote identification and emotional reaction cut through those self-protective stratagems, requiring us to see and to respond to many things that may be difficult to confront [...].[11]

Eine solche ästhetische Imagination in Kombination mit analytischer Reflexion, so Ahlzén, ebnet den Weg zu einer ganzheitlich denkenden und handelnden Medizin.[12]

1.2 Literatur und Medizin

Literatur und Medizin haben bekanntermaßen keine Berührungsängste: Volkskrankheiten wie einst Tuberkulose, Typhus und Cholera oder heute Krebs und Demenz sind Inspirationsquellen für die Literatur, Arzt- und Krankenfiguren finden sich in allen literarischen Gattungen, bioethische Kontroversen um Lebensanfang und -ende waren von jeher sowohl Gegenstand wissenschaftlicher als auch ästhetischer Diskurse. Medizin und Literatur stehen sich also nicht als zwei disparate Gebiete gegenüber, sondern fallen immer wieder in eins zusammen. Angesichts der Allgegenwärtigkeit von Kranken und Krankheit, Schmerz und Leid, Sterben und Tod schreibt Dietrich von Engelhardt Literatur so unter anderem auch eine spezifisch ‚medizinische Funktion' zu:[13] Pathographische Texte können einen Beitrag zum Wissen der Medizin leisten, indem sie beispielsweise medizinische Thesen und Hypothesen (Methoden, Definitionen, Theorien etc.) verifizieren oder falsifizieren, etwa durch indirektes oder direktes Aufweisen von Widersprüchen und Inkonsistenzen oder das Aufstellen von Gegenhypothesen. „Pathographie", betont von Engelhardt, „heißt Nosologie oder setzt diese voraus [...]. Die Klassifikationen der Krankheiten bestätigen sich am individuellen Verlauf oder werden durch diesen korrigiert und relativiert."[14] Auch Krankheitsverhandlungen, die nicht aus dem klassischen Diskursfeld der Medizin stammen, sind sonach Teil der sozialen Praxis der modernen Medizin und stehen stets auch in kommentierender Funktion zu unserem Gesundheitssystem.[15]

11 Nussbaum: *Poetic Justice*, S. 5–6. Nussbaums Literaturbegriff bezieht sich hier ausschließlich auf die Gattung des Romans.

12 Vgl. Ahlzén: *Medical humanities*, S. 391.

13 Vgl. Dietrich von Engelhardt (2004): „Vom Dialog der Medizin und Literatur im 20. Jahrhundert". In: Bettina von Jagow u. Florian Steger (Hrsg.): *Repräsentationen. Medizin und Ethik in Literatur und Kunst der Moderne*. Heidelberg: Winter, S. 21–40, hier S. 39.

14 Engelhardt: *Pathographie*, S. 205.

15 Vgl. Anne Hunsaker Hawkins (1999): *Reconstructing Illness. Studies in Pathography* [1993]. 2. Aufl. West Lafayette: Purdue UP, S. 18–21 sowie Anne Hunsaker Hawkins (2000): „Pathography and Enabling Myths. The Process of Healing". In: Charles M. Anderson u. Marian M. MacCurdy (Hrsg.): *Writing and Healing. Towarnd an informed practice*. Urbana: National Council of Teachers of English, S. 222–245, hier S. 228.

Von der positiven, bisweilen auch heilenden Wirkung literarischer Krankheitstexte kann nicht nur die medizinische Fachwelt, sondern auch der/die einzelne Kranke profitieren.[16] Diese – in den Worten von Engelhardts – ‚genuine Funktion' der literarisierten Medizin schlägt sich unter anderem in der therapeutischen Arbeit mit PatientInnen nieder: Im Rahmen bibliotherapeutischer Ansätze wird die Auseinandersetzung mit subjektivem Krankheitserleben durch eine therapeutengestützte Textrezeption und -diskussion geleitet. Durch die Lektüre von Texten, die mit krankheitsbezogenen Ängsten, Sorgen und Hoffnungen befasst sind, sollen LeserInnen etwa Denk- und Handlungsvorschläge geboten werden, die an grenzsituative Lebenssituationen angepasst sind. Gearbeitet wird mit Texten aller Art, zumeist mit Romanen und Biographien, aber auch Sach- und Fachbüchern. In der Poesietherapie wiederum werden PatientInnen ermutigt, eigene Krankheitserfahrungen mithilfe selbst verfasster Texte zu verarbeiten.[17] „Seriously ill people are wounded not just in body but in voice"[18], konstatiert Arthur W. Frank. Wo die verbale Sprache endgültig versagt, schafft sich letztlich die Sprache des Körpers Raum: „The voice speaks the mind and expresses the spirit, but it is also a physical organ of the body. The mystery of illness stories is their expression of the body: in the silence between words, the tissues speak."[19] Umso wichtiger erscheint es insofern, PatientInnen gezielt dabei zu unterstützen, im eigenen Erzählen genau jene Stimme wiederzuerlangen, die durch Krankheit und Behandlung vielleicht verloren gegangen ist.

[16] Vgl. von Engelhardt: *Medizin und Literatur*, S. 39. Neben der genuinen Funktion der literarisierten Medizin und der medizinischen Funktion der Literatur definiert von Engelhardt eine dritte, für das Verhältnis von Literatur und Medizin konstitutive Ebene: die literarische Funktion der Medizin, also die Bedeutung medizinischen und medizingeschichtlichen Wissens als Interpretationsschlüssel zu beispielsweise literarischen Krankheitsdarstellungen (vgl. ebd.). Diese Funktionsebene steht in der vorliegenden Arbeit jedoch nicht im Vordergrund. Für eine ausführliche Auseinandersetzung mit den drei Funktionsebenen vgl. Dietrich von Engelhardt (1991): *Medizin in der Literatur der Neuzeit* (= Schriften zur Psychopathologie, Kunst und Literatur, II). Bd. 1: Darstellung und Deutung. Hürtgenwald: Guido Pressler, insb. S. 12–19. Eine Einführung in zentrale Beziehungsfelder im Dialog von Literatur und Medizin findet sich in Bettina von Jagow u. Florian Steger (2009): *Was treibt die Literatur zur Medizin? Ein kulturwissenschaftlicher Dialog.* Göttingen: Vandenhoeck & Ruprecht, hierin insb. S. 9–15 für einen Überblick über den derzeitigen Stand der deutschsprachigen und internationalen Forschung in diesem Bereich. Eine grundlegende Diskussion der Beziehung dieser beiden Bereiche eröffnete zudem die erste Ausgabe der Zeitschrift *Literature and Medicine* aus dem Jahr 1982.

[17] Wegweisend für den deutschsprachigen Raum sind die Arbeiten von Ilse Orth und Hilarion Petzold; vgl. hierzu insbesondere deren 2009 edierten Sammelband *Poesie und Therapie. Über die Heilkraft der Sprache. Poesietherapie, Bibliotherapie, Literarische Werkstätten* [1985]. 2. Aufl. Bielefeld: Ed. Sirius.

[18] Vgl. Arthur W. Frank (1997): *The Wounded Storyteller. Body, Illness, and Ethics* [1995]. 2. Aufl. Chicago: U of Chicago P, S. xii.

[19] Ebd.

2 Forschungsinteresse

2.1 Problemaufriss

Der Nutzen einer gezielten Engführung von Dicht- und Heilkunst ist offensichtlich; zugleich gilt es aber auch, sich den Herausforderungen und Konflikten zu widmen, die mit dem Zusammenspiel von Literatur und Medizin einhergehen. Die jüngste „Ethikwelle“[1] im literaturwissenschaftlichen Diskurs kam in den 1980er und 1990er Jahren auf. Unter dem Schlagwort des ‚ethical criticism‘ rückten Schlüsselfiguren wie Martha Nussbaum, J. Hillis Miller oder Wayne C. Booth verstärkt die Verknüpfung von Literatur mit Moral und Ethik in den Vordergrund.[2] Eine der wesentlichen Interessensschwerpunkte lag hier auf dem Potenzial von Texten, etablierte Normen der Moral und Ethik zu verhandeln, sie anzuzweifeln oder sie zu bestätigen. Im Fokus einer solchen Literaturannäherung steht dabei nicht die Beurteilung der „Moralitäten eines Textes im Sinne von ‚akzeptabel‘ oder ‚verwerflich‘“, merkt Rüdiger Heinze an,

[1] Niklas Luhmann (1990): *Paradigm lost. Über die ethische Reflexion der Moral. Rede anläßlich der Verleihung des Hegel-Preises 1989* (= Suhrkamp-Taschenbuch Wissenschaft, Bd. 797). Frankfurt a. M.: Suhrkamp, S. 10.

[2] Einen Eindruck von der Breite des ‚ethical criticism‘ und den Wechselwirkungen von Ethik und Ästhetik vermitteln folgende Schriften: Martha Nussbaum (1986): *The Fragility of Goodness. Luck and ethics in Greek tragedy and philosophy*. Cambridge u. a.: Cambridge UP; J. Hillis Miller (1987): *The Ethics of Reading. Kant, de Man, Eliot, Trollope, James, and Benjamin*. New York: Columbia UP; Wayne C. Booth (1988): *The Company We Keep. An Ethics of Fiction*. Berkeley, Los Angeles u. London: U of California P; J. Hillis Miller (1990): *Versions of Pygmalion*. Cambridge, Mass.: Harvard UP; David Parker (1994): *Ethics, Theory and the Novel*. Cambridge: Cambridge UP; Robert Eaglestone (1997): *Ethical Criticism. Reading after Levinas*. Edinburgh: Edinburgh UP; Marjorie Garber, Beatrice Hanssen u. Rebecca L. Walkowitz (Hrsg.) (2000): *The Turn to Ethics*. New York u. London: Routledge; Todd F. Davis u. Kenneth Womack (Hrsg.) (2001): *Mapping the Ethical Turn. A Reader in Ethics, Culture, and Literary Theory*. Virginia: UP Virginia; Stephen K. George (Hrsg.) (2005): *Ethics, Literature, Theory. An Introductory Reader*. 2. Aufl. Lanham: Rowmann & Littlefield; Colin McGinn (2007): *Ethics, Evil, and Fiction*. Oxford: Clarendon Press; Louis P. Pojman u. Lewis Vaughn (Hrsg.) (2007): *The Moral Life. An Introductory Reader in Ethics and Literature* [1999]. 3. Aufl. New York: Oxford UP; Susanne Krepold u. Christian Krepold (Hrsg.) (2008): *Schön und gut? Studien zu Ethik und Ästhetik in der Literatur*. Würzburg: Königshausen & Neumann; Christine Lubkoll u. Oda Wischmeyer (Hrgs.) (2009): *‚Ethical Turn‘? Geisteswissenschaften in neuer Verantwortung* (= Ethik – Text – Kultur, Bd. 2). München: Fink.

sondern wie diese Moralitäten, wie moralische Urteile und Weltbilder in einem und durch einen Text konstruiert, konstituiert, präsentiert und reflektiert werden. Sie beurteilt die Position, die der Leser einnehmen kann bzw. wie der Leser konstituiert wird.[3]

Literatur dient dergestalt sowohl als Anstoß zu individuellen als auch gesellschaftlichen Reflexionen über bestehende Wertsysteme und moralische Überzeugungen. Durch diese Dimensionen hat Literatur gleichwohl ein „manipulatives Potential".[4] Nicht zuletzt ist in einem literaturethischen Zusammenhang insofern zu überlegen, inwieweit auch Produktion und Rezeption eines Werkes mit spezifischen Verantwortlichkeiten einhergehen. In seinem Werk *The Company We Keep* (1988) regt Booth so die Diskussion an, inwiefern LeserInnen Verpflichtungen haben gegenüber Werken, AutorInnen, sich selbst und anderen RezipientInnen und nicht zuletzt gegenüber der Gesellschaft.[5] Analog zu dieser auf das rezeptionsästhetische Moment bezogenen Differenzierung schlüsselt Booth auch die autorschaftliche Verantwortung auf: Welche Pflichten tragen AutorInnen also gegenüber den LeserInnen, gegenüber sich selbst als Privatpersonen und auch als BerufsautorInnen, gegenüber der ‚Wahrheit', der Gesellschaft, dem Werk und gegenüber all jenen, deren Leben im Werk als Stoff genutzt wird?[6]

Von Bedeutung werden diese Fragen vor allem dann, wenn vulnerable Personen als AutorInnen, Figuren oder LeserInnen in den pathographischen Diskurs eintreten.[7] In der Bioethik – und hier namentlich im Kontext der Forschungsethik – dient der Terminus der ‚Vulnerabilität' in der Regel zur Bezeichnung von Patientengruppen, die nicht oder nur eingeschränkt entscheidungsfähig sind.[8] Dieser engen Begriffsverwendung folge ich hier nicht, vielmehr meine ich mit ‚vulnerabel' in einem allgemeineren Sinne all jene Personen, die etwa altersbedingt, durch physische oder psychische Krankheit oder Beeinträchtigung oder durch die Zugehörigkeit zu einer sozialen oder kulturellen Minderheit als verletzbarer gelten als andere. Die Porträtierung solcher Personen legt AutorInnen eine spezifische Verantwortung auf. „Durch die Auswahl derjenigen Aspekte, die für relevant erachtet werden," konstatiert Hille Haker, „wird auch eine Weichenstellung vorgenommen, *welche* Geschichte einer Person erzählt wird."[9] Was

3 Rüdiger Heinze (2006): „‚The Return of the Repressed'. Zum Verhältnis von Ethik und Literatur in der neueren Literaturkritik". In: Jutta Zimmermann u. Britta Salheiser (Hrsg.) (2006): *Ethik und Moral als Problem der Literatur und Literaturwissenschaft* (= Schriften zur Literaturwissenschaft, Bd. 25). Berlin: Duncker & Humblot, S. 265–281, hier S. 276.

4 Vgl. Marcus Düwell (2000): „Ästhetische Erfahrung und Moral". In: Dietmar Mieth (Hrsg.): *Erzählen und Moral. Narrativität im Spannungsfeld von Ethik und Ästhetik.* Unter Mitarb. v. Dominik Pfaff. Tübingen: Attempto, S. 11–35, hier S. 12.

5 Vgl. Booth: *The Company We Keep*, S. 134–137.

6 Vgl. ebd., S. 126–134.

7 Zur Begriffsbestimmung von Autorschaft und Figur vgl. Kap. II.3.3.1.

8 Vgl. Verina Wild (2014): „Vulnerabilität". In: Christian Lenk, Gunnar Duttge u. Heiner Fangerau (Hrsg.): *Handbuch Ethik und Recht der Forschung am Menschen.* Berlin u. Heidelberg: Springer, S. 297–298.

9 Hille Haker (1998): *Moralische Identität. Literarische Lebensgeschichten als Medium ethischer Reflexion. Mit einer Interpretation der Jahrestage von Uwe Johnson.* Zugl.: Tübingen, Univ., Diss., 1997/1998. Tübingen u. Basel: Francke, S. 171, Herv. i. O.

Haker hier mit Blick auf literarische Lebensgeschichten konstatiert, kann man im Grunde auf alle Formen des Bio- und damit auch des Pathographischen übertragen. Bei jeder Bio- oder Pathographie, ob es sich nun um einen narrativen oder berichtenden, fiktionalen oder faktualen, medizinischen oder literarischen Text handelt, treffen AutorInnen eine spezifische Auswahl, Anordnung und Gewichtung der Ereignisse, mit welchen sie ihren Text und damit das Porträt einer womöglich vulnerablen Person gestalten. Welche Verantwortlichkeiten mit einer solchen Porträtierung schutzbedürftiger Personen einhergehen, stellt der Literaturwissenschaftler G. Thomas Couser in seinem 2004 erschienenen Werk *Vulnerable Subjects* explizit zur Diskussion:

> My primary concern is with the ethics of representing vulnerable subjects – persons who are liable to exposure by someone with whom they are involved in an intimate or trust-based relationship but are unable to represent themselves in writing or to offer meaningful consent to their representation by someone else.[10]

Bei Biographien über vulnerable Personen, die in einem professionellen Setting wie dem der Journalistik, Medizin oder Jurisprudenz entstehen, unterstehe die porträtierte Person einem Mindestmaß an ethischem Schutz:

> Life writing in the professions, such as medicine, is governed by certain ethical principles and procedures. In medicine, of course, the principles are precisely (but not exclusively) those [...], which govern relationships between physicians and patients. For example, physicians and psychologists must protect the confidentiality of their patients or clients in their case histories or case reports.[11]

Doch obwohl biographische Arbeit auch in den Aufgabenbereich von JournalistInnen, ÄrztInnen und JuristInnen fällt, ist die Biographik selbst an keine offiziellen oder zumindest einvernehmlichen ethischen Prinzipien gebunden.[12] Aus Cousers Sicht ist es allerdings unerlässlich, vulnerable Personen unter den Schutz allgemeiner ethischer Richtlinien zu stellen, sobald sie Gegenstand einer Biographie werden. Als fruchtbar erachtet

10 G. Thomas Couser (2004): *Vulnerable Subjects. Ethics and Life Writing*. Cornell: Cornell UP, S. xii. Couser zieht in seinem Werk eine Bandbreite biographischer Erzählformen und Beziehungen heran, von der Vertrauensbeziehung eines Gefängnisinsassen zu einem ihn porträtierenden Journalisten über biographische Auseinandersetzungen mit Adoption und Leihmutterschaft bis hin zu Euthanasieerzählungen oder Bezügen zwischen DNA und Biographik. Den ethischen Dimensionen der Biographik widmet Couser zudem ein Kapitel in seinem 2012 erschienenen Buch *Memoir. An Introduction*. New York: Oxford UP, S. 79–107.

11 Couser: *Vulnerable Subjects*, S. xi.

12 Vgl. ebd., S. 16.

Couser hierfür die Medizinethik, enthält diese Bereichsethik[13] doch eine Reihe von Normen, die auch für die Alltagsmoral zentral sind.[14] „[B]iomedical ethics represents", argumentiert Couser, „not a set of narrow ethical principles arising from the practice of medicine but rather the invocation in clinical and biomedical contexts of broader, if not universal, principles."[15] Entsprechend fordert Couser, insbesondere die Gebote der Fürsorge, Schadensvermeidung, Gerechtigkeit und des Respekts vor Selbstbestimmung[16] gleichermaßen für den medizinischen Kommunikationsraum wie auch für die Biographik geltend zu machen – und zwar vornehmlich für die Laienbiographik, die an keine spezifische Bereichsethik gebunden ist.[17] Bioethische Leitsätze sind für pathographische Porträtierungen vulnerabler Personen zweifelsohne von hoher Relevanz. Umgekehrt erfordert es jedoch auch ein Problembewusstsein dafür, dass sich pathographische Verantwortlichkeiten nicht nur durch bio- oder medizinethische, sondern auch durch literaturethische Kategorien ergeben. Denn auch die spezifischen Merkmale einer distinkten Gattungszugehörigkeit, des Mediums der Schriftlichkeit und der Rollen von AutorIn, LeserIn und Figur können den Status vulnerabler Personen verschärfen und führen im pathographischen Kontext zu ganz eigenen Herausforderungen. Darüber hinaus ist Couser zwar zuzustimmen, dass etwa das professionelle Kommunikationsfeld der Medizin im Unterschied zum literarischen und auch literaturwissenschaftlichen Diskurs durch eine etablierte Bereichsethik klaren Regulationen unterliegt und hierdurch auch für pathographische Textsorten als eine Art ‚professional life writing' ein Mindestmaß an Schutz gewährleistet wird. Ein kursorischer Blick über die derzeitige Praxis und Forschung zeigt allerdings, dass ein tatsächliches Problembewusstsein für die Implikationen von etwa Autorschaft, Leserschaft oder Gattungszugehörigkeiten in Medizin und Medizinethik nur rudimentär ausgeprägt ist. Obgleich in den letzten Jahren deutliche Bemühungen bemerkbar wurden, ärztliche Kommunikationskompetenzen systematisch zu schulen, ist die Ausbildung nach wie vor defizitär.[18] Diskussionen zur pathographischen Ethik dürfen dementsprechend auch Textsorten, die im Praxisbereich einer Angewandten Ethik verfasst

[13] Im Kontrast zur mit allgemeinethischen Theorien und Prinzipien befassten Allgemeinen Ethik sind Bereichsethiken bzw. Angewandte Ethiken bezogen auf einen konkreten Entscheidungs- und Handlungsbereich wie Wissenschaft, Ökologie oder Medizin (vgl. Johannes Fischer u. a. (2008): *Grundkurs Ethik. Grundbegriffe philosophischer und theologischer Ethik* [2007]. 2., überarb. u. erw. Aufl. Stuttgart: Kohlhammer, S. 94, Herv. i. O. sowie Julian Nida-Rümelin (2005): *Angewandte Ethik. Die Bereichsethiken und ihre theoretische Fundierung. Ein Handbuch* [1996]. 2., vollst. überarb. Aufl. Stuttgart: Kröner).

[14] Vgl. Couser: *Vulnerable Subjects*, S. 15 sowie Tom L. Beauchamp u. James F. Childress (2013): *Principles of Biomedical Ethics* [1979]. 7. Aufl. New York u. Oxford: Oxford UP, hier S. 13.

[15] Couser: *Vulnerable Subjects*, S. 15.

[16] Couser bezieht sich hier auf die prinzipienethischen ‚prima facie'-Regeln, wie sie von den Bioethikern Beauchamp und Childress in *Principles of Biomedical Ethics* zusammengefasst werden.

[17] Vgl. Couser: *Vulnerable Subjects*, S. xi.

[18] Vgl. Sascha Bechmann (2014): *Medizinische Kommunikation. Grundlagen der ärztlichen Gesprächsführung*. Tübingen: Francke, S. 12. Z. B. wünschen sich zwar 93% aller PatientInnen

wurden, nicht ausschließen. Sie sind stattdessen für ein breit gefasstes Spektrum an Textsorten geltend zu machen, das ‚professionelle' Formen wie Fallberichte, ärztliche Patientenberichte oder -verfügungen ebenso einschließt wie von Bereichsethiken unberührte Texte wie Angehörigenpathographien und fiktionale oder literarisierte Krankenporträts in Form von beispielsweise Romanen und Gedichten.

2.2 Forschungsfrage

Im Mittelpunkt dieses facettenreichen Spektrums pathographischer Textsorten steht die kranke Person, eine Person, die aufgrund ihrer Krankheit ungleich verletzlicher und schutzbedürftiger als andere ist und der daher gezielte ethische Achtsamkeit zukommen muss. Insofern ist es eine Hypothese dieser Arbeit, dass pathographische Herausforderungen und Verantwortungen unabhängig davon sind, ob der infrage stehende Text eher einem medizinischen oder literarischen Kontext zugeordnet ist. Es werden daher im Folgenden Textsorten beider Diskursfelder berücksichtigt – mit der Betonung, dass die Grenze zwischen diesen Feldern bisweilen eine durchlässige ist. Vorrangiges Ziel ist es hierbei weniger, die Wahrnehmungen, Darstellungen oder Bewertungen von *Krankheit* zu rekonstruieren,[19] im Vordergrund des Interesses steht vielmehr die *kranke Person* selbst. Die Untersuchungsschwerpunkte der durch diesen Fokus strukturierten Arbeit basieren auf drei grob auseinanderdividierbaren Blickrichtungen verschiedener Distanz- oder Nähebeziehungen:

1) Der öffentliche Blick: Angesichts der erhöhten Schutzbedürftigkeit kranker Personen ist für die Gattung der Pathographie in erster Linie zu überlegen, welche Bedeutung *Vulnerabilität* (Kap. III.1) im Kontext pathographischer Kommunikation zukommt. Eindrücklich zeigt sich die Relevanz einer entsprechenden Diskussion bei Personengruppen, die auch unabhängig von Krankheitskontexten als in besonderem Maße schutzbedürftig gelten, also etwa bei Minderjährigen, deren grundlegende – in diesem Fall altersbedingte – Vulnerabilität sich im Falle einer Erkrankung zusätzlich verstärkt. Der Aspekt der Vulnerabilität soll daher zunächst am Beispiel von Werken aus der Kinder- und Jugendliteratur untersucht werden. Neben Vulnerabilität stellen Pathographien des Weiteren die Frage nach den ethischen Dimensionen von *Schriftlichkeit* (Kap. III.2). So ist zu überlegen, inwiefern für SchriftstellerInnen ebenso wie für ÄrztInnen die schriftliche Fixierung ihrer autorschaftlichen und damit autoritären Perspektive auf eine vulnerable Person mit Verpflichtungen gegenüber der kranken Person, gegenüber sich selbst als AutorIn und gegenüber den LeserInnen einhergeht. Diese für das Pathographische relevanten Konnotationen von Schriftlichkeit lassen sich nachvollziehen über die medizinische Textsorte des Fallberichts, dessen Krankendarstellung durch die publizierte Form einer öffentlichen Leserschaft zugänglich gemacht wird.

2) Der innere Blick: Sei es in Bezug auf die Angehörigen, sei es in Bezug auf die ÄrztInnen: Krankheit bedeutet Abhängigkeit, was zugleich bedeutet, dass von Krankheit

von ihren ÄrztInnen umfassende und verständliche Informationen, doch nur 30% der ÄrztInnen erfüllen diese Erwartungen (vgl. ebd., S. 5). Vgl. in diesem Kontext auch Kap. IV.2.

[19] Dieser Frage stellt sich z. B. Katarina Bernhardsson (2010): *Litterära Besvär. Skildringar av sjukdom i samtida svensk prosa*. Zugl.: Lund, Univ., Diss., 2010. Lund: Ellerström.

im Regelfall nicht nur die kranke Person betroffen ist. Pathographien vereinen so mitunter mehrere Beziehungsebenen, etwa dann, wenn das (außertextuelle) Kranken-Angehörigen- oder Patienten-Arzt-Verhältnis im Kontext schriftlicher Pathographien mit einer (textuellen) Figur-Autor- oder Leser-Autor-Beziehung zusammenfällt. Unter den Stichworten der *Relationalität* (Kap. IV.1) und *Korrelationalität* (Kap. IV.2) wird anhand von einerseits Angehörigenpathographien, andererseits ärztlichen Patientenberichten verhandelt, welche Rolle solche außertextuellen und textuellen Beziehungen und (Inter-)Dependenzen im Kontext des Pathographischen spielen. Gefragt wird dabei unter anderem, mit welchen Pflichten sich Angehörige kranker Personen gegenüber sich selbst und gegenüber dem oder der Kranken konfrontiert sehen. Darüber hinaus soll diskutiert werden, was es aus ethischer Warte zu beachten gilt, wenn schreibende Angehörige ihre Erfahrungen öffentlich machen. Bei medizinischen Textsorten wie dem ärztlichen Patientenbericht ist des Weiteren zu überlegen, wie sich diese auf die Selbstwahrnehmung der PatientInnen und das außertextuelle Patient-Arzt-Verhältnis auszuwirken vermögen.

3) Der eigene Blick: In einer letzten Annäherung gilt die Aufmerksamkeit schließlich autopathographischen Ausdrucksformen. Anhand von einerseits literarischen Krankentexten, andererseits dem medizinischen Instrumentarium der Patientenverfügung werden nun die Spielräume textueller *Selbst-Bestimmung* (Kap. V.1) und *Selbstbestimmung* (Kap. V.2) ausgelotet. Denn krankheitsbedingte Vulnerabilität und soziale (Kor-)Relationen können die Selbstbestimmung der Betroffenen einschränken, heben sie allerdings nicht automatisch auf. Es stellt sich in diesem Zusammenhang insofern die Frage, wie Kranke über sich selbst schreiben, wie Texte kranker AutorInnen gelesen werden und welche ethischen Konflikte aus der pathographischen Bestimmung des Selbst resultieren. Von Interesse sind zudem die ethischen Implikationen, die sich ergeben, wenn sich schriftliche Selbstbestimmung mit einer (identitätsreflexiven) Bestimmung des Selbst mischt. Nicht zuletzt ist darüber hinaus zu diskutieren, inwiefern auch LeserInnen Verantwortung tragen, wenn sie diese Texte kranker AutorInnen einer dezidiert pathographischen Lesart unterziehen.

Die Komplexität pathographischer Herausforderungen steht in direkter Korrelation zur Komplexität pathographischer Formen. Die Definition der mit den drei Blickwinkeln verbundenen Analysekategorien ‚Vulnerabilität', ‚Schriftlichkeit', ‚Relationalität', ‚Korrelationalität', ‚Selbst-Bestimmung' und ‚Selbstbestimmung' ist aus diesem Grund dem Bestreben geschuldet, ethisch relevante Grundkategorien zu konstituieren, die für ein möglichst breites, disziplinen- und diskursübergreifendes Textspektrum Relevanz besitzen. Eine einzelne Arbeit kann die umfassenden Facetten, die aus den individuellen Texten und Kontexten resultieren, nicht erschöpfend abdecken. Die vorliegende Studie ist daher als erster, abstrakter Problemaufriss zu verstehen, an den weitere, kontextualisierte Forschungen anknüpfen müssen.

2.3 Forschungsansatz

Grundlegend zur Debatte steht in dieser Arbeit zum einen die Hypothese, dass im medizinethischen Kontext Aspekte des spezifisch schriftlichen Kommunikationsraums und vorwiegend des schriftlichen Patient-Arzt-, Fall-Forscher- oder auch Kranken-Angehörigen-Verhältnisses noch nicht ausreichend berücksichtigt werden. Zum anderen müssen auch die blinden Flecken der Literaturwissenschaft in Bezug auf die ethischen Dimensionen etwa des Leser-Autor- oder Figur-Autor-Verhältnisses gezielt zur Sprache gebracht werden. Die Frage nach den ethischen Dimensionen des Pathographischen ist also die Frage nach den Herausforderungen, Rechten und Pflichten von AutorInnen, Figuren und LeserInnen. Diese sind es, die alle pathographischen Texte einen und die im Einzelfall zu spezifizieren sind in schreibende, beschriebene und rezipierende Ärztinnen oder Ärzte, WissenschaftlerInnen und SchriftstellerInnen, Angehörige, Kranke und PatientInnen. Die Bandbreite der jeweiligen Herausforderungen und Verantwortungsbereiche erstreckt sich über eine breitgefächerte Selektion von aktuellen Texten bzw. Textsorten aus Medizin und Literatur. Gebündelt habe ich diese unter dem weit gefassten Gattungsbegriff der ‚Pathographie'. Methodisch ist meine in der qualitativen Forschung verankerte Untersuchung daher geleitet durch einen primär gattungstheoretisch ausgerichteten Fokus, bei dem insbesondere die gattungsethischen Implikationen des Pathographischen interessieren. Im Zuge dieser Perspektivsetzung sollen die herangezogenen Texte in einer Verbindung zweier gattungstheoretischer Methoden analysiert werden: induktive und deduktive Verfahren. Induktive Ansätze nehmen einen unterstellten oder vermuteten Archetypus einer Gattung oder auch ihre klassische, kanonisch gewordene Ausprägung als Ausgangspunkt, um von da aus allgemeine architextuelle Regeln oder Gesetze und einen entsprechenden Gattungsbegriff zu etablieren.[20] Im Kontrast dazu gehen deduktive Verfahren von einem überhistorischen Gattungsbegriff aus, wobei das bestehende historische Material unter einer vorgefassten Arbeitsdefinition geordnet wird. Gattungen werden hier also nicht von empirischen Einzelphänomenen, sondern von allgemeinen Annahmen bestimmt.[21] Beide Methoden gehen mit Einschränkungen einher: Rein induktive Verfahren fassen letztlich nur jene Texte, die zu einem Zeitpunkt den gleichen Namen tragen, zu einer Gattung zusammen. Entsprechende Termini müssen daher im Laufe der Zeit immer wieder überprüft werden.[22] Deduktiv abgeleitete Textgruppen unterliegen wiederum einer gewissen Beliebigkeit.[23] Um die jeweiligen Limitationen zu umgehen, werden die beiden Zugangsweisen häufig kombiniert.[24] Auch in meiner Arbeit habe ich auf eine ausschließlich induktive oder deduktive Herangehensweise verzichtet und die beiden Richtungen stattdessen miteinander verflochten. Hierfür ist zunächst ein Abriss über historische Konzeptualisierungen des Pathographischen notwendig. Davon ausgehend werden die verschiedenen Erscheinungsformen des Pathographischen reduziert auf das eine Element, das die verschiedenen Textsorten vereint: das Schreiben von Kranken, mit Kranken und über Kranke und eine damit korrelierende, konstitutive ethische Grundproblematik. Um diese Dimension konkretisiert fassen zu können, werde ich von dem zuvor definierten Hyperonym der ‚Pathographie' übergehen zu einer deduktiven Fallanalyse einzelner, exemplarischer Textsorten, deren Selektion und Untersuchung durch die gattungsethisch

[20] Vgl. Axel Dunker (2010): „Methoden der Gattungsforschung". In: Rüdiger Zymner (Hrsg.): *Handbuch Gattungstheorie*. Stuttgart u. Weimar: Metzler, S. 26–29, hier S. 26 sowie Klaus W. Hempfer (1973): *Gattungstheorie. Information und Synthese*. München: Fink, S. 132.

[21] Vgl. Dunker: *Methoden der Gattungsforschung*, S. 26 sowie Ralph Müller (2010): „Korpusbildung". In: Zymner: *Handbuch Gattungstheorie*, S. 23–25, hier S. 23.

[22] Vgl. Dunker: *Methoden der Gattungsforschung*, S. 26 sowie Hempfer: *Gattungstheorie*, S. 130.

[23] Vgl. Dunker: *Methoden der Gattungsforschung*, S. 26–27.

[24] Vgl. ebd., S. 27.

orientierte Perspektive dieser Arbeit begründet ist. Im Vordergrund stehen also nicht jene Textsorten, die im historischen Verlauf tatsächlich und klassisch als ‚Pathographie' betitelt wurden; stattdessen wird die ethische Dimension des Schreibens von Kranken, mit Kranken und über Kranke zur definitorischen, semantischen Schnittmenge aller in dieser Arbeit untersuchten, als pathographisch verstandenen Texte. Das für die Analysen jeweils herangezogene, auf das pathographische Spannungsfeld abgestimmte Handwerkszeug liefert dabei sicherlich keine fertigen Theorien, sondern hat eher den Charakter konstant zu modifizierender heuristischer Methodiken. Da die Arbeit als ein grundlegender, diskurs- und textsortenübergreifender Problemaufriss konzipiert ist, nähere ich mich den verschiedenen Formen des Pathographischen und den damit einhergehenden ethischen Fragestellungen in erster Linie mittels Deskription. Als Überblickswerk ist die vorliegende Arbeit dabei nicht ausgerichtet auf konkrete, normativ orientierte Konfliktlösungen; diese sind nur in einem kontextualisierten Rahmen möglich, in welchem die effektiven Bedingungen der einzelnen pathographischen Kommunikationspraxen je gesondert berücksichtigt werden können.

3 Forschungsgegenstand

3.1 Gattungen

Was ist nun unter einer ‚pathographischen Gattung' zu verstehen? Wer hierauf eine simple, eindeutige Antwort erwartet, wird enttäuscht werden, entzieht sich doch bereits der Terminus der ‚Gattung' einer klaren Definition. Klaus W. Hempfer schlüsselt die unterschiedlichen Bezeichnungskontexte, in denen der Gattungsname eine Rolle spielt, in eine metatheoretische und eine theoretische Bedeutung auf: In einem metatheoretischen Sinne dient ‚Gattung' als Oberbegriff, unter dem diverse Textgruppen subsumiert werden. In einem theoretischem Sinne wiederum können Textgruppen auch selbst als ‚Gattung' bezeichnet werden. Dies ist bei beispielsweise der Fall bei Sammelbegriffen wie Epik, Lyrik und Drama, bei literarischen ‚Qualitäten' wie dem Epischen, Lyrischen und Dramatischen oder bei spezifischen Schreibweisen (das Narrative, das Satirische …).[1] Nach Axel Dunker spiegeln Gattungen das Bestreben der Literaturwissenschaft, „der scheinbar ungeordneten und chaotischen Fülle zahlloser einzelner literarischer Texte eine Ordnungsstruktur zu unterlegen."[2] Denkbare Systematisierungskriterien sind etwa der Grad der Faktualität oder Fiktionalität eines Textes, seine Funktion, sein Inhalt (Themen, Gegenstände, Stoffe und Gehalte), seine Form (Reim, Versbindung …) oder seine Figurentypen.[3] Anhand dieser Kriterien werden Texte sowohl im Prozess der Textproduktion als auch -rezeption mit anderen Prototypen einer Gattung verglichen, ungeachtet dessen, ob diese Taxonomisierung bewusst oder unbewusst, explizit oder implizit erfolgt.[4] Dabei nähern wir uns Texten einerseits mit der Erwartung, dass ein gewisser Grad der ‚Familienähnlichkeit' erfüllt wird (Positiverwartung), andererseits, dass Merkmale anderer Gattungen nicht erfüllt werden (Negativerwartung). Wie bei jeder hermeneutischen Operation können diese Erwartungen damit einhergehen, dass von einem Gattungsparadigma abweichende Attribute nicht registriert, vernachlässigt oder im Hinblick auf die Gattungskonstitution als sekundär behandelt werden.[5] Angesichts dieses Versuchs, literarische Werke anhand inhaltlicher, formaler oder funktionaler Überschneidungen zu gruppieren, schreibt Dunker dem literaturwissenschaftlichen Taxonomiestreben eine gewisse Nähe

1 Klaus W. Hempfer (1997): „Gattung". In: Klaus Weimar (Hrsg.): *Reallexikon der deutschen Literaturwissenschaft. Neubearbeitung des Reallexikons der deutschen Literaturgeschichte*. Gemeinsam m. Harald Fricke, Klaus Grubmüller u. Jan-Dirk Müller. Bd. 1: A-G. 3., neubearb. Aufl. Berlin u. New York: de Gruyter, S. 651–655, hier S. 651.

2 Dunker: *Methoden der Gattungsforschung*, S. 12. Zur Kategorisierung von Gattungen vgl. auch Ralph Müller (2010): „Kategorisieren". In: Zymner: *Handbuch Gattungstheorie*, S. 21–23.

3 Vgl. die entsprechenden Beiträge in bereits erwähntem *Handbuch Gattungstheorie*, S. 29–46.

4 Vgl. Moritz Baßler (2010): „Intertextualität und Gattung". In: Zymner: *Handbuch Gattungstheorie*, S. 56–58, hier S. 54.

5 Vgl. ebd., S. 54–56.

zu naturwissenschaftlichen Klassifikationsprozessen zu.[6] Und wie die medizinische Differenzialdiagnostik klares Indiz dafür ist, dass nosologische Klassen auf Gemeinsamkeiten, nicht aber auf Eindeutigkeiten beruhen, kann im literaturwissenschaftlichen System ein und derselbe Text Merkmale verschiedener Gattungen aufweisen.[7] Aufgrund dieser systematischen Ambivalenzen lässt sich ein literarisches Werk also auch einer Gattung zurechnen, deren Merkmale es zwar nicht in Gänze erfüllt, zu der es aber eine merkbare Ähnlichkeit aufweist.

Wie Dunker akzentuiert, zeigt sich in dieser Offenheit zugleich die „Konstruktionstätigkeit, die der einzelne Literaturwissenschaftler bei der Zuordnung einzelner Texte unweigerlich betreibt."[8] Gattungen ‚gibt' es also nicht einfach, so Harald Fricke, sie werden von uns erdacht[9] – oder, um mit einem beauvoirschen Pastiche zu sprechen: ‚On ne naît pas genre, on le devient.' Als heuristische Konstrukte heischen Gattungen folglich nach Interpretation: Gérard Genette sieht es so nicht als Aufgabe des Textes, sondern als die der LeserInnen, die spezifische Gattungszugehörigkeit bzw. Architextualität eines Textes zu bestimmen, jene „unausgesprochene Beziehung" also,

> die bestenfalls in einem paratextuellen Hinweis auf die taxonomische Zugehörigkeit des Textes zum Ausdruck kommt (in Form eines Titels wie *Gedichte*, *Essays* oder *Der Rosenroman* usw. oder, was häufiger der Fall ist, eines Untertitels, der den Titel auf dem Umschlag ergänzt, etwa Hinweise wie *Roman*, *Erzählung*, *Gedichte* usw.). Bleibt sie vollkommen unausgesprochen, dann entweder deshalb, weil Offensichtliches nicht mehr eigens betont werden muß, oder, im Gegenteil, um jegliche Zugehörigkeit zurückzuweisen bzw. dieser Frage überhaupt auszuweichen.[10]

Selbst ohne gattungsexplizierende Titulierungen steuern textinhärente Strukturen unsere Rezeptionsweise und -erwartung. „Gattungsstrukturen sind sinntragend und dienen daher unmittelbar der Semantisierung (und damit der Interpretation) literarischer Texte. Inhaltliche Momente werden zu Trägern strukturaler Bedeutung und umgekehrt."[11] Das architextuelle Spiel ist also ein ambivalenter Prozess. Als literaturwissenschaftlich besonders heikel sieht Baßler „jede Art von Gattungsbildung und -zuordnung, der im jeweiligen historischen oder kulturellen Kontext bei Produzenten und Rezipienten kein Begriff und daher womöglich auch kein Gattungsbewusstsein entspricht."[12]

Erweitern lässt sich diese Problematik um den Faktor des disziplinären Hintergrunds der LeserInnen bzw. InterpretInnen: Herrscht innerhalb der Literaturwissenschaft ein ho-

[6] Vgl. Dunker: *Methoden der Gattungsforschung*, S. 12.

[7] Zur taxonomischen Mehrfachzuordnung von Texten vgl. Baßler: *Intertextualität und Gattung*, S. 57.

[8] Vgl. Dunker: *Methoden der Gattungsforschung*, S. 13.

[9] Harald Fricke (2010): „Definitionen und Begriffsformen". In: Zymner: *Handbuch Gattungstheorie*, S. 7–10, hier S. 7.

[10] Gérard Genette (1993): *Palimpseste. Die Literatur auf zweiter Stufe* [1982]. Übers. v. Wolfram Bayer u. Dieter Hornig. 6. Aufl. Frankfurt a. M.: Suhrkamp, S. 13–14, Herv. i. O.

[11] Baßler: *Intertextualität und Gattung*, S. 56. Und das gilt auch für nichtliterarische Aufzeichnungsverfahren.

[12] Ebd., S. 54.

hes Bewusstsein für gattungstheoretische und -praktische Aspekte, erfolgen entsprechende Gattungszuweisungen in anderen professionellen Kontexten zumeist unbewusst. Klassifikationstermini wie Fall-*bericht*, Arzt-*brief* oder Kranken-*geschichte* werden, so mein Postulat, im medizinischen System im Regelfall verwendet, ohne dass dabei die architextuellen Implikationen der jeweiligen Gattungsdefinition und ihre möglichen Auswirkungen innerhalb des Gesundheitssystems reflektiert werden. Sicherlich fallen gattungstheoretische Reflexionen schon rein pragmatisch nicht unter das alltägliche Interessensfeld von ÄrztInnen und PatientInnen. Doch auch medizinische Texte lösen (im überwiegenden Fall wohl unbewusste) Gattungserwartungen aus, weshalb architextuelle Reflexionen im Raum der Medizin unabdingbar sind. Denn, um es nochmals zu betonen: „Das Wissen um die Gattungszugehörigkeit eines Textes lenkt und bestimmt, wie man weiß, in hohem Maß den ‚Erwartungshorizont' des Lesers [man könnte hier einfügen: der PatientInnen, der ÄrztInnen usw.; KF] und damit die Rezeption des Werkes."[13] Wird das Versprechen einer spezifischen Gattung während der Lektüre nicht eingehalten, mag dies bei literarischen Texten vielleicht für Ärger und Irritation sorgen, vielleicht auch als verblüffender ästhetischer Kniff gelobt werden. Wird jedoch bei pathographischen – und damit auch bei medizinischen – Gattungen ein (in Anlehnung an Philippe Lejeune) architextueller Pakt[14] und eine mit ihm verbundene Erwartungshaltung verletzt, etwa der Respekt vor der Privatsphäre und Selbstbestimmung der im Text verhandelten Person, vermag dies weitreichende Konsequenzen zu haben. Denn Gattungen und damit auch Gattungsverletzungen sind nicht frei von Rückkoppelungseffekten zwischen textuellen und außertextuellen Beziehungsverhältnissen. Im Falle pathographischer Texte kann das Leser-Autor-Verhältnis etwa das Patient-Arzt-Verhältnis oder Kranken-Angehörigen-Verhältnis beeinflussen. Gerade bei lebensbeschreibenden Gattungen wie der Pathographie scheint eine entsprechende architextuelle Achtsamkeit damit in ethischer Hinsicht unerlässlich.

3.2 Pathographik

3.2.1 Historische Entwicklung

Ebenso vielschichtig wie die Bedeutung von Gattungen ist der Begriff der ‚Pathographie', der abhängig von seinem zeitlichen, kulturellen und disziplinären Entstehungshintergrund eine je andere Gewichtung hat und dadurch nicht losgelöst von seinem jeweiligen Entstehungskontext betrachtet werden kann. Die Wurzeln des Pathographischen reichen weit zurück. So finden sich bereits in der Antike biographische und autobiographische Auseinandersetzungen mit physischer und psychischer Krankheit, mit Schmerz und Sterben. Schon die Kasuistiken aus den Epidemienbüchern des *Corpus Hippocraticum* liefern laut Dietrich von Engelhardt Vorgaben für das, was wir heute als ‚Pathographie' kennen.[15] Auch aus dem Mittelalter sind pathographische Formen überliefert. Krankengeschichten dieser Zeit verraten eine sichtliche Koppelung zwischen Krankheit und Tod auf

[13] Genette: *Palimpseste*, S. 14.

[14] Vertiefende Überlegungen zu architextuellen Pakten finden sich in Kap. V.1.

[15] Vgl. Engelhardt: *Pathographie*, S. 200.

der einen Seite und spiritueller Transzendenz und Heilsgeschichte auf der anderen Seite. Bei neuzeitlichen Krankheitsdarstellungen macht sich eine Interessensverlagerung vom kranken Individuum zum allgemeinen Krankheitstypus bemerkbar. Verstärkt wird dies durch die Medizin des 19. Jahrhunderts, deren naturwissenschaftliche Orientierung mit einer zunehmenden Hinwendung zu den objektiven und physischen Aspekten einer Krankheit einhergeht. Dieser Fokus gerät ein Jahrhundert später unter anderem durch die Anthropologische Medizin in die Kritik. Nun wird vor allem der Subjektivität der Kranken und der Patient-Arzt-Kommunikation und -Beziehung Gewicht beigemessen – all diese Veränderungen schlagen sich auch auf die Gestaltung der entsprechenden pathographischen Texte aus.[16] Erst jetzt wird der Terminus der ‚Pathographie' geprägt. Zugeschrieben wird er dem deutschen Psychiater Paul Julius Möbius, der Ende des 19. Jahrhunderts auch eigene pathographische Studien vorlegte:[17] In seinen Psychopathographien zu beispielsweise Jean-Jacques Rousseau, Johann Wolfang von Goethe und Friedrich Nietzsche stellte Möbius nicht länger abstrakte Krankheitsfälle in den Vordergrund, ihn interessierte hingegen der einzelne Mensch in seiner jeweiligen Individualität.[18] Während Möbius' Schriften eine psychiatrisch-neurologische Betrachtungsweise widerspiegeln, schlug die pathographische Gattung mit Karl Jaspers' psychopathologischen Studien wie *Strindberg und Van Gogh* (1921) eine eher deskriptiv-phänomenologische Richtung ein.[19] Analog zu Möbius und Jaspers waren die frühen Pathographien in aller Regel mit bekannten kunstschaffenden Persönlichkeiten befasst und entsprachen dem Bestreben, Künstlerbiographie als Krankenbiographie zu schreiben.[20] Im Zuge des Interesses an Schnittstellen zwischen künstlerischem Leben und psychiatrischer Erkrankung geriet der ‚Genie und Wahnsinn'-Topos verstärkt in den Vordergrund; Wilhelm Lange-Eichbaums umfassende Sammlung *Genie, Irrsinn und Ruhm* (1928) oder Ernst Kretschmers *Geniale Menschen* (1929) legen hiervon beredtes Zeugnis ab.[21]

[16] Für den historischen Kurzabriss über die Entwicklung pathographischer Vorformen vgl. ebd., S. 200–202.

[17] Vgl. etwa Klaus Podoll (2006): „Kunst und Krankheit". In: Frank Schneider (Hrsg.): *Entwicklungen der Psychiatrie. Symposium anlässlich des 60. Geburtstages von Henning Sass.* Heidelberg: Springer, S. 325–333, hier S. 325. Das Zusammenwirken von Psychiatrie und Pathographie beleuchten Susanne Hilken, Matthias Bormuth u. Michael Schmidt-Degenhard (2007): „Psychiatrische Anfänge der Pathographie". In: Matthias Bormuth, Klaus Podoll u. Carsten Spitzer (Hrsg.): *Kunst und Krankheit. Studien zur Pathographie*. Göttingen: Wallstein, S. 11–26.

[18] Vgl. Podoll: *Kunst und Krankheit*, S. 325.

[19] Vgl. ebd., S. 326.

[20] Vgl. in diesem Kontext z. B. Thomas Anz (2002): „Autoren auf der Couch? Psychopathologie, Psychoanalyse und biographisches Schreiben". In: Christian Klein (Hrsg.): *Grundlagen der Biographik. Theorie und Praxis des biographischen Schreibens*. Stuttgart u. Weimar: Metzler, S. 87–106, hier S. 88. Pathographische Brückenschläge zwischen Kunst und Krankheit werden auch in oben genanntem, von Bormuth, Podoll und Spitzer ediertem Sammelband *Kunst und Krankheit. Studien zur Pathographie* verhandelt.

[21] Vgl. bspw. Podoll: *Kunst und Krankheit*, S. 325, Anz: *Autoren auf der Couch*, S. 88 und Hilken, Bormuth u. Schmidt-Degenhard: *Psychiatrische Anfänge*, S. 12.

Gaben die frühen Pathographien des 20. Jahrhunderts überwiegend den Blickwinkel medizinischer, psychiatrischer, psychologischer und psychoanalytischer ExpertInnen wider,[22] versteht man unter diesem Gattungsnamen heute in erster Linie Texte, die aus der Feder von Betroffenen stammen.[23] Katarina Bernhardsson erklärt diese Hinwendung zum Autopathographischen mit unserer veränderten Wahrnehmung auf Krankheit und Krankenpflege, der korrelierenden Stärkung von Patientenautonomie und dem damit zusammenhängenden Bedürfnis, Kranken selbst Gehör zu verschaffen.[24] Pathographik ist nun nicht länger auf jene Individuen beschränkt, die aufgrund ihres beruflichen bzw. künstlerischen Schaffens aus dem gesellschaftlichen Kollektiv herausstechen – wie jeder Mensch krank werden kann, kann heute auch jeder Mensch Gegenstand einer Pathographie werden. Analog hierzu finden sich inzwischen nicht nur Auseinandersetzungen mit psychiatrischen, sondern auch somatischen Erkrankungen auf dem Buchmarkt: Insbesondere Krebs, Herzinfarkt, Diabetes und Schlaganfall bestimmen seit geraumer Zeit die pathographische Gattung.[25] Krankheit wird in neuer Ganzheit zu erfassen gesucht, in ihrem Bezug zum sonstigen Leben, zu den Tätigkeiten, inneren Überzeugungen und dem sozialen Umfeld der Betroffenen. „Pathographie", betont von Engelhardt, „meint [...] stets auch Psychologie und Soziologie."[26] In diesem Sinn sieht Hermann Pohlmeier die Verwendung des Pathographiebegriffs durchaus kritisch, da dieser eine Divergenz zwischen Lebens- und Leidensgeschichte suggeriere. Warum jedoch, so Pohlmeier, werde

> die Krankengeschichte aus der Lebensgeschichte herausgebrochen? Gemeint ist die Wortschöpfung anders, aber trotzdem hat die Trennung von Biographie und Pathographie der verheerenden, weitverbreiteten Ansicht Vorschub geleistet, daß Krankheit nichts mit Biographie zu tun hat und auch nicht mit Vergangenheit und gegenwärtiger Lebenssituation.[27]

Neuere Ansätze der – nach wie vor spärlichen – Pathographieforschung versuchen genau diesen Aspekten Rechnung zu tragen: Anne Hunsaker Hawkins zählt zur pathographischen Gattung etwa nur solche Texte, die persönliche Erfahrungen von Krankheit, Behandlung und manchmal Sterben und Tod in den Mittelpunkt umfassender autobiographischer oder fremdbiographischer Auseinandersetzungen stellen. Aufgrund ihrer inhaltlichen Ausrichtung und formellen Konzeption grenzt Hawkins diese umfassenden, am subjektiven Krankheitserleben interessierten Pathographien dezidiert ab von Textsorten wie Arztbriefen oder Fallberichten, die auf Krankheitsbeschreibungen abzielen.[28]

[22] Vgl. Anz: *Autoren auf der Couch*, S. 88 sowie Bernhardsson: *Litterära Besvär*, S. 32–33.

[23] Vgl. Bernhardsson: *Litterära Besvär*, S. 33. Der Begriff der ‚Autopathographie' wurde laut von Engelhard im Jahre 1809 durch den englischem Schriftsteller Robert Southey eingeführt; dass es schon eine lange Tradition autobiographischer Texte gab, ehe diese Bezeichnung aus der Taufe gehoben wurde, versteht sich von selbst (vgl. Engelhardt: *Pathographie*, S. 200).

[24] Vgl. Bernhardsson: *Litterära Besvär*, S. 34.

[25] Vgl. Hawkins: *Reconstructing Illness*, S. 165–166.

[26] Engelhardt: *Pathographie*, S. 207.

[27] H[ermann] Pohlmeier (1995): „Pathographie und Biographie. Hintergründe der Fälle Schreber und Klug". In: *Fortschritte der Neurologie und Psychiatrie* 63(8), S. 297–302, hier S. 297.

[28] Vgl. Hawkins: *Reconstructing Illness*, S. 1.

Denn diese Textsorten werden für gewöhnlich auf wissenschaftliche Objektivität verpflichtet, subjektive oder emotionale Zusätze gelten hingegen als fehl am Platz. Durch ihr Interesse am Körper und dessen biophysikalischen Bestandteilen dienen diese Textsorten zudem auch nicht dazu, sich mit dem individuellen Stellenwert einer Krankheit zu befassen, argumentiert Hawkins weiter; vielmehr ist es ihre Aufgabe, Diagnose und Therapie knapp und präzise zu dokumentieren.[29] Bei auf das individuelle Erleben fokussierten Pathographien liege das Gewicht stattdessen auf der Betonung von Authentizität und Individualität. In der Betonung des eigenen Selbst und dem Streben nach der Kohärenz eines als Geschichte verstandenen Lebens stehen diese Pathographien in gewissem Widerspruch zu postmodernen, dekonstruktiven Theorien, welche die Existenz eines Selbst ebenso in Zweifel ziehen wie das Verhältnis zwischen Signifikat und Signifikant und die Geschichte als Konstrukt und Erzählungen als ambigue und sich selbst widersprechend verstehen.[30] Hawkins sieht die Popularität pathographischer Texte in diesem Sinne als Zeugnis dafür, dass diese Werke jene Wert- und Bedeutungsleere füllen, die der Postmodernismus hervorgebracht habe:

> And indeed post-modernism does subvert or invalidate most traditional sources of truth and value, creating a general cultural aporia that is empty of certitude, meaning, or coherence. At the same time that the academic theorist is deconstructing ideas of the self and the validity of any objective record or experience, writers and readers are finding in personal narratives the authenticity and authority that postmodernism denies.[31]

3.2.2 Illness Narratives

Eine der heute bekanntesten Formen von Pathographien, deren Augenmerk auf dem Erzählen subjektiver Krankheitserfahrung liegt, sind ‚illness narratives'. Wie Arthur Kleinman erläutert, ordnen PatientInnen Krankheitserfahrungen gemeinhin als persönliche Erzählungen. Diese erlauben es den Betroffenen, dem individuellen Leidensverlauf und den Ereignissen, die mit der Krankheit verbunden sind, Kohärenz zu verleihen und den Sinn, den ihr die Betroffenen beimessen, nach außen hin kommunizierbar zu machen.[32] Ordnen Kranke ihre Krankheitserfahrung zu einer persönlichen Erzählung, lässt sich so in einer aus den Fugen geratenen Welt die Kontrolle zurückerlangen. Ob schriftlich oder mündlich erlaubt es das Erzählen, ein durch Krankheit verlorenes Gleichgewicht zwischen Selbst und Welt zu restaurieren, eine in Unordnung geratene Lebenswirklichkeit wieder in Kohärenz zu bringen und Krankheit und Leben neuen oder erneuerten Sinn zu verleihen.[33] Für Kranke ergibt sich dadurch die Möglichkeit, jene hochsubjektiven und -komplexen Empfindungen und Ereignisse in Worte zu fassen, die sie mit der Krankheitserfahrung verbinden. Häufig steht dies in einem Spannungsverhältnis zu ärztlicher

[29] Vgl. ebd., S. 12–13.
[30] Vgl. ebd., S. 188.
[31] Ebd.
[32] Vgl. Arthur Kleinman (1988): *The Illness Narratives. Suffering, Healing, and the Human Condition*. New York: Basic Books, S. 49.
[33] Vgl. Hawkins: *Reconstructing Illness*, S. 2–3.

Sprache: „Rather than categorizing and reducing, patients enlarge and embroider. Doctors simplify; patients complicate. Doctors think within physiological and anatomical categories; patients do not have those constraints."[34] Frei von normativen Fakten kann im Erzählen des subjektiven Krankheitserlebens auch das Unsagbare sagbar gemacht werden.

Um an dieser Stelle zumindest eine narratologische Kurzdefinition zu geben: Der Überbegriff der ‚Erzählung', wie ich ihn auch in dieser Arbeit verwende, umfasst alle durch eine Erzählinstanz vermittelten Präsentationen von zeitlich organisierten, sprich durch mindestens ein Ereignis[35] charakterisierten Handlungs- oder Geschehnisfolgen. In einem weiteren Sinn begreift dies sowohl schriftliche als auch mündliche, sowohl fiktive als auch reale Texte mit ein, kann also neben ‚literarischen' Texten wie Romanen oder Novellen auch Biographien, Zeitungsmeldungen oder eben Krankheitserzählungen einschließen.[36] Als ‚Geschichte' wird die serielle Aneinanderreihung von Ereignissen (Geschehnissen) gefasst, die, wie es Matías Martínez und Michael Scheffel formulieren, „nicht nur (chronologisch) *aufeinander*, sondern auch nach einer Regel oder Gesetzmäßigkeit *auseinander* folgen."[37] In konkretem Bezug auf ‚illness narratives' lassen sich nach einer Systematisierung Arthur W. Franks drei Erzählformen voneinander abtrennen: ‚restitution narratives', ‚chaos narratives' und ‚quest narratives'. Mit dem erklärten Vorsatz, einen verloren gegangenen normativen Gesundheitszustand wiederherzustellen, zentriert sich der Plot des ‚restitution narrative' um die Suche der Betroffenen nach der passenden Diagnose, der optimalen Behandlung und um das Streben nach Heilung.[38] Erzähltexte dieser Art sind beispielsweise konzipiert als Ratgeberliteratur für andere Betroffene, denen Hilfe bei der Therapeuten- oder Arztsuche oder dem eigenen Umgang mit der Krankheit geboten werden soll. ‚Restitution narratives', die alternative Behandlungsmethoden vorstellen, ermutigen zur Emanzipation von traditioneller Schulmedizin.[39] Im Gegensatz zu ‚restitution narratives' spiegeln ‚chaos narratives' den Zenit grenzsituativer Hoffnungslosigkeit und kreisen um jene Krankheitserfahrungen, in denen die Sprache versagt: „the losses, the pain, the incoherence of suffering become so overpowering, that

[34] Rita Charon (1992): „To Build a Case. Medical Histories as Traditions in Conflict". In: *Literature and Medicine* 11(1), S. 115–132, hier S. 116.

[35] Für einen groben Überblick über den Ereignis-Begriff vgl. Peter Hühn (2009): „Event and Eventfulness". In: Ders. u. a. (Hrsg.): *Handbook of Narratology*. Berlin u. New York: de Gruyter, S. 80–97.

[36] Vgl. Uwe Spörl (2007): „Erzählung". In: Dieter Burdorf, Christoph Fasbender u. Burkhard Moenninghoff (Hrsg.): *Metzler Lexikon Literatur. Begriffe und Definitionen*. 3. Aufl. Stuttgart u. Weimar: Metzler, S. 208–209, hier S. 208. Für eine erste Näherung an die narratologische Abgrenzung faktualer von fiktionalen Erzählungen vgl. Jean-Marie Schaeffer (2009): „Fictional vs. Factual Narration". In: Hühn u. a.: *Handbook of Narratology*, S. 98–113. Zur pathographiebezogenen Gegenüberstellung narrativer und berichtender Darstellungsformen vgl. v. a. Kap. IV.2 der vorliegenden Arbeit.

[37] Vgl. Matías Martínez u. Michael Scheffel (2007): *Einführung in die Erzähltheorie* [1999]. 7. Aufl. München: C. H. Beck, S. 109–110, Herv. i. O.

[38] Vgl. Arthur W. Frank (1994): „Reclaiming an Orphan Genre. The First-Person Narrative of Illness". In: *Literature and Medicine* 13(1), S. 1–21, hier S. 5–6.

[39] Vgl. Hawkins: *Reconstructing Illness*, S. 11.

language cannot resocialize what has happened."[40] ‚Chaos narratives' illustrieren den Zorn über als willkürlich, grausam und sinnlos empfundene Erkrankungen und den Wunsch nach einer humanistisch ausgerichteten Krankenbehandlung.[41] Bei als Abenteuererzählungen anmutenden ‚quest narratives' werden Krankheitssymptome schließlich als Beginn einer neuen Reise gedeutet; statt Gesundheit wiedererlangen zu wollen, werden krankheitsbedingte Veränderungen akzeptiert und sinnvolle Umgangsweisen mit ihnen reflektiert.[42] Hawkins erklärt diese Sicht von Krankheit als Abenteuer damit, dass sich Kranke zunehmend gegen Risiken und Gefahren wappnen müssen, sobald die vertraute Alltagswelt einem nicht länger uneingeschränkt funktionierenden Körper und mitunter bizarr anmutenden Institutionen wie dem Krankenhaus weichen muss: „life in all its myriad dimensions is reduced to a series of battles against death; and there is the inescapable sense, both for the sick person and his or her family, of being suddenly plunged into ‚essential' experience – the deeper realities of life."[43]

Nicht nur für andere Betroffene, auch für die Medizin bieten Patientenerzählungen wichtige Informationsquellen. So betont Kathryn Montgomery Hunter den Einfluss von Patientenerzählungen auf ärztliche Krankheitskonzeptionen:

> The first, the patient's story, is the original motivating account that the person who is ill (or family or friends) brings to the physician; the second is the medical account constructed by the physician from selected, augmented parts of the patient's story and from the signs of illness in the body. The first concerns the effects of illness in a life, the second the identification and treatment of a disease.[44]

Hunter unterscheidet hier in gewisser Weise zwei narrative Formen, die mit der gängigen Differenzierung von ‚illness' und ‚disease' erfasst werden können: In den ‚illness narratives' der PatientInnen hält das subjektive Krankheitserleben Einzug; dem stehen, wenn man so möchte, ärztliche ‚disease narratives' gegenüber, die auf die objektive, schulmedizinische Krankheitserklärung abzielen.[45] Eine Annäherung an medizinische Krankheitserzählungen verfolgt auch Lars-Christer Hydén, wenn dieser ‚illness narratives' von ‚narratives about illness' und ‚narratives as a clinical tool' abgrenzt. Unter ‚illness narratives' versteht Hydén mündliche wie schriftliche Erzählungen, in denen PatientInnen danach suchen, Krankheit und Leid einen Platz in der eigenen Biographie zuzuweisen und

[40] Frank: *Orphan Genre*, S. 7.

[41] Vgl. Hawkins: *Reconstructing Illness*, S. 2 u. 11.

[42] Vgl. Frank: *Orphan Genre*, S. 7. Die drei Erzählmuster ‚restitution', ‚chaos' und ‚quest narrative' sind nicht als strikt getrennt zu verstehen, sondern als Schwerpunktsetzung von Texten, deren Basiserzählung oftmals als Mischform gestaltet ist (vgl. ebd., S. 8).

[43] Vgl. Hawkins: *Reconstructing Illness*, S. 2.

[44] Kathryn Montgomery Hunter (1991): *Doctors' stories. The narrative structure of medical knowledge*. Princeton: Princeton UP, S. 13.

[45] Zur Unterscheidung der Krankheitskonzepte ‚illness', ‚disease' und ferner ‚sickness' als eine dritte, auf soziokulturelle Krankheitskonzeptionen bezogene Komponente vgl. Kleinman: *The Illness Narratives* sowie Byron J. Good (1994): *Medicine, Rationality and Experience. An Anthropological Perspective*. Cambridge: Cambridge UP.

eine durch Krankheit ‚beschädigte' Identität wiederherzustellen.[46] Diesen ‚illness narratives' stellt Hydén ‚narratives about illness' gegenüber: Hierunter versteht er vor allem Darstellungen, in denen sich ÄrztInnen und andere BehandlerInnen[47] nicht in der sonst für sie üblichen berichtenden, sondern in einer bewusst erzählenden Form mit Krankheit auseinandersetzen.[48] Ziel solcher ‚narratives about illness', die beispielshalber als Falldarstellungen gestaltet sein können, ist es, die chronologische Ereigniskette im Leben der PatientInnen zu einem Plot aus relevanten medizinischen Zielen und Ereignissen zu ordnen.[49] Die grundsätzliche Funktion der im klinischen Setting zum Einsatz kommenden ‚narratives as a clinical tool' sei es schließlich, Krankheiten zu verhandeln, mit Patientenerzählungen zu arbeiten und medizinische Praktiken zu verändern.[50]

Auf den Stellenwert narrativer Kommunikation im klinischen Setting verweist nicht zuletzt Rita Charon, eine der prägenden Stimmen der sogenannten Narrativen Medizin. Charon definiert Narrative Medizin als „medicine practiced with these narrative skills of recognizing, absorbing, interpreting, and being moved by the stories of illness."[51] Gefordert werden ÄrztInnen nun auch in ihrer Rolle als ZuhörerInnen und InterpretInnen der Patientenerzählung. Das Regelwerk des schulmedizinischen Praxisalltags steht der nur vermeintlich banalen Kunst adäquater Aufmerksamkeit allerdings häufig im Weg: So tauschen etwa Studierende der Medizin im Verlauf ihres Studiums die „angeborene Fähigkeit, Patientengeschichten zu erfragen und ihren Wert auch zu schätzen, gegen die erlernte Kunst der Anamneseerhebung aus."[52] Wie auch Charon geltend macht, ist eine grundlegende narrative Kompetenz jedoch unabdingbar dafür, dass ÄrztInnen das Krankheitserleben ihrer PatientInnen tatsächlich erfassen können – was für eine akkurate Diagnosestellung und Therapieindikation nicht zu unterschätzen ist.[53]

46 Lars-Christer Hydén (2005): „Medicine and Narrative". In: David Herman, Manfred Jahn u. Marie-Laure Ryan (Hrsg.): *Routledge Encyclopedia of Narrative Theory*. New York: Routledge, S. 293–297, hier S. 293; ausführlicher zu Hydéns Definition von ‚illness narratives' vgl. ebd., S. 294.

47 Also weiteres Personal aus dem Gesundheitssektor, beispielsweise aus dem Bereich der Krankenpflege, der Ergo- oder Physiotherapie oder auch der Seelsorge.

48 Vgl. ebd., S. 293.

49 Vgl. ebd., S. 296.

50 Vgl. ebd., S. 293. Hydéns Krankheitsbegriff umfasst sowohl ‚illnesses' als auch ‚diseases'.

51 Rita Charon (2006): *Narrative Medicine. Honoring the stories of illness*. Oxford u. New York: Oxford UP, S. 4.

52 Trisha Greenhalgh u. Brian Hurwitz (2005): *Narrative-based Medicine – Sprechende Medizin. Dialog und Diskurs im klinischen Alltag*. Bern: Huber, S. 31, Herv. entf.

53 Charon: *Narrative Medicine*, S. 11; zu den Funktionen von Erzählungen in klinischer Praxis und medizinischer Wissenschaft vgl. auch Greenhalgh u. Hurwitz: *Narrative-based Medicine*, S. 24.

3.3 Korpus

3.3.1 Begriffsinstrumentarium

‚Die' pathographische Gattung gibt es also nicht. Vielmehr existiert ein komplexes Spektrum von Textsorten, die, evident oder immanent, explizit oder implizit, pathographische Spuren in sich tragen. Wenn ich in dieser Arbeit etwa auf den Begriff der ‚illness narratives' zugunsten des ‚Pathographischen' verzichte, ist dies dem Umstand geschuldet, dass die untersuchten Konfliktfelder gleichermaßen aus narrativen und aus berichtenden Darstellungsformen resultieren. Meine Verwendung des ‚Pathographischen' referiert darüber hinaus auch nicht auf den Nexus von Kunst und Krankheit oder Genie und Wahnsinn, wie er in der Tradition des frühen 20. Jahrhunderts beobachtet werden konnte. Stattdessen laufen unter dem hier verwendeten Terminus eine Bandbreite an Texten zusammen, deren Verbindungsmerkmal die schriftliche Annäherung an die Grenzsituation der kranken Person ist – unabhängig von deren Bekanntheitsgrad, soziokulturellem Status und beruflichem Hintergrund.

Der literaturwissenschaftliche Ordnungsterm der ‚Gattung' wird im Folgenden also genutzt, um die Vielzahl der herangezogenen pathographischen Textsorten unter einer Sammelbezeichnung erfassen zu können. Mit ‚Textsorte' sind dabei alle Gruppen von Texten gemeint, die distinkte sprachliche, semantische und pragmatische Merkmale teilen, etwa in Bezug auf Motivik, Handlungsstruktur und Sprechsituation;[54] der Begriff ist also unabhängig davon, ob diesen Textgruppen eine dominant literarische oder eine dominant medizinische Diskurszugehörigkeit zugesprochen wird. Zusammengefasst mache ich mir auf diese Weise die terminologische und konzeptionelle Offenheit, welche die lange Geschichte pathographischer Formen und Vorformen prägt, zunutze und subsumiere unter der übergeordneten Bezeichnung des ‚Pathographischen' medizinische und literarische, faktuale und fiktionale, narrative und berichtende, fremdpathographische und autopathographische Textsorten sowie pathographische Schreib- und pathographische Lesarten.

Der Pathographiebegriff überzeugt in diesem Zusammenhang durch seine namentliche und architextuelle Verwandtschaft zur ‚Biographie', sowohl in ihrer Definition als personelle Lebensgeschichte als auch als deren textuelle Beschreibung. Denn: „[D]ie Geschichte oder Beschreibung einer Krankheit" und „die Geschichte oder Beschreibung eines kranken Menschen" gehen in der Pathographie, wie sie hier verstanden wird, Hand in Hand.[55] ‚Pathographie' bringt in diesem Hinblick Pathologie und Biographie in Einklang und wird in einem wörtlichen Sinn verstanden als die Beschreibung des kranken Lebens – und damit eben nicht nur der Krankheit, sondern der kranken Person. Dieses

[54] Zur Definition der Textsorte vgl. Harald Fricke (2010): „Invarianz und Variabilität von Gattungen". In: Zymner: *Handbuch Gattungstheorie*, S. 19–21, hier S. 20. Fricke bezieht sich auf ‚literarische' Textsorten, worunter er auch Texte wie Graffiti oder alttestamentarliche Sprüche fasst. Vgl. zudem Andres Laubinger (2007): „Textsorte". In: Burdorf, Fasbender u. Moenninghoff: *Metzler Literatur*, S. 762–763, hier S. 762, nach welchem der Begriff der ‚Textsorte' verschiedenste Texte von der Ballade über das Kochrezept bis hin zum Unterrichtsgespräch einschließt.

[55] Vgl. hierzu Engelhardt: *Pathographie*, S. 203.

Verständnis des Pathographischen, das subjektive Semantik und objektive Pathologie einer individuellen Krankheitsmanifestation gleichermaßen umschließt, bedeutet zum einen, dass medizinische Textsorten hier nicht ausgeklammert werden dürfen. Auch wenn krankheitsbezogene Sinnreflexionen im Regelfall nicht explizierter Gegenstand etwa eines Fallberichts oder Arztbriefes sind, kann der Text dennoch Einfluss auf diese Facette des Krankheitserlebens haben, insbesondere dann, wenn PatientInnen oder Angehörige einen betreffenden Text selbst lesen. Auch Textsorten, die sich als vermeintlich rein objektive Krankheitsbeschreibungen ausgeben, sind aus dieser Sicht Träger indirekter, potenzieller Sinnkonstruktionen. Zum anderen schließt die hier gewählte Definition des Pathographischen auch literarische Quellen mit ein, denn: „Eine Krankengeschichte in Romanform zu verfassen bzw. Teile derselben in Brief und Tagebucheintrag niederzulegen, ist geradezu der Versuch, dem eigenen Leben schreibend einen Sinn in der Auseinandersetzung mit der Krankheit zu verschaffen."[56] Der definitionsverweigernde Ausdruck des ‚Literarischen' rekurriert in den nachfolgenden Untersuchungen dabei nicht auf Texte mit einem ausgeprägten Grad an Literarizität oder Poetizität, er wird vielmehr in allgemeinsprachlichem Gebrauch genutzt für all jene Textsorten, die in das klassische Untersuchungsgebiet der Literaturwissenschaft fallen, also etwa Romane, Gedichte und Biographien.

Während ich im Zuge dieser Arbeit eine problemorientierte Neureflexion des Pathographischen anstrebe, werde ich das bei den verschiedenen AkteurInnen zum Tragen kommende Begriffsinstrumentarium keiner näheren Definition unterziehen. Bezeichnungen wie ‚AutorIn' oder ‚Figur' werden rein als heuristische Stellvertreter gebraucht, um unterschiedliche Ausprägungsformen in integrativen Oberbegriffen sammeln zu können. ‚Autorschaft' verwende ich im Folgenden als Hyperonym sowohl für VerfasserInnen, die im medizinischen Raum Text hervorbringen (WissenschaftlerInnen, ÄrztInnen, PatientInnen), als auch für SchriftstellerInnen ‚literarischer' (fiktionaler und faktualer) Texte. In beiden Fällen ist die Person des Autors oder der Autorin, die den Text tatsächlich hervorbringt, zu unterscheiden von der vermittelnden Erzählinstanz innerhalb des Textes.[57] ‚Figur' wiederum bezieht sich auf all jene Instanzen, die im pathographischen Text konzipiert werden und die abzugrenzen sind von realweltlichen, außertextuellen Personen. Der Figurenbegriff ist unabhängig davon, ob es sich um eine fiktive oder fiktionale Figur handelt oder diese faktual zu verstehen ist, also eine Referenzbeziehung zu einer realweltlich existierenden Person besteht. Wie reizvoll eine vertiefte ontologisch-philosophische Diskussion der ambivalenten Konzepte von ‚Person', ‚Subjekt', ‚Individuum' und ‚Figur' im Kontext des Pathographischen auch ist, steht eine solche Auseinandersetzung in dieser Arbeit nicht im Vordergrund. Die Kontrastierung von ‚Figur' und ‚Person'

56 Christoph auf der Horst (2004): „Historisch-kritische Pathographien und Historizität: Syphilisdiagnosen H. Heines". In: Ulrich Koppitz, Alfons Labisch u. Norbert Paul (Hrsg.): *Historizität. Erfahrung und Handeln – Geschichte und Medizin*. Stuttgart: Steiner, S. 121–151, hier S. 126.

57 Für eine Definition der Erzählinstanz vgl. Bernd Auerochs (2007): „Erzähler". In: Burdorf, Fasbender u. Moenninghoff: *Metzler Literatur*, S. 207–208, hier S. 208. Für eine generelle Einführung in die Grundzüge narrativer Instanzen vgl. zudem Martínez u. Scheffel: *Erzähltheorie*. Zur Unterscheidung fiktionaler und faktualer Formen und der Bedeutung dieser Trennung für das Verhältnis von AutorIn, ErzählerIn und Figur vgl. Gérard Genette (1992): *Fiktion und Diktion*. Übers. v. Heinz Jatho. München: Fink.

folgt stattdessen einer textpragmatischen Begründung, um den Konstruktionscharakter der in den Texten porträtierten Personen zu unterstreichen: Es mag irritieren, auch in Bezug auf medizinische Textsorten wie Arztbriefe oder Patientenverfügungen von ‚Figuren' zu sprechen; der Begriff ist jedoch bewusst gewählt, um die Diskrepanz zwischen ‚textueller Person' und ‚realweltlicher Person' zu betonen. Auch in einem Arztbrief beschriebene PatientInnen verstehe ich sonach als ein textuelles Konstrukt, als Gegenstand des Textes, der auf eine spezifische, von den jeweiligen AutorInnen abhängige Weise interpretiert, präsentiert und fixiert wird.

3.3.2 Textkorpus

Meine Arbeit basiert auf fallorientierten Einzelanalysen: Mithilfe ausgewählter, besonders repräsentativ erscheinender Fälle aus Literatur und medizinischer Praxis werden exemplarisch ethische Konflikte untersucht, die für das Pathographische als konstitutiv erscheinen. Die Analysen der ‚literarischen' Textsorten umfassen fiktionale und faktuale Schriften aus der Kinder- und Jugendliteratur (Kap. III.1), faktuale, in Prosaformat verfasste Angehörigenpathographien (Kap. IV.1) sowie Lyrik und Prosatexte von AutorInnen, die selbst von Krankheit betroffen waren (Kap. V.1). Bei den gewählten ‚medizinischen' Textsorten handelt es sich ausschließlich um solche aus den folgenden drei Kommunikationsebenen medizinischer Fachsprache:

– Wissenschaftsebene: Kommunikation zwischen WissenschaftlerInnen bzw. zwischen WissenschaftlerInnen und behandelnden ÄrztInnen
– Praxisebene: Kommunikation zwischen ÄrztInnen und weiterem medizinischem Fachpersonal wie MTAs oder Pflegepersonal
– Behandlungsebene: Kommunikation zwischen ÄrztInnen bzw. weiterem medizinischem Fachpersonal und PatientInnen.[58]

Die Bedeutung des Pathographischen im Wissenschaftsdiskurs wird am Beispiel von öffentlich publizierten Fallberichten diskutiert (Kap. III.2). Ärztliche Patientenberichte geben in Kap. IV.2 einen Einblick in Kommunikationsverfahren des medizinischen Praxisalltags und zeigen darüber hinaus, wie schwer sich dieser bisweilen von der Behandlungsebene trennen lässt. Die Herausforderungen dieses letzten Kommunikationsraums werden abschließend anhand der Laientextsorte der Patientenverfügung diskutiert (Kap. V.2). Psychiatrische Erkrankungen werden in dieser Arbeit bewusst ausgeklammert, da das Therapeut-Patient-Kommunikationsverhältnis vor gänzlich anderen Hürden steht als das hier untersuchte Patient-Arzt-Verhältnis und daher gesondert betrachtet werden muss.

Die Untersuchungsmethode dreht sich bei den medizinischen Textsorten aufgrund der Sensibilität der in den Texten verhandelten Daten und, in Konsequenz, zum Schutz der

[58] Für diese Systematisierung der medizinischen Fachsprache vgl. Thorsten Roelcke (2010): *Fachsprachen* [1999] (= Grundlagen der Germanistik, Bd. 37). 3. Aufl. Berlin: Erich Schmidt, S. 39–40.

PatientInnen nun um: Während sich die Analysen der literarischen Textsorten auf konkrete Einzeltexte stützen, gehe ich bei den medizinischen Textsorten nicht vom Einzelfall aus, sondern von der Norm: Ausgangsbasis meiner Überlegungen ist das zu den jeweiligen Textsorten vorliegende Diskurswissen (Fachpresse, Forschungsliteratur, Lehrbücher, Richtlinien, Empfehlungen ...). Abgerundet werden die Ausführungen zu den einzelnen medizinischen Textsorten durch exemplarische Kurzanalysen öffentlich verfügbarer Mustertexte (etwa Mustervorlagen und -formulare).

3.4 Kontext

Ethisches Problembewusstsein in Literatur und Medizin existiert nicht erst seit der Neuzeit. Hiervon legen zum einen die Tragödien von Aischylos, Sophokles oder Euripides als literarische Spielfelder von Wertekonflikten beredtes Zeugnis ab; das *Corpus Hippocraticum* ist zum anderen bestes Beispiel für die lange Tradition medizinethischer Debatten.[59] Wie Florian Steger hervorhebt, wurzeln selbst medizinethische Diskussionen, die auf den ersten Blick rein auf die heutige Apparatemedizin rekurrieren, in der Antike. Dennoch können (medizin-)ethische Konflikte und Konsequenzen nicht isoliert von historischen und soziokulturellen Zusammenhängen betrachtet werden, zeigt doch bereits das Beispiel der Sterbehilfe, wie weit die Regelungen alleine innerhalb Europas auseinanderlaufen – vom globalen Bezugsrahmen ganz zu schweigen.[60] Dieser Kontextgebundenheit steht von Seiten der Politik mitunter die Forderung nach einer universellen Medizinethik gegenüber, nach einem „ethischen Minimum".[61] Wie Steger in einer dezidierten Ablehnung einer „voraussetzungslose[n] Ethik in der Medizin, bei der man davon ausgeht, dass Ethik für alle und überall gleich statt bzw. stattzuhaben hat"[62], argumentiert, ist es zweifelhaft, ob ein solches verbindendes ‚Minimum' tatsächlich erkennbar ist:

> Ich bin skeptisch, ob es möglich ist, einen so genannten kleinsten medizinethischen Nenner ausfindig zu machen, der eine globale Perspektive möglich macht – und beziehe dies auch auf die europäischen Verhältnisse. Mit scheinen die konkreten Sachverhalte zu komplex und die Unterschiede der Kontexte zu groß zu sein, um zu einer anderen Einschätzung kommen zu können. [...]
> Ich glaube aber [...], dass man zahlreiche europäische Wurzeln bestimmen kann, die es zulassen, Europa als Argument für eine kontextgebundene Ethik in der Medizin anzuführen.

[59] Die Grundlagen ‚moderner' medizinethischer Konflikte an Lebensanfang und -ende sowie bei Fragen der Patient-Arzt-Beziehung und der ärztlichen Identität in der antiken Tradition des Hippokratischen Eids zeigt Florian Steger (2008): *Das Erbe des Hippokrates. Medizinethische Konflikte und ihre Wurzeln.* Göttingen: Vandenhoeck & Ruprecht.

[60] Vgl. ebd., S. 124–125.

[61] Steger bezieht sich an dieser Stelle auf Forderungen des früheren Präsidenten der Bundesärztekammer Jörg-Dietrich Hoppe anlässlich einer Expertenrunde verschiedener Kulturkreise zu medizinethischen Herausforderungen in Zeiten der Globalisierung (vgl. ebd., S. 119–120; vgl. auch Samir Rabbata (2006): „Medizinethik. Dialog der Kulturen". In: *Deutsches Ärzteblatt* 103(18), S. A1187–A1188).

[62] Steger: *Erbe des Hippokrates*, S. 126.

> [...] Ethik in der Medizin, zumal in Europa, ist kontextualisiert zu denken, zu diskutieren und auch zu schreiben. Bei medizinethischer Diskussion ist also den sozialen, kulturellen wie historischen Kontexten gerecht zu werden.[63]

Philosophisch und wissenschaftlich im antiken Griechenland verankert, lässt sich Europa – definiert als einer von Freiheit, Individualismus, Toleranz, Gleichberechtigung, sozialer Gerechtigkeit, Menschenwürde und Solidarität geprägten Kultur- und Wertegemeinschaft –[64] auch für das bioethische Denken als Bezugsrahmen sehen, dessen Tradition ebenfalls in die antike Medizin reicht. Alle Gesellschaften umfassend, die ihre „kulturellen Muster der Antike als Legitimation ihres gesellschaftlichen Selbstverständnisses“[65] berufen, zeigt sich damit auch die kohärentistische Prinzipienethik[66], die zwar im US-amerikanischen Wissenschaftsraum von den beiden Bioethikern Tom L. Beauchamp und James F. Childress zu dem Standardwerk *Principles of Biomedical Ethics* (1979) gefasst wurde, aber stellenweise tief in der antiken europäischen Tradition verwurzelt ist, als Kontextualisierung bioethischer Diskussionen. Nicht umsonst stützt auch Couser, an dessen Argumentation die vorliegende Arbeit anschließt, seine Überlegungen zum ethischen Umgang mit vulnerablen Personen auf die Ausführungen Beauchamps und Childress'. Die Auswahl der im Folgenden untersuchten Textbeispiele basiert in diesem Sinne auf zeitlichen und soziokulturellen Kriterien, bei welchen die Bekanntheit und Gültigkeit dieses bioethischen Selbstverständnisses vorausgesetzt werden kann.

Damit die Kontextualisierung durch ein vergleichbares Gesundheitssystem in Theorie und Praxis weitgehend gewährleistet werden kann, entstammen die gewählten medizinischen und literarischen Kasuistiken vorwiegend dem gegenwärtigen skandinavischen Sprach- und Kulturraum. Aufgrund der sprachlich-kulturellen Relation wurden sie beschränkt auf Dänemark, Norwegen und Schweden. Das Interesse am Standort Skandinavien begründet sich durch die Sonderposition des sogenannten Nordischen bzw. Schwedischen Modells. Dieses überwiegend positiv konnotierte Konzept etablierte sich in der zweiten Hälfte des 20. Jahrhunderts zur Bezeichnung der Arbeits-, Bildungs- und Sozialpolitik der skandinavischen Wohlfahrtsstaaten (hierzu zählen neben Dänemark, Schweden, Norwegen auch Island und Finnland). Trotz innerskandinavischer Heterogenität ist das Nordische Modell des Wohlfahrtsstaats durch einige idealtypische Merkmale gekennzeichnet, etwa das Prinzip der Gleichbehandlung aller BürgerInnen, unabhängig von Kategorien wie Geschlecht, Alter, Nationalität, Klassenzugehörigkeit und Religion, das Ziel der Vollbeschäftigung, die soziale Verantwortung des Staates gegenüber Markt und Zi-

[63] Ebd., S. 125. Eine fundierte Annäherung an ärztliche Ethik schließt somit auch die Berücksichtigung von Geschichte, Theologie, Philosophie, Medizin, Ökonomie und Literatur ein (vgl. ebd., S. 126).

[64] Vgl. ebd., S. 127.

[65] Ebd.

[66] Neben der Diskussion der Selbstbestimmung, die durch Beauchamp und Children stark gemacht wurde, basiert die kohärentistische Prinzipienethik auf den Geboten der Schadensvermeidung, der Fürsorge und der Gerechtigkeit.

vilgesellschaft und die hohe Qualität sozialer Dienstleistungen mit entsprechend gut ausgebildetem Personal.[67] Vor diesem Hintergrund lassen sich Staatlichkeit, Universalismus und Gleichheit als zentrale, länderübergreifende Kategorien des Nordischen Modells definieren.[68] Bis heute hat dieses Modell seinen Vorbildcharakter im Grunde nicht eingebüßt: Nach der ersten internationalen Aufmerksamkeitswelle in den 1950er und 1960er Jahren nahm seine Reputation bis in die 1990er Jahre zwar wiederholt Schaden, inzwischen konnte sich das Nordische Modell von seinem angeschlagenen Image indes weitgehend befreien.[69] „The Nordic way of combining market mechanism and public intervention in organising the economy has received considerable positive attention recently. The Economist used the headline ‚The next supermodel' for its special report on the Nordic countries in February 2013"[70], verweisen etwa die Autoren einer Studie auf den Status, der dem Nordischen Modell im 21. Jahrhundert zugesprochen wird. Es ist nicht zuletzt sein Gesundheitssystem, das zu dem international hohen Ansehen Skandinaviens beigetragen hat. Zwar sehen sich auch die nordeuropäischen Länder mit Schwierigkeiten konfrontiert, wie dem relativ starren Versorgungssystem, den langen Wartezeiten für PatientInnen oder der in der Theorie zwar gegebenen, in der Praxis aber recht eingeschränkten freien Arztwahl.[71] Dessen ungeachtet wird den Gesundheitssystemen der nordischen Länder im innereuropäischen Vergleich nach wie vor Vorbildstatus zugesprochen. Das von Reformfreudigkeit geprägte Gesundheitswesen des auf Vorsorge ausgerichteten schwedischen Sozialstaates gilt etwa als eines der modernsten der Welt.[72]

[67] Vgl. Jon Kvist (2002): „Die Nordischen Wohlfahrtsstaaten im europäischen Kontext – Vorbild oder Auslaufmodell?". In: *NORDEUROPAforum. Zeitschrift für Politik, Wirtschaft und Kultur* 12(1). http://edoc.hu-berlin.de/nordeuropaforum/2002-1/kvist-jon-11/XML/ (letzter Zugriff: 14.12.2016).

[68] Vgl. Matti Alestalo, Sven E. O. Hort u. Stein Kuhnle (2009): *The Nordic Modell. Conditions, Origins, Outcomes, Lessons*. http://edoc.vifapol.de/opus/volltexte/2013/4255/pdf/41.pdf (letzter Zugriff: 10.01.2017), S. 2–4.

[69] Vgl. Lars Calmfors (2014): „How well is the Nordic Model doing? Recent performance and future challenges". In: Tarmo Valkonen u. Vesa Vihriälä (Hrsg.): *The Nordic Model – challenged but capable of reform.* Kopenhagen: Nordic Council of Ministers, S. 17–89, hier S. 15.

[70] Tarmo Valkonen u. Vesa Vihriälä (2014): „Authors foreword". In: Dies. (Hrsg.): *The Nordic Model – challenged but capable of reform.* Kopenhagen: Nordic Council of Ministers, S. 9.

[71] Vgl. etwa Uwe K. Preusker (2007): „Lösungsansätze im Ländervergleich: Skandinavien". In: Volker Schumpelick u. Bernhard Vogel (Hrsg.): *Was ist uns die Gesundheit wert? Gerechte Verteilung knapper Ressourcen. Beiträge des Symposiums vom 10. bis 13. September 2006 in Cadenabbia.* Freiburg i. Br.: Herder, S. 418–470 sowie Thieme (o. J.): „Arbeiten und Leben in Skandinavien". https://m.thieme.de/viamedici/arzt-im-beruf-arzt-im-ausland-1563/a/arbeiten-und-leben-in-skandinavien-22981.htm (letzter Zugriff: 01.11.2016). Zu den übergreifenden Herausforderungen des Nordischen Modells vgl. den bereits genannten Sammelband von Tarmo Valkonen u. Vesa Vihriälä *The Nordic Model – challenged but capable of reform.*

[72] Vgl. Guido Grunenberg (2004): „Gesundheitssysteme in Europa: Das Gesundheitssystem Schwedens". In: *Public Health. Prävention und psychosoziale Gesundheitsforschung* 01/04. http://www.ewi-psy.fu-berlin.de/einrichtungen/arbeitsbereiche/ppg/service/newsletter/iPG-newsletter_archiv/iPG-NL-01-04/Gesundheitssystem_Schweden/index.html (letzter Zugriff: 04.01.2014).

Deutsche ÄrztInnen preisen im Vergleich zu hiesigen Bedingungen die auf flachen Hierarchien basierende Kommunikation, das gemeinschaftliche, kollegiale Miteinander, die klar geregelten, familienfreundlichen Arbeitskonditionen und die Vorreiterrolle, die Skandinavien in puncto Geschlechtergleichstellung im Gesundheitssektor genießt.[73] Ethische Ideale wie Parität, Solidarität, Mitmenschlichkeit und Freiheit haben hohen Stellenwert, was sich unter anderem darin äußert, dass allen BürgerInnen gleicher Zugang zu Gesundheitsleistungen zusteht.[74] Anders als in Deutschland ist Versicherungspflicht nicht an eine Beschäftigung oder die Familienzugehörigkeit zu einer versicherten Person gebunden, sondern basiert in den nordeuropäischen Ländern auf dem Wohnsitzprinzip, das alle im Land gemeldeten Einwohner umfasst. Grundsätzlich ist hierdurch jede in Schweden, Norwegen und Dänemark gemeldete Person krankenversichert, unabhängig von Berufstätigkeit, Einkommen und Nationalität.[75]

Wie man sich zu dieser etwas idealtypischen Sicht auf Nordeuropa nun auch verhalten mag, ob man ihr folgen möchte oder eher mit gewisser Skepsis an die Krisen des Modells und Schattenseiten des Gesundheitswesens erinnert: In beiden Fällen muss diskutiert werden, inwieweit sich der vorgebliche Modellcharakter auch auf schriftliche Auseinandersetzungen mit kranken, in hohem Maße vulnerablen Personen erstreckt. Der Blick auf das Medium der Schrift eröffnet zugleich den Blick auf einen weiteren Bereich, in welchem Skandinavien eine gewisse Vorreiterrolle genießt, wird doch dem skandinavischen Literaturbetrieb ein verhältnismäßig offener Umgang mit ‚Tabuthemen' wie Krankheit, Sterben und Tod zugeschrieben. Bestes Beispiel ist das ‚Lob', das den skandinavischen Ländern gerade im Hinblick auf problembewusste Kinder- und Jugendliteratur zuteilwird.[76] Auch wenn man diesen vermeintlichen Vorbildcharakter, der den skandinavischen Länder sowohl in medizinischer als auch literarischer Hinsicht mit Vorliebe zugeschrieben wird, einmal unkommentiert so stehen lassen möchte, ist dennoch zu prüfen, wie weit dieser Status insgesamt reicht, genauer: Reicht er bis hin zu einem verantwortungsvollen Umgang im Schreiben von Kranken, mit Kranken und über Kranke als besonders schutzbedürftigen Personen?

Neben dem Blick auf Skandinavien ist vor allem bei den medizinischen Textsorten der Vergleich mit Konventionen des eigenen Standorts, also des deutschsprachigen wissenschaftlichen, philologischen und (gesundheits-)politischen Kontexts von Interesse. Wo nötig, müssen die untersuchten Textsorten auch in internationalen Zusammenhang gesetzt werden. So operiert etwa der medizinische Wissenschaftsdiskurs heutzutage im Regelfall nicht länger länderspezifisch, vielmehr versteht man sich als globale Forschungsgemeinschaft mit Englisch als Lingua franca. Ein typisches Beispiel für diese Entwicklung sind Fallberichte (case reports; vgl. Kap. III.2) , welche in international ausgerichteten Fachzeitschriften einer globalen Leserschaft zur Diskussion gestellt werden.

[73] Vgl. exemplarisch oben genannten Thieme-Artikel „Arbeiten und Leben in Skandinavien" sowie Nora Schmitt-Sausen (2011): „Ausländische Gesundheitssysteme. Auf in den hohen Norden". In: *Deutsches Ärzteblatt Studieren.de* 4, S. 14–15.

[74] Vgl. etwa Schmitt-Sausen: *Ausländische Gesundheitssysteme* sowie Povl Riis (2000): „Hvad er det nordiske i medicinen?". In: *Tidsskrift for Den norske lægeforening* 17(120), S. 2015–2017.

[75] Preusker: *Lösungsansätze*, S. 422.

[76] Siehe hierzu auch Kap. III.1.

In Sachen Digitalisierung wiederum gelten die skandinavischen Länder, allen voran Dänemark, im internationalen Vergleich derzeit als Pioniere. Für das deutschsprachige Gesundheitswesen ist daher ein deutsch-skandinavischer Vergleich der Handhabungen und Gepflogenheiten von digitalen und analogen ärztlichen Patientenberichten von besonderem Interesse (Kap. IV.2). Bei der Textsorte der Patientenverfügung wird aktuell wiederum Deutschland eine Vorreiterrolle zugeschrieben, weshalb hier umgekehrt das deutsche Modell als Ausgangsbasis genommen werden muss (Kap. V.2).

Selbstverständlich ist das Streben nach einer internationale und interdisziplinäre Grenzen überschreitenden Ethik ein Ideal und kann auch in dieser Arbeit nur angestrebt, nicht aber in Gänze geleistet werden. Dies ist auf literaturwissenschaftlicher Seite unter anderem durch die Arbeit mit Gattungstheorien bedingt: Aus literaturhistorischer Perspektive ist eine Gattung als theoretisches Modell zwangsläufig historischen und soziokulturellen Divergenzen ausgesetzt, die nicht in toto erfasst werden können. Das zeigt sich exemplarisch an der Gattung des Romans: Seit seinem Aufstieg in Westeuropa Anfang des 18. Jahrhunderts hat der Roman einen globalen Siegeszug unternommen und ist heute eine weltweit hochpopuläre Gattung, die in ihrem jeweiligen Sprach- und Kulturkreis in kontrastreichen Subgattungen mündet. Man denke nur an österreichische Antiheimat-Romane, die sich ebenso schwer aus ihrem regionalen und kulturellen Ursprungsort losgelöst denken lassen wie hispanoamerikanische Diktatorenromane in der Manier eines Mario Vargas Llosa oder die zeitgenössische japanische Prekariatsliteratur, die auf spezifische soziokulturelle Sozialphänomene wie Hikikomori, Freeter oder NEETs reagiert. Gleiches gilt für das medizinische und medizinethische Gebiet, lassen schließlich weder die Vielfalt medizinischer Disziplinen und ihrer fach- und patientenbezogenen Spezifitäten noch die zwar in philosophischen und ethischen Schnittmengen korrelierenden, aber individuell dennoch unterschiedlich ausgeprägten nationalen Gesundheitssysteme universal gültige Aussagen zu. Um ein willkürliches Beispiel zu nennen: Allein Überlegungen zu den ethischen Dimensionen des pädiatrischen Arztbriefs in Deutschland könnten wohl mehrere Bände füllen, müsste man schließlich die geschichtliche Entstehung und Entwicklung der Kinderheilkunde wie auch der Textsorte des Arztbriefs Rechnung tragen, der speziellen Vulnerabilität des Kindes, den Anforderungen einer kindgemäßen (schriftlichen) Kommunikation oder auch der Rolle der Betreuungspersonen, um nur einige Aspekte zu nennen.

So handelt es sich hier also um eine Arbeit, die im Streben nach einer pathographischen Ethik in feste historische, soziokulturelle und disziplinäre Bezugsrahmen eingebettet ist. Aus diesem Grunde wird dafür plädiert, dass die im Folgenden diskutierten Konflikte im Anschluss in ihren jeweiligen praktischen Kontext rückübertragen werden. Die konkrete Umsetzung von auf die entsprechenden Kontexte angepassten Lösungsschritten ist dabei gleichwohl der Expertise und damit Verantwortung der jeweiligen Disziplin selbst anheimzugeben.

III Der öffentliche Blick

Wer krank ist, ist vulnerabel, ist also in besonders hohem Maße verletzbar. Grob vereinfacht trägt der Begriff der ‚Vulnerabilität' dem Umstand Rechnung, dass beispielsweise Krankheit, Schwäche oder Alter dazu führen, dass Personen ihre eigenen Interessen nicht oder nur eingeschränkt selbst verfolgen können und auf den Schutz anderer angewiesen sind. Wie genau das Konzept definiert wird, ist abhängig vom Standpunkt der Zuschreibenden. So findet der Begriff in einer Vielzahl von Disziplinen Verwendung, von der Psychologie über die Theologie bis hin zur Ökonomie, um nur einige zu nennen. Gerade im bioethischen Kontext erfordert Vulnerabilität ein behutsames Abwägen von Wille und Wohl der Betroffenen, weshalb Regeln zum Schutz vulnerabler Personen einen Grundstein medizinischer Ethik bilden.[1] Hier hat der Begriff der ‚Vulnerabilität' in den letzten Jahren vor allem im Kontext der Forschungsethik zunehmend an Bedeutung gewonnen, ist aber für den Bereich der Patientenversorgung nicht minder relevant. Der Interessensschwerpunkt vorliegender Arbeit liegt auf Aspekten klinischer Ethik und nähert sich Vulnerabilität daher auch aus dieser Perspektive.[2] Vulnerabilität ist nun nicht synonym zu sehen mit fehlender Selbstbestimmungsfähigkeit. Vielmehr bedürfen auch prinzipiell selbstbestimmungsfähige Personen erhöhten Schutzes, etwa dann, wenn die Komplexität einer Situation nicht ohne Vertrauen in andere zu bewältigen ist.[3] Dies ist beispielshalber der Fall bei bewusstseinsklaren querschnittsgelähmten PatientInnen, die von lebenserhaltenden Geräten und pflegerischer Zuwendung abhängig sind.[4] Vulnerabilität lässt sich vor diesem Hintergrund in gewisser Weise definieren „als das Ausmaß des Vertrauens, das eine Person in eine andere Person oder in eine Institution setzen muss, weil sie nur so ein persönliches moralisches Gut realisieren kann."[5] Je stärker eine vulnerable Person auf andere angewiesen ist, desto höher ihr Risiko, geschädigt oder hintergangen zu werden.[6] Entsprechend ist der Vulnerabilitätsbegriff mit einigem Vorbehalt zu sehen. So warnen schon Tom L. Beauchamp und James F. Childress: „However, this term should be used

[1] Beauchamp u. Childress: *Biomedical Ethics*, S. 90.

[2] Für spezifisch forschungsethische Überlegungen sei verwiesen auf Bert Heinrichs (2006): *Forschung am Menschen. Elemente einer ethischen Theorie biomedizinischer Humanexperimente* (= Studien zur Wissenschaft und Ethik, Bd. 3). Berlin: de Gruyter.

[3] Vgl. Claudia Wiesemann (2016): „Vertrauen als moralische Praxis". In: Homer Steinfarth u. dies. (Hrsg.): *Autonomie und Vertrauen. Schlüsselbegriffe der modernen Medizin*. Wiesbaden: Springer, S. 69–100, hier S. 94–95.

[4] Vgl. ebd.

[5] Ebd., S. 93. Als solche persönlichen moralischen Güter fasst Wiesemann beispielsweise Gesundheit und Wohlergehen, Freiheit von Leid, körperliche oder geistige Selbstständigkeit usw. (vgl. ebd.).

[6] Vgl. ebd., S. 94.

with caution, because it can function to stereotype and to unduly protect."[7] Wird etwa die Zugehörigkeit zu einer spezifischen Gruppe (Frauen, Kinder, Minderheiten ...) pauschal mit Vulnerabilität gleichgesetzt, besteht die Gefahr, dass entsprechende Schutzmaßnahmen diskriminierend wirken.[8] Um einer vulnerablen Person den ihr zustehenden Schutz zukommen zu lassen, ist, so Claudia Wiesemann, ein gewisser Grad „protektiver paternalistischer Maßnahmen"[9] jedoch unvermeidbar, Maßnahmen also, bei welchen andere aus Gründen der Fürsorge über das Wohl einer fremden Person entscheiden. „Reduced capacity to consent is regarded as justifying additional protection such as surrogate consent and lowered limits of acceptable risk"[10], urteilen so auch schon Beauchamp und Childress. Zu differenzieren ist dabei zwischen ‚schwachem' und ‚starkem' Paternalismus: ‚Schwacher' Paternalismus, also das Bestimmen über eine Person, deren Wunsch und Wille nicht als autonom oder ausreichend informiert angesehen wird (etwa aufgrund von Alkoholisierung oder Demenz), gilt als ethisch weniger problematisch als ‚starker' Paternalismus, bei welchem andere über eine einwilligungsfähige Person entscheiden.[11]

Ein sensibles Gespür für Wohl und Wille kranker Personen ist auch in schriftlichen Kommunikationskontexten unabdingbar. So ist die Vulnerabilität mindestens einer der mit dieser Gattung verbundenen Personen – im Regelfall der Figuren, ferner auch der AutorInnen oder LeserInnen – inhärentes Merkmal des Pathographischen. Wird das Leben einer vulnerablen Person durch die Publikation öffentlich gemacht, erhöht dies den Grad der Vulnerabilität und macht damit Überlegungen zu ethischer Verantwortung umso dringlicher. Im pathographischen Kontext stellt ethische Achtsamkeit jedoch meist nicht mehr als ein Ideal dar: „[E]ven for professional biographers, life writing has no official or even consensual professional ethics"[12], so G. Thomas Couser.

Der Bedeutung gattungsspezifischer Vulnerabilität nähere ich mich in Kap. III.1 zunächst an einem Extrem der pathographischen Skala: den minderjährigen Kranken, einer Personengruppe also, die schon alleine durch ihr Alter als vulnerabel gilt. An ausgewählten Beispielen der auf Krankheits-, Sterbens- und Todestopoi orientierten Kinder- und Jugendliteratur werden Minderjährige in ihren Rollen als LeserInnen, Figuren und AutorInnen in den Blick genommen. Strukturiert ist das Kapitel durch einige übergreifende Fragestellungen: Welche Herausforderungen werden im zeitgenössischen kinder- und jugendliterarischen Diskurs im Kontext von Krankheit und Angehörigkeit als relevant erachtet? In welcher Weise ziehen Überlegungen zu Kindeswohl, Kindeswille und Kindgemäßheit die AutorInnen faktualer und fiktionaler Werke in die Verantwortung? Welche ethischen Implikationen bringt es mit sich, wenn Minderjährige selbst zu AutorInnen werden und ihre eigenen grenzsituativen Erfahrungen in Form von Literatur aus dem Schutz des Privaten in die Öffentlichkeit holen?

7 Beauchamp u. Childress: *Biomedical Ethics*, S. 91.

8 Vgl. Wiesemann: *Vertrauen*, S. 95.

9 Vgl. ebd., S. 95.

10 Beauchamp u. Childress: *Biomedical Ethics*, S. 90–91, Herv. i. O.

11 Vgl. in diesem Kontext etwa Wiesemann: *Vertrauen*, S. 89–93, sowie Bettina Schöne-Seifert (2009): „Paternalismus. Zu seiner ethischen Rechtfertigung in Medizin und Psychiatrie". In: *Jahrbuch für Wissenschaft und Ethik* 14(1), S. 107–128 sowie dies. (2007): *Grundlagen der Medizinethik* (= Kröner Taschenbuch, Bd. 503). Stuttgart: Kröner, S. 50–51.

12 Couser: *Vulnerable Subjects*, S. 16.

Am Beispiel der medizinischen Textsorte des Fallberichts verlagert sich der Blick in Kap. III.2 von allgemeinen Dimensionen der Vulnerabilität auf die Überlegung, in welcher Weise pathographische Vulnerabilität durch das Medium der Schriftlichkeit verstärkt wird. Das Interesse verschiebt sich nun vom Spezialfall des vulnerablen Kindes auf PatientInnen im Allgemeinen und von der Rolle literarischer SchriftstellerInnen auf wissenschaftliche AutorInnen. Im Zentrum steht die Frage, welche Verantwortung sich für Forschende ergibt, wenn diese als AutorInnen den Fall einer eigentlich schutzbedürftigen Person öffentlich zur Diskussion stellen. Inwiefern bedeutet Schriftlichkeit eine Gefährdung bestehender medizinethischer Forderungen? Welche Bedeutung hat der Wechsel von der Mündlichkeit des privaten Patient-Arzt-Gesprächs zur Schriftlichkeit der öffentlich gemachten Fall-Forscher-Beziehung für die PatientInnen, die Fachwelt und ihre Beziehung untereinander?

1 Vulnerabilität: Schutzbedürftige Kranke (Kinder- und Jugendliteratur)

Als „Archetypus der Fürsorgebedürftigen"[1] gelten Kinder als in hohem Maße schutzbedürftig. Denn wie kein anderes Wesen, so der Medizinethiker Giovanni Maio, „ist das Kind durch seine besondere Verletzlichkeit charakterisiert. Es ist verletzlich, weil es manipulierbar, verführbar und ausnutzbar ist."[2] Kinder, die krank sind, sind also in doppelter Weise vulnerabel, was im Kontext des Pathographischen eine komplexe Abwägung von Kindeswohl, Kindeswillen und Kindgemäßem erfordert. Eine Annäherung an diesen Balanceakt bieten problemorientierte Werke aus der Kinder- und Jugendliteratur, die Krankheit und Krankenhaus ebenso wenig tabuisieren wie die Auseinandersetzung mit dem eigenen Sterben und Tod oder den Umgang mit Verlust und Trauer nach dem Tod anderer. Der skandinavische Buchmarkt bietet hierzu eine Fülle an Literatur, die auch auf dem internationalen Markt als kultureller Exportschlager gelten.[3] In Blick genommen werden Kinder und Jugendliche im Folgenden zum einen als besonders schutzbedürftige RezipientInnen, untersucht am Beispiel eines Bilderbuchs (Kap. III.1.2), zum anderen als besonders schutzbedürftige Figuren, untersucht am Beispiel eines Jugendromans (Kap. III.1.3), sowie schließlich als besonders schutzbedürftige AutorInnen, untersucht an einer in Ko-Autorschaft entstandenen autofiktionalen Jugendbuchs (Kap. III.1.4).

[1] Oliver Rauprich (2003): „Sollen Kinder eine privilegiertere medizinische Versorgung erhalten? Zur Gerechtigkeit der Verteilung gesundheitlicher Ressourcen zwischen Kindern und Erwachsenen". In: Claudia Wiesemann u. a. (Hrsg.): *Das Kind als Patient. Ethische Konflikte zwischen Kindeswohl und Kindeswille.* Frankfurt a. M.: Campus, S. 131–150, hier S. 133.

[2] Giovanni Maio (2012): *Mittelpunkt Mensch. Ethik in der Medizin. Ein Lehrbuch.* Stuttgart: Schattauer, S. 273.

[3] Vgl. Bettina Kümmerling-Meibauer (2004): *Klassiker der Kinder- und Jugendliteratur. Ein internationales Lexikon.* Sonderausgabe. Bd. 1: A–G. Stuttgart u. Weimar: Metzler, S. XXI, Boel Westin (2005): „The Nordic Countries". In: Peter Hunt (Hrsg.): *International Companion. Encyclopedia of Children's Literature* [1996]. London u. New York: Routledge, S. 691–700 sowie Svenja Blume (2005): *Texte ohne Grenzen für Leser jeden Alters. Zur Neustrukturierung des Jugendliteraturbegriffs in der literarischen Postmoderne* (= Reihe Nordica, Bd. 10). Zugl.: Freiburg i. Br., Univ., Diss., 2003. Freiburg i. Br.: Rombach, S. 13.

1.1 Zum Schutz des Kindes

1.1.1 Kindeswohl

Nimmt man die Definition der Kinderrechtskonvention der Vereinten Nationen (VN) zum Maßstab, gilt als ‚Kind' jeder Mensch, „der das achtzehnte Lebensjahr noch nicht vollendet hat, soweit die Volljährigkeit nach dem auf das Kind anzuwendenden Recht nicht früher eintritt."[4] Bis zu diesem Zeitpunkt ist dafür Sorge zu tragen, dass das fragile Wohl des Kindes ausreichend geschützt wird. Die genaue Definition des Kindeswohls ist davon abhängig, welche Aspekte im jeweiligen Kontext im Vordergrund stehen, ob also etwa eine medizinische, juristische, kognitionspsychologische, moralphilosophische oder wissenschaftstheoretische Perspektive angewandt wird.[5] In allen Fällen ist das Recht des Kindes auf Sicherung seines Wohls in der VN-Kinderrechtskonvention als ein Grundanliegen fest verankert. Alle Vertragsstaaten, die diesem zentralen internationalen Menschenrechtsinstrumentarium beigetreten sind, sind so dazu verpflichtet,

> dem Kind unter Berücksichtigung der Rechte und Pflichten seiner Eltern, seines Vormunds oder anderer für das Kind gesetzlich verantwortlicher Personen den Schutz und die Fürsorge zu gewährleisten, die zu seinem Wohlergehen notwendig sind [...].[6]

Konstitutiv für die Gewährleistung des Kindeswohls ist die Achtung von für Kinder und Jugendliche wichtigen Bedürfnissen wie körperliche Zufriedenheit durch Nahrung, Pflege, Versorgung und Sicherheit, emotionale Zuwendung in stabilen sozialen Beziehungen, Zugehörigkeit, Anerkennung, Wissen und Bildung, Selbstbestimmung und Selbstverwirklichung.[7] In der Regel kommt es den Erziehungsberechtigten zu, das Wohl Minderjähriger zu gewährleisten; im medizinischen Setting liegt es beispielsweise in ihrer Verantwortung, Behandlungen stellvertretend für das Kind zuzustimmen bzw. diese abzulehnen.[8]

[4] Vereinte Nationen (1989): *Übereinkommen über die Rechte des Kindes. VN-Kinderrechtskonvention im Wortlaut mit Materialien.* Hrsg. v. Bundesministerium für Familie, Senioren, Frauen und Jugend. http://www.bmfsfj.de/RedaktionBMFSFJ/Broschuerenstelle/Pdf-Anlagen/_C3_9Cbereinkommen-_C3_BCber-die-Rechte-des-Kindes,property=pdf,bereich=bmfsfj,sprache=de,rwb=true.pdf (letzter Zugriff: 06.03.2016), Art. 1. Im Folgenden abgekürzt zu VN-Kinderrechtskonvention. Alle der für die vorliegende Arbeit relevanten Länder – Deutschland, Schweden, Norwegen und Dänemark – gehören zu den insgesamt 196 Vertragsstaaten, die der Kinderrechtskonvention beigetreten sind.

[5] Vgl. Harry Dettenborn (2014): *Kindeswohl und Kindeswille. Psychologische und rechtliche Aspekte* [2001]. 4., überarb. Aufl. München u. Basel: Ernst Reinhardt, S. 47–48.

[6] Art. 3 Abs. 2 VN-Kinderrechtskonvention.

[7] Vgl. Dettenborn: *Kindeswohl und Kindeswille*, S. 47–54.

[8] Vgl. Priscilla Alderson u. Jonathan Montgomery (1996): *Health Care Choices. Making decisions with children.* London: Institute for Public Policy Research, S.18, Sabine Peters (2013): *Wenn Kinder anderer Meinung sind. Die ethische Problematik von Kindeswohl und Kindeswille in der Kinder- und Jugendmedizin*. Hochschulschrift: Göttingen, Univ., Diss. urn:nbn:de:

1.1.2 Kindeswille

In welchem Grad Minderjährige in sie betreffende Entscheidungen einzubeziehen sind, richtet sich in der Regel danach, ob ihnen die Kompetenz zur Einwilligungsfähigkeit zugesprochen wird oder nicht. Einem Kind, das zu eigener Meinungsbildung fähig ist, sichern die Vertragsstaaten der VN-Kinderrechtskonvention das Recht zu, dass dieses seine Meinung zu allen ihn berührenden Angelegenheiten frei äußern darf und dass diese Meinung „angemessen und entsprechend seinem Alter und seiner Reife" zu berücksichtigen ist.[9] Da das Alter als Kriterium des Kindeswillens umstritten ist, sollten aus der Sicht Harry Dettenborns altersunabhängig vier Mindestanforderungen erfüllt sein, damit der Kindeswille berücksichtigt werden kann: Der Wille muss zielorientiert sein (also stimmungsunabhängig), mit Intensität vorgebracht werden (also nachdrücklich und entschieden), stabil sein (also über eine angemessene zeitliche Dauer gegenüber verschiedenen Personen und unter verschiedenen Umständen) und autonom gebildet werden (also als Ausdruck der individuellen und selbstinitiierten Strebungen erkennbar).[10]

Bei der Frage, wie nun Kindeswohl und Kindeswille miteinander vereinbar sind, stehen sich zwei Positionen gegenüber: Laut BefürworterInnen einer hohen Geltung des Kindeswillens kann es kein Kindeswohl gegen den Kindeswillen geben. Dieser Position steht der Einwand gegenüber, dass die Achtung des Kindeswillens dem Kindeswohl auch schaden kann: Nicht immer sei der Kindeswille objektiv zum Besten des Kindes, auch könne nicht ausgeschlossen werden, dass der Kindeswille durch andere Personen beeinflusst wurde.[11] Um Kindeswohl und Kindeswille in ein zielführendes Verhältnis zu setzen, sollten, so Dettenborn, daher zwei potenzielle Gefährdungsfolgen gegeneinander abgewogen werden: Die negativen Folgen, die sich für das Kind ergeben können, wenn dem Kindeswillen stattgegeben wird, sowie die negativen Folgen, die sich ergeben können, wenn dem Kindeswillen nicht stattgegeben wird, also etwa Hilflosigkeit, eine Labilisierung des Selbstwertgefühls oder Resignation.[12]

gbv:7-11858/00-1735-0000-0001-BBDB-8-1 (letzer Zugriff: 06.03.2016), S. 47 sowie Christian Dierks, Toni Graf-Baumann u. Hans-Gerd Lenard (Hrsg.) (1995): *Therapieverweigerung bei Kindern und Jugendlichen. Medizinrechtliche Aspekte*. Berlin u. Heidelberg: Springer.

9 Art. 12 Abs. 1 VN-Kinderrechtskonvention.

10 Dettenborn: *Kindeswohl und Kindeswille*, S. 69–70.

11 Ebd., S. 81–82.

12 Ebd. Zum Verhältnis von Kindeswohl und Kindeswille vgl. auch den bereits erwähnten Sammelband von Claudia Wiesemann u. a.: *Das Kind als Patient* sowie Peters: *Wenn Kinder anderer Meinung sind*. Zu den verschiedenen Formen der Partizipation von Kindern und Jugendlichen in medizinischen Entscheidungen (informierte Einwilligung, informierte Zustimmung und informierte und qualifizierte Ablehnung) vgl. Andrea Dörries (2013): „Zustimmung und Veto. Aspekte der Selbstbestimmung im Kindesalter". In: Claudia Wiesemann u. Alfred Simon (Hrsg.): *Patientenautonomie. Theoretische Grundlagen, praktische Anwendungen*. Münster: Mentis, S. 180–189 sowie Claudia Wiesemann (2015): „Ethik in der Kinderheilkunde und Jugendmedizin". In: Georg Marckmann (Hrsg.): *Praxisbuch Ethik in der Medizin*. Berlin: MWV Medizinisch Wissenschaftliche Verlagsgesellschaft, S. 313–325.

1.1.3 Kindgemäßheit

Die Spannung zwischen Kindeswille und Kindeswohl, die Überlegung, wann Kinder sie betreffende Entscheidungen selbst fällen sollten und wann (paternalistischer) Schutz notwendig erscheint, beschäftigt auch die Literaturwissenschaft: Was darf einem Kind, das an literarischer Kommunikation teilnimmt, überhaupt zugemutet werden? Oder, anders formuliert: Was ist ‚kindgemäß'? Landläufig meint der Begriff der ‚Kindgemäßheit' zum einen die Verständlichkeit eines Textes für eine Altersgruppe, also „die Übereinstimmung der Dekodierungsanforderungen eines Textes bzw. Textmerkmals mit den Dekodierungsfähigkeiten der kindlichen und jugendlichen Leser, mit deren sprachlichen, kognitiven und literarischen Verarbeitungsmöglichkeiten."[13] Zum anderen zielt der Terminus auf eine altersgemäße Attraktivität von Texten, das heißt auf den Grad, zu welchem ein Text Interessen, Bedürfnisse und Vorlieben von LeserInnen im Kindes- und Jugendalter befriedigt.[14] Beeinflusst ist die Definition und Einschätzung des Kindgemäßen auch von pädagogischen Normvorstellungen. Nicht umsonst ist ein didaktischer Anspruch bei Kinder- und Jugendliteratur von jeher fest verankert:

> Von Beginn an stand [...] ihr Gebrauchswert für Erziehungs- und Sozialisationszwecke im Vordergrund: sie diente der religiösen Erbauung, der moralisch-aufklärerischen Intention seit dem ausgehenden 18. Jh. und der nationalen Gesinnungsbildung im 19. Jh.: seit der Jahrhundertwende kam durch den Aufschwung der Reformpädagogik der Aspekt der ‚Lebenshilfe' im Sinne der Vermittlung von Weltwissen und der Hilfestellung bei der eigenen Identitätsfindung hinzu.[15]

Gerhard Velthaus zufolge kommt in Kinderliteratur hierbei „das erzieherische Verhältnis des Erwachsenen zum Kinde zum Vorschein"[16]. So schreibt die grundlegende Normvorstellung von ‚Kinderliteratur als didaktischer Literatur' der Gattung die Aufgabe zu,

> ihren kindlichen und jugendlichen Lesern Kenntnisse und Werte zu vermitteln. Dabei soll es vorrangig um die erziehungsrelevanten Kenntnisse und Werte gehen – um Kenntnisse und Werte also, die nach Auffassung der jeweiligen Epoche den Heranwachsenden im Zuge ihrer Enkulturation vermittelt werden sollen.[17]

[13] Hans-Heino Ewers (2012): *Literatur für Kinder und Jugendliche. Eine Einführung in Grundbegriffe der Kinder- und Jugendliteraturforschung* (= UTB, Bd. 2124). 2., überarb. u. aktual. Paderborn: Fink, S. 169.

[14] Vgl. ebd.

[15] Bettina Kümmerling-Meibauer (2001): „Kommunikative und ästhetische Funktionen des modernen Kinder- und Jugendbuchs". In: Joachim-Felix Leonhard u. a. (Hrsg.): *Medienwissenschaften. Ein Handbuch zur Entwicklung der Medien und Kommunikationsformen* (= Handbücher zur Sprach- und Kommunikationswissenschaft, Bd. 15). Tl. 2. Berlin u. New York: de Gruyter, S. 1585–1594, hier S. 1586.

[16] Gerhard Velthaus (2003): *Die Pädagogik der Kinderliteratur. Szenen einer narrativen Erziehungsgeschichte oder Partituren des Umgangs mit Kindern*. Baltmannsweiler: Schneider Hohengehren, S. 8.

[17] Ewers: *Literatur für Kinder und Jugendliche*, S. 141.

Wie Ewers hier bereits betont, unterliegen Definitionen des ‚Kindgemäßen' historischen Fluktuationen. Stellte beispielshalber die Darstellung von Krankheit, Tod, Krieg, Gewalt oder Drogen in der Kinderliteratur vor den 1970er Jahren noch ein klares Tabu dar, sieht man es inzwischen als geraten, Kindern nicht nur heile Welten zu zeigen.[18] So war infolge des damaligen gesellschaftlichen und kulturellen Wandels in Westeuropa und Nordamerika die Forderung nach einem ‚neuen Realismus' in der Kinderliteratur laut geworden. Die traditionelle erzieherische Funktion wurde durch eine sozialisatorische abgelöst, im Zuge derer einstige Tabuthemen zunehmend salonfähig wurden. Dies trägt bis in die heutige Zeit seine Spuren, strebt man doch nach wie vor danach, Kinderliteratur an die Erfahrungswelt junger RezipientInnen anzuschließen und ihnen eine Einsicht in bestehende Verhältnisse und Gesellschaftssysteme, in Konflikte und soziale Missstände zu gewähren.[19]

Was jungen RezipientInnen zum jeweiligen Zeitpunkt nun gemäß ist, liegt in der Regel in der Entscheidungsgewalt Dritter. Denn „[i]m Unterschied zu der unter Erwachsenen stattfindenden literarischen Kommunikation ist die literarische Kommunikation mit Kindern und teils auch noch mit Jugendlichen prinzipiell vermittlungsbedürftig, d.h. angewiesen auf und abhängig von Vermittlern"[20]. Es sind dabei sowohl professionelle als auch nichtprofessionelle Gruppen, also beispielsweise BibliothekarInnen und LehrerInnen oder auch auch die Eltern, die über die Kindgemäßheit kinderliterarischer Medien[21] urteilen und dem Kind als „Gatekeeper" eine Rezeptionserlaubnis erteilen oder verwehren.[22] Das Wissen um die Schlüsselfunktion von VermittlerInnen kann sich in deren paratextueller[23] Adressierung niederschlagen, etwa über Titel, Einband, Vor- und Nachworte:

> Unter vermittlerbezogenen Reizsignalen sind in den Text teils beabsichtigt, teils unbeabsichtigt eingestreute Motive, Handlungszüge, Personenzeichnungen, Figurenreden etc. zu verstehen, die in erster Linie die Aufmerksamkeit der diversen Vermittlergruppen erregen und diese zur Akzeptanz und Weiterleitung des Werks animieren sollen.[24]

[18] Vgl. Kümmerling-Meibauer: *Kommunikative und ästhetische Funktionen*, S. 1586. Für einen literaturhistorischen Abriss über die spezifische Darstellung von Krankheit und dem Krankenhauswesen im Kinderbuch vgl. Christa Murken-Altrogge (1982): „Das kranke Kind im Bilderbuch – ein Bild vom kranken Kind?". In: Axel Hinrich Murken (Hrgs.): *Kind, Krankheit und Krankenhaus im Bilderbuch von 1900 bis 1982* (= Studien zur Medizin-, Kunst- und Literaturgeschichte, Bd. 5). Herzogenrath: Murken-Altrogge, S. 63–84 sowie Axel Hinrich Murken (2004): *Kind, Krankheit und Krankenhaus im Kinder- und Jugendbuch.* Troisdorf: Bilderbuchmuseum Burg Wissem Troisdorf, S. 30–31. Murken stellt in seinem Werk zudem einen allgemeinen Überblick über medizinische Kinderbücher bereit.

[19] Vgl Kümmerling-Meibauer: *Kommunikative und ästhetische Funktionen*, S. 1586.

[20] Ewers: *Literatur für Kinder und Jugendliche*, S. 35.

[21] Bücher, Filme, Hörspiele, Comics, Computerspiele und dergleichen.

[22] Ewers: *Literatur für Kinder und Jugendliche*, S. 38.

[23] Also „Titel, Untertitel, Zwischentitel; Vorworte, Nachworte, Hinweise an den Leser, Einleitungen usw.; Marginalien, Fußnoten, Anmerkungen; Motti; Illustrationen; Waschzettel, Schleifen, Umschlag und viele andere Arten zusätzlicher, auto- oder allographer Signale, die den Text mit einer (variablen) Umgebung ausstatten" (Genette: *Palimpseste*, S. 11).

[24] Vgl. ebd., S. 52, Herv. entf.

Auf abstrakterer Ebene lassen sich darüber hinaus auch LiteraturkritikerInnen als Gatekeeper verstehen, die mit ihrem Urteil über ‚gute' und ‚gemäße' Literatur Einfluss auf den Kanon nehmen, ebenso wie Buchhandlungen, deren Interesse an Gewinnmaximierung das Rezeptionsverhalten ihrer KäuferInnen mit steuert und die bisweilen als ökonomisch motivierte Zensoren in die literarische Kommunikation eingreifen.

Der exkursorische Blick auf die Rolle der VermittlerInnen im kinder- und jugendliterarischen Diskurs macht eine prinzipielle Analogie zwischen literarischer und medizinischer Kommunikation deutlich. Indem die literarische und soziale Unmündigkeit Minderjähriger häufig gleichgesetzt wird mit einer eingeschränkten Kompetenz, eine informierte Entscheidung darüber zu fällen, welche Themen, Motive oder Darstellungsweisen dem Kind selbst gemäß erscheinen, werden auch im literarischen Raum Wohl und Wille des Kindes in der Regel von erwachsenen VermittlerInnen (oftmals im wortwörtlichen Sinn paternalistisch) gegeneinander abgewogen. Stellvertretend für das Kind wird beschlossen, welche Werke dieses tatsächlich lesen darf und was hingegen, etwa auf die Gefahr hin, dem kindlichen Wohl zuwiderzulaufen, als ungemäß erachtet und entsprechend ausgeschlossen wird.

1.1.4 Kinder- und Jugendliteratur

Innerhalb Skandinaviens ist die institutionelle Auseinandersetzung mit Kinder- und Jugendliteratur länderübergreifend fest verankert: Es existieren mehrere eigenständige Fachinstitute und pädagogische Bibliotheken, etwa Danmarks Pædagogiske Bibliotek, Svenska barnboksinstitutet und Det norske barneboksinstitutt. Um Lesen bereits ab einem frühen Alter zu fördern, arbeiten darüber hinaus Schulen und öffentliche Bibliotheken eng zusammen. Zudem herrscht ein reger Austausch zwischen den entsprechenden Fachinstituten, Bibliotheken und Universitäten.[25] Dass der Kinder- und Jugendliteratur in den nationalen und neueren Literaturgeschichten der skandinavischen Länder heute in der Regel ein eigenes Kapitel gewidmet ist, spiegelt ihre zunehmende Bedeutung und Verankerung im wissenschaftlichen Bewusstsein um ein Weiteres.[26]

Für Kristin Ørjasæter ist die nordische Kinder- und Jugendliteratur nicht zu denken ohne die Reformerin Ellen Key und ihre 1900 erschienene Schrift *Barnets århundrade* (*Das Jahrhundert des Kindes*), in welcher Key ein Bild von Kindern als selbstständigen,

[25] Vgl. Westin: *The Nordic Countries*, S. 691 sowie Stephan Michael Schröder (Hrsg.) (2010): *Studienbibliographie zur neueren skandinavistischen und fennistischen Literaturwissenschaft* (= Berliner Beiträge zur Skandinavistik, Bd. 7). http://www.uni-koeln.de/phil-fak/nordisch/studbiblitneu/kap03/3-5.html (letzter Zugriff: 06.03.2016).

[26] Vgl. Schröder: *Studienbibliographie*. Für eine vertiefte skandinavistische Auseinandersetzung mit der Beziehung zwischen Kinder- und Jugendliteratur und ihrer wissenschaftlichen Erforschung vgl. Nina Christensen (2003): „Fictive Childhoods. On the Relationship between Childhood Studies and Children's Literature". In: *Tidsskrift for Børne- & Ungdomskultur* 46 (Heft: *Efter barndommens død?*), S. 107–122.

von Eltern, Kirche, Schule und Staat unabhängigen Personen entwirft.[27] Bekanntestes Beispiel einer Autorin, die den Gedanken des unabhängigen Kindes in Literatur übertrug, ist wohl Astrid Lindgren, deren Kinderbuchheldin Pippi Langstrumpf als Inbegriff des selbstbestimmten Kindes gilt[28] und die mit Tabuthemen brechenden Werken wie *Bröderna Lejonhjärta* (1973; *Die Brüder Löwenherz*) den Anstoß zu einer Neudefinition des Kindgemäßen gab. „Scandinavian children's literature", resümiert Nina Goga mit Blick auf die historische Entwicklung der skandinavischen Kinder- und Jugendliteratur, „has supported and championed the picture of an independent, energetic and reflective child; and in addition, inspired thousands of readers to motivate coming generations to fight for the right to fill in and further develop their understanding of these concepts."[29] Auch Nina Christensen betont anlässlich der Einführung des Nordic Council Children's and Young People's Literature Prize im Jahr 2012, „that the Nordic countries have a tradition that the child is an independent individual who needs to be challenged. Compared to other countries, there are fewer taboos in Nordic literature, and sometimes the humour and irony are a little sharper."[30] Dieses kulturelle Idealbild der nordischen Kindheit als frei und selbstständig hat inzwischen jedoch einen gewissen Wandel vollzogen, so Ørjasæter. Denn was man heute in diesem Kontext unter ‚Selbstständigkeit' versteht, weiche von seiner früheren Bedeutung durchaus ab. Wurden literarische Kinderfiguren zuvor gerne als Freiheitssymbole konzipiert, steht inzwischen der Respekt vor der kindlichen

[27] Kristin Ørjasæter (2013): „‚Å gi barn stemme' – om utstillingen". In: *Norsk Barnebokinstitutt.* http://barnebokinstituttet.no/nbis-utstillingsside/a-gi-barn-stemme-om-utstillingen/ (letzter Zugriff: 06.03.2016). Wie auch Nina Goga betont, kann die Darstellung von Kindern und Kindheit in Skandinavien nicht losgelöst vom Wohlfahrtsstaat und der Kulturpolitik der jeweiligen Länder gedacht werden (vgl. Nina Goga (2013): „Children and Childhood in Scandinavian Children's Literature over the Last Fifty Years". In: Giorgia Grilli (Hrsg.): *Bologna – fifty years of children's books from around the world.* Bologna: Bolonia UP, S. 235–252, hier S. 235).

[28] Vgl. in diesem Zusammenhang Inger Lison (2010): *„Du kennst mich nicht und schreibst trotzdem genau, wie es mir geht!" Erfolgreiche Rezeption und Innovation in ausgewählten Werken Astrid Lindgrens* (= Germanistik – Didaktik – Unterricht, Bd. 4). Zugl.: Göttingen, Univ., Diss., 2009. Frankfurt a. M.: Peter Lang, S. 389. Wie Angelika Nix postuliert, ist es Keys ‚Barnets århundrade' (‚Das Jahrhundert des Kindes'), das 1945 ‚århundradets barn' (‚das Kind des Jahrhunderts') Pippi Langstrumpf hervorbrachte (vgl. Angelika Nix (2002): *Das Kind des Jahrhunderts im Jahrhundert des Kindes. Zur Entstehung der phantastischen Erzählung in der schwedischen Kinderliteratur* (= Reihe Nordica, Bd. 3). Zugl.: Freiburg i. Br., Univ., Diss., 2000. Freiburg i. Br.: Rombach).

[29] Goga: *Children and Childhood*, S. 252; untersucht am Zeitraum von 1960 bis 2012.

[30] Jesper Schou-Knudsen (2012): „Seal of approval for children's literature". In: *Nordic Stories* 7, S. 19–21, hier S. 20. Zum Stereotyp des skandinavischen Kindes als autonomes, politisches und energisches Individuum vgl. auch Goga: *Children and Childhood.* Für eine vertiefte Auseinandersetzung mit dem spezifischen Umgang mit Tabus in skandinavischen Bilderbüchern vgl. Nina Christensen (2013): „Contemporary Picturebooks in the Nordic Countries: Concepts of Literature and Childhood". In: Åse Marie Ommundsen (Hrsg.): *Looking Out and Looking In. National Identity in Picturebooks of the New Millennium.* Oslo: Novus, S. 183–194.

Natur, dem Gerechtigkeitssinn, der Lernfähigkeit und der Klugheit des Kindes im Vordergrund.[31] Diese semantische Instabilität ideell aufgeladener Vorstellungen und Repräsentationen kindlicher Selbstständigkeit und Selbstbestimmung ist im Hinterkopf zu behalten, wenn im Folgenden der Überlegung nachgegangen wird, welche Anforderungen die Vulnerabilität des Kindes und das Verhältnis von Wohl und Wille, von Schutz und Selbstbestimmung an den kinder- und jugendliterarischen Diskurs stellen.

1.2 Vulnerable Rezipienten

1.2.1 Holmsen/Midthun: *Rasmus på sykehus*

Die Herausforderungen, vor die Topoi wie ‚Krankheit' und ‚Krankenhaus' in an sehr junge Rezipientengruppen gerichtete Werke stellen, illustriert das Beispiel der Online-Bilderserie *Rasmus på sykehus*[32] (2011; zu Deutsch: *Rasmus im Krankenhaus*). Die Bilderserie der norwegischen Sonderpädagogin und Kinderbuchautorin Merete Holmsen und des Kinderbuchillustrators Kjell E. Midthun, die 2003 für den krankenhausinternen Gebrauch des Osloer Universitätsklinikums entstand, wurde 2011 auf der Internetpräsenz der pädiatrischen Station des Osloer Klinikums veröffentlicht. Die Erzählung um den Krankenhausaufenthalt der kleinen Maus Rasmus wird im Folgenden verstanden als fiktionale Text-Bild-Pathographie, die RezipientInnen im Kindesalter eine an ihre Erlebniswelt angepasste Annäherung an realweltliche Krankheitserfahrungen an die Hand gibt.[33]

Die Art und Weise, wie die Anforderungen eines Krankenhausaufenthaltes in *Rasmus på sykehus* verhandelt werden, ist nicht loszulösen von den Gattungsmerkmalen des Bilderbuchs. So sind Bilderbücher gekennzeichnet durch zwei selbstständige Zeichenebenen, der piktoralen und der verbalen Ebene, aus deren bi-codalem Zusammenspiel die jeweilige Narrativität eines Werkes resultiert.[34] Entscheidend ist also nicht die Summe

31 Kristin Ørjasæter (2013): „Det selvstendige barnet i barnelitteraturen". In: *Norsk Barnebokinstitutt*. http://utstillinger.barnebokinstituttet.no/det-selvstendige-barnet-i-barnelitteraturen/ (letzter Zugriff: 06.03.2016).

32 Merete Holmsen (Text u. Idee) u. Kjell E. Midthun (Illustrationen) (2011): „Rasmus på sykehus". In: *Oslo universitetssykehus*. http://www.oslo-universitetssykehus.no/pasient_/barn_/under_/Sider /side.aspx (letzter Zugriff: 17.10.2016). Alle norwegischen Originalzitate beziehen sich auf diese Ausgabe. Nicht in deutscher Übersetzung erschienen. Die Bezeichnung der Geschichte als ‚Bilderserie' („billedserie") entspricht der Selbstbeschreibung, wie sie auf der Website des Osloer Krankenhauses kommuniziert wird.

33 Das Alter der Figur Rasmus wird in der Bilderserie nicht genannt, auch auf der Website des Krankenhauses findet sich keine Altersempfehlung für RezipientInnen. Die Gestaltung der Figur und die Erzählweise der Bilderserie lassen darauf schließen, dass mit der Geschichte um Maus Rasmus Kinder im Vor- bis frühen Grundschulalter angesprochen werden.

34 Vgl. Weinkauff u. Glasenapp: *Kinder- und Jugendliteratur*, S. 165. Einen Abriss über typologische Bestimmungsversuche von Bilderbüchern samt ausführlicher eigener Konzeptualisierung liefern Maria Nikolajeva u. Carole Scott (2006): *How Picturebooks work*. New York: Garland, S. 1–28.

dieser beiden Informationsebenen, sondern vielmehr ihre individuelle Interaktionsform.[35] Verbalplot und piktoraler Plot können sich beispielsweise redundant, ergänzend oder auch widersprüchlich zueinander verhalten, was zu ganz unterschiedlichen Erzählungen führt.[36] Die tiefgreifende Wirkkraft dieses multimedialen Nexus ist nicht zu unterschätzen, bedenkt man alleine die Häufigkeit, mit der Kinder immer wieder zu ein und demselben Buch greifen. Maria Nikolajeva und Carole Scott erkennen in diesem kindlichen Rezeptionszugang eine Art intuitive hermeneutische Zirkelstruktur, bei welcher das Kind in einer konstanten Verkettung von verbaler und visueller Informationsebene beständig tiefer in die Gesamtbedeutung des Werkes eintaucht:

> Whichever we start with, the verbal or the visual, it creates expectations for the other, which in turn provides new experiences and new expectations. The reader turns from verbal to visual and back again, in an ever-expanding concatenation of understanding. Each new rereading of either words or pictures creates better prerequisites for an adequate interpretation of the whole. Presumably, children know this by intuition when they demand that the same book be read aloud to them over and over again. Actually, they do not read the same book; they go more and more deeply into its meaning.[37]

Ab der frühsten Kindheit leisten Bilderbücher auf diese Weise einen Beitrag zur kognitiven Entwicklung ihrer RezipientInnen: Bilderbücher vermitteln sowohl elementare Erfahrungen im Umgang mit ikonischen Zeichen als auch in der Handhabung von verbalsprachlicher Literatur und schärfen das kindliche Bewusstsein für Schrift als Bedeutungsträger; über den Vorleseprozess werden Kinder darüber hinaus dabei unterstützt, ihre mündliche Sprachkompetenz bereits vor dem schulischen Schriftspracherwerb auszubilden.[38] Problemorientierte Bilderbücher zum Themenkomplex von Krankheit, Sterben und Tod lassen sich zudem gezielt zur Förderung des (gesundheitlichen) Kindeswohls einsetzen. So erlauben es solche an den kindlichen Erfahrungshorizont angepassten Werke, selbst jüngste RezipientInnen an Themen heranzuführen, mit welchen sich das Kind eventuell selbst konfrontiert sieht.

Durch ihre kognitive, soziale und kulturelle Entwicklungsphase sind kindliche RezipientInnen dabei ebenso vulnerabel wie die im Werk verhandelten Figuren. Diese schutzbedürftige und damit abhängige Position des Kindes wird durch die vermittlerabhängige Definition des Kindgemäßen (was wird wie gezeigt, welche Bücher bekommt das Kind überhaupt zu Gesicht) und die potenzielle Funktionalisierung des Bilderbuches als Erziehungs- oder Aufklärungsmedium zusätzlich verstärkt. Die Autorität entsprechender Vermittlerinstanzen, die über die intermediale Verschränkung von Text, Bild und Stimme wesentlichen Einfluss auf die kindliche Rezeptionswahrnehmung nehmen, wird

[35] Vgl. Maria Nikolajeva (2010): „Interpretative Codes and Implied Readers of Children's Picturebooks". In: Teresa Colomer, Bettina Kümmerling-Meibauer u. Cecilia Silva-Díaz (Hrsg.): *New Directions in Picturebook Research.* New York u. London: Routledge, S. 27–40, hier S. 32.

[36] Vgl. ebd., S. 32. Ausführlich zu den verschiedenen Beziehungsverhältnissen vgl. Nikolajeva u. Scott: *Picturebooks*, S. 12–28.

[37] Nikolajeva u. Scott: *Picturebooks*, S. 2.

[38] Vgl. Weinkauff u. Glasenapp: *Kinder- und Jugendliteratur*, S. 183.

dabei vom Kind normalerweise nicht angezweifelt. Literarische Kommunikation mit Kindern erfordert daher besondere Achtsamkeit, wobei professionelle und nichtprofessionelle VermittlerInnen gleichermaßen verantwortlich zeichnen. Neben der allgemeinen Herausforderung, die ein Krankenhausaufenthalt für Kinder mit sich bringt (Kap. III.1.2.2), müssen bei *Rasmus på sykehus* daher drei Vermittlungsinstanzen näher untersucht werden: 1) die spezifische Gestaltung der Text-Bild-Ebene, die auf die allgemeinen literarischen Herausforderungen und Kompetenzen von RezipientInnen im Kindesalter angepasst ist (Kap. III.1.2.3.1); 2) das Krankenhaus Oslo, auf dessen Website die Bilderserie veröffentlicht wurde und das als institutioneller Vermittler das Wissen um die medizinischen Herausforderungen und Kompetenzen von PatientInnen im Kindesalter sichert (Kap. III.1.2.3.2); 3) die VorleserInnen, denen als unmittelbarer Mittler zwischen Text und Kind die Anpassung der fiktiven Geschichte an die individuellen Herausforderungen und Kompetenzen der kindlichen RezipientInnen obliegt (Kap. III.1.2.3.3).

1.2.2 Herausforderung ‚Krankenhaus'

Im Zentrum von *Rasmus på sykehus* steht die kindliche Erfahrung eines stationären Krankenhausaufenthaltes. Die Bilderserie begleitet das Mäusekind Rasmus in einem in sich geschlossenen, chronologischen Handlungsverlauf über alle Phasen seines Aufenthaltes, vom Tag der Aufnahme über Behandlung und Rekonvaleszenz bis hin zum Tag der Entlassung. Die Auseinandersetzung mit individuellem Krankheitserleben nimmt in der Bilderserie nur eine nachrangige Stellung ein. Auch Erklärungsmuster, *warum* manche Menschen krank werden und leiden müssen, werden in der Erzählung nicht geboten. Ebenso wenig ist die Bilderserie darauf ausgerichtet, den kindlichen RezipientInnen didaktisch an soziokulturell etablierte Gesundheitsnormen oder medizinisches Faktenwissen heranzuführen. Stellvertretend über Maus Rasmus wird stattdessen veranschaulicht, welche Schritte stationär aufgenommene PatientInnen im Regelfall vor, während und nach einem operativen Eingriff durchlaufen. Dabei wird ein grundlegender Einblick gegeben in die Aufgaben und Ziele eines Krankenhauses, seine Strukturen und Räumlichkeiten sowie in basale ärztliche und pflegerische Tätigkeiten. Am fiktionalen Beispiel erfahren die RezipientInnen, welcher Alltag junge PatientInnen im Krankenhaus erwartet, entweder alleine (im Krankenzimmer), mit vertrauten Bezugspersonen (Besuchszeiten, Telefonate) oder mit gleichaltrigen MitpatientInnen (Krankenhausschule, Spielzimmer). Zur Sprache kommen hierdurch elementare Herausforderungen, mit denen sich Kinder bei einem Krankenhausaufenthalt konfrontiert sehen können, wie etwa die Anforderung, überhaupt eine Patientenrolle einzunehmen, einen längere Zeit andauernden Ortswechsel an ein unvertrautes Umfeld zu bewältigen, und dies – vielleicht sogar zum ersten Mal – über weite Strecken alleine, ohne Sicherheit spendende Bezugspersonen.

Der Tenor von Holmsens und Midthuns Erzählung zielt dabei nicht auf einen Tapferkeitsgestus eines mustergültigen kleinen Helden ab, ein Gestus, der als eine von literarischer Seite gestellte Heraus-, wenn nicht gar Überforderung des kranken Kindes gesehen werden könnte. Vielmehr spiegelt die Figur Rasmus das typische Gefühlsleben eines Kindes: Die Spritze etwa macht ihm Angst, sodass Rasmus Zuflucht auf dem Schoß der Mutter sucht; nach seiner Operation ist Rasmus unleidlich und will nicht mit dem Krankenhauspersonal sprechen; die schlecht schmeckende Medizin mag er nicht nehmen.

Der Halt, den PatientInnen im Kindesalter brauchen, wird in der Erzählung auch bildlich dargestellt: Rasmus wird an den Händen beider Eltern zum Krankenhaus gebracht und wieder abgeholt und auch während der Aufnahmeuntersuchung sind beide mit im Raum und halten Rasmus schützend im Arm.

Wie Christa Murken-Altrogge Anfang der 1980er Jahre in einer Analyse von Bilderbüchern über kranke Kinder kritisierte, wurde zu ihrer Zeit der

> Ernst der realen Situation, [...] die Bedeutsamkeit, ein krankes Kind aus dem häuslichen Milieu in ein Krankenhaus zu geben oder einer schwierigen kindlichen Erkrankung gegenüberzustehen, in den Kinderbüchern nur allzu sehr verharmlost, beschwichtigt, verniedlicht.[39]

Rasmus hingegen muss sich der Herausforderung, krank alleine in einer unvertrauten Umgebung bleiben zu müssen, explizit stellen. Denn dass eine über das Aufnahme- und Untersuchungsgespräch hinausgehende konstante Begleitung durch vertraute Bezugspersonen bei einem stationären Aufenthalt nicht der Regelfall ist, wird in der Geschichte nicht beschönigt. Im Operationssaal und Aufwachraum ist Rasmus auf sich alleine gestellt und auch im Krankenhausalltag mit langen Phasen des Alleinseins konfrontiert. Welch emotionale Belastung ein stationärer Aufenthalt also mit sich bringt, dass man traurig sein kann und seine Freunde und Familie in dieser Zeit vermisst, wird ebenso wenig verschwiegen wie das körperlichen Leiden, das mit Krankheit und Therapie (Narkose, Medikamente ...) einhergeht.

1.2.3 Vermittlungsebenen

1.2.3.1 Intermediale Ebene

Die Herausforderungen eines stationären Krankenhausaufenthaltes werden den kindlichen RezipientInnen über anthropomorphisierte ProtagonistInnen nahegebracht: Alle Figuren des Buches sind Mäuse, deren Empfindungen, Gedanken, Äußerungen und Aktionen menschlich konzipiert sind.[40] Wie das Krankenhaus Oslo in einem an VorleserInnen gerichteten Begleittext erläutert, vermitteln die Bilder

> ulike følelser som engstelse, sinne, forventning, tristhet og glede. Erfaring med bruk av samtalebilder, viser at barn lettere setter ord på følelser og tanker når de kan gjøre det gjennom en tredje person (i dette tilfelle musa Rasmus). På den måten slipper barnet å snakke direkte om seg selv, men kan overføre mange av sine egne tanker og følelser til musa på bildet.[41]

> verschiedene Gefühle wie Angst, Wut, Hoffnung, Traurigkeit und Freude. Nach unseren Erfahrungen mit Bildergeschichten fällt es Kindern leichter, ihre Gefühle und Gedanken

[39] Murken-Altrogge: *Das kranke Kind im Bilderbuch*, S. 75–76.

[40] Für einen Abriss über die Funktion von Tierfiguren in der Kinder- und Jugendliteratur im historischen Verlauf vgl. Keith Barker (2004): „Animal stories". In: Hunt: *International Companion*, S. 279–291.

[41] Holmsen u. Midthun: *Rasmus*, unpag.

zum Ausdruck zu bringen, wenn sie das über eine dritte Person machen können (in diesem Fall über die Maus Rasmus). Auf diese Weise muss das Kind nicht direkt über sich selbst sprechen, sondern kann viele seiner eigenen Gedanken und Gefühle auf die Maus auf dem Bild übertragen.

Auch fremde Personen, die dem Kind bislang noch unvertraut oder durch Vorerfahrungen mit negativen Assoziationen belegt sind – man denke nur an die Figur des Arztes –, verlieren in Gestalt niedlicher Mäuse in gewissem Grad ihren Schrecken. Nur wenig erstaunt es da, dass der Rückgriff auf Tierfiguren als „kindgemäßen Ciceros"[42] in kinderliterarischen Medien keine Seltenheit ist. Die Darstellung Rasmus' in Form einer vertrauenserweckenden, aber nichtmenschlichen Symbolfigur erlaubt einen subtilen Spagat zwischen verständnisfördernder Nähe und emotionsschützender Distanz. Denn durch die Personifikation der Tierfigur kann sich das Kind mit Rasmus identifizieren, ohne sich in ihm zu verlieren, ist doch bei aller menschlichen Charakterisierung die äußerliche Divergenz zum Tier als dem offensichtlich Anderen unübersehbar. Belastende Gefühle können somit auf eine emotionale Strohpuppe übertragen werden, was die Gefahr verringert, dass das Kind im Rezeptionsprozess von seinen Empfindungen überwältigt wird.

Komplettiert wird die über die anthropomorphisierten Tierfiguren ermöglichte Identifikation durch die realistische Ausgestaltung der erzählten Welt: Orte (Krankenhaus, OP-Saal ...), Gegenstände (OP-Geschirr, Rollstuhl ...) und Ereignisse (Untersuchung, Operation ...) sind sowohl auf piktoraler als auch verbalsprachlicher Ebene in einem Modus gehalten, welcher weitgehend der menschlichen Lebenswelt entspricht. Anschaulich tritt dies bei der Illustration des Krankenhausgebäudes zutage: Nicht nur ist das Gebäude einem menschenweltlichen Raum statt etwa einem Bau oder Nest aus dem Tierreich nachempfunden; es korrespondiert darüber hinaus mit der tatsächlichen Außenfassade des Rikshospitalet, das die pädiatrische Station des Osloer Universitätsklinikums beherbergt, und erleichtert es damit jungen PatientInnen, sich mit ihrem zukünftigen Behandlungsort im Vorfeld vertraut zu machen.

1.2.3.2 Institutionelle Ebene

Durch eine auf kindliche BesucherInnen angepasste Internetpräsenz bietet das Osloer Klinikum jungen PatientInnen und ihren erwachsenen Begleit- und Bezugspersonen eine zusätzliche Möglichkeit, sich auf die verschiedenen Ereignisse eines Krankenhausaufenthalts vorzubereiten.[43] Auch Maus Rasmus findet sich als Plüschtier in einer Reihe von Photographien wieder, die in fiktiven Szenarien Einblick in das Stationsleben gewähren: Auf den Bildern wird die Maus zum Beispiel geröntgt, auf ein EEG vorbereitet oder bekommt eine Kanüle gelegt. Durch die Parallelen zwischen fiktionalen und faktualen Re-

[42] Axel Hinrich Murken (1983): „Gesundheit und Krankheit im Kinder- und Jugendbuch. Eine Einführung". In: Ders.: *Kind, Krankheit und Krankenhaus im Kinder- und Jugendbuch von 1900–1982*, S. 13–56, hier S. 43.

[43] Oslo universitetssykehus (o. J.): „Barn på sykehus". In: *Oslo universitetssykehus*. http://ous.prod.fpl.nhn.no/pasient_/barn_/Sider/default.aspx (letzter Zugriff: 18.10.2016).

präsentationen des Klinikalltags und des Stationsmaskottchens erhöht sich der Wiedererkennungs- und Identifikationswert von Maus Rasmus, von deren vertrauenserweckendem Bild auch das therapeutische Team profitiert. So finden sich zahlreiche Aufnahmen von MitarbeiterInnen, welche die Stoffmaus im Arm halten, was verspricht, dass zukünftigen PatientInnen die Angst vor unnahbaren, anonymen Autoritätspersonen genommen wird.

In Fakt und Fiktion ist Stationsmaskottchen Rasmus also wichtiger Teil der klinischen Außenrepräsentation. Veröffentlicht auf der eigenen Internetpräsenz, kann das Krankenhaus Oslo gewissermaßen als Herausgeber des Online-Bilderbuchs verstanden werden. Angesichts dieser zweifachen Rolle als klinische und editorische Instanz ist es wenig verwunderlich, dass in in *Rasmus på sykehus* ein recht idealtypisches Bild des Gesundheitswesens gezeichnet wird. Wie Murken-Altrogge bereits Anfang der 1980er Jahre kritisierte, wurde das Gesundheitswesen ihrerzeit in Kinder- und Jugendbüchern kaum infrage gestellt. Der Glaube an den Arzt „scheint immer noch mit Gewißheit zum Besten zu führen; das Krankenhaus gibt die Gesundheit zurück; die Schwestern werden nur von Barmherzigkeit bestimmt“[44], beschreibt Murken-Altrogge den damaligen Tenor des kinderliterarischen Diskurses. Rund dreißig Jahre später scheint sich hieran wenig geändert zu haben: Auch in *Rasmus på sykehus* wird das Krankenhaus als Ort der Fürsorge skizziert und das therapeutische Team als Helfer, das mit seinen kleinen PatientInnen in vertrauensvoller Nähe steht. ÄrztInnen und Pflege sind stets freundlich, empathisch und verständnisvoll, selbst dann, wenn Rasmus einmal nicht kooperiert. Tatsächliche Kritik am institutionellen System des Krankenhauswesens bleibt weitgehend aus: Operation und Narkose verlaufen lehrbuchmäßig, die Risiken eines medizinischen Eingriffs (Narkoserisiko etc.) bleiben unerwähnt, die ÄrztInnen machen keine Fehler. Im Unterschied dazu hält die Bilderserie die Belastungen, welche eine Krankheit und ein Krankenhausaufenthalt für Kinder mit sich bringen, nicht geheim und vermittelt einen relativ differenzierten Eindruck des Krankenhauses als Ort der Heilung, aber eben auch des emotionalen und körperlichen Leids. Körperliche Beschwerden, Traurigkeit, Angst und Einsamkeit werden so zwar sowohl auf verbaltextueller als auch piktoraler Ebene nicht problematisiert, aber zumindest thematisiert.

1.2.3.3 Vorleseebene

Deutlich expliziter widmet sich *Rasmus på sykehus* den Schwierigkeiten der Vorlesenden, denen es als Text- und dabei zugleich GesundheitsvermittlerInnen obliegt, durch das Zusammenspiel aus Text und Bild zu leiten und das Kind durch etwa stimmliche, gestisch-mimische oder Sachinformationen ergänzende Vermittlungsstrategien auf den Krankenhausaufenthalt vorzubereiten. Im Anhang an die Bilderserie, die sich nach ihrem Selbstverständnis präsentiert als „et nyttig pedagogisk kommunikasjonsverktøy for foreldre, pedagoger, sykepleiere og andre som kommer i nærkontakt med barn på sykehus“[45] („ein nützliches pädagogisches Kommunikationswerkzeug für Eltern, Pädagogen, Krankenpfleger und andere Personen, die mit Kindern im Krankenhaus zu tun haben“), wird

[44] Murken-Altrogge: *Das kranke Kind im Bilderbuch*, S. 76.
[45] Holmsen u. Midthun: *Rasmus*, unpag.

so eine Vorleseempfehlung zur Verfügung gestellt, die sowohl der Herausforderung ‚Krankenhaus' als auch der Herausforderung ‚Text' Rechnung trägt.

Da ist zum einen die offene Gestaltung der Hauptfigur Rasmus: Bild und Verbaltext sind nicht etwa auf eine spezifische Diagnose zugeschnitten, sondern in Untersuchung, Therapie und Patientenrolle möglichst vage gehalten. Diese Offenheit erlaubt es den Vorlesenden, im Rezeptionsprozess zu entscheiden, ob sie die Erzählung auf die individuelle Erfahrungswelt des Kindes anpassen oder sich davon gezielt distanzieren, um einer Überforderung des Kindes entgegenzuwirken. „Det å velge at Rasmus har akkurat den samme diagnosen som barnet du snakker med, kan for noen barn oppleves litt for nært og skremmende", erläutern die AutorInnen des Supplements und schlagen vor: „Kanskje kan du la barnet selv få bestemme hva det skal feile Rasmus?"[46] („Für manche Kinder kann es zu nah und zu erschreckend sein, wenn Rasmus exakt dieselbe Diagnose hat wie sie selbst. Vielleicht können Sie das Kind selbst entscheiden lassen, was Rasmus fehlt.") Auch Rasmus' Identität erlaubt Modifikationen: Da die Figur keine geschlechtsspezifischen Merkmale trägt, ist es den VorleserInnen überlassen, ob sie die Krankengeschichte eines Mädchens oder eines Jungen erzählen möchten. Im Begleittext wird der Eigenname der Maus explizit als variabler Platzhalter betont: „Hvis du snakker med en jente, kan du godt velge at Rasmus er en jentemus som for eksempel heter Rita."[47] („Wenn Sie mit einem Mädchen reden, können Sie Rasmus auch als Mäusemädchen darstellen, das zum Beispiel Rita heißt.") Auch insgesamt ist die Figur von Rasmus äußerst rudimentär charakterisiert. Zwar werden Rasmus' emotionale Reaktionen auf seine Krankheit, das Therapiesetting und den Krankenhausalltag geschildert, über seine Person oder seine Lebenswelt erfährt man hingegen kaum etwas: Wie alt ist er, wo wohnt er? Welche Interessen und Hobbys hat er? In welchem sozialen Umfeld ist er aufgewachsen, was macht seine Familie, wer sind seine Eltern? Die Offenheit der Figur unterstützt den exemplarisch konzipierten Charakter der Bilderserie, der abermals im Begleittext hervorgehoben wird: „Teksten er ment som et eksempel. Kanskje ønsker du å gjøre forandringer, slik at den passer bedre til akkurat det barnet du skal snakke med. Det er fritt opp til deg, men tenk at teksten bør kunne invitere til samtale og egne refleksjoner hos det enkelte barn."[48] („Der Text ist als Beispiel gedacht. Vielleicht wollen Sie etwas so verändern, dass es besser zu dem Kind passt, mit dem Sie reden. Das alles ist Ihnen überlassen, aber Sie sollten den Text so gestalten, dass er das einzelne Kind zum Gespräch und zu eigenen Überlegungen einlädt.")

Die Offenheit der bildlichen Figurenkonzeption potenziert sich auf der Verbaltextebene, die eine generationenübergreifende Krankheitskommunikation zwischen Kind und VorleserIn begünstigt: So wird die Geschichte überwiegend aus der (intern auf Rasmus fokalisierten) Perspektive einer heterodiegetischen Erzählinstanz dargestellt, von einer Stimme also, die keiner Figur der erzählten Welt zugeordnet werden kann. Statt nun über eine auktoriale, also allwissende Erzählinstanz Einblick in Rasmus' Innenleben zu geben, endet jeder Bildtext mit mindestens einer offenen, direkt an das Kind gerichteten Frage. Dem Kind wird auf diese Weise die Deutungshoheit über die Geschehnisse übertragen; es selbst entscheidet, warum Rasmus auf bestimmte Weise auf die Untersuchung

[46] Ebd.
[47] Ebd.
[48] Ebd.

reagiert (Warum wird er böse, als er Medikamente nehmen soll?), wie sich therapeutische Maßnahmen anfühlen (Spürt Rasmus etwas, während er in Narkose auf dem OP-Tisch liegt?) oder wie Rasmus den Krankenhausalltag in der Phase der Rekonvaleszenz erlebt (Woran denkt er, worüber unterhält er sich mit anderen PatientInnen usw.?). Der kommunikative Kniff der offenen Fragestruktur verändert das Beziehungsverhältnis zwischen Verbal-, Piktoral- und Stimmebene: Tatsächlich scheint der Verbaltext auf den ersten Blick nicht über eine Unterstützung des Bildgeschehens hinauszugehen, da er die abgebildeten Vorgänge und Instrumente (Spritze, Venenkatheter usw.) ohne erwähnenswerte Ergänzungen benennt und damit in gewisser Weise wie eine umgekehrte ‚Illustration' der Bildebene wirkt. Durch die Integration der offenen Fragetechnik geht der Verbaltext jedoch über seine sonst eher deiktische Funktion hinaus und bindet die kindlichen RezipientInnen in die narrative Entwicklung der Bildserie ein. Das Kind wird zu Autor und heterodiegetischer Erzählerinstanz, deren Perspektive bis zur Auktorialität reichen kann, steht es dem Kind doch frei, in die Innenperspektive der Figuren zu wechseln und über ihre Empfindungen, Gedanken und Beweggründe zu entscheiden. Indem dem Kind Raum gegeben wird, von einer passiven Empfängerrolle in eine aktive – von den VermittlerInnen geleitete – Senderrolle zu wechseln, kann es die Erzählung nach eigenen Bedürfnissen gestalten und individualisieren, wovon auch die Vorlesenden profitieren, erhalten sie über diese aktive Einbindung des Kindes in den Kommunikationsprozess doch auf indirektem Wege Einblick in die Sorgen oder Wünsche des kranken Kindes. Im Begleittext wird jedoch daran gemahnt, das Kind hierbei nicht in Bedrängnis zu bringen, wenn es nicht sofort ‚mitarbeitet', sondern es selbst entscheiden zu lassen, ob und wann es sich überhaupt einbringen möchte: „Mange barn trenger å høre historien flere ganger før de vil kommentere bildene eller fortelle selv."[49] („Viele Kinder müssen die Geschichte mehrere Male hören, ehe sie die Bilder kommentieren oder selbst erzählen.")

Durch die Vorstellung verschiedener Rezeptions- und Kommunikationsstrategien, die jeweils mit einer knappen kinderpsychologisch orientierten Begründung unterlegt sind, trägt das Supplement auf diese Weise als eine Art prophylaktisches Antidot dazu bei, potenziell ineffektive oder gar kontraproduktive Vermittlungsstrategien, die dem Wohl des Kindes zuwiderlaufen, zu begrenzen. Explizit erinnert der Begleittext dabei an einen Grundsatz im kinderliterarischen Textumgang: „Gjør ikke noe med barnets historie som barnet selv ikke har godkjent på forhånd. Husk at en hver barnesamtale har et etisk perspektiv!"[50] („Machen Sie nichts mit der Geschichte des Kindes, was das Kind nicht vorher gutgeheißen hat. Denken Sie daran, dass jedes Gespräch mit einem Kind eine ethische Perspektive hat!")

[49] Holmsen u. Midthun: *Rasmus*, unpag.
[50] Ebd.

1.3 Vulnerable Figuren

1.3.1 Gaarder: *I et speil, i en gåte*

Auch für die Frage, was schwer kranken oder sterbenden Kindern und Jugendlichen in der Vorbereitung auf den Tod gemäß und ihrem Wohle zuträglich erscheint, kann Kinder- und Jugendliteratur Antworten bieten. Bestes Beispiel ist der Jugendroman *I et speil, i en gåte*[51] (1993; *Durch einen Spiegel, in einem dunklen Wort*) des norwegischen Autors Jostein Gaarder, der seine LeserInnen für die Komplexität und mitunter auch Widersprüchlichkeit der Einschätzungen Erwachsener gegenüber den Vorstellungen und Bedürfnissen eines schwer kranken Kindes sensibilisiert. Im Fokus von *I et speil, i en gåte* steht die Auseinandersetzung der schwerkranken Cecilie Skotbu mit ihrem bevorstehenden Tod und ihrem Versuch, das Diesseits zu verstehen und die Plausibilität eines Jenseits zu ergründen.[52] Wiederkehrende Hinweise auf chemotherapeutische Eingriffe und Nebenwirkungen wie Haarausfall und Übelkeit lassen vermuten, dass das Mädchen an einer aggressiv fortschreitenden Krebserkrankung leidet.[53] Nur wenige Monate nach Ausbruch ihrer Krankheit stirbt Cecilie zu Hause im Kreise ihrer Angehörigen. Mit der Geschichte um Cecilie und ihre Familie – Cecilies Eltern, ihren Bruder Lasse und die Großeltern – greift Gaarders Buch die in der Kinder- und Jugendliteratur lange tabuisierte Thematik von Sterben und Tod auf.[54] Die Bedeutung irdischer Vergänglichkeit wird im Roman auf zwei Ebenen verhandelt, einer fantastischen und einer realistischen, wobei sowohl die Wahrnehmungswelt der kranken Cecilie als auch die ihrer Angehörigen mit eingeschlossen wird.

[51] Jostein Gaarder (1996): *I et speil, i en gåte* [1993]. 2. Aufl. Oslo: Aschehoug. Alle norwegischen Originalzitate beziehen sich auf diese Ausgabe. Die deutschen Übersetzungen sind übernommen aus: Jostein Gaarder (1996): *Durch einen Spiegel, in einem dunklen Wort*. Übers. v. Gabriele Haefs. München u. Wien: Hanser.

[52] Cecilies Alter wird im Buch nicht genannt. In der gleichnamigen Verfilmung des Romans ist das Mädchen 13 Jahre alt (*I et speil, i en gåte*. Reg.: Jesper W. Nielsen. Norwegen 2008). Für die LeserInnen von Gaarders Roman wird ebenfalls ein Alter ab 13 Jahren empfohlen (vgl. Aschehoug (o. J.): „[Ungdomsbøker, 13 år +]". https://www.aschehoug.no/nettbutikk/aco-boker||ungdomsboker||13-aar.html?dir=desc&order=name&p=10 (letzter Zugriff: 03.04.2016)). Dem entspricht auch die Verlagsempfehlung der deutschen Übersetzung (vgl. DTV-Verlag (o. J.): „Jostein Gaarder. Durch einen Spiegel, in einem dunklen Wort". http://www.dtv-dasjungebuch.de/buecher/durch_einen_spiegel_in_einem_dunklen_wort_62033.html (letzter Zugriff: 03.04.2016).

[53] Dieser Interpretation folgt auch die filmische Adaptation.

[54] Zu verschiedenen Formen der kinderliterarischen Auseinandersetzung mit Tod und Trauer vgl. etwa Martina Plieth (2002): *Kind und Tod. Zum Umgang mit kindlichen Schreckensvorstellungen und Hoffnungsbildern*. Zugl.: Münster, Univ., Habil., 2000. Neukirchen-Vluyn: Neukirchener, S. 136–226.

1.3.2 Eltern Skotbu

Gaarders Romans zeigt das Bedürfnis eines mit dem Tod konfrontierten Kindes nach Kommunikation. Wie drängend dieses Befürfnis für sterbende Kinder sein kann, berichtet der Pädiater und Onkologe Dietrich Niethammer, der über Jahrzehnte krebskranke Kinder ärztlich begleitete. Trotz seiner langjährigen Erfahrungen war es für Niethammer überraschend,

> wie genau auch schon kleine Kinder um den Zeitpunkt wissen, wann es soweit ist, und sich danach verhalten. Oft weigern sie sich plötzlich ohne erkennbaren Grund, in die Klinik zu einer Kontrolle zu fahren, obwohl das bis zu diesem Tag zur gewohnten und akzeptierten Routine gehört hatte.[55]

Es sind in diesen Momenten weniger die Fragen nach dem Tod, sondern in erster Linie nach dem Sterben, auf die Antworten gesucht werden:

> – wie Sterben ist und ob Sterben weh tut,
> – wann es soweit sein wird,
> – ob sie dabei alleine sein werden, wenn sie sterben müssen,
> – und was danach kommt.
>
> Und häufig unausgesprochen schwingt eine wichtige Frage mit, die lautet: Wird man noch an mich denken oder wird man mich vergessen?[56]

Welche Themen und welcher Grad an Konfrontativität ihnen für ihre Situation selbst gemäß erscheinen, wird von Kindern oft anders wahrgenommen als von Erwachsenen, die entsprechende Gespräche nur zu oft scheuen. Die drängenden Fragen terminal erkrankter Kinder bleiben so häufig unbeantwortet, nicht zuletzt wegen der hohen emotionalen Belastung, welche die Situation des Kindes im Gegenüber auslösen kann.[57]

Von dieser kommunikativen Leere, mit der das sterbende Kind alleine gelassen wird, zeugt auch Gaarders Roman: Obgleich der bevorstehende Tod Cecilies omnipräsent ist, stellt die direkte wie indirekte Beschäftigung mit den eigenen Ängsten, Vorstellungen und seelischen wie körperlichen Empfindungen nicht nur für Cecilie, sondern auch für ihre Familie eine schier unzumutbare Härte dar. Als Cecilie eines Tages ihre Mutter auf deren sichtbare Traurigkeit anspricht, sucht diese so auch nicht das offene Gespräch, sondern schiebt Cecilies Bedenken mit Ausflüchten beiseite: „– Gråter du, eller? Mamma tok seg til øynene. – Neida ... – Du har iallfall tårer i øynene. – Æsj, jeg har bare skåret litt

[55] Dietrich Niethammer (2003): „Kinder im Angesicht ihres Todes". In: Wiesemann u. a.: *Das Kind als Patient*, S. 92–115, hier S. 101. Vgl. in diesem Kontext zudem Myra Bluebond-Langner (1978): *The Private Worlds of Dying Children*. New Jersey: Princeton UP oder Elisabeth Kübler-Ross (1997): *On Children and Death. How Children and Their Parents Can and Do Cope with Death* [1983]. New York: Touchstone, S. 126–144.

[56] Niethammer: *Kinder im Angesicht ihres Todes*, S. 109.

[57] Eine profunde Auseinandersetzung auch mit der historischen Entwicklung des Gesprächsverhaltens gegenüber sterbenden Kindern findet sich bei Dietrich Niethammer (2008): *Das sprachlose Kind. Vom ehrlichen Umgang mit schwer kranken und sterbenden Kindern* (=Schriftenreihe der Uexküll-Akademie für Integrierte Medizin). Stuttgart: Schattauer, S. 143–180.

lok. – Nå igjen?"[58] („‚Du weinst doch nicht etwa?' Mama wischte sich die Augen. ‚Nein, das nicht ...' ‚Du hast jedenfalls Tränen in den Augen.' ‚Ach, ich hab vorhin bloß Zwiebeln geschnitten.' ‚Schon wieder?'"[59]) Auch Cecilies Vater scheut direkte Gespräche mit der Tochter, sodass sich diese das bisweilen irritierende Verhalten ihres Vaters mit krankheitsunabhängigen Gründen zu erklären versucht: „Nå kom mamma inn i rommet. Pappa reiste seg opp fra stolen og styrtet ut. Han hadde sittet så lenge hos henne [Cecilie; KF] at han sikkert skulle veldig på do."[60] („Jetzt kam ihre Mutter ins Zimmer. Ihr Vater sprang auf und stürzte hinaus. Er saß schon so lange bei Cecilie, daß er wohl dringend aufs Klo mußte."[61]) Die seelische Belastung der Eltern scheint derart hoch, dass sich trotz der im Laufe der Geschichte zunehmenden Versuche Cecilies, die Implikationen der Krankheitserfahrung explizit zur Sprache zu bringen, nur mühsam ein Dialog zwischen Eltern und Kind entspinnt. Als Cecilie eines Abends ihrem Vater ihre Gedanken zu Leben und Tod erzählt, blockt dieser das Gespräch weitgehend ab: „Pappa nikket. Det så ut som om han ikke likte at hun hadde så mye å snakke om."[62] („Ihr Vater nickte. Es schien ihm nicht zu gefallen, daß sie soviel zu sagen hatte."[63])

In der Konfrontation mit dem Tod kommt es schließlich zu einer Umkehrung von Sorgebeziehungen. So reagiert Cecilie auf die wahrnehmbare Erschöpfung ihres Umfelds ab einem gewissen Punkt mit pragmatischer Utopie: „Hvis jeg var Gud" („Wenn ich Gott wäre"), verkündet sie ihrer Mutter, „ville jeg skapt verden sånn at alle barn hadde minst tre foreldre. [...] Da ville dere ikke blitt så slitne. Og så kunne du og pappa vært litt alene for dere selv mens den tredje mammaen eller pappaen var hos Lasse og meg."[64] („hätte ich die Welt so erschaffen, daß jedes Kind mindestens drei Eltern hätte. [...] Dann wärt ihr nicht so erschöpft. Und du und Papa hättet ein bißchen Zeit für euch, weil Mama oder Papa Nr. 3 sich um Lasse und mich kümmern würde."[65]) Analog hierzu weiß auch Niethammer von sterbenskranken Kindern zu berichten, die nichts über ihr Wissen um die eigene prekäre Lage verlauten ließen, um auf diese Weise ihre Eltern zu schonen.[66] Im Angesicht kindlichen Sterbens kommt es so zu einer paradox anmutenden Umkehrung situativer Vulnerabilität, erscheinen doch die Erziehungsberechtigten – jene Personen also, die nach dem Tod ihres Schützlings mit ihrer Erinnerung und Trauer zurückbleiben – bisweilen verletzlicher und schutzbedürftiger als das sterbende Kind.

58 Gaarder: *I et speil, i en gåte*, S. 85.
59 Gaarder: *Durch einen Spiegel, in einem dunklen Wort*, S. 86.
60 Gaarder: *I et speil, i en gåte*, S. 126.
61 Gaarder: *Durch einen Spiegel, in einem dunklen Wort*, S. 127.
62 Gaarder: *I et speil, i en gåte*, S. 126.
63 Gaarder: *Durch einen Spiegel, in einem dunklen Wort*, S. 127.
64 Gaarder: *I et speil, i en gåte*, S. 47.
65 Gaarder: *Durch einen Spiegel, in einem dunklen Wort*, S. 48.
66 Vgl. Niethammer: *Kinder im Angesicht ihres Todes*, S. 102–105. Siehe in diesem Zusammenhang auch Bluebond-Langners Diskussion der Ursachen und Folgen entsprechender Verbergungsstrategien, die sie sowohl bei Erwachsenen gegenüber dem sterbenden Kind als auch bei Kindern gegenüber Erwachsenen beobachtete (vgl. Bluebond-Langner: *Dying Children*, S. 198–230).

1.3.3 Cecilie Skotbu

Was einem Kind zugemutet werden kann, was also aus kindlicher Sicht wohltuend und der eigenen Situation gemäß ist, wird in *I et speil, i en gåte* also nicht im gemeinsamen Gespräch zwischen Sorgebedürftiger und Sorgeberechtigten diskutiert. Vielmehr ist es der Austausch mit einer Art Phantasma, durch welches sich Cecilie explizit mit metaphysischen Fragestellungen auseinanderzusetzen beginnt. Zentriert um die Weihnachtstage erscheint dem Mädchen in der Nacht des Heiligen Abends ein Engel, Ariel. Nach und nach entspinnen sich zwischen dem Mädchen und dem Engel philosophisch-theologische Diskussionen um die ‚conditio humana', um Diesseits und Jenseits und damit verbundene Ängste und Anschauungen. Durch ihren Alltag, der überschattet ist von Schmerzen, Spritzen und dem stundenlangen Ruhen im Krankenbett, während außerhalb ihres Zimmers das Leben der anderen weitergeht, ist Cecilie für konfrontative Gespräche über Körperlichkeit und die (eigene) menschliche Vergänglichkeit hochgradig sensibilisiert. Das Sprechen über Körper, Krankheit und Sterben fällt dem Mädchen zu Beginn ihrer Begegnungen mit Ariel noch schwer („Hun likte ikke å snakke om sånt som hadde med kroppen å gjøre."[67]; „Sie sprach nicht gern über Dinge, die mit ihrem Körper zu tun hatten."[68]). Gerät das Gespräch in gefährliches Terrain, bricht sie sogleich ab: „– [...] hvis dere [mennesker; KF] glemte å trekke pusten bare en eneste gang, ville hjertet stoppe å slå. Og hvis hjertet stoppet å slå ... – Gi deg! avbrøt Cecilie. – Det er heldigvis ikke alt vi behøver å tenke på."[69] („‚[...] wenn ihr [Menschen; KF] plötzlich mal vergeßt Luft zu holen, hört euer Herz auf zu schlagen. Und wenn das Herz aufhört zu schlagen ...' ‚Hör auf!' fiel Cecilie ihm ins Wort. ‚Zum Glück müßen wir nicht über alles nachdenken.'"[70]) Stück für Stück findet Cecilie jedoch den Mut, ihre Krankheitserfahrungen zu verbalisieren. Ihr wachsendes Vertrauen zu Ariel wird nicht zuletzt gestärkt durch die phänomenologische Gleichsetzung des atmosphärisch-transzendenten Geisteswesens mit dem Äußeren jener PatientInnen, zu denen Cecilie nach ihrer Chemotherapie selbst gehörte:

> Hun [Cecilie; KF] hadde begynt å venne seg til at han ikke hadde noe hår på hodet. Nå så hun at han verken hadde øyelokk eller øyebryn heller. [...]
> – Jeg trodde at engler hadde langt, lyst hår. [...]
> Han sa:
> – Hud og hår er noe som vokser på kroppen og som stadig faller av igjen. Det er noe som er knyttet til kjøttet og blodet og skal beskytte mot rusk og rask, kulde og varme. Huden og håret er beslektet med dyrenes pels og har ingenting med engler å gjøre. [...]
> Han fortsatte:
> – [...] Naturen gror som et stadig tykkere lag rundt det lille barnet som en gang kom til verden. Med det samme deres slippes løs fra skaperens hånd, er dere like rene og glatte i kroppen som englene i himmelen. [...]
> Cecilie bet seg i leppen. Hun likte ikke å snakke om sånt som hadde med kroppen å gjøre. [...]

[67] Gaarder: *I et speil, i en gåte*, S. 37.
[68] Gaarder: *Durch einen Spiegel, in einem dunklen Wort*, S. 38.
[69] Gaarder: *I et speil, i en gåte*, S. 76–77.
[70] Gaarder: *Durch einen Spiegel, in einem dunklen Wort*, S. 77.

– Da vet du kanskje at jeg fikk noen sterke medisiner på sykehuset. De gjorde at jeg mistet alt håret.
Han nikket:
– Da lignet vi enda mer på hverande.[71]

Cecilie hatte sich schon fast an den Anblick seines kahlen Kopfes gewöhnt. Jetzt sah sie, daß ihm auch Augenbrauen und Augenlider fehlten. [...] „Ich dachte, Engel hätten lange blonde Locken." [...] Er sagte: „Haut und Haare wachsen am Körper und fallen dauernd wieder aus. Sie gehören zu Fleisch und Blut und sollen von allerlei Plunder wie Kälte und Hitze schützen. Haut und Haare sind verwandt mit dem Fell der Tiere. Sie haben nichts mit Engeln zu tun. [...]." [...] Er fügte hinzu: „[...] Die Natur wächst in immer dickeren Schichten um das kleine Kind herum, das einst zur Welt gekommen ist. Wenn ihr aus der Hand des Schöpfers entlassen werdet, sind eure Körper so glatt und rein wie die der Engel im Himmel. [...]" Cecilie biß sich auf die Lippe. Sie sprach nicht gern über Dinge, die mit ihrem Körper zu tun hatten. [...] „Dann weißt du vielleicht auch, daß ich im Krankenhaus eine sehr starke Therapie bekommen habe, von der mir alle Haare ausgefallen sind." Er nickte. „Da hatten wir noch mehr Ähnlichkeit miteinander."[72]

Das glatte unschuldige Gesicht Ariels, bar von Kopfhaaren, Wimpern oder Augenbrauen, spiegelt das Antlitz der Krankheit und des Todes; als gottgesandte Mimikry immanenten Leids wird der Engel in Nähe zur sterbenden Cecilie gebracht. Die leidvollen Erfahrungen der Krankheit erfahren auf diese Weise eine Umbewertung und verlieren für das Mädchen allmählich ihren Schrecken.

Neben äußerlich sichtbaren Ähnlichkeiten zwischen himmlischen „Guds barn"[73] („Gotteskindern"[74]) und irdischen Menschenkindern verweist das transzendente Wesen des Engels auf Bereiche, die sich der visuellen Wahrnehmung entziehen. Nicht nur Geburt und Sterben als Eckpfeiler menschlicher Existenz oder die nahezu mystisch aufgeladene Gegenwärtigkeit individueller Sinneseindrücke kommen zwischen Cecilie und Ariel zur Sprache, sondern auch die mit physischen Erfahrungen Hand in Hand gehende innere Bewusstseinswelt von Gedanken, Erinnerungen und Träumen. Zwar nicht auf sinnlichem Wege erfahrbar, beurteilt Cecilie diese Phänomene schließlich als nichtsdestoweniger real: Was das für ein Gefühl im Kopf sei, wenn man an etwas denkt, möchte Ariel so in einer Begegnung wissen. „Jeg kjenner ingenting",[75] („‚Ich spüre nichts'"[76]) antwortet Cecilie ihm und fügt hinzu: „Kanskje svir det å tenke på noe trist også. Men da er det ikke inni selve hodet det kiler eller svir. Det er i sjelen, og sjelen er jo ikke nøyaktig det samme som hodet."[77] („‚Vielleicht tut es ein bißchen weh, wenn der Gedanke traurig ist. Aber das passiert dann nicht im Kopf. Es passiert in der Seele, und die Seele ist nicht dasselbe

[71] Gaarder: *I et speil, i en gåte*, S. 34–38.
[72] Gaarder: *Durch einen Spiegel, in einem dunklen Wort*, S. 35–39.
[73] „– Selv kaller vi oss bare for Guds barn, repliserte Ariel." (Gaarder: *I et speil, i en gåte*, S. 25.)
[74] „‚Wir nennen uns einfach nur Gotteskinder', erwiderte Ariel." (Gaarder: *Durch einen Spiegel, in einem dunklen Wort*, S. 26.)
[75] Gaarder: *I et speil, i en gåte*, S. 98.
[76] Gaarder: *Durch einen Spiegel, in einem dunklen Wort*, S. 99.
[77] Gaarder: *I et speil, i en gåte*, S. 99.

wie der Kopf.'"[78]) Im Roman klingt dabei eine Verbindung an zwischen der menschlichen Bewusstseinswelt und der himmlischen Welt als zwei Phänomenbereichen, deren jeweilige Existenz von physischer Wahrnehmbarkeit unabhängig scheint: So stellt ein langes Gespräch über die effektive Existenz von Dingen, die nicht sinnlich wahrnehmbar sind, Cecilie vor die Überlegung, ob Ariel überhaupt real sein kann, wenn er als Engel doch über keinen körperlichen Sinnesapparat verfügt: „– Da kan du ikke vite at du er virkelig."[79] („‚Dann kannst du ja gar nicht wissen, ob du wirklich bist!'"[80]) Diese Potenzialität einer Existenz, die von physischen Kontexten losgelöst ist, ist im Buch verflochten mit dem Versprechen der Unsterblichkeit der Seele. „Når dere drømmer, kan ingenting skade dere"[81] („‚Wenn ihr träumt, kann euch nichts passieren.'"[82]), befindet Ariel und argumentiert:

> Da er dere like usårbare som englene i himmelen. Da er alt dere opplever, ren og skjær bevissthet, og dere bruker ikke kroppens fem sanser.
> Cecilie ble slått av en helt ny tanke. Hun rettet seg opp og sa med myndig stemme.
> – Og da er kanskje sjelen vår udødelig! Da er den kanskje like udødelig som englene i himmelen.[83]

> „Dann seid ihr so unverwundbar wie die Engel im Himmel. Dann ist alles, was ihr erlebt, pures Bewußtsein, und ihr benutzt die fünf Sinne eures Körpers nicht." Cecilie kam ein neuer Gedanke. Sie richtete sich auf und sagte energisch: „Dann ist unsere Seele vielleicht unsterblich! Dann ist sie vielleicht so unsterblich wie die Engel im Himmel."[84]

Der Rückgriff auf einen Engel als Inbegriff des Transzendenten gibt in *I et speil, i en gåte* dem sterbenden Kind da, wo das familiale Umfeld an die Grenzen der Belastbarkeit stößt, inneren Halt in einer äußerlich aus den Fugen geratenen Welt. Über die wertschätzende Auseinandersetzung mit der Immanenz des menschlichen Lebens, gepaart mit der Vorstellung einer die physische Präsenz übersteigenden Ewigkeit, gelingt es Cecilie mithilfe des Engels, sich nach und nach ihren Ängsten zu stellen, um sich schließlich friedlich von ihrem irdischen Leben zu lösen.

Möchte man der fantastischen Lesart des Buches nicht folgen, lässt sich die Erscheinung des Engels auch als Traum interpretieren. Entsprechende Deutungsansätze werden durch die konstante Rahmung der Engelsequenzen durch Schlaf- und Nachtzustände zugelassen, wie etwa in folgenden beiden Szenarien: „Hun sovnet nesten med det samme mamma var ute av rommet. Etter en stund våknet hun av at noe pikket på ruten. Hun åpnet øynene og såg ansiktet til Ariel utenfor vinduet."[85] („Sie schlief fast im selben Moment ein, in dem ihre Mutter das Zimmer verließ. Nach einer Weile wurde sie davon wach, daß etwas gegen die Fensterscheibe klopfte. Sie öffnete die Augen und sah hinter

[78] Gaarder: *Durch einen Spiegel, in einem dunklen Wort*, S. 99–100.
[79] Gaarder: *I et speil, i en gåte*, S. 82.
[80] Gaarder: *Durch einen Spiegel, in einem dunklen Wort*, S. 82.
[81] Gaarder: *I et speil, i en gåte*, S. 103.
[82] Gaarder: *Durch einen Spiegel, in einem dunklen Wort*, S. 104.
[83] Gaarder: *I et speil, i en gåte*, S. 103.
[84] Gaarder: *Durch einen Spiegel, in einem dunklen Wort*, S. 104.
[85] Gaarder: *I et speil, i en gåte*, S. 107–108.

dem Fenster Ariels Gesicht.“[86]) Oder auch: „I neste øyeblikk var han [Ariel; KF] borte. Samtidig måtte hun ha sovnet også.“[87] („Im nächsten Augenblick war er [Ariel; KF] verschwunden. Und gleichzeitig war sie offenbar eingeschlafen.“[88]) Auch als halluzinatorische Nebenwirkung von Medikamenten lässt sich das Erscheinen Ariels verstehen, wie folgende Textstelle illustriert: „Hun fikk sprøyten med en gang, så måtte hun ha sovnet igjen, for neste gang hun våknet, var det Ariel som satt på stolen foran sengen.“[89] („Sie bekam ihre Spritze, danach war sie wahrscheinlich eingeschlafen, denn als sie das nächste Mal wach wurde, saß Ariel auf dem Stuhl vor dem Bett.“[90]) In beiden Fällen zeigt sich nach einer solchen realistischen Lesart das vermeintliche Zwiegespräch zwischen Cecilie und Ariel als metaphysischer Monolog des Kindes selbst. Mithilfe eines imaginierten Gegenübers übernimmt Cecilie in diesem Sinn die Verantwortung dafür, dass das Tabu des Sterbens und des Todes sowohl gegenüber ihren Eltern als auch, als diese an ihre Grenzen gestoßen sind, gegenüber sich selbst immer wieder gebrochen wird. Es ist damit Cecilie, die entscheidet, was zu ihrem eigenen Wohl ist und somit einem Kind – gerade in Momenten existenzieller Grenzerfahrung – gemäß erscheint. Aus medizinethischer Perspektive lässt sich dieser Prozess, den Cecilie durchläuft, als eine Art kindliches ‚Selbst-Empowerment‘[91] verstehen, ist das Mädchen doch immer mehr imstande, selbstbestimmt mit ihrer Situation umzugehen. Als zentrale Identifikationsfigur des Romans wird Cecilie in ihrer Entwicklung so als ein Leitbild präsentiert, dessen Beispiel junge LeserInnen, die sich mit ähnlichen Herausforderungen konfrontiert sehen, als Folie dienen kann, im Kontext von Krankheit zu einem eigenen ‚Selbst-Empowerment‘ zu gelangen.

1.4 Vulnerable Autoren

1.4.1 Pohl/Gieth: *Jag saknar dig, jag saknar dig!*

Eine Rarität auf dem Buchmarkt, die aber nicht minder zu ethischer Achtsamkeit verpflichtet, stellt Kinder- und Jugendliteratur im Sinne einer Literatur *von* Kindern und Jugendlichen dar, Literatur also, in welcher Minderjährige selbst als AutorInnen an dem – es scheint überflüssig zu betonen – von Erwachsenen beherrschten Buchmarkt teilnehmen.[92] Ein solcher Ausnahmefall ist das auf autobiographischen Ereignissen beruhende

[86] Gaarder: *Durch einen Spiegel, in einem dunklen Wort*, S. 108.

[87] Gaarder: *I et speil, i en gåte*, S. 133.

[88] Gaarder: *Durch einen Spiegel, in einem dunklen Wort*, S. 134.

[89] Gaarder: *I et speil, i en gåte*, S. 127.

[90] Gaarder: *Durch einen Spiegel, in einem dunklen Wort*, S. 128.

[91] Eine Grundsatzdiskussion des relativ jungen, aber im medizinischen Kontext inzwischen gut etablierten ‚Empowerment‘-Begriffs lässt sich in folgendem Überblick nachlesen: o. A. (2012): „Patient empowerment – who empowers whom?“. In: *The Lancet* 379(9827), S. 1677.

[92] Nach Lin Prøitz finden im Zeitalter der Digitalisierung auch Minderjährige zunehmend Zugang in den Bereich der traditionell Erwachsenen vorbehaltenen Autorschaft. Die E-Book-Plattform Wattpad, auf welcher Nutzer selbstverfasste Geschichten oder Gedichte hochladen und mit anderen teilen können, verschaffe, so Prøitz, auch jungen Stimmen Gehör. Die literarischen Bei-

Jugendbuch Peter Pohls und Kinna Gieths[93] *Jag saknar dig, jag saknar dig!*[94] (1992; *Du fehlst mir, du fehlst mir!*). Die damals 14-jährige Gieth hatte sich im Herbst 1990, ein halbes Jahr nach dem Unfalltod ihrer Zwillingsschwester Jenny Gieth, in einem Brief an den bekannten Jugendbuchautor Pohl gewandt, mit der Bitte, den Verlust Jennys in einem gemeinsamen Buch niederzuschreiben,[95] einerseits zu Ehren ihrer verlorenen Schwester, andererseits zum Trost all jener mit ähnlichem Kummer:

> Man har olika sätt att förlösa känslor och för mig har det alltid varit att skriva. Det blev en del av sorgearbetet. Om jag inte hade skrivit boken hade det nog tagit längre tid och allt hade nog varit mer komplicerat. Det kändes också viktigt att skriva för andra som befunnit sig i samma situation och visa att de inte var ensamma [...].[96]

> Emotionen lassen sich auf verschiedene Weise ausleben und für mich war Schreiben immer die beste Möglichkeit hierfür. Es wurde ein Teil des Trauerprozesses. Wenn ich das Buch nicht geschrieben hätte, hätte das wohl länger gedauert und alles wäre wohl komplizierter gewesen. Es war für mich auch wichtig, für andere zu schreiben, die sich in derselben Lage befanden und zu zeigen, dass sie nicht alleine waren [...].

Aus ähnlichen Überlegungen willigte Pohl, der mit seinen Werken über extreme Emotionen und Sorgen junger Menschen weitreichende Bekanntheit erlangte,[97] in das Projekt

träge dieser jungen Nutzer bilden dabei oft einen Kontrast zu der Literatur, die von Erwachsenen geschaffen wird (vgl. Lin Prøitz (2013): „Stemme – samfunn“. In: *Norsk Barnebokinstitutt* (22.09.2013). http://utstillinger.barnebokinstituttet.no/stemme-samfunn/ (letzter Zugriff: 06.03.2016)). Unterstützend befindet Kristin Ørjasæter mit Blick auf die Entwicklung der (in diesem Fall norwegischen) Literaturgeschichte: Die Kinder- und Jugendliteratur der Moderne habe versucht, Kindern eine Stimme zu geben; die Literatur unserer digitalen Epoche könne nun zu einer Kinderliteratur führen, in welcher Kinder selbst ihre Stimme erheben (vgl. Ørjasæter: *Å gi barn stemme*).

93 Heute Katarina Gieth Castellano.

94 Peter Pohl u. Kinna Gieth (2011): *Jag saknar dig, jag saknar dig!* [1992]. Stockholm: Rabén & Sjögren. Alle schwedischen Originalzitate beziehen sich auf diese Ausgabe. Die deutschen Übersetzungen sind übernommen aus: Peter Pohl u. Kinna Gieth (1994): *Du fehlst mir, du fehlst mir!* Übers. v. Birgitta Kicherer. München u. Wien: Hanser. Altersempfehlung des schwedischen Verlags: 12–15 Jahre (vgl. Rabén & Sjögren (o. J.): „Jag saknar dig, jag saknar dig!“. http://www.rabensjogren.se/bocker/Utgiven/2011/Okand-saljperiod/pohl_peter-jag_saknar_dig__jag_saknar_dig-pocket/ (letzter Zugriff: 04.04.2016)). Dem entspricht die Verlagsempfehlung der deutschen Übersetzung (vgl. DTV-Verlag (o. J.): [Peter Pohl. Du fehlst mir, du fehlst mir!]. http://www.dtv.de/pdf/titel/druckansicht_62012.pdf?lang=de (letzter Zugriff: 04.04.2016)).

95 Vgl. Peter Pohl (2012): „Jag saknar dig, jag saknar dig“. In: *NADA*. http://www.nada.kth.se/~pohl/Saknar.html (letzter Zugriff: 19.11.2014).

96 Tåve Jernmark (2011): „Kinnas bok blev långfilm“. In: *Bohuslaningen Bohuslaningen*. http://bohuslaningen.se/kulturnoje/film/1.1104813-kinnas-bok-blev-langfilm (letzter Zugriff: 19.11.2014).

97 Maria Nikolajeva beurteilt Pohls *Janne, min vän* (1985; *Jan mein Freund*) gar als wichtigstes skandinavisches Kinder- und Jugendbuch seit Lindgrens *Bröderna Lejonhjärta* (vgl. Maria Nikolajeva (1999): „Janne, min vän – en väg utan återvändo“. In: Eli Flatekval (Hrsg.):

ein: „Kanske skulle det aldrig bli en bok, men att arbeta med texten skulle nog ändå hjälpa Kinna i sorgens arbete, tänkte jag.“[98] („Vielleicht würde es nie ein Buch werden, aber ich dachte, dass die Arbeit mit dem Text Kinna wahrscheinlich in ihrer Trauerarbeit helfen würde.“) Zwei Jahre später erschien die autofiktionale, also zwischen Autobiographie und Fiktionalität stehende Geschichte über die auf den Gieth-Schwestern basierenden eineiigen Zwillinge Tina (Kinna) und Cilla (Jenny) Dubois.[99] Pohls und Gieths Jugendroman ist damit nicht als Pathographie im engeren Sinn zu verstehen, fokussiert er doch nicht auf Krankeit, sondern Sterben. Angesichtsder autofiktionalen Trauerarbeit Gieths illustriert das Buch jedoch beispiellos die Herausforderungen, die im Kontext von Tod und Trauer mit kindlicher oder jugendlicher Autorschaft einhergehen.

1.4.2 Tina Dubois: Fiktive Figur ...

Den Kern des Werkes nimmt die Hauptfigur Tina in einer Art Autorfiktion zu Beginn ihrer Erzählung selbst vorweg und führt dabei durch einen Wechsel der narrativen Instanz von einer homo- zu einer heterodiegetischen Erzählerin zugleich eine schützende Distanz zwischen sich und dem Geschehen ein.

> Nu är det april månad och hemma i Rosengården sitter två flickor, Cilla och Tina heter de. Enäggstvillingar är de och ska fylla fjorton år i sommar. Men det får Cilla inte vara med om – hon kommer snart att dödas i en trafikolycka. Det är det vidrigaste som har hänt mig, och jag berättar det med en gång, för det här är inte menat att vara en spännande story med ett fiffigt slut som måste hållas hemligt till sista sidan, utan det handlar om Tina som blev kvar, tvungen att försöka stå upprätt och hålla balansen i livet utan Cilla. Och jag som berättar är Tina, men jag vet att jag inte kommer att orka berätta om „mig“, så därför säger jag „hon“ i stället.[100]

> Frühling, April, und im Rosenhof sitzen zwei Mädchen, Cilla und Tina. Die beiden sind eineiige Zwillinge und werden im Sommer vierzehn Jahre alt. Doch das wird Cilla nicht mehr erleben – sie wird bald bei einem Verkehrsunfall ums Leben kommen. Cillas Unfall ist das Grauenhafteste, was ich je erlebt habe, und ich erzähle es lieber gleich, dies soll nämlich keine spannende Story mit einem effektvollen Schluß sein, sondern ein Bericht über Tina, die übrigblieb und versuchen mußte, in einem Leben ohne Cilla aufrecht zu stehen und das Gleichgewicht zu halten. Und diejenige, die dies erzählt, bin ich, Tina, aber ich weiß, daß ich es nicht schaffen werde, „ich“ zu sagen, wenn ich erzähle, daher sage ich lieber „sie“.[101]

Forankring og fornying. Nordiske ungdomsromaner fram mot år 2000. Oslo: Cappelen, S. 156–170, hier S. 156).

98 Pohl: *Jag saknar dig.*

99 Der Begriff der Autofiktion, in dem die geläufig als Gegensatzpaar verstandenen Formen des autobiographischen Paktes und des Fiktions-Paktes in einem Text zusammengeführt werden, wurde von Serge Doubrovsky geprägt (Serge Doubrovsky (1977): *Fils. Roman.* Paris: Ed. Galilée, Klappentext). Zu autofiktionalen Schreibweisen im Pathographischen vgl. insb. Kap. V.1.

100 Pohl u. Gieth: *Jag saknar dig, jag saknar dig!*, S. 9.

101 Pohl u. Gieth: *Du fehlst mir, du fehlst mir!*, S. 7.

Jag saknar dig, jag saknar dig! begleitet Tina über den Verlauf des ersten Trauerjahres nach dem Unfalltod ihrer Schwester. Im Fokus stehen die Versuche Tinas, das „vidrigaste“ („Grauenhafteste“) zu bewältigen, wobei das Augenmerk des Werkes sowohl auf der Bedeutung sozialer Beziehungen für die Trauerarbeit liegt als auch auf Verarbeitungsstrategien, die sich als kreativtherapeutisch deuten lassen.

Als sich die Familie nach Cillas Unfalltod im Krankenhaus versammelt, gibt das Buch den Blick auf eine von Schock überwältigte Familie frei, die kaum imstande ist, angesichts des eigenen unfassbaren Verlusts zusätzlich dem spezifischen Wohl und Willen eines Mädchens gerecht zu werden, das soeben seine Zwillingsschwester verloren hat. Als der Familie mitgeteilt wird, dass man sich nun von der Verstorbenen verabschieden könne, sieht sich Tina mit einem ersten familialen Konflikt konfrontiert. Durch die Angst, dass Cilla entstellt sein könnte („[...] hon är rädd att Cilla ska vara vanställd, visa upp en fasans sista bild att minnas.“[102]; „[...] sie befürchtet, daß Cilla entstellt sein wird, ein letztes Bild des Grauens, das sie dann in der Erinnerung mit sich tragen muß.“[103]), und das Bewusstsein, dass ihr im Anblick des Zwillings in gewisser Hinsicht ihr eigener Tod gegenübertreten wird („Hon har aldrig sett en död människa, allraminst sin egen spegelbild i döden [...].“[104]; „Sie hat noch nie einen toten Menschen gesehen, am allerwenigsten ihr eigenes Spiegelbild im Tod [...].“[105]), erklärt Tina, Cilla nicht mehr sehen zu wollen. Wie sie mit dieser Situation umgehen möchte, wird allerdings nicht Tinas Entscheidung überlassen, vielmehr legen die Eltern, der Vater Albert und die Stiefmutter Monika, für sie (und gegen ihren Willen) fest, wie der Ritus des Abschiedsnehmens zu gestalten ist:

> Jo, bestämmer Monika. Det är klart vi ska ta farväl av Cilla.
> Det måste vi, instämmer Albert.
> Det måste vi, det måste vi. Och där ligger Cilla i sin djupa, djupa sömn. Det går inte att fatta att hon, där hon ligger, är så långt härifrån att man inte kan nå henne, aldrig nå henne mer.
> [...]
> Monika och Albert vill stanna ytterligare en stund hos Cilla, men Tina orkar inte mera nu.[106]
>
> „Doch“, bestimmt Monika. „Selbstverständlich verabschieden wir uns von Cilla.“ „Das müssen wir“, stimmt Albert zu. Das müssen wir, das müssen wir. Und da liegt Cilla in ihrem tiefen, tiefen Schlaf. Es ist unfaßlich, daß sie, die da liegt, sich in so weiter Ferne befindet, daß man sie nicht erreichen kann, sie nie mehr erreichen kann. [...] Monika und Albert wollen noch länger bei Cilla bleiben, aber Tina hält es nicht mehr aus.[107]

Eine Stütze bietet Tina in dieser Situation ihre Freundin Lotta („på ett oförklarligt sätt är det skönt med Lottas tårar, skönt med hennes omfamning, skönt att ingenting behöva säga. *Lotta är min bästa vän!*“[108]; „auf unerklärliche Weise ist es wohltuend, daß Lotta weint, ist es wohltuend, daß Lotta sie umarmt, wohltuend, daß sie nichts zu sagen braucht.

[102] Pohl u. Gieth: *Jag saknar dig, jag saknar dig!*, S. 83.
[103] Pohl u. Gieth: *Du fehlst mir, du fehlst mir!*, S. 78.
[104] Pohl u. Gieth: *Jag saknar dig, jag saknar dig!*, S. 83.
[105] Pohl u. Gieth: *Du fehlst mir, du fehlst mir!*, S. 78.
[106] Pohl u. Gieth: *Jag saknar dig, jag saknar dig!*, S. 83.
[107] Pohl u. Gieth: *Du fehlst mir, du fehlst mir!*, S. 78–79.
[108] Pohl u. Gieth: *Jag saknar dig, jag saknar dig!*, S. 80, Herv. i. O.

Lotta ist meine beste Freundin!“[109]). Und auch, als nach den ersten vom Schock gekennzeichneten Monaten der Trauerprozess einsetzt und die einzelnen Familienmitglieder völlig gefangen genommen sind von individuellem Schmerz, gewinnt der Austausch mit dem Freundeskreis für Tina kaum ermessliche Bedeutung:

> Långt efteråt sammanfattar Tina intrycken från den perioden [...] med att två människor betydde verkligen något för mig då. Inte mamma. Hon var så upptagen med sin egen sorg. Henne måste jag spela teater för hela tiden, spela Cillas roll för att glädja mamma. Inte pappa. [...] Nej, de två människor jag menar är Lotta, min bästa vän och Sandra som hade varit Cillas bästa vän. Nu blev hon min, ja, jämte Lotta, alltså. De lyssnade, ja det var just det: de lyssnade, de lät mig prata, de lät mig säga precis vad som helst, de hade alltid rätt svar och kunde alltid tiga när det var bättre att tiga, de var tillsammans med mig i sorgen, och rätt vad det var kunde vi skratta åt något, skratta tillsammans, å! det var så skönt att få skratta igen, att vara barnslig![110]

> Viel später faßt Tina ihre Eindrücke von dieser Zeit [...] so zusammen: Zwei Menschen haben damals wirklich etwas für mich bedeutet. Nicht Mama. Die war so sehr mit ihrer eigenen Trauer beschäftigt. Ihr mußte ich die ganze Zeit Theater vorspielen, Cillas Rolle spielen, um ihr eine Freude zu machen. Papa auch nicht. [...] Nein, die beiden Menschen, die ich meine, sind Lotta, meine beste Freundin, und Sandra, Cillas Freundin. Jetzt wurde sie meine Freundin, neben Lotta natürlich. Sie konnten zuhören, ja, genau das war es: sie hörten zu, sie ließen mich reden, sie ließen mich einfach alles aussprechen, sie fanden immer die richtige Antwort und konnten schweigen, wenn es besser war, zu schweigen, sie trauerten mit mir, und plötzlich konnten wir über irgendwas lachen, gemeinsam lachen, oh, es tat so gut, wieder lachen zu dürfen, kindisch zu sein![111]

Der Unbegreiflichkeit, dem schier Unaussprechlichen des erfahrenen Verlusts versucht Tina auch durch ästhetische oder kreative Übertragung beizukommen, sei es mithilfe von Literatur, selbstgeschriebenen Gedichten und Musik, sei es über die Theatergruppe der Schule. Exemplarisch sei in diesem Zusammenhang das Weihnachtsspiel dieser Gruppe hervorgehoben, in dem die gleichermaßen narkotische wie kathartische Wirkung ästhetischer Transformationen evident wird: „Tina njuter av att gå in i en roll igen, långa stunder glömmer hon de plågor som tynger henne. [...] Det är som om det egna livets sår mår bra av att man får blöda av låtsade skador.“[112] („Tina genießt es, wieder in eine Rolle zu schlüpfen, über lange Strecken vergißt sie ihre Qualen. [...] Es ist, als würde es den eigenen Wunden guttun, wenn man aus eingebildeten Verletzungen blutet.“[113]) Auch in der Intimität und uneingeschränkten Aufmerksamkeit ihres Tagebuchs findet das Mädchen schließlich wohltuenden Ablass. Als sie nach Wochen erstmals wieder ihr Tagebuch zur Hand nimmt, fehlen ihr zunächst die rechten Worte, die probeweise niedergeschriebene

[109] Pohl u. Gieth: *Du fehlst mir, du fehlst mir!*, S. 76, Herv. i. O.
[110] Pohl u. Gieth: *Jag saknar dig, jag saknar dig!*, S. 131–132.
[111] Pohl u. Gieth: *Du fehlst mir, du fehlst mir!*, S. 127–128.
[112] Pohl u. Gieth: *Jag saknar dig, jag saknar dig!*, S. 205–206.
[113] Pohl u. Gieth: *Du fehlst mir, du fehlst mir!*, S. 199.

Darstellung des „vidrigaste“[114] („Grauenhaftesten“[115]) klingt falsch. „Så mycket har hänt, börjar hon, men kommer genast av sig [...].“[116] („*Es ist so viel passiert*, fängt sie an, hält aber sofort inne [...].“[117]) Im Geiste beginnt Tina stattdessen ein Gespräch mit der verstorbenen Schwester:

> Ska jag verkligen skriva om olyckan, Cilla? Man skriver väl dagbok för att minnas, men den kan jag ändå aldrig glömma, det vet jag.
> Skriv några ord iallafall, svarar Cilla.
> Så mycket har hänt. För cirka en månad sedan blev Cilla påkörd och dog. För att vara exakt: på min mammas födelsedag, den 2 maj.[118]

> Soll ich tatsächlich über den Unfall schreiben, Cilla? Man schreibt doch Tagebuch, um sich später an die Dinge zu erinnern, aber das hier werde ich nie vergessen, das weiß ich. Schreib trotzdem ein paar Worte, antwortet Cilla. *Es ist soviel passiert. Vor ungefähr einem Monat wurde Cilla überfahren und starb. Um genau zu sein, am Geburtstag meiner Mutter, dem 2. Mai.*[119]

Auf den stummen Seiten ihres Tagebuchs findet Tina die Möglichkeit, sich den überbordenden und förmlich nicht in Worte zu fassenden Schmerz von der Seele zu schreiben.[120] Nach und nach löst sich Tina von der Nüchternheit des berichtenden Sachstils und bringt in der direkten Adressierung ihrer Schwester ihre Empfindungen zum Ausdruck: „*Alla är så himla ledsna, Cilla. Speciellt jag, så jävla ledsen. Jag saknar dig, jag saknar dig, jag saknar dig!*“[121] („*Alle sind so wahnsinnig traurig, Cilla. Vor allem ich bin so verdammt traurig. Du fehlst mir, du fehlst mir, du fehlst mir!*“[122])

1.4.3 ... reale Autorin: Kinna Gieth

Die Intimität und Sensibilität der im Buch offengelegten Geschichte wird bereits auf dem Buchäußeren hervorgehoben. So zierten das Cover der Erstausgabe genau jene Auszüge aus Tinas Tagebuch, in welchen sich der Schmerz über den Verlust der Schwester in der in Endlosschleife wiederholten Klage „Jag saknar dig, jag saknar dig“ Bahn bricht:[123]

[114] Pohl u. Gieth: *Jag saknar dig, jag saknar dig!*, S. 9.
[115] Pohl u. Gieth: *Du fehlst mir, du fehlst mir!*, S. 7.
[116] Pohl u. Gieth: *Jag saknar dig, jag saknar dig!*, S. 105.
[117] Pohl u. Gieth: *Du fehlst mir, du fehlst mir!*, S. 99, Herv. i. O.; der schwedische Originaltext ist an dieser Textstelle nicht hervorgehoben.
[118] Pohl u. Gieth: *Jag saknar dig, jag saknar dig!*, S. 105, Herv. i. O.
[119] Pohl u. Gieth: *Du fehlst mir, du fehlst mir!*, S. 100, Herv. i. O.
[120] Zum poesietherapeutischen Potenzial der Tagebuchgattung vgl. auch Kap. IV.1.
[121] Pohl u. Gieth: *Jag saknar dig, jag saknar dig!*, S. 107, Herv. i. O.
[122] Pohl u. Gieth: *Du fehlst mir, du fehlst mir!*, S. 102, Herv. i. O.
[123] Peter Pohl u. Kinna Gieth (1992): *Jag saknar dig, jag saknar dig!* Stockholm: Rabén & Sjögren, Cover. „Texten över och under fotot är hämtad från Tinas dagbok, det blad där hon inget annat kan än att ropa efter sin syster, det blad som också har gett upphov till bokens namn.“ (Pohl: *Jag saknar dig*; „Der Text über und unter dem Photo entstammt Tinas Tagebuch, das Blatt, auf

Die Analogie zwischen der fiktiven Tina Dubois und der realen Autorin Kinna Gieth liegt auf der Hand. Sei es vermittels Tagebucheinträgen und Gedichten, sei es vermittels der Arbeit an einem Romanprojekt: Der schriftliche bzw. ästhetisch-verfremdete Raum bietet da, wo der zwischenmenschliche Dialog nicht mehr ausreicht, Platz zur Trauerarbeit.[124] Und so, wie auch Tina beim Theaterspiel in ein fremdes Leben schlüpfen und auf diese Weise für eine Zeitlang Distanz zur schrecklichen Nähe der eigenen Biographie aufbauen kann, und so, wie auch Tina ihre Geschichte nur über einen narrativen Rollentausch zu erzählen vermag („Och jag som berättar är Tina, men jag vet att jag inte kommer att orka berätta om ‚mig', så därför säger jag ‚hon' i stället."[125]; „Und diejenige, die dies erzählt, bin ich, Tina, aber ich weiß, daß ich es nicht schaffen werde, ‚ich' zu sagen, wenn ich erzähle, daher sage ich lieber ‚sie'."[126]), schlüpft auch Kinna in eine andere Rolle. In Gestalt der fiktiven Figur Tina muss die eigene Geschichte nicht mehr direkt durchlebt werden, und auch der narrative Wechsel von der homo- zur heterodiegetischen Erzählerin erlaubt eine zusätzliche Distanzierung vom erlebten Trauma. Die Doppeldistanz erscheint als notwendiger Schutz, um das Innerste veräußern zu können. Die suggerierte Distanz und der damit einhergehende beruhigende Eindruck, es handle sich bei dem Gelesenen um ein rein fiktionales Schicksal, werden durch unvermittelte Wechsel der Erzählinstanz jedoch mehrfach gebrochen und holen den RezipientInnen die Verschmelzung von ‚sie' und ‚ich' und letztlich das autofiktionale Band zwischen Tina und Kinna ins Bewusstsein zurück. „Den natten drömmer jag om Cilla för första gången efter den underbara drömmen jag hade när hon just hade dött"[127] („Seit jenem wunderbaren Traum, den ich kurz nach Cillas Tod hatte, träume ich in dieser Nacht zum erstenmal von ihr"[128]), verfällt Tina in der Mitte des Buches etwa plötzlich ins persönliche ‚ich'.

> Det här är en helt annan dröm. Det är konstigt skuggigt på verandan, när hon kommer gående här. Hon kommer som vanligt, men bryr sig inte om mig. Hon är arg i ansiktet, men säger inget. Hon har med sig ett brev till Sandra, men till mig har hon inget. Hon låtsas inte om att jag finns. När jag går fram och tar tag i henne för att tvinga henne att prata, bleknar hon bort.[129]
>
> Das hier ist ein ganz anderer Traum. Auf der Veranda ist es seltsam schattig, als sie dort erscheint. Sie sieht aus wie immer, kümmert sich aber nicht um mich. Sie macht ein wütendes Gesicht, sagt aber nichts. Sie hat einen Brief an Sandra dabei, aber für mich hat sie

dem sie nichts anderes kann als nach ihrer Schwester zu rufen, das Blatt, das auch dem Buch seinen Namen verliehen hat.")

[124] In Anlehnung an Elisabeth Kübler-Ross unterscheidet das Buch zwischen Trauer und Trauerarbeit, wobei Trauerarbeit verstanden wird als eine Trauer, die durch die Bearbeitung persönlicher Probleme erschwert wird. Solange der Trauernde diese Probleme nicht lösen kann, könne auch die Trauerphase nicht abgeschlossen werden (vgl. Pohl u. Gieth: *Jag saknar dig*, S. 253–254 bzw. Pohl u. Gieth: *Du fehlst mir, du fehlst mir!*, S. 248).

[125] Pohl u. Gieth: *Jag saknar dig, jag saknar dig!*, S. 9.

[126] Pohl u. Gieth: *Du fehlst mir, du fehlst mir!*, S. 7.

[127] Pohl u. Gieth: *Jag saknar dig, jag saknar dig!*, S. 109–110.

[128] Pohl u. Gieth: *Du fehlst mir, du fehlst mir!*, S. 104.

[129] Pohl u. Gieth: *Jag saknar dig, jag saknar dig!*, S. 110.

keinen. Sie tut so, als wäre ich Luft. Als ich vortrete und sie anfasse, weil ich sie zwingen will, mit mir zu sprechen, verblaßt sie und verschwindet.[130]

Als sich Cillas Todestag jährt und sich das erste Trauerjahr dem Abschluss neigt, verbleibt Tina endgültig im narratologischen ‚ich'.[131] Diese Wechsel in sensiblen und intimen Momenten der Trauer erinnern abrupt an die Person hinter dem Roman, erinnern daran, dass das Werk Teilhabe an einem autobiographischen Trauma gewährt. Auch paratextuell wird der reale Hintergrund des Werkes hervorgekehrt, wenn es auf dem Klappentext der deutschen Ausgabe heißt: „Peter Pohl schrieb diesen Roman nach Erzählungen, Briefen und Tagebuchaufzeichnungen von Kinna Gieth. Sie ist die Tina des Buches."[132] Wer spricht hier also letztlich, ist es das fiktionale oder faktuale ‚ich'? Diese Frage bleibt unbeantwortet oder ist in ihrer Ambiguität die Antwort selbst.

Während die fiktive Tina vor ihrem Umfeld die emotionale Verarbeitung des Geschehenen hinter den verschließbaren Seiten ihres Tagebuchs verborgen hält, gab Kinna Gieth den Schutzraum des Privaten auf. Für Peter Pohl öffnete sie die Intimität ihres – und auch Jennys – Tagebuchs, gab ihm Einblick in private Gedichte und Novellen, schrieb ihm Briefe. Nicht zuletzt zum Schutz ihrer Verwandten und Bekannten änderte Pohl Kinnas Biographie anschließend zu Tinas Geschichte ab:

> Vi var överens om att jag inte skulle beskriva Kinnas verklighet i detalj, det var nödvändigt att ändra lite, bland annat av hänsyn till familj och vänner. Även om berättelsen inte var exakt Kinnas biografi, så skulle den ändå „stämma" i någon invärtes innebörd [...].[133]

> Wir waren uns einig, dass ich Kinnas Wirklichkeit nicht detailgenau wiedergeben sollte, es war notwendig, manches zu verändern, unter anderem auch aus Rücksicht auf ihre Familie und Freunde. Auch wenn die Erzählung nicht exakt Kinnas Biographie entsprach, musste der eigentliche Inhalt dennoch ‚stimmen' [...].

Dieser narrative Kniff ist dabei weniger als Verfälschung, sondern eher als fiktionale Verfremdung zu sehen. So sehr manche Stellen des Romans verändert sein mögen, handelt es sich doch um Autofiktion und damit in weiten Teilen um die Realität Kinna Gieths. Die Schwierigkeit der Romanarbeit lag für Pohl somit darin,

> att förvandla Kinnas nakna berättelse och förtvivlan till litteratur. Det är kanske självklart att en tretton-, fjortonårings dagbok och funderingar inte fungerar då de ska läsas av ‚vem som helst'. Jag var tvungen att lägga till och dra ifrån för att få ihop det, men förvandlingen till litteratur fick inte innebära en förfalskning.[134]

[130] Pohl u. Gieth: *Du fehlst mir, du fehlst mir!*, S. 104.

[131] Vgl. Pohl u. Gieth: *Jag saknar dig, jag saknar dig!*, S. 266–272 bzw. Pohl u. Gieth: *Du fehlst mir, du fehlst mir!*, S. 258–264).

[132] Pohl u. Gieth: *Du fehlst mir, du fehlst mir!*, Klappentext, Herv. entf.

[133] Pohl: *Jag saknar dig*. So enthält der Roman beispielsweise sehr private Momente eines ‚normalen' Teenagerlebens, wie die (emotionale und körperliche) Beziehung zum ersten Freund oder auch kritische Charakterisierungen mancher Familienmitglieder, Momente, die aber keine Rückschlüsse auf die tatsächlichen Ereignisse und Personen aus Kinnas Leben zulassen sollen.

[134] Pohl: *Jag saknar dig*.

> Kinnas nackte Erzählung und Verzweiflung in Literatur umzuwandeln. Es versteht sich wohl von selbst, dass die Tagebucheinträge und Überlegungen einer Dreizehn-, Vierzehnjährigen nicht so funktionieren, dass sie von wem auch immer gelesen werden können. Ich war gezwungen, manches hinzuzufügen und anderes wegzunehmen, um es hinzubekommen, aber die Verwandlung zu Literatur brachte keine Verfälschung mit sich.

Diese Verfremdung des Intimsten und Innersten ist nicht zuletzt dadurch geboten, dass sich die (Ko-)Autorin Gieth ebenso wie ihre Romanfigur Tina allein durch ihr junges Alter in einer schutzbedürftigen Position befand und ihre grundlegende entwicklungsbedingte Vulnerabilität durch den Verlust der Schwester aufs Äußerste gesteigert wurde. Ist ein Kind in dieser Situation bereits auf den besonderen Schutz durch Erwachsene (sei es die Familie, sei es der Lehrkörper, sei es durch psychologische Unterstützung) angewiesen, erstreckt sich diese Schutzbedürftigkeit in einer Ausnahmesituation wie einer hinzukommenden (Ko-)Autorschaft auch auf das Feld der literarischen Kommunikation. Denn als „Anfänger" auf diesem Gebiet, führt der Experte für Kinder- und Jugendliteratur Hans-Heino Ewers aus, „verfügen Kinder, teils auch Jugendliche noch nicht über die kognitiven, sozialen und kulturellen Kompetenzen, die für die Übernahme der Rolle eines selbständigen, nur nach eigenem Ermessen handelnden literarischen Konsumenten erforderlich sind."[135] Äußern kann sich diese fehlende literarische Sozialisierung zum Beispiel in einem geringer ausgeprägten Einschätzungsvermögen der Wirkungsmöglichkeit und -macht von Rhetorik oder Topik. Was sich bei Ewers auf die rezeptive Rolle von Kindern und Jugendlichen bezieht, scheint für die Ausnahmesituation minderjähriger AutorInnen nicht minder gültig. Erschienen in Form eines ab 13 Jahren empfohlenen Jugendbuches, adressiert *Jag saknar dig, jag saknar dig!* dezidiert einen minderjährigen Leserkreis, der nach Ewers noch keine vollständige Kompetenz für die Teilnahme an literarischer Kommunikation erreicht hat. Zum Zeitpunkt der Veröffentlichung erst 16 Jahre alt, trat Kinna Gieth somit in einen Diskurs ein, für den sie hinsichtlich ihres Alters bzw. ihrer Entwicklung eigentlich noch keine Mündigkeit erlangt hatte. Als (Ko-)Autorin hatte Gieth dabei nicht nur für ihre eigene Person, sondern zudem für einen anonymen und stellenweise selbst (mehrfach) vulnerablen Leserkreis Verantwortung zu übernehmen. Denn *wer* ein veröffentlichtes Werk letztendlich liest und *wie* das Geschriebene dabei aufgefasst wird, welche Nachwirkungen der Rezeptionsprozess individuell nach sich ziehen kann, liegt freilich außerhalb des Wissens und der Macht von AutorInnen. Stellt dies bereits für (erwachsene) BerufsautorInnen eine immense Herausforderung dar, fügt dies der besonderen Schutzbedürftigkeit der jungen Erstautorin Kieth eine weitere Dimension hinzu und führt die Notwendigkeit einer begleitenden Teilhabe umso dringlicher vor Augen.

1.4.4 Berufsautor Peter Pohl

Wo beginnt nun – so es denn eine gibt – die professionelle Fürsorgepflicht eines Berufsautors wie Peter Pohl und wo hört sie auf? Mit der Literarisierung von Kinnas und Jennys Biographie zu Tinas und Cillas Geschichte übernahm Pohl eine doppelte Verantwortung: für die Privatperson Kinna den zumindest partiellen Schutz ihrer Privatsphäre sowie für

[135] Ewers: *Literatur für Kinder und Jugendliche*, S. 35.

die Erstautorin Gieth Verantwortung für ihre Enkulturation im literarischen Feld. Für seine jungen LeserInnen wiederum hatte Pohl angesichts der speziellen Thematik des Buches gesondert Sorge für das passende Maß an Kindgemäßheit zu tragen. Schließlich lag es an ihm, den richtigen Ton dafür zu finden, dass sich die RezipientInnen, die vielleicht Ähnliches durchlebt haben wie Tina bzw. Kinna, auf die Geschichte einlassen, ohne hiervon überfordert zu werden. Nicht zu vergessen ist dabei die persönliche Herausforderung einer auch für BerufsautorInnen schmerzhaften Verarbeitung einer solchen Thematik: „Kinnas berättelse vävde sig samman med mina egna liknande erfarenheter, vilket stundtals gjorde det oerhört smärtsamt att skriva den här berättelsen."[136] („Kinnas Erzählung verwob sich mit meinen eigenen, ähnlichen Erfahrungen, was es bisweilen unerhört schmerzhaft machte, diese Erzählung zu schreiben.") Einer minderjährigen Autorin wie Kinna Gieth, die selbst schutzbedürftig ist, diese Verantwortung für einen ebenfalls schutzbedürftigen Rezipientenkreis zu übertragen, erscheint, gelinde gesagt, heikel. Man stelle sich nur beispielshalber ein psychotherapeutisches Setting vor, in welchem einem Kind oder Jugendlichen das seelische und psychische Wohl anderer Minderjähriger überantwortet wird. Der Berufsautor Pohl fungiert in diesem Kontext als Vermittler, dessen Wissen um die Prekarität der Beziehung zwischen vulnerabler Produzentin und vulnerablen RezipientInnen es unabdinglich macht, dass er die Verantwortung für ein auf diese außergewöhnliche Relation abgestimmtes Handeln übernimmt.

Auch die kommunikativen Konventionen des literarischen Marktes lassen es nötig erscheinen, dass vulnerable AutorInnen wie Gieth etwa durch einen Berufsautor wie Pohl professionell begleitet werden, handelt es sich bei einem Buch doch nicht zuletzt um ein Produkt, das vertrieben werden muss. Manche Vermarktungsstrategien mögen schnell wie eine ethisch fragwürdige Dramatisierung eines persönlichen Schicksals erscheinen – die paratextuelle Referenz auf einen authentischen Hintergrund kann beispielsweise nicht zuletzt durch profitorientierte Überlegungen motiviert sein. Therapeutische Intentionen wie im Falle von *Jag saknar dig, jag saknar dig!* können also durchaus in Widerstreit geraten mit ökonomischen Beweggründen. So kritisierte Pohl etwa die Verlagsentscheidung, bei der Neuauflage des Werkes das ursprüngliche Titelbild – dem mit dem titelgebenden Zitat aus Tinas Tagebuch – aufzugeben und stattdessen das Werbeplakat und die darauf abgebildeten Schauspielerinnen der zeitgleich erschienenen Verfilmung[137] zu verwenden:[138] Wie er monierte, hätten sich die Redakteure ausschließlich an den Wünschen der Filmgesellschaft orientiert und dadurch „det konstnärliga för det kommersiella"[139] („das Künstlerische zugunsten des Kommerziellen") abgelehnt.

> Att dessa omslag [...] inte på minsta vis speglar bokens innehåll eller stämning [...] är något som inte alls stör folket på det stora bokförlaget. För att riktigt markera vad man där anser vara viktigt, ville man ha mig att ändra bokens titel till filmens lite enklare *Jag saknar dig.*

[136] Pohl: *Jag saknar dig.*
[137] *Jag saknar dig.* Reg.: Anders Grönros. Schweden 2001, freigegeben ab 11 Jahren.
[138] Pohl u. Gieth (1992): *Jag saknar dig, jag saknar dig!*, Cover versus Pohl u. Gieth (2011): *Jag saknar dig, jag saknar dig!*, Cover.
[139] Pohl: *Jag saknar dig.*

> Det gick jag givetvis inte med på, och någon formulering i avtalet hindrade förlagsfolket från att strunta i vad jag ville på just denna punkt.[140]

> Dass diese Umschläge [...] den Inhalt oder die Stimmung des Buches nicht im Geringsten spiegeln [...], ist etwas, was die Leute des großen Verlages überhaupt nicht stört. Um richtig hervorzuheben, was man dort für wichtig erachtete, wollte man, dass ich den Titel des Buches ändere zu dem etwas einfacheren *Jag saknar dig* des Filmes. Darauf habe ich mich selbstverständlich nicht eingelassen, und eine Vertragsklausel hinderte die Verlagsleute letztlich daran, auf meine Wünsche einfach zu pfeifen.

Reagiert bereits der erfahrene Autor Pohl, der zum Kern seiner Erzählung im Vergleich zu Gieth noch eine gewisse Distanz hat, emotional auf die Mitsprache des Verlages an künstlerischen Prozessen, ist es ungewiss, welche Reaktionen entsprechende Diskussionen bei per se vulnerablen AutorInnen auslösen, denen es aufgrund ihres Entwicklungsstandes oder ihrer biographischen Involviertheit noch deutlich schwerer fallen mag, sich von manch marktökonomischer Produktentscheidung innerlich zu distanzieren.

Nicht zu vergessen ist zudem, dass der literarische Markt neben privaten RezipientInnen auch ‚professionelle' KritikerInnen einschließt. Zwar bescheinigte man Pohls und Gieths Werk durch renommierte Literaturpreise eine qualitative Güte,[141] doch wurden von Seiten der RezensentInnen auch kritische Stimmen laut: „The prose comes formal and stiff [...]. [...] Unfortunately, the detached tone of the narrative and lengthy build-up may dissuade readers from seeing it through to the uplifting finish"[142], heißt es da in einer Kritik. Ein anderer Rezensent wiederum würdigt den ‚geschickten' Umgang mit Trauer und Tod, spricht allerdings keine Empfehlung zum Kauf aus, erscheinen ihm die Figuren doch „too mature" für ihre Altersstufe.[143] Auch solches Wissen um die potenziellen Reaktionen des Marktes und der eigene Umgang mit kritischen Stimmen tragen einen Teil zu literarischer Mündigkeit bei. Es mutet fraglich an, wie eine durch Alter und Biographie vulnerable Autorin mit diesem ‚Berufsrisiko' zurechtkommen soll, vor allem dann, wenn die Kritik den hochpersönlichen Umgang mit dem Verlust der Zwillingsschwester und dem Schmerz der eigenen Trauerarbeit tangiert. Doch darf wiederum zum Schutz von AutorInnen deswegen auf Kritik verzichtet werden, muss ein solches Werk sakrosankt sein, wenn es am literarischen Markt teilhaben möchte? Haben RezensentInnen ebenfalls eine ethische Verantwortung, wenn sie mit Werken besonders vulnerabler AutorInnen umgehen?

Die Diskussion um die ‚richtige' Balance zwischen Kindeswohl, Kindeswille und Kindgemäßheit im literarischen Kommunikationsfeld, die im Hinblick auf vulnerable RezipientInnen, Figuren und bisweilen sogar AutorInnen notwendig wird, ist an dieser Stelle letztendlich nicht beantwortbar, kann lediglich problematisiert werden. Fest steht jedoch eines: Eine entsprechende Debatte, welche die ethischen Implikationen des komplexen

[140] Pohl: *Jag saknar dig*, Herv. i. O.

[141] Etwa durch den schwedischen Augustpriset (1992) und den Deutschen Jugendliteraturpreis (1995).

[142] o. A. (1999): „I miss you, I miss you! (Review)". In: *Publishers Weekly* 246(9), S. 70.

[143] Vgl. Douglas K. Dillon (1999): „Pohl, Peter & Kinna Gieth [Rezension]". In: *Book Report* 18(3), S. 65.

Begriffs der Vulnerabilität nicht adäquat berücksichtigt, wird nicht ansatzweise den Herausforderungen gerecht, mit denen das vulnerable Kind im Kontext literarischer Kommunikation konfrontiert ist.

2 Schriftlichkeit: Berichtenswerte Singularität (Fallberichte)

Die ethischen Herausforderungen, die der Umgang mit vulnerablen AutorInnen, Figuren und LeserInnen mit sich bringt, sind untrennbar verknüpft mit dem Medium der Schrift. Als öffentliche Diskussion von Fällen, die von vertrauten Normen abweichen, erlaubt die medizinische Textsorte des Fallberichts repräsentativen Einblick in diese ethische Bedeutung der Schriftlichkeit für die Pathographik. Fallberichte haben die zentrale Funktion, zur Entdeckung von bislang unbekannten Nebenwirkungen, neuen Therapie- und Diagnoseverfahren, neuen oder seltenen Erkrankungen und ungewöhnlichen Ausprägungen bekannter Erkrankungen beizutragen. Im Unterschied zu privaten Arztbriefen oder Patientenverfügungen, die nur einem kleinen, beschränkten Leserkreis zugänglich sind, werden Fallberichte in medizinischen Fachzeitschriften publiziert und sind damit Teil des öffentlichen medizinischen Wissenschaftsdiskurses. Die Textsorte des Fallberichts lässt-dabei eindrücklich nachvollziehen, welche Bedeutung es für die Vulnerabilität von PatientInnen hat, wenn sich ein (privat-mündliches) Patient-Arzt-Verhältnis zum (öffentlich-schriftlichen) Fall-Forscher-Verhältnis verschiebt. Nach einer kurzen Einführung in Geschichte, Theorie und Praxis der Fallberichtschreibung stehen so zunächst die derzeit bestehenden kasuistischen Konventionen und die mit ihnen verbundenen spezifischen Vulnerabilitätsfacetten im Vordergrund (Kap. III.2.1). Das schließt auch den Blick auf die VerfasserInnen dieser Textsorte mit ein: Traditionell werden Fallberichte aus Sicht des ärztlichen Teams verfasst. Aber auch die Einbindung von PatientInnen und damit der Integration der Laienperspektive in den Fallbericht bringt für Wissenschaft und PatientInnen einen spezifischen Mehrwert mit sich (Kap. III.2.2). Dass PatientInnen in Fallberichten tatsächlich zu Wort kommen, ist derzeit allerdings meist noch so selten wie der beschriebene Fall selbst – es ist die ärztliche Stimme, die in der Regel die öffentliche Darstellung der zum Fall gemachten PatientInnen kontrolliert. Vor diesem Hintergrund muss daher der Bedeutung des schriftlichen Mediums im Kontext von Fachsprache und Fachwissen und hierbei auch der realitätsverändernden Wirkkraft sprachlicher Operationen gesonderte Beachtung gewidmet werden (Kap. III.2.3–2.4).

Der Sprung von kranken, sterbenden und trauernden Kindern zu erwachsenen PatientInnen, von fiktionaler Kinder- und Jugendliteratur hin zu nüchtern-faktualen Fallberichten mag auf den ersten Blick abwegig erscheinen. Doch so sehr sich die im Folgenden im Fokus stehende Textsorte von den bisher untersuchten Werken unterscheidet, zeigen doch beide Bereiche die Besonderheiten gattungsspezifischer Vulnerabilität. Sowohl die Überlegungen zu Kinder- und Jugendliteratur als auch zu medizinischen Fallberichten sind dabei in gewisser Weise als exemplarisch zu verstehen für einen Diskussionsbedarf, bei dem disziplinäre Grenzen aufgehoben werden müssen. Gattungsspezifische Vulnerabilität, und das soll die hier unternommene Parforcewende verdeutlichen, ist eben nicht nur im Kontext des Literarischen relevant, nein sie betrifft alle Bereiche, in denen das Vulnerable Bestandteil eines Textes wird und damit auch oder gerade eben die Medizin. Ist es im Falle der Kinder- und Jugendliteratur bereits die altersbedingte Entwicklungsstufe der mit ihr verbundenen Personen, die zu einer grundlegenden, durch Krankheit verstärkten Vulnerabilität führt, ist es bei Fallberichten der singuläre Status der porträtierten Person. Wie schon in der Kinder- und Jugendliteratur verlangt diese mit dem Text verzahnte Vulnerabilität von AutorInnen daher ein erhöhtes Maß an ethischer Achtsamkeit, zeichnen sie doch in hohem Maße für die öffentliche Darstellung einer besonders schutzbedürftigen Person verantwortlich.

2.1 Kasuistische Bestimmungen

2.1.1 Beobachtung und Beschreibung

Für gewöhnlich bezeichnet der lateinische Begriff des ‚casus' – verwandt mit dem griechischen πτῶσις = ‚Sturz', ‚Fall', ‚Zufall' (σύμπτωμα) –[1] die Darstellung eines als ‚Fall' zusammengefassten Ereignisses. Gegenstand des Kasuistischen ist das Verhältnis zwischen Regel und Ausnahme, zwischen Norm und Abweichung, zwischen Allgemeinem und Besonderem. Welches Ereignis überhaupt als adäquater Gegenstand eines Falls erachtet wird, ist abhängig von der federführenden Disziplin. Das trägt dazu bei, dass sich Fälle einer eindeutigen theoretischen Definition weitgehend zu entziehen scheinen.[2] Im Medizinischen umfasst ein ‚casus', ein Krankheitsfall, die gesamte Beschreibung und (Vor-)Geschichte einer Krankheit. Im Groben fällt hierunter jede Darstellung eines medizinischen Phänomens, sofern dieses als einzelne Ausprägung eines übergeordneten, allgemeinen Sachverhalts, etwa dem Krankheitsbild, gilt. Untrennbar verbunden sind Einzelfall und Allgemeines über den Faktor der Wissensbildung: Entweder, indem mithilfe eines Falls bereits anerkanntes medizinisches Wissen in deduktiver Weise erfasst wird, oder aber, indem der singuläre Fall in induktiver Weise selbst zur Bildung neuer Hypothesen beiträgt, also neues Wissen generiert.[3]

Beobachtung, Beschreibung, Deutung, Erklärung oder Verdatung, so Volker Hess, sind Grundoperationen und Voraussetzungen jeder medizinischen Wissenschaft[4] und

[1] Vgl. Stefan Goldmann (2011): „Kasus – Krankengeschichte – Novelle". In: Sheila Dickson, Stefan Goldmann u. Georg Wingertszahn (Hrsg.): *„Fakta, und kein moralisches Geschwätz." Zu den Fallgeschichten im „Magazin zur Erfahrungsseelenkunde" (1783–1793)*. Göttingen: Wallstein, S. 33–64, hier S. 46.

[2] Vgl. Susanne Düwell u. Nicolas Pethes (2014): „Fall, Wissen, Repräsentation – Epistemologie und Darstellungsästhetik von Fallnarrativen in den Wissenschaften vom Menschen". In: Dies. (Hrsg.): *Fall, Fallgeschichte, Fallstudie. Theorie und Geschichte einer Wissensform.* Frankfurt a. M.: Campus, S. 9–33, hier S.11.

[3] Vgl. Stefan Willer (2005): „Fallgeschichte". In: Bettina v. Jagow u. Florian Steger (Hrsg.): *Literatur und Medizin. Ein Lexikon.* Göttingen: Vandenhoeck & Ruprecht, Sp. 231–235, hier Sp. 231.

[4] Volker Hess (2014): „Observatio und Casus. Status und Funktion der medizinischen Fallgeschichte". In: Düwell u. Pethes *Fall, Fallgeschichte, Fallstudie*, S. 34–59, hier S. 36. Vgl. auch: „Collected patient histories have been the stable centre of medical knowing". (Volker Hess u.

dementsprechend weit reichen die Wurzeln medizinischer Fallberichte zurück: Schon die „Epidemien“ des antiken *Corpus Hippocraticum* können als frühe Vorgänger der Fallberichte gesehen werden, die sich im 17. Jahrhundert als fixer Bestandteil der ärztlichen Ausbildung und Praxis etablieren und von da an fest verflochten sind mit empiriebasierter Medizin.[5] Krankheit wird von nun an nicht länger in Nosologien systematisiert, vielmehr wird die „aleatorische Struktur“[6] des Falls Ausgang und Einheit medizinischer Beobachtung.[7] Bis zum 18. Jahrhundert avancieren Fallsammlungen oder ‚Observationes‘, die im 16. Jahrhundert aufkommen, zu einer der Hauptformen medizinischer Schreib- und Wissensformen und werden ab Mitte des 19. Jahrhunderts auch in Handbüchern festgeschrieben.[8] Ab der zweiten Hälfte des 20. Jahrhunderts werden verschiedene kasuistische Aufzeichnungsformen nicht nur der Medizin, sondern auch anderer Disziplinen wie etwa der Jurisprudenz schließlich retrospektiv unter dem deutschen Begriff der ‚Fallgeschichte‘ gebündelt.[9]

Wenn im Folgenden nun von ‚Fallberichten‘ gesprochen wird, so sind damit jene in medizinischen Fachzeitschriften publizierten Beschreibungen von Diagnose, Therapie und Behandlungsergebnissen eines Falls bezeichnet, der von vertrautem Wissen abweicht. Die spezifische Singularität eines Falls, also das, was den Fall zum Fall macht, kann sich etwa durch neue oder seltene Erkrankungen ergeben, durch ungewöhnliche Symptomverbindungen, ungewöhnliche Verläufe geläufiger Krankheiten, neuartige Optionen oder Ergebnisse einer Behandlung, etwa bislang unbekannte Arzneimittelnebenwirkungen usw.[10] Die Basis von Fallberichten bilden meist Fallakten, das heißt all jene überlieferten Dokumente, die zu einem Behandlungsfall von einer spezifischen Institution angefertigt, entgegengenommen oder gesammelt wurden.[11] Im Fallbericht werden

Andrew J. Mendelsohn (2010): „Case and series. Medical knowledge and paper technology, 1600-1900“. In: *History of Science* 48(3–4), S. 287–314, hier S. 287.)

5 Vgl. Willer: *Fallgeschichte*, insb. Sp. 231–232, Hess u. Mendelsohn: *Case and series*, S. 287 sowie Hess: *Observatio und Casus*, S. 34.

6 Michel Foucault (2011): *Die Geburt der Klinik. Eine Archäologie des ärztlichen Blicks* [1963]. Übers. v. Walter Seitter. 9. Aufl. Frankfurt a. M.: Fischer, S. 104.

7 Vgl. Nicolas Pethes (2005): „Vom Einzelfall zur Menschheit. Die Fallgeschichte als Medium der Wissenspopularisierung in Recht, Medizin und Literatur“. In: Gereon Blaseio, Hedwig Pompe u. Jens Ruchatz (Hrsg.): *Popularisierung und Popularität* (= Mediologie, Bd. 14). Köln: DuMont, S. 63–92, hier S. 70.

8 Vgl. Gianna Pomata (2013): „Fälle mitteilen. Die *Observationes* in der Medizin der frühen Neuzeit.“ [Übers. v. Sarah Wollin.] In: Yvonne Wübben u. Carsten Zelle (Hrsg.): *Krankheit schreiben. Aufzeichnungsverfahren in Medizin und Literatur.* Göttingen: Wallstein, S. 20–63 (zuerst erschienen unter Gianna Pomata (2010): „Sharing cases. The Observationes in early modern medicine“. In: *Early Science and Medicine* 15(3), S. 193–236); Düwell u. Pethes: *Fall, Wissen, Repräsentation*, S. 10–11; Willer: *Fallgeschichte*, Sp. 232.

9 Vgl. Düwell u. Pethes: *Fall, Wissen, Repräsentation*, S. 11.

10 Vgl. BMJ Case Reports (o. J.): „Type of case“. http://casereports.bmj.com/site/about/typeofcase.xhtml (letzter Zugriff: 27.09.2016).

11 Vgl. Sibylle Brändli, Barbara Lüthi u. Gregor Spuhler (2009): „‚Fälle‘ in der Geschichte von Medizin, Psychiatrie und Psychologie im 19. und 20. Jahrhundert“. In: Dies. (Hrsg.): *Zum Fall machen, zum Fall werden. Wissensproduktion und Patientenerfahrung in Medizin und Psychiatrie des 19. und 20. Jahrhunderts.* Frankfurt a. M.: Campus, S. 7–29, hier S. 19.

die in den Akten enthaltenen Informationen zu einer kohärenten Einheit verbunden.[12] Veröffentlicht werden Fallberichte, die meist nur wenige Seiten umfassen, entweder als unabhängige Einzelpublikation oder als Teil einer umfassenderen Fallstudie. Bei Fallstudien werden die Ergebnisse eines nach vorgegebenen Methoden und Vorgaben untersuchten Einzelfalls zu einem größeren Ganzen in Beziehung gesetzt. Fallberichte kommen verschiedenen Interessensgruppen zugute, von KlinikerInnen und WissenschaftlerInnen bis hin zu EntscheidungsträgerInnen in Wissenschaft, Politik und Gesundheitsindustrie. Auch PatientInnen können von Fallberichten profitieren, bieten sie ihnen doch beispielsweise die Gelegenheit, sich über therapeutische Optionen zu informieren.[13]

2.1.2 Epistemische Gattungen

Bis heute sind unsere anthropologischen Wissensannahmen von der Auseinandersetzung mit Einzelfällen geprägt. So lassen sich Fallberichte Nicolas Pethes zufolge verstehen als „Grundlegung künftiger Wissenschaften vom Menschen und also als Sammlung empirischen Beobachtungsmaterials zur generellen Bestimmung der Gattung ‚Mensch'."[14] Wie Susanne Düwell und Pethes bemerken, verdankt sich

> [i]nsbesondere die moderne Semantik des Individuums [...] nicht nur philosophischen Reflexionen, sondern auch den materiellen Praktiken der Protokollierung, Archivierung und Publikation von Fällen in den verschiedenen Institutionen der modernen Wissenschaft und Verwaltung.[15]

Um überhaupt zum Fall zu werden, müssen Ereignisse oder Lebensläufe also „einerseits beobachtet oder rekonstruiert, andererseits notiert, archiviert, publiziert, verbreitet, gelesen, zitiert, wiederabgedruckt, verfilmt etc. werden."[16] Repräsentation und Wissen sind folglich eng miteinander verwoben. So verknüpft der Fallbericht

> auf eine grundlegende Weise die Ebene der Epistemologie mit derjenigen der Repräsentation, und die Schwierigkeit, den Gegenstand definitorisch einzugrenzen, könnte ihren Grund gerade darin haben, dass beide Aspekte – Wissen und Medium, Methode und Textform – sich nicht trennen lassen, sondern stets beide im Spiel sind, wenn vom Fall die Rede ist.[17]

Als ‚epistemische Genres', als die Gianna Pomata Fallberichte versteht, spiegeln und beeinflussen Fallberichte dabei die – bestehenden und zukünftigen – Denkmuster hinter

[12] Vgl. ebd., S. 20.

[13] Vgl. ebd.

[14] Nicolas Pethes (2011): „Ästhetik des Falls. Zur Konvergenz anthropologischer und literarischer Theorien der Gattung". In: Dickson, Goldmann u. Wingertszahn: *Fakta, und kein moralisches Geschwätz*, S. 13–32, hier S. 19.

[15] Vgl. Düwell u. Pethes: *Fall, Wissen, Repräsentation*, S. 10.

[16] Ebd., S. 17.

[17] Vgl. ebd., S. 13.

medizinischen Wissensbildungen. Zum einen reagieren sie auf die Konventionen, die in ihrem jeweiligen Wissensdiskurs vorherrschen, soll heißen, sie ziehen „jene Wege nach, die der Geist zu folgen trainiert ist, aber sie verweisen auch auf so etwas wie intellektuelle Neigungen, Geschmäcker oder Vorlieben."[18] Zugleich können epistemische Genres neues Wissen hervorbringen, verleihen sie doch „der intellektuellen Anstrengung eine literarische Form und geben damit der kognitiven Praxis der Aufmerksamkeit Gestalt und Richtung."[19] Wie Pethes betont, sind medizinische Texte folglich nicht als reine Wissensträger zu verstehen, sondern sind selbst konstitutiv beteiligt an dem Prozess, in dem eine Beobachtung zum wissenschaftlichen Fakt wird. Voraussetzung für den Übergang in den Wissensdiskurs ist es, so Pethes, dass allseits vertraute argumentative und narrative Muster eingehalten werden und zudem eine wissenschaftliche Gemeinschaft besteht, die über Briefe, Artikel oder Lehrbücher dieselben Texte teilt.[20] Der korrelative Prozess von Repräsentation und Wissensbildung ist hierbei in ständigem Wandel begriffen, denn Fallberichte werden von ihren jeweiligen NutzerInnen immer wieder neu interpretiert und weiterentwickelt.[21] Wie nahezu jede Textsorte und Gattung haben damit auch Fallberichte einen inhärent sozialen Kern:

> Zu einem Genre beizutragen heißt, sich bewusst in eine Gemeinschaft einzuschreiben; tatsächlich sind Genres in hohem Maße Mittel zur ‚Gemeinschaftsbildung', Instrumente für die Begründung eines Kreises, in dem die wissenschaftliche Arbeit einen gemeinsamen sozialen und intellektuellen Raum schafft.[22]

Fallberichten lassen sich somit zwei elementare Verwendungsweisen zuschreiben: Als Bezeichnung für ein tendenziell induktiv oder qualitativ verfahrendes methodisches Vorgehen entsprechen Fallberichte zum einen einer distinkten Wissensform; als Bezeichnung für eine mediengestützte Form der Aufzeichnung, Speicherung und Verbreitung wissenschaftlicher Daten, also als spezifische Repräsentationsform, kommt ihnen zum anderen eine soziale Funktion zu.[23]

AutorInnen eines Fallberichts stellt sich vor diesem Hintergrund die komplexe Aufgabe, die verschiedenen textuellen und sozialen Konventionen im Text in Einklang zu bringen und dabei eine Brücke zu bilden zwischen bestehendem und zukünftigem Wissen. Darüber hinaus gilt es, die Darstellung des Falls an die vorherrschenden gattungsspezifischen Regeln anzupassen. AutorInnen changieren dadurch zum einen konstant zwischen Beobachtung und Repräsentation, zum anderen zwischen einer ärztlichen und einer autorschaftlichen Rolle. All dies beeinflusst auch den hermeneutischen Zugang zur kranken Person. Bereits die Verschränkung von Form und Inhalt kann so in gewisser Weise verhindern, dass ärztliche AutorInnen einen freien und unvoreingenommenen Blick auf jene PatientInnen haben, über die sie einen öffentlichen Bericht verfassen

18 Pomata: *Fälle mitteilen*, S. 25.

19 Ebd., S. 24.

20 Vgl. Nicolas Pethes (2014): „Telling Cases. Writing against Genre in Medicine and Literature". In: *Literature and Medicine* 32(1), S. 24–45, hier S. 24.

21 Vgl. Pomata: *Fälle mitteilen*, S. 24.

22 Ebd.

23 Vgl. Düwell u. Pethes: *Fall, Wissen, Repräsentation*, S. 12.

möchten. Auch institutionelle Faktoren beeinflussen die Selektions- und Darstellungsprozesse der Fallberichtschreibung: Denn was überhaupt als berichtenswert erachtet wird, wird nicht zuletzt gelenkt durch Vorgaben und Konventionen der jeweiligen Institution, etwa dem Krankenhaus, in deren Rahmen der Artikel entsteht. Man denke hier exemplarisch an die vorgegebene Struktur und Topik eines Fragenkatalogs oder Formulars, durch die bereits die Beobachtung und Auswahl der als nennenswert erachteten Ereignisse oder Phänomene gesteuert werden.[24] Nicht zuletzt haben editorische Konventionen Einfluss auf die Falldarstellung: Beispielsweise müssen Fallberichte, die im Rahmen einer Fallserie veröffentlicht werden, an die Paradigmen der betreffenden kasuistischen Sequenz angepasst werden, um die Voraussetzungen für eine Veröffentlichung zu erfüllen.

2.1.3 Singuläre Vulnerabilität

VerfasserInnen eines Fallberichts befinden sich damit in einem Vexierbild aus ärztlicher und wissenschaftlicher Persönlichkeit, haben sie doch mehrere Rollen in sich zu vereinen. So liegt der Ernennung einer Person zum berichtenswerten Fall in der Regel eine Verschiebung von der Patient-Arzt-Beziehung zum Fall-Forscher-Verhältnis zugrunde, was einerseits mit der Verantwortung gegenüber der Forschungswelt, andererseits gegenüber den zum Fall gemachten PatientInnen und auch gegenüber zukünftigen Patientengruppen einhergeht. Dieser kasuistische Umgang mit PatientInnen erfordert von ärztlichen AutorInnen eine erhöhte Sensibilität, ist doch die Vulnerabilität seines textinternen Gegenstands ein Kernmerkmal des Fallberichts. Dies ist zum einen dem gesundheitlichen Zustand der beschriebenen Person geschuldet. Durch das Abhängigkeits- bzw. Vertrauensverhältnis der bekanntermaßen hierarchischen Patient-Arzt-Beziehung wird diese Vulnerabilität zusätzlich gesteigert. Schließlich können PatientInnen in ihrer Einwilligungsfähigkeit auch durch die behandelnden ÄrztInnen beeinflusst werden, wenn diesen etwa aufgrund ihrer Wahrnehmung als ExpertInnen oder RatgeberInnen eine besondere Garantenstellung zugeschrieben wird.[25] Wird die eigene Krankengeschichte in einem öffentlich zugänglichen Bericht festgehalten, erhöht sich die Vulnerabilität der kranken Person um eine weitere Stufe. Denn folgt man G. Thomas Couser, dann ist jede Person, die keinen Einfluss auf die – aus einer intimen oder auf Vertrauen basierenden Beziehung hervorgegangenen – Außendarstellung ihrer Person hat, in besonderer Weise auf den Schutz anderer angewiesen: „[I]ntimacy itself“, befindet Couser so wie bereits erwähnt, „entails a degree of vulnerability.“[26] Anonymisierungen und Pseudonymisierungen sind vor diesem Hintergrund ein notwendiger Schutz, um zu verhindern, dass andere vom Text auf die porträtierte Person rückschließen können; die Betroffenen selbst bewahren solche

[24] Vgl. ebd., S. 23–24, vgl. hierzu auch Volker Hess (2011): „Das Material einer guten Geschichte. Register, Reglements und Formulare“. In: Dickson, Goldmann u. Wingertszahn: *Fakta, und kein moralisches Geschwätz*, S. 115–139.

[25] Vgl. Heinrichs: *Forschung am Menschen*, S. 175.

[26] Couser: *Vulnerable Subjects*, S. 17. Couser bezieht sich nicht auf klinische Fallberichte im Speziellen, sondern auf allgemeine Schriften über vulnerable Personen. Vgl. auch ebd., S. xii.

Verfremdungstechniken dennoch nicht vor dem Schock der Selbsterkenntnis.[27] Je enger die Beziehung und stärker das Abhängigkeitsverhältnis zwischen der beschriebenen Person und ihren AutorInnen, desto dringlicher somit der Bedarf ethischer Achtsamkeit.[28]

Das Wissen um die Singularität des eigenen ‚Falls' kann diese Abhängigkeit und Vulnerabilität der kranken Person um ein Zusätzliches erhöhen. So ist es gerade die individuelle Abweichung von der ‚Norm', vom geprüften und anerkannten medizinischen Wissen, die überhaupt die notwendige Aufmerksamkeit und auch Legitimation dafür schafft, zum Gegenstand eines Fallberichts zu werden. Die abweichende Singularität der zum Fall erklärten PatientInnen verhindert es, dass ÄrztInnen in der Behandlungssituation ausschließlich auf bereits empirisch geprüfte und validierte Wissensbestände zurückgreifen können. Vielmehr macht es die Singularität dieser ‚deviante[n] Individuen'[29] notwendig, dass das Vertraute in experimenteller Manier auf das Unvertraute übertragen und auf diese Weise neues diagnostisches oder therapeutisches Wissen generiert wird. Es kann dabei in der Regel davon ausgegangen werden, dass PatientInnen der außergewöhnliche, singuläre Status ihres ‚Falls' durchaus bewusst ist, entweder durch das direkte Patient-Arzt-Gespräch oder auch durch das Wissen, überhaupt Gegenstand eines Artikels zu werden und damit selbst zur Fortschreibung des medizinischen Fachwissens beizutragen. So setzt die Veröffentlichung eines Fallberichts in der Regel die Einverständniserklärung der darin beschriebenen PatientInnen voraus; manche Fachzeitschriften verlangen darüber hinaus, dass AutorInnen ihr Manuskript vor der Veröffentlichung auch den betreffenden PatientInnen zur Durchsicht vorlegen. So fordert etwa das *British Medical Journal Case Reports*: „We would like the patient to sign our consent form, which requires the patient to have read the article."[30] Dieses Wissen um die Singularität des eigenen Falls kann für PatientInnen die Befürchtung nahelegen, dass der Status quo des medizinischen Wissens für die eigene Behandlung in irgendeiner Weise defizitär und ihre Behandlung insofern auf induktive bzw. experimentelle Vorgehensweisen gestützt ist. Der individuellen ärztlichen Expertise kommt hierdurch hohe Bedeutung zu, sind doch PatientInnen, die von der Norm abweichen, im Vergleich zu medizinisch vertrauten Fällen stärker abhängig von den klinischen Erfahrungen und fachlichen Kompetenzen der behandelnden ÄrztInnen. Dass der eigene singuläre Zustand zugleich das Fehlen eines Patientenkollektivs implizieren und damit den Rückhalt einer (trostspendenden) Leidensgemeinschaft ausschließen kann, was die Situation des oder der Betroffenen um ein weiteres erschwert, sei nur am Rande erwähnt.

[27] Vgl. ebd., S. 20. Auch an dieser Stelle nicht explizit auf Pathographien bezogen.

[28] Vgl. ebd., S. xii.

[29] Vgl. Düwell u. Pethes: *Fall, Wissen, Repräsentation*, S. 27.

[30] Vgl. BMJ Journals (o. J.): „Patient consent and confidentiality". http://journals.bmj.com/site/authors/editorial-policies.xhtml#patientconsent (letzter Zugriff: 27.09.2016).

2.2 Patientenperspektiven

2.2.1 CARE-Leitlinien

Ausgangspunkt eines Fallberichts ist die klinische Behandlungssituation. Um sich einen singulären Fall erschließen zu können, stellt zunächst das geprüfte und kanonisierte Fachwissen, das über akademische und institutionalisierte Wege vermittelt wird, einen Wegweiser für die behandelnden ÄrztInnen dar. Hinzu kommen individualisierte Informationen wie vorangegangene Arztbriefe, erhobene Laborbefunde oder Resultate bildgebender Verfahren. Weitere Aufschlüsse ergeben sich aus der Begegnung und dem Gespräch mit der kranken Person. Die Bedeutung der subjektiven Patientensicht ist nicht zu unterschätzen, vermag sie dem sich gegebenenfalls verirrenden kasuistischen Blick doch ein wichtiges Korrektiv entgegenzusetzen. Der Rückgriff auf die Erfahrungen von PatientInnen als alternativer Wissensform scheint dabei umso wichtiger, je stärker ein ‚Fall' von den bestehenden Wissensschätzen der Medizin abweicht.[31] Zumeist ist der ärztliche Zugang zu PatientInnen jedoch als typenhaft zu verstehen, gilt medizinisches Wissen doch unabhängig von seiner Anwendungssituation auf einen konkreten Krankheitsfall.[32] In der Praxis befördert dies die Tendenz, Patientenrede zu klassifizieren, indem sie möglichst rasch vom Subjektiven getrennt wird:

> Dieses Vorgehen kann dazu führen, dass der Arzt schon früh im Gespräch einen Verdacht hegt und sich die ärztlichen Fragen bzw. damit große Teile des Gesprächs aufgrund von erwarteter Absicherung der These thematisch in diese Richtung bewegen (Mosaik-System), möglicherweise ohne auf andere Aspekte der Patientenäußerung zu achten.[33]

Auf der ärztlichen Suche nach dem Vertrauten des Objektiven droht die Singularität des beobachteten Einzelfalls so mitunter aus den Augen zu geraten. Die Wurzeln dieses Problems liegen weit zurück: Bereits um 1800 verschwand die Stimme der PatientInnen aus dem ärztlichen Blickfeld und damit zugleich aus der ärztlichen Falldarstellung.[34] Und noch heute geht die systematische Gliederung der Krankengeschichte in Aufnahmebefund, Diagnose, Prognose und Therapie in der Regel einher mit der Unterordnung der Patienten- unter die Arztperspektive.[35]

[31] Vgl. beispielsweise Rudolf Behrens u. Carsten Zelle (2012): „Vorwort". In: Dies. (Hrsg.): *Der ärztliche Fallbericht. Epistemische Grundlagen und textuelle Strukturen dargestellter Beobachtung* (= culturæ, Bd. 6). Wiesbaden: Harrasowitz, S. VII–XII.

[32] Vgl. beispielsweise Jochen Rehbein (1993): „Ärztliches Fragen". In: Petra Löning u. Jochen Rehbein (Hrsg.): *Arzt-Patient-Kommunikation. Analysen zu interdisziplinären Problemen des medizinischen Diskurses.* Berlin u. New York: de Gruyter, S. 311–364, hier S. 317.

[33] Tim Peters (2008): *Macht im Kommunikationsgefälle. Der Arzt und sein Patient* (= Forum für Fachsprachen-Forschung). Berlin: Frank & Timme, S. 75.

[34] Vgl. Karen Nolte (2009): „Vom Verschwinden der Laienperspektive aus der Krankengeschichte: Medizinische Fallberichte im 19. Jahrhundert". In: Brändli, Lüthi u. Spuhler: *Zum Fall machen*, S. 33–61, hier S. 33.

[35] Vgl. ebd., S. 33–48.

Ein Versuch, dieser Asymmetrie zumindest in Ansätzen entgegenzuwirken, stellt die sogenannte CARE-Leitlinie dar. Hierbei handelt es sich um die erste Leitlinie, die sich gezielt auf die Textsorte des Fallberichts konzentriert: „Guidelines have been developed for adverse-event case reports; however, general reporting guidelines for case reports do not exist."[36] Wie die Autorengruppe um CARE – ein Apronym für *CA*-se *RE*-ports – kritisierte, führte das Fehlen einheitlicher Richtlinien zu einer oft unzureichenden Qualität von Fallberichten: „Case reports written without guidance from reporting standards are insufficiently rigorous to guide clinical practice or to inform clinical study design."[37] Primäres Ziel war es vor diesem Hintergrund, AutorInnen verschiedener kasuistischer Formate mithilfe der CARE-Leitlinie eine einheitliche Systematik an die Hand zu geben, um die Vollständigkeit und Transparenz veröffentlichter Artikel zu verbessern und dadurch zugleich positiv auf die Krankenversorgung einzuwirken.[38] Die konsensbasierten Empfehlungen wurde 2013 parallel in verschiedenen Fachzeitschriften veröffentlicht und stießen auf positive Resonanz: So verpflichten inzwischen eine Reihe internationaler Publikationsorgane wie das *Journal of Medical Case Reports* oder das *British Medical Journal Case Reports* ihre AutorInnen auf die Einhaltung der CARE-Leitlinie.

Die CARE-Gruppe spricht in ihrer Leitlinie unter anderem folgende Empfehlungen für die Erstellung von Fallberichten aus: Über die PatientInnen sollen anonymisierte Informationen bereitgestellt werden zu demographischen Daten wie Alter, Geschlecht oder Beruf, zu Hauptsymptomen, zur medizinischen, familiären und psychosozialen Anamnese, zu relevanten Komorbiditäten sowie zu bisherigen Interventionen und Ergebnissen. Den Patienteninformationen sollen Hinweise zu den klinischen Befunden samt einer Zeitachse folgen, darüber hinaus Angaben zu den eingeleiteten diagnostischen Verfahren und therapeutischen Schritten sowie eine Zusammenfassung der Nachuntersuchungen und Ergebnisse. Abgerundet werden sollen Fallberichte durch eine umfassende Diskussion der Patientenversorgung und der genutzten medizinischen Literatur, durch eine Schlussfolgerung wie auch durch eine Quintessenz des Fallberichts. Auf Nachfrage sollte zudem die informierte Einwilligung (‚informed consent') der porträtierten Person nachgewiesen werden können:[39]

> We believe that authors have an ethical duty to obtain informed consent from the patient to publish patient information in a case report. Consent becomes informed when the patient or a relative reads the case report and approves its contents. If the patient cannot give consent and attempts to find a relative to give proxy consent have failed, the authors should seek permission to publish from an institutional committee.[40]

[36] Ebd., S. 39.

[37] Ebd.

[38] Vgl. Joel J. Gagnier u. a. (2013): „The CARE Guidelines. Consensus-Based Clinical Case Reporting Guideline Development". In: *Global Advances in Health and Medicine* 2(5), S. 38–43, hier S. 38.

[39] Für den gesamten Abschnitt vgl. CARE (o. J.): „CARE Checklist – Information for writing a case report". http://www.care-statement.org/downloads/CAREchecklist-Eng-20160131.pdf (letzter Zugriff: 27.09.2016).

[40] Gagnier u. a.: *CARE Guidelines*, S. 40.

2.2.2 Patientenstimmen

Nicht zwingend erforderlich, indes empfohlen ist es zudem, die Perspektive von PatientInnen in Fallberichte zu inkludieren. Das der CARE-Leitlinie folgende *Journal of Medical Case Reports* spricht sich so dafür aus, dass die AutorInnen eines Fallberichts PatientInnen ermutigen, in einem eigenen Abschnitt selbst Stellung zu ihrem ‚Fall' zu beziehen. PatientInnen können darin zum Beispiel in eigenen Worten erläutern, weshalb sie sich ursprünglich in ärztliche Behandlung begeben haben, wie sie selbst ihre Symptome beschreiben würden, ob sich die Symptome zu bestimmten Zeitpunkten verbessert oder verschlechtert haben, wie sie auf Tests und Behandlungen reagierten und wie es ihnen heute geht.[41] Eine solche Einbettung der Patientensicht in den ärztlichen Fallbericht ist bislang allerdings noch keine Konvention. Im Publikationsjahr 2015 beispielsweise wurde die ärztliche Darstellung im *Journal of Medical Case Reports* streng genommen kein einziges Mal durch die Patientenperspektive erweitert: Von insgesamt 289 Fallberichten, die zwischen dem 01.01.2015 bis 31.12.2015 veröffentlicht wurden, enthielt lediglich einer eine gesonderte Sparte mit der Patientenperspektive. Doch selbst dieser Fallbericht fällt aus dem Raster, da der ärztliche Autor über seine eigene Erkrankung berichtet und Arzt und Patient somit in einer Person zusammenfallen.[42] Von der mit der CARE-Leitlinie geforderten Inklusion der Laienperspektive lässt sich bislang ergo nur schwerlich sprechen.

Eine tatsächliche Verbindung von ärztlicher und Patientensicht gelang hingegen David Barnard. 1986, weit vor Einführung der CARE-Leitlinie, veröffentlichte er in der Zeitschrift *Literature and Medicine* die viel diskutierte Falldarstellung „A Case of Amyotrophic Lateral Sclerosis"[43]. In seinem Beitrag ließ Barnard neben den behandelnden ÄrztInnen auch den betroffenen Patienten und dessen Ehefrau als nächste Angehörige zu Wort kommen. Das eigentlich Beachtenswerte an Barnards Fallbericht ist aber dessen Form: Denn Barnard berichtete nicht, er erzählte. Objektive Fakten zu Krankheit, Behandlung und Verlauf wurden in seiner Falldarstellung ebenso aufgegriffen wie deren subjektive Wahrnehmung durch alle Beteiligten. Indem Barnard das Gesagte ebenso wie das Gedachte, das Offenkundige und das, was sonst im Verborgenen bleibt, publik machte, gelang es ihm, nicht nur die Laienperspektive in den medizinischen Fachtext zu integrieren, sondern zudem der sonst üblichen berichtenden Form medizinischer Fachsprache eine narrative Alternativstruktur entgegenzusetzen. Nicht etwa wurde die Wahrnehmung des Patienten in die Konventionen medizinischer Fachsprache ‚übersetzt' und die ursprüngliche Patientenrede durch die Distanzierungseffekte eines paraphrasierenden Berichts entfremdet; vielmehr ließ sich Barnard auf die Wirklichkeitswahrnehmung

[41] Vgl. Journal of Medical Case Reports (o. J.): „Instructions for authors". http://www.jmedicalcasereports.com/authors/instructions/casereport (letzter Zugriff: 08.02.2016) sowie Gagnier u. a.: *The CARE Guidelines*, S. 40.

[42] Hier handelt es sich um David A. Keegan (2015): „Reducing pain in acute herpes zoster with plain occlusive dressings. A case report". In: *Journal of Medical Case Reports* 9(89), S. 1–3.

[43] David Barnard (1986): „A Case of Amyotrophic Lateral Sclerosis". In: *Literature and Medicine* 5(1), S. 27–42.

und -darstellung des medizinischen Laien selbst ein und ließ hieran auch das medizinische Fachpublikum teilhaben.[44]

Auch die hinter der CARE-Leitlinie stehenden WissenschaftlerInnen ermutigen ärztliche AutorInnen nicht nur dazu, die Patientenperspektive in ihren Ausführungen zu berücksichtigen, sondern weisen Fallberichte als narrative Redestrukturen aus: „A case report is a *narrative* that describes, for medical, scientific, or educational purposes, a medical problem experienced by one or more patients."[45] Und an anderer Stelle: „A case report *tells a story in a narrative format* that includes the presenting concerns, clinical findings, diagnoses, interventions, outcomes (including adverse events), and follow-up."[46] Angesichts der irritierenden terminologischen Verbindung der konträren Formate von Bericht und Erzählung ist hier unklar, wie die AutorInnen diese beiden Konzepte konkret definieren und verwenden.[47] Doch selbst wenn man nicht so weit gehen möchte, wie es Barnard tat und auf eine tatsächliche narrative Darstellung verzichtet, erscheint es zumindest begrüßenswert, wenn eine systematische Öffnung des ‚klassischen' Berichtformats für die Patientenperspektive und -stimme gelingen würde. Denn werden PatientInnen als TeilnehmerInnen am öffentlich-wissenschaftlichen Diskurs wahrgenommen, birgt dies sowohl für die medizinische Fachwelt als auch für die PatientInnen eine Reihe von Vorteilen.

2.2.3 Beispielanalyse eines Fallberichts

Den Mehrwert, den die Inklusion der Patientenperspektive in einen Fallbericht bieten kann, illustriert ein 2016 erschienener Artikel aus dem *Journal of Medical Case Reports*.[48] Dieser Fallbericht stellt die neuartige Behandlung einer an akuter intermittierender Porphyrie (AIP), einer seltenen Stoffwechselerkrankung, leidenden 49-jährigen Patientin vor, die einer Chemotherapie mit den Medikamenten Methotrexat (MTX) und Actinomycin D (ACT-D) unterzogen wurde.[49] Der Artikel endet mit einer kurzen Stellungnahme der behandelten Patientin, in der diese ihre persönliche Wahrnehmung der Krankheit, der Patient-Arzt-Begegnung und der multifaktorellen Umstände eigener Ent-

[44] Die narrative Methode seiner Falldarstellung reflektierte Barnard 1992 in dem Artikel „‚A Case of Amyotrophic Lateral Sclerosis'. A Reprise and Reply". In: *Literature and Medicine* 11(1), S. 133–146.

[45] Vgl. Gagnier u. a.: *CARE Guidelines*, S. 38, Herv. KF.

[46] Vgl. ebd., S. 41, Herv. KF.

[47] Im Artikel bleibt eine Definition aus. Da die Abgrenzung dieser beiden Konzepte für dieses Kapitel ansonsten nicht von Belang ist, wird an dieser Stelle ebenfalls auf eine genaue Begriffsgegenüberstellung verzichtet. Auf die spezifische Bedeutung von Narration und Bericht im Kontext medizinischer Textsorten wird hingegen in Kap. IV.2 ausführlich zu sprechen zu kommen sein.

[48] Yukiko Mikami u. a. (2016): „Methotrexate and actinomycin D chemotherapy in a patient with porphyria. A case report". In: *Journal of Medical Case Reports* 10(9), S. 1–7.

[49] Für das Verständnis der folgenden Analyse ist ein detaillierteres Wissen zu Erkrankung und Medikamenten nicht erforderlich.

scheidungsprozesse schildert. Der Vergleich der Patientenperspektive mit den korrespondierenden Passagen der ärztlichen Darstellung schärft die Hintergründe, die Anamnese, Entscheidungsprozessen, Krankheitswahrnehmungen und Patientennutze zugrunde liegen:

1) Anamnese

ÄrztInnen	„Our patient had repeatedly visited the hospital for stomachaches beforehand; however, approximately 2 years of consultations passed before she was accurately diagnosed.“[50]
Patientin	„[...] I had been treated in ambulatory centers and hospitals many times for abdominal pain, but the clinicians could not diagnose the cause of this pain. Although I experienced very severe pain, sometimes this was doubted and thought to be caused by a mental disorder.“[51]

Während der ärztliche Bericht an dieser Stelle eher knapp und oberflächlich bleibt, liefert erst die Patientenperspektive nähere Details zur Anamnesegeschichte: Hier stellt sich nun heraus, dass in früheren Patient-Arzt-Geprächen bisweilen Zweifel an den Selbsteinschätzungsfähigkeiten der Patientin und darüber hinaus sogar an ihrer Mündigkeit geäußert wurden – eine Information, die im ärztlichen Bericht schlicht unter dem vagen Verweis auf eine nicht näher spezifizierte ‚inakkurate‘ Diagnose subsumiert und damit genau genommen übergangen wird. Es stellt sich vor diesem Hintergrund die Frage, inwiefern der vorherige ärztliche Zweifel nicht nur am Schmerzempfinden der Patientin, sondern auch an ihrer geistigen Verfassung einen bereits bestehenden Leidensdruck verstärkt haben mag. Erst durch die Patientenperspektive wird bei den LeserInnen des Fallberichts ein Bewusstsein dafür geschaffen, in welcher Weise vorangegangene und eventuell gar falsche Diagnosen die Krankheitswahrnehmung der Patientin ebenso wie die der ÄrztInnen beeinflussen können und wie sich diese nicht nur auf die private Konsultation des Patient-Arzt-Gesprächs, sondern auch auf die öffentliche Krankendarstellung des mit der Fachwelt geteilten Fallberichts auszuwirken vermögen. Gerade nach langjährigem Leidensweg tragen Patientenperspektiven in diesem Sinne dazu bei, einen ärztlichen Bericht um relevante anamnestische Informationen zu komplettieren und können Aspekte in den Fokus stellen, die auch für die Behandlung späterer Patientengruppen von Bedeutung sind.

50 Mikami u. a.: *Methotrexate and actinomycin D chemotherapy*, S. 2.
51 Ebd., S. 5–6.

2) Entscheidungsprozesse

2a) Personelle und institutionelle Faktoren

ÄrztInnen „Although our patient's serum hCG level decreased with MTX treatment, it became elevated during treatment interruption. Chemotherapy with ACT-D was therefore considered. After providing informed consent to ACT-D treatment and acknowledging that ACT-D was not implicated as either porphyrinogenic or nonporphyrinogenic, our patient received intravenous ACT-D at a dose of 1.5 mg/day on days 1–5 of every 2-week period, starting on day 70 of her clinical course."[52]

Patientin „My husband and I listened to an explanation about another anticancer agent from a doctor in the outpatient department 1 week later. She told us that the next medicine, actinomycin D, had also not been evaluated for use in patients with AIP. However, we understood the need for chemotherapy, and we agreed to its use."[53]

Im Fallbericht ergänzt die Patientenperspektive nicht nur relevante anamnestische Daten, sondern trägt auch zu einem ganzheitlicheren Bild der therapeutischen Entscheidungsprozesse bei. Während der ärztliche Bericht das Augenmerk darauf legt, welche Therapie in Absprache mit der Patientin durchgeführt wurde, lässt sich über den Beitrag der Patientin nachvollziehen, welche Schritte der informierten Einwilligung (‚informed consent') vorausgegangen waren: Wer („My husband and I") hatte durch wen („a doctor in the outpatient department") wann („1 week later" [nach Therapiepause]) und mit welchem Erfolg („we understood [...] and we agreed") am Entscheidungsprozess mitgewirkt. Nicht zu übersehen ist hierbei die wortwörtlich entscheidende Stellung des Ehemannes, der im Beitrag der Patientin auch noch an anderer Stelle Erwähnung findet und dessen prominente Rolle in Entscheidungssituation und im Therapieverlauf durch die wiederholten Personalpronomen der 1. Person Plural auch grammatikalisch widergespiegelt wird. Patientenperspektiven, die Aufschluss darüber geben, welche Informationswege wie und mit welchen Ergebnissen genutzt wurden und welche Institutionen oder Einzelpersonen in Entscheidungsprozessen involviert waren, können dabei helfen, Aufklärungsstrukturen stärker an die Bedürfnisse der PatientInnen anzupassen. Unter welchen institutionellen und personellen Prämissen sind Entscheidungen zustande gekommen? Welche Rolle spielten Dritte, beispielsweise Angehörige oder Gesundheitsdienstleister wie Pflegepersonal oder Seelsorger? Stellten PatientInnen spezielle Anforderungen an den Entscheidungsprozess? Nehmen die ärztlichen AutorInnen im Fallbericht auf diese Anforderungen Bezug? Oder haben die PatientInnen entsprechende Erwartungen im direkten Patient-Arzt-Gespräch nicht explizit mitgeteilt und bringen sie erst nachträglich im Fallbericht zur Sprache? Wie beurteilen PatientInnen die Nützlichkeit und Angemessenheit des Aufklärungsgesprächs, der erhaltenen Informationen oder des zeitlichen und inhaltlichen Spielraums, der ihnen für eine Entscheidung eingeräumt wurde? Sowohl direkte als auch

[52] Ebd., S. 3.
[53] Ebd., S. 6.

indirekte Reflexionen zur Patient-Arzt-Kommunikation sind hierbei auch von medizinethischem Interesse, können sie doch Aufschluss geben über das tatsächliche Verständnis und Einverständnis der PatientInnen: Hat wirklich ein ,informed consent' vorgelegen oder war die Entscheidung der PatientInnen fremdbestimmt? Damit lassen Patientenperspektiven nicht zuletzt Rückschlüsse auf die Art der Patient-Arzt-Beziehung zu: Verlief die Behandlung beispielsweise eher paternalistisch, informativ oder interpretativ?[54]

2b) Subjektive Faktoren

ÄrztInnen	„As she was able to eat on day 17, oral prednisolone administration at 20 mg/day was started on day 20 and tapered on day 24. She was discharged on day 25."[55]
Patientin	„Two weeks after the initiation of chemotherapy, my skin symptoms improved and I was gradually able to eat a meal. My doctors said I would need to be treated with another chemotherapeutic drug because my serum hCG levels were elevated, but I wanted to go home at once instead. Therefore, I was discharged from the hospital after I became able to eat adequately."[56]

Verlauf und Ende der Therapie werden im ärztlichen Bericht an dieser Stelle in zwei Sätzen knapp und überblicksartig zusammengefasst. Da der Bericht keine weiteren Informationen bereitstellt, suggeriert die Prägnanz der Darstellung, dass sich die Entlassung als kausale Konsequenz des bisherigen Therapie- und Medikationsplans ergeben hat. Aufschluss über die komplexeren Umstände, weshalb die Therapie zu diesem Zeitpunkt eingestellt wurde, gibt die Patientenperspektive: So empfahl das ärztliche Team die Behandlung mit einem weiteren Medikament, wohingegen die Patientin den Wunsch hatte, sofort entlassen zu werden. Die therapeutische Entscheidung war folglich nicht rein medizinisch indiziert, sondern auch dem persönlichen Wunsch der Patientin geschuldet. Für Fallberichte, die den Anspruch erheben, als Grundlage für zukünftige Therapieentscheidungen herangezogen zu werden, sind solche detaillierteren Hintergrundinformationen durchaus relevant: Liegen einer Entscheidung für oder gegen eine Medikation oder Behandlungsform ausschließlich medizinische Faktoren zugrunde oder haben auch subjektive Überlegungen hineingespielt, beispielsweise biographische Erfahrungen der PatientInnen, kulturelle Gepflogenheiten oder religiöse Überzeugungen? Hierauf bezogene Angaben können die Aussagekraft von vermeintlich rein objektiv begründeten Entscheidungsprozessen relativieren, was für ärztliche LeserInnen in der Arbeit mit eigenen PatientInnen von Belang ist.

54 Die derzeit gängigen Modelle der Patient-Arzt-Beziehung lassen sich nachlesen bei Schöne-Seifert: *Grundlagen der Medizinethik*, S. 88–91.

55 Mikami u. a.: *Methotrexate and actinomycin D chemotherapy*, S. 3.

56 Ebd., S. 6.

3) Krankheitswahrnehmung

3a) Subjektive Krankheitswahrnehmung

ÄrztInnen	„On day 5, the eruptions expanded over her whole body and worsened, with ulcers developing on the oral mucosa [...]. Our patient was unable to eat or drink owing to the severe pain caused by mucosal erosion; moreover, she complained of painful micturition because of a sore on her vulva."[57]
Patientin	„On day 5, the eruptions expanded over my whole body, and ulcers developed on my oral mucosa. I could not eat or drink anything, not even my own saliva. Each day, I discharged saliva onto paper because I could not swallow it. For me, this period when I could not drink and had a fever was the hardest."[58]

Rückblickend gewichtet die Patientin an dieser Stelle, welche Symptome sie in der Gesamtschau ihres Krankheitsverlaufs als stärkste Belastung empfand. Ein ärztlicher Bericht kann an einem solchen Punkt wenig mehr sein als ein Zitat beobachteter Symptome, während die subjektive Beurteilung von PatientInnen nicht an Unmittelbarkeit zu übertreffen sind und daher in diesem Punkt eine unverzichtbare Informationsquelle darstellen. Entsprechende Gewichtungen können Hinweise darauf liefern, in welcher Situation PatientInnen die meiste (medikamentöse, psychologische ...) Unterstützung benötigen, nicht zuletzt, um der Gefahr eines Therapieabbruchs gezielt entgegenzuwirken. Als subjektive Reflexionen darüber, wie etwa die Symptome, die Therapie oder die ärztliche Interaktion wahrgenommen wurden, erinnern Patientenperspektiven die LeserInnen zudem eindrücklich daran, dass dem aus dem Fall gewonnenen medizinischen Wissen konkretes menschliches Leiden vorangegangen ist. Sie zeigen, dass der Fallbericht nicht etwa eine abstrakte Diagnose wiedergibt und betonen stattdessen die Individualität der Krankheitsmanifestationen. Patientenperspektiven lenken somit den Fokus von der Krankheit auf die kranke Person. Eine ähnliche Erinnerungsfunktion wird durch grammatikalische Darstellungsweisen subjektiver Patientenbeiträge evoziert. Nur ansatzweise sei an dieser Stelle etwa verwiesen auf die semantische Bedeutung des in medizinischen Fachtexten üblichen ‚Ich-Tabus': Der tendenzielle Verzicht auf Formulierungen in der 1. Person zugunsten von Passivkonstruktionen macht schnell vergessen, dass Diagnosen oder Therapieentscheidungen nicht von einem anonymen medizinischen Kollektiv getroffen werden, sondern von aktiv handelnden Individuen. Eine Auseinandersetzung mit Krankheit und Behandlung, formuliert im aktiven Ich der Betroffenen, verleiht nicht nur den PatientInnen, sondern auch den BehandlerInnen ein Gesicht, holt sie aus der Anonymität und ruft so die menschliche Seite der Medizin ins Gedächtnis zurück.[59]

57 Ebd., S. 2.

58 Ebd., S. 6.

59 Ausführlicher zu den grammatikalischen Feinheiten ärztlicher Rede in Kap. IV.2.

3b) Gesellschaftliche Krankheitswahrnehmung

Patientin	„I began to work at an office 1 year after I finished this treatment. I am currently living well.“[60]

Das Zitat ist die einzige Stelle, an der die LeserInnen etwas über die Lebens- und Arbeitssituation der Patientin nach Therapieende erfahren. Die Patientenstimme bietet hier zumindest in Ansätzen einen Einblick, den der Bericht in dieser Konsequenz fast nicht zu liefern imstande ist: den Einblick, wie sich eine Diagnose auf die soziale Wirklichkeit der Betroffenen ausgewirkt hat. Vornehmlich bei Erstbeschreibungen von neuartigen Erkrankungen oder Behandlungen, zu denen entsprechende Erfahrungswerte noch nicht vorliegen, kann die Patientenperspektive Antworten auf eine Vielzahl von Fragen geben: Wie haben Betroffene ihre Erkrankung wahrgenommen und wie reagierte ihr soziales Umfeld auf die Krankenrolle? Fühlten sie sich abgelehnt oder stigmatisiert oder wurde ihnen überwiegend Verständnis und Hilfsbereitschaft entgegengebracht? Deckte sich die Krankheitswahrnehmung Dritter mit der Krankheitswahrnehmung der PatientInnen? Wie hat sich auch die individuelle, vermeintlich krankheitsunabhängige Lebenswelt der Betroffenen verändert, der äußere Lebensstil, die innere Lebensphilosophie? Gibt der Patientenbeitrag mit anderen Worten Aufschluss über die Auswirkung der Diagnose auf die außertextuelle Pathographie und Biographie von Betroffenen, auf ihre komplexe Krankheits- und Lebensgeschichte oder über sonstige Faktoren, die es gegebenenfalls in der weiteren Begleitung der PatientInnen zu berücksichtigen gilt?

4) Patientennutzen

Patientin	„I write the following to provide support for the case report written about my treatment.“[61]
	„I felt uneasy about using medicines for which the safety in patients with AIP was unknown, so I will be very happy if my experience will help other patients with porphyria.“[62]

Die beiden Zitate bilden den Anfangs- bzw. Schlusssatz des Patientenbeitrags und geben Aufschluss über die Motivation der Patientin, den ärztlichen Fallbericht durch eine eigene Perspektive abzurunden: Explizit äußert die Patientin den Wunsch, aus ihrer einstigen Angst vor einer Behandlung, zu der zum damaligen Zeitpunkt noch keine gesicherten Erfahrungswerte vorlagen, einen Nutzen zu ziehen. Indem sie die eigene Erfahrung dem wissenschaftlichen Diskurs zugänglich macht, kann die Patientin der medizinischen Fachwelt etwas für die ihr entgegengebrachte Hilfe zurückgeben. Dies kommt wiederum dem im Abschlusszitat erkennbaren Solidaritätswunsch der Patientin entgegen, durch ihre eigene Geschichte zum Wohle anderer, ebenfalls an AIP leidender PatientInnen beitragen zu können. Dieser Beweggrund gleicht in gewisser Weise Stiftungen, deren Gründung

[60] Mikami u. a.: *Methotrexate and actinomycin D chemotherapy*, S. 6.

[61] Ebd., S. 5.

[62] Ebd., S. 6.

durch biographische Erfahrungen der StifterInnen motiviert ist: Auch hier ist der Stiftungszweck häufig darauf ausgelegt, sich für die anonyme Leidensgemeinschaft eines erkrankten oder bereits verstorbenen Familienmitglieds einzusetzen – auch dann, wenn die ursprünglich Betroffenen hiervon selbst nicht mehr profitieren können. Teil des öffentlich-wissenschaftlichen Diskurses zu werden erlaubt es PatientInnen so letztlich, sich selbst, aber auch stellvertretend anderen PatientInnen in ähnlichen Situationen Gehör zu verschaffen und begünstigt das Gefühl, sich als auf Augenhöhe angesiedelte GesprächspartnerInnen zur medizinischen Fachwelt zu positionieren. Der therapeutische Mehrwert, den es für PatientInnen mit sich bringen kann, sich die eigene Krankheitserfahrung im Zuge dessen zugleich ‚von der Seele' reden zu können, sei hier nur angedeutet.[63]

2.3 Ärztliche Perspektiven

2.3.1 (Fach-)Sprache …

So wünschenswert die Integration der Patientenperspektive in den Fallbericht auch ist, ist dies bislang im Grunde Zukunftsmusik. Es ist die ärztliche Perspektive und Stimme, über die der öffentlich gemachte Fall in der Regel nach außen hin dargestellt wird. Die Fallberichtschreibung ist in dieser Hinsicht repräsentativ für die Hierarchie, die derzeit das Patient-Arzt-Verhältnis bestimmt. Die untergeordnete Stellung der PatientInnen ist bereits durch die derzeitigen Rahmenstrukturen der Patient-Arzt-Kommunikation begründet.[64] Dies ist zum einen der Diskrepanz von Fach- und Laienwissen und den lexikalisch-sprachlichen Konventionen der medizinischen Fachsprache geschuldet.[65] Zum anderen verstärken institutionelle und strukturelle Begebenheiten das hierarchische Kommunikations- und Beziehungsgefälle zwischen ÄrztInnen und PatientInnen. So sind ÄrztInnen in der Regel nur bedingt verfügbar: PatientInnen müssen sich an Öffnungs- und Sprechzeiten halten oder einen Gesprächstermin vereinbaren und dabei bisweilen lange Wartezei-

63 Siehe hierzu auch Kap. V.1 und V.2.

64 Notorischen Stolperfallen mündlicher Patient-Arzt-Kommunikation widmet sich der Sammelband von Petra Löning u. Jochen Rehbein (Hrsg.): *Arzt-Patient-Kommunikation. Analysen zu interdisziplinären Problemen des medizinischen Diskurses.* Berlin u. New York: de Gruyter. Für eine diskursanalytische Untersuchung des Verhältnisses von Macht und Medizin vgl. zudem Peters: *Macht im Kommunikationsgefälle*, passim. Eine detaillierte Auflistung verschiedener medizinischer Gesprächsformen, bei welchen Einflussfaktoren wie Institution und Ziel (Arztpraxis vs. Krankenhaus; anamnestisches Gespräch, Aufklärungsgespräch etc.) oder beispielsweise auch Geschlecht und Kultur der GesprächspartnerInnen Berücksichtigung finden, bietet Petra Löning (2001): „Gespräche in der Medizin". In: Klaus Brinker u. a. (Hrsg.): *Text- und Gesprächslinguistik. Ein internationales Handbuch zeitgenössischer Forschung / Linguistics of Text and Conversation. An International Handbook of Contemporary Research* (= Handbücher zur Sprach- und Kommunikationswissenschaft, Bd. 16). Halbbd. 2. Berlin u. New York: de Gruyter, S. 1576–1588.

65 Ausführlicher zu lexikalisch-sprachlichen Asymmetrien innerhalb der Patient-Arzt-Kommunikation in Kap. IV.2.

ten in Kauf nehmen. Die Konsultation ist zeitlich ebenfalls begrenzt: In deutschen Hauspraxen dauert ein Gespräch im Schnitt acht Minuten,[66] zum ersten Mal unterbrochen werden PatientInnen nach durchschnittlich 18 Sekunden.[67] Darüber hinaus haben PatientInnen auf die Gestaltung der Konsultation weitgehend keinen Einfluss, der inhaltlich-thematische Verlauf des Gesprächs wird von ärztlicher Seite vorgegeben.[68] Auch Störungen, etwa durch Telefonanrufe oder anderes Krankenhaus- und Praxispersonal, können PatientInnen kaum verhindern.[69] Die Zeit, um den PatientInnen ausreichend Redemöglichkeit zu geben, wird nicht zuletzt begrenzt durch das anhaltende Streben der Medizin nach Ökonomisierung, Bürokratisierung, Technologisierung, die der evidenzbasierten Medizin geschuldeten Normorientierung und den zunehmenden Wettbewerbsdruck zwischen ÄrztInnen oder Praxen – allesamt Faktoren, die zu immer höheren Patientenzahlen und zu immer weniger Zeit für den Einzelnen führen.[70]

2.3.2 … und Wirkung

Gelingende Patient-Arzt-Kommunikation ist allerdings eine Grundvoraussetzung für die erfolgreiche Krankenbehandlung: PatientInnen, die mit der ärztlichen Kommunikation unzufrieden sind, sind in der Regel auch mit der ärztlichen Behandlung unzufrieden, haben oft eine schlechte Compliance bzw. Adherence, also eine geringe Therapietreue, und wechseln deutlich häufiger ihre ÄrztInnen.[71] Kommunikative Defizite können sich zudem negativ auf den Krankheitsverlauf und das subjektive Krankheitsgefühl auswirken.[72] Gelungene medizinische Kommunikation hingegen kommt sowohl den ÄrztInnen als auch den PatientInnen zugute: Kommunikationsversierte ÄrztInnen erfahren mehr über ihre PatientInnen, was der Diagnosestellung und Behandlung zuträglich ist. Darüber hinaus befördert gute Kommunikation die Etablierung stabiler Vertrauensbeziehungen, bei denen ÄrztInnen für ihre PatientInnen die wichtigsten AnsprechpartnerInnen bleiben; nicht zuletzt hat ein gelungenes Patient-Arzt-Gespräch oftmals bereits selbst einen therapeutischen, gesundheitsfördernden Effekt.[73] Abweichend zur Alltagssprache kann die medizinische Kommunikation in diesem Sinne

[66] Laut Eurocom-Studie, die zwischen 1996 und 1999 in Hausarztpraxen in sechs europäischen Ländern durchgeführt wurde (vgl. Hans-Wolfgang Hoefert (2008): „Theoretische und pragmatische Grundlagen der Kommunikation“. In: Ders. u. Wolfgang Hellmann (Hrsg.): *Kommunikation als Erfolgsfaktor im Krankenhaus* (= Gesundheitswesen in der Praxis). Heidelberg: Economica, S. 1–52, hier S. 25).

[67] Vgl. Stefan Wilm u. a. (2004): „Wann unterbricht der Hausarzt seine Patienten zu Beginn der Konsultation?“ In: *ZFA-Zeitschrift für Allgemeinmedizin* 80(02), S. 53–57.

[68] Vgl. Peters: *Macht im Kommunikationsgefälle*, S. 96.

[69] Vgl. ebd., S. 59.

[70] Vgl. Hoefert: *Grundlagen der Kommunikation*, S. 17–19.

[71] Ebd., S. 47.

[72] Vgl. Bechmann: *Medizinische Kommunikation*, S. 4.

[73] Vgl. Hoefert: *Grundlagen der Kommunikation*, S. 47.

sowohl der Begriff für eine bestimmte Art des Kommunizierens als auch in der Sache selbst durch und durch medizinisch [sein; KF] – so wie eine Lotion oder eine Salbe medizinisch sein können. Das ist das Besondere an Medizinischer Kommunikation: Sie ist Kommunikation und Medizin zugleich.[74]

Medizinische Sprache ist dementsprechend nicht nur zu verstehen als Beschreibung einer der Sprache apriorischen Wirklichkeit, sondern hat auch eine performative Dimension. Wie H. Tristam Engelhardt argumentiert, bedingt medizinische Sprache unsere soziale Realität: „In both strong and weak senses, medicine creates a socially accepted reality. Through denominating a problem a medical problem, expectations are created and personal destinies influenced."[75] So weist die ärztliche Diagnose der kranken Person eine soziale Rolle zu, an die gesellschaftliche Reaktionen und Erwartungen geknüpft sind: „To characterize a patient as sick is not only to say that the patient has a problem that ought to be solved and that the problem can be explained in medical terms. It is also to cast that individual in social roles where certain societal responses are expected."[76] Im gesellschaftlichen Umgang mit Kranken beobachtet Engelhardt so einen grundlegenden ‚therapeutischen Imperativ'; denn da Krankheit nicht als wünschenswerter Zustand gilt, wird in der Regel erwartet, dass Kranke einen *Behandlungs*wunsch haben.[77] Welche konkreten Rechte, Pflichten oder Privilegien Betroffenen zudem zu- oder abgesprochen werden, ist abhängig von der jeweiligen Erkrankung, ruft doch jede Diagnose eigene, gesellschaftlich fest verankerte Erwartungen hervor. Wer etwa schwer an Multipler Sklerose erkrankt ist, wird für diese Rolle für gewöhnlich nicht in die Verantwortung gezogen und bekommt in der Regel auch Verständnis dafür, wenn er oder sie gewisse soziale Pflichten aufgrund von krankheitsbedingten Beeinträchtigungen nicht erfüllen kann – wer hingegen an Aids erkrankt ist, kann auf weit weniger Verständnis stoßen.[78] Erwartungen, wie sich Kranke zu verhalten haben, sind nicht zuletzt an gesellschaftliche Moralvorstellungen gekoppelt. So resümiert Engelhardt mit klaren Worten: „Diagnosis is a complex means of social labeling, as is the process of arresting a criminal."[79]

Laurence B. McCullough führt Engelhardts Argumentation noch einen Schritt weiter, wenn er postuliert, dass medizinische Sprache nicht nur die soziale, sondern die individuelle Realität, ja sogar Identität verändere. Anders als allgemein angenommen sei die medizinische Diagnose nicht etwa konkret, so McCullough, sondern abstrakt. Denn Diagnosen kennzeichnen weniger die individuelle Erkrankung eines Patienten, sondern beziehen sich auf ein allgemeines Konzept, „that is abstracted from individual, concrete pathological processes that afflict individual human beings."[80] Das ärztliche Urteil und die Sprache, in der dieses Urteil zum Ausdruck kommt, referieren nach McCullough so-

74 Bechmann: *Medizinische Kommunikation*, S. 5.

75 H. Tristam Engelhardt (1986): *The Foundations of Bioethics.* New York: Oxford UP, S. 195.

76 Ebd., S. 217.

77 Vgl. ebd.

78 Vgl. ebd., S. 218.

79 Ebd. Zu Engelhardts Begriff des „social labeling" vgl. ebd., S. 184–239.

80 Laurence B. McCullough (1989): „The Abstract Character and Transforming Power of Medical Language". In: *Soundings. An Interdisciplinary Journal* 72(1), S. 111–125, hier S. 113.

mit nicht auf eine konkrete Wirklichkeit, sondern auf Krankheitsklassen. Durch diese Referenz auf abstrakte Konzepte ist der einzelne Patient nicht mehr das primäre Subjekt der medizinischen Sprache, so McCullough.[81] Bisweilen gehe dies sogar so weit, dass PatientInnen für krank erklärt werden, die sich selbst gesund fühlen. Trotz mangelnden Krankheitserlebens werde von PatientInnen dann erwartet, eine Krankenrolle einzunehmen und ihre Lebensweise an diese Rolle anzupassen. Man denke etwa an einen Patienten, dem bei einer Routineuntersuchung die Diagnose Bluthochdruck gestellt und der daher aufgefordert wird, seine Ernährung umzustellen und Medikamente einzunehmen – auch wenn sich dieser Patient vielleicht beschwerdefrei fühlt.[82] Medizinische Sprache verändert, so McCullough, unsere Lebenswelt, kann die Bedeutungen, die wir uns und der Welt verliehen haben, radikal über Bord werfen und uns zu der schwierigen, bisweilen lebenslangen Aufgabe zwingen, zu ändern „whom we expected to become."[83]

2.4 Im Medium der Schrift

2.4.1 Exkurs: Schriftdiskurse

Das hierarchische Gefälle zwischen ÄrztInnen und PatientInnen, das wesentlich diesen kommunikativen Besonderheiten der medizinischen Fachsprache geschuldet ist, gestaltet sich so als Spiegel des Fallberichts, ist es doch auch in diesem die ärztliche Stimme, welche die öffentliche Wahrnehmung und Darstellung der PatientInnen steuert. Darüber hinaus tragen Fallberichte durch ihre spezifische Medialität in gewisser Weise selbst dazu bei, das Machtgefälle zwischen ÄrztInnen und PatientInnen zu stabilisieren. So geht der Schreibprozess von der klinischen Ausgangssituation zum schriftlich fixierten Journalbeitrag Hand in Hand mit einem Wechsel von der Patient-Arzt-Beziehung zum Fall-Forscher-Verhältnis – und damit Hand in Hand mit einem Wechsel von Mündlichkeit zu Schriftlichkeit.

Um die Implikationen dieses Medienwechsels und ihre Bedeutung für das hierarchische Gefüge der Patient-Arzt- und Fall-Forscher-Beziehung wie auch für die gattungsimmanente Vulnerabilität der zum Fall gemachten Person erfassen zu können, hilft ein Exkurs in die grundlegenden Unterschiede zwischen Schriftlichkeit und Mündlichkeit. Zielführend ist in diesem Kontext die Definition nach Peter Koch und Wulf Oesterreicher, die in Anlehnung an Ludwig Söll zwei Dimensionen unterscheiden: 1) das Medium der Sprache, unterschieden in den graphischen und den phonischen Code, in dem eine Äußerungen materiell realisiert wird; ein graphischer Code wäre beispielsweise die Buchstabenfolge ‚Lautsprache', der korrespondierende phonischer Code hingegen [ˈlaut͜ʃpraːxə]; 2) die Konzeption der Sprache, unterschieden in eine ‚geschriebene' und eine ‚gesprochene' Ausdrucksweise. Die Konzeption eines mündlich gehaltenen wissenschaftlichen Vortrags entspricht, obwohl im phonischen Code realisiert, zum Beispiel eher einer geschriebenen Ausdrucksweise; eine persönliche Glückwunschkarte hingegen ist zwar im

[81] Vgl. ebd., S. 114.
[82] Vgl. ebd., S. 117–118.
[83] Vgl. ebd., S. 120–121.

graphischen Code realisiert, konzeptionell aber eher im Stil gesprochener Sprache formuliert.[84] Während die mediale Dimension strikt dichotomisch ist, ist die Polarität von geschriebener und gesprochener Konzeption kontinuierlich, erlaubt also zahlreiche Abstufungen zwischen einer extrem ‚gesprochenen' und einer extrem ‚geschriebenen' Ausdrucksweise. Eine besondere Affinität besteht dabei zwischen der Konzeption ‚gesprochen' und der medialen Realisierung im phonischen Code sowie der Konzeption ‚geschrieben' und der graphischen Realisierung; besonders gängig ist folglich die Kombination ‚gesprochen-phonisch' und ‚geschrieben-graphisch'.[85]

Koch und Oesterreicher machen in diesem Kontext eine Unterscheidung auf zwischen der – konzeptionell mündlichen – ‚Sprache der Nähe' und der – konzeptionell schriftlichen – ‚Sprache der Distanz'.[86] Die Kommunikationsbedingungen, die aus der raum-zeitlichen und referenziellen Nähe bzw. Distanz mündlicher bzw. schriftlicher Äußerungen resultieren, unterscheiden sich stellenweise stark:[87] So erlaubt die raum-zeitliche Nähe mündlicher Kommunikation eine dialogische Rollenverteilung, die offen und ad hoc geregelt wird. Denn da die GesprächspartnerInnen unmittelbar miteinander kommunizieren, Sprachproduktion und -rezeption also direkt verzahnt sind, können RezipientInnen auf das Gehörte verbal oder nonverbal reagieren und so Fortgang und Inhalt der Kommunikation mitbestimmen. Im Unterschied dazu ist der Rollenwechsel zwischen SenderIn und EmpfängerIn im Schriftlichen fest, also monologisch: Sprachproduktion und -rezeption sind entkoppelt, das heißt es kann nicht direkt interveniert (etwa nachgefragt) werden, weshalb die Person, die spricht, die Belange der RezipientInnen bereits im Vorfeld antizipieren muss. Im Unterschied zur Face-to-face-Interaktion mündlicher Kommunikation erscheinen die KommunikationspartnerInnen schriftlicher Sprache schnell als anonyme Gegenüber, wodurch die Kommunikation von einem gewissen öffentlichen Charakter geprägt ist. Da die Wahrnehmungsräume von SenderIn und EmpfängerIn nicht deckungsgleich sind, müssen Elemente des situativen und soziokulturellen Kontexts weitgehend versprachlicht werden. Dies macht eine präzisere und explizitere Ausdrucksweise notwendig und erfordert ein erhöhtes Maß an Planung und Reflektiertheit. Die Unmittelbarkeit mündlicher Kommunikation ist im Vergleich dazu durch größere Spontaneität gekennzeichnet. Zudem erlaubt es die raum-zeitliche und referenzielle Nähe, auf deiktische Ausdrücke wie ‚hier', ‚jetzt', ‚du' zurückzugreifen, die unmittelbar auf die Äußerungssituation Bezug nehmen. Wie Konrad Ehlich bemerkt, hat die für schriftliche Sprache kennzeichnende Dissoziierung der Sprechsituation zur Folge,

[84] Vgl. Peter Koch u. Wulf Oesterreicher (1985): „Sprache der Nähe – Sprache der Distanz. Mündlichkeit und Schriftlichkeit im Spannungsfeld von Sprachtheorie und Sprachgeschichte". In: *Romanistisches Jahrbuch* 36(85), S. 15–43, hier S. 17. Vgl. auch Peter Koch u. Wulf Oesterreicher (2007): „Schriftlichkeit und kommunikative Distanz". In: *Zeitschrift für germanistische Linguistik* 35(3), S. 346–375. Für eine kritische Auseinandersetzung mit Kochs und Oesterreichers Modell vgl. beispielsweise Vilmos Ágel u. Mathilde Hennig (2006): „Theorie des Nähe- und Distanzsprechens". In: Dies. (Hrsg.): *Grammatik aus Nähe und Distanz. Theorie und Praxis am Beispiel von Nähetexten 1650–2000*. Tübingen: Niemeyer, S. 3–31.

[85] Vgl. Koch u. Oesterreicher: *Sprache der Nähe*, S. 17.

[86] Vgl. ebd., passim.

[87] Für alle in diesem Absatz vorgestellten Paradigmen von Mündlichkeit und Schriftlichkeit vgl. ebd., insb. S. 19–23.

daß die sinnliche Zugänglichkeit auf die Materialität der Zeichengestaltung einerseits (Haptik), die bloße Konzentration auf die Visualität andererseits zurückgenommen wird. Bereits dadurch wird der schriftliche Kommunikationsprozeß wesentlich abstrakter als der mündliche; Abstraktion bedeutet hier Zurückführung von Sinnlichkeit durch Konzentration und durch Heraushebung einer Dimension der Wahrnehmungstätigkeit gegenüber anderen und gegenüber ihrer Kombinatorik.[88]

Mündliche Sprache geht ergo mit einer gewissen Prozesshaftigkeit und Vorläufigkeit einher. Die zeitlich-räumliche und referenzielle Nähe mündlicher Sprache und der dadurch ermöglichte geringere Planungsaufwand erlauben eine gewisse Sparsamkeit, die sich etwa in einem parataktischen Satzbau oder der Verwendung von Holophrasen äußert. Ein fehlerhafter Satzbau, Flexionsbrüche, Dialektismen, Umgangssprache, Ellipsen, direkte Korrekturen oder Gesprächspartikel sind weitere typische Kennzeichen mündlicher Rede.[89] Im Unterschied zum Mündlichen kommt dem Schriftlichen tendenziell ein eher fixierter und endgültiger Status zu. Die raum-zeitliche und referenzielle Distanz der KommunikationspartnerInnen macht insgesamt eine aufwendigere Verbalisierung erforderlich. Die Kommunikationsbedingungen des Schriftlichen erlauben dabei eine höhere Informationsdichte, Kompaktheit, Komplexität und Elaboriertheit, um nur einige prototypische Verbalisierungsstrategien zu nennen.[90] Etwa durch Hypotaxen, Partizipialkonstruktionen oder Nominalstil lässt sich im Schriftlichen so „eine maximale Kondensierung der Information" erreichen.[91]

Im historischen Verlauf riefen die divergenten kommunikativen Prämissen zwischen Mündlichkeit und Schriftlichkeit durchaus wertende Assoziationen hervor: So gilt Schriftlichkeit nach wie vor als Basis westlicher Zivilisation und der aus ihr hervorgegangenen wissenschaftlichen und technologischen Errungenschaften, wohingegen Mündlichkeit meist mit Kulturen verbunden wird, die als einfach, primitiv oder ‚wild' erachtet werden.[92] Diese – von Schriftkulturen ausgehenden – Assoziationen können sowohl negativ als auch positiv konnotiert sein: entweder, indem man Mündlichkeit als nachlässig und verderbt auffasst, oder, indem man sie als unverdorben, natürlich und unmittelbar

88 Konrad Ehlich (1994): „Funktion und Struktur schriftlicher Kommunikation". In: Hartmut Günther u. Otto Ludwig (Hrsg.): *Schrift und Schriftlichkeit/Writing and Its Use. Ein Interdisziplinäres Handbuch internationaler Forschung/An Interdisciplinary Handbook of International Research.* 1. Halbbd. Berlin u. New York: de Gruyter, S. 18–41, hier S. 20.

89 Vgl. Christa Dürscheid (2006): *Einführung in die Schriftlinguistik* [2002]. 3. Aufl. Göttingen: Vandenhoeck & Ruprecht, S. 31.

90 Vgl. Koch u. Oesterreicher: *Sprache der Nähe*, S. 21–23.

91 Vgl. Peter Koch u. Wulf Oesterreicher (1994): „Schriftlichkeit und Sprache". In: Günther u. Ludwig: *Schrift und Schriftlichkeit*, S. 587–604, hier S. 591.

92 Vgl. Wolfgang Raible (1994): „Allgemeine Aspekte von Schrift und Schriftlichkeit/General Aspects of Writing and Its Use". In: Günther u. Ludwig: *Schrift und Schriftlichkeit*, S. 1–17, hier S. 1.

verklärt.[93] Beide Fälle zeugen von einer Sicht, nach der gesprochene Sprache als „defizienter Modus der ‚eigentlichen' Sprache, sprich der geschriebenen Sprache"[94] wahrgenommen wird:

> Schrift gilt in den Kulturen, die ihren Namen – und sich selbst – der Schrift verdanken, als das Ende und Ziel, als Telos der Kommunikationsgeschichte. In den schriftlichen Texten [...] erreicht Sprache die Klimax ihres kulturellen Wertes. Moderne Schriftkulturen feiern sich selbst als „Hoch"-Kulturen. Sie haben ein Plateau erreicht, von dem aus sie einen bequemen Überblick über die Niederungen der Mündlichkeit haben – und sie sind dem Geist nah [...].[95]

Bis heute wird Schriftlichkeit mit Wahrhaftigkeit und Endgültigkeit, mit Wissen und Wissenschaft assoziiert. Die Materialität der Schrift gibt dem Geist Beständigkeit, überwindet die Flüchtigkeit des Mündlichen und die Grenzen von Erinnerungs- und Überlieferungsvermögen:[96] „Schrift ist [...] Mittel zur Verdauerung des in sich flüchtigen sprachlichen Grundgeschehens, der sprachlichen Handlung."[97] Aleida und Jan Assmann betonen die memoriale Funktion der Schrift, wenn sie pointiert konstatieren:

> Im Gegensatz zur Schrift ist das Gedächtnis kein Datenspeicher. Mündlich tradiertes Wissen ist praktiziertes Wissen. Es ‚lebt' nur in der Aktualisierung, und zwar auf der elementaren Sinnebene des alltäglichen Erlebens und Handelns sowohl als auch auf der anderen Ebene festlich herausgehobener Kommunikation.[98]

Entbunden von Raum und Zeit erlaubt das graphische Medium ein Wechselspiel von komplexer Textproduktion und -rezeption, was durch die Möglichkeit fortwährender Korrektur und Kontrolle zusätzlich befördert wird. Dass sowohl während des Produktions- als auch des Rezeptionsprozesses externe Wissensspeicher wie Lexika, Enzyklopädien und fachspezifische Sekundärliteratur hinzugezogen werden können, erhöht diese

93 Vgl. Koch u. Oesterreicher: *Schriftlichkeit und Sprache*, S. 600.

94 Koch u. Oesterreicher: *Sprache der Nähe*, S. 25.

95 Konrad Ehlich (2002): „Schrift, Schriftträger, Schriftform. Materialität und semiotische Struktur". In: Erika Greber, Konrad Ehlich u. Jan-Dirk Müller (Hrsg.): *Materialität und Medialität von Schrift* (= Schrift und Bild in Bewegung, Bd. 1). Bielefeld: Aisthesis, S. 91–111, hier S. 91.

96 Vgl. ebd., S. 92 sowie Ehlich: *Schriftliche Kommunikation*, S. 18. Für weitere Nachlese zur gnoseologischen (erkenntnis- und wissensbezogenen) Funktion, die Ehlich der Sprache neben ihrer teleologischen (kommunikativ-zweckbezogenen) und kommunitären (gemeinschaftskonstituierend-gruppenbezogenen) Dimension zuschreibt, vgl. Konrad Ehlich (2007): „Sprachliches Handeln – Interaktion und sprachliche Strukturen [2006]". In: Ders.: *Sprache und sprachliches Handeln*. Bd. 1: Pragmatik und Sprachtheorie. Berlin u. New York: de Gruyter, S. 139–165, insb. S. 158–159.

97 Ehlich: *Schriftliche Kommunikation*, S. 18.

98 Aleida Assmann u. Jan Assmann (1983): „Schrift und Gedächtnis". In: Dies. u. Christof Hardmeier (Hrsg.) *Schrift und Gedächtnis. Beiträge zur Archäologie der literarischen Kommunikation*. München: Fink, S. 265–284, hier S. 277. Zur Sicht auf Schrift als wichtigstes Gedächtnismedium vgl. auch Aleida Assmann (1999): *Erinnerungsräume. Formen und Wandlungen des kulturellen Gedächtnisses* (= C.H.Beck Kulturwissenschaft). Zugl.: Heidelberg, Univ., Habil., 1992. München: Beck.

Komplexität um ein Weiteres.[99] So wird letztlich „[a]lles, was über die Welt gewußt, gedacht, gesagt wird, [...] in Abhängigkeit von Medien wißbar, denkbar, sagbar."[100] Diese Abhängigkeit des Wissens von seiner sinnlichen Zugänglichkeit erstreckt sich auf alle temporalen Stufen: Nur durch die Fixierung des Wissens, so Ehlich, kann die Vielgestaltigkeit und Vieldeutigkeit des Geschriebenen abstrahiert und vergangenes, jetziges und zukünftiges Wissen zugänglich gemacht werden:

> Schriftliche Kommunikation als zeitüberbrückende, als diachrone Kommunikation ist in diesem Sinn für wissenschaftliches Wissen zentral. Die Speicherung des bereits ins Wissen Gehobenen und die Möglichkeit seiner distanzierenden und distanzierten Betrachtung und Weiterverarbeitung gehen als notwendige Voraussetzung in die Erzeugung neuen Wissens ein. Die Wissensspeicher, die erst in der schriftlichen Form für beliebige propositionale Gehalte voll zugänglich werden, haben insofern einen fundierenden Stellenwert für das wissenschaftliche Wissen [...].[101]

2.4.2 Öffentliche Pathographien

Die Assoziationen und Konnotationen, die mit Schriftlichkeit respektive Mündlichkeit einhergehen, sind für die verschiedenen Bereiche medizinischer Kommunikation von wesentlicher Bedeutung. Man erinnere sich in diesem Kontext an die einleitend kurz skizzierte Systematik von Thorsten Roelcke, der medizinische Fachsprache nach folgenden Kommunikationskontexten aufschlüsselt: 1) die Wissenschaftsebene, genauer: die Kommunikation zwischen WissenschaftlerInnen untereinander sowie zwischen WissenschaftlerInnen und behandelnden ÄrztInnen, 2) die Praxisebene, also die intraprofessionelle Kommunikation zwischen verschiedenen medizinischen Berufsgruppen, etwa zwischen ÄrztInnen und Pflegekräften und 3) die Behandlungsebene, sprich die Kommunikation zwischen PatientInnen und medizinischem Fachpersonal.[102] Während man die Wissenschaftsebene wohl tendenziell mit Schriftlichkeit verbindet, wird man die Praxis- und insbesondere die Behandlungsebene vermutlich in erster Linie mit Mündlichkeit assoziieren – ein Paradebeispiel hierfür ist das mündliche Patient-Arzt-Gespräch. Es stellt sich nun die Frage, inwiefern die mit Mündlichkeit und Schriftlichkeit einhergehenden Konnotationen auch Auswirkungen haben auf die Hierarchie, mit der die Patient-Arzt-Beziehung gemeinhin verbunden wird. So würde ich postulieren, dass PatientInnen gemeinhin mit Mündlichkeit, ÄrztInnen hingegen mit Schriftlichkeit assoziiert werden – und damit zugleich mit den hiermit verbundenen soziokulturell verankerten Wertungen, mit Mündlichkeit als defizientem Medium, als Ausdruck des Flüchtigen und Unbeständigen, des ‚Naiven' und ‚Primitiven' bzw. mit Schriftlichkeit als sublimem Medium, als Ausdruck des Endgültigen und Wahrhaftigen, des Geistes und Wissens. Überspitzt formuliert: Das

[99] Vgl. Koch u. Oesterreicher: *Schriftlichkeit und Sprache*, S. 590.

[100] Peter Koch u. Sybille Krämer (1997): „Einleitung". In: Dies. (Hrsg.): *Schrift, Medien, Kognition. Über die Exteriorität des Geistes* (= Probleme der Semiotik, Bd. 19). Tübingen: Stauffenburg, S. 9–26, hier S. 12.

[101] Ehlich: *Schriftliche Kommunikation*, S. 37.

[102] Vgl. Roelcke: *Fachsprachen*, S. 39–40 sowie Kap. II.3.

hierarchische Gefälle zwischen Schriftlichkeit und Mündlichkeit verstärkt das Machtverhältnis zwischen ÄrztInnen und PatientInnen.

Wird in der Fallberichtschreibung nun ÄrztInnen die alleinige Deutungs- und Repräsentationshoheit zugestanden, ohne dass ihrem Bericht durch die Patientenperspektive ein Korrektiv oder zumindest ein Kommentar entgegengesetzt wird, dann bestimmt die ärztliche Perspektive nicht nur die einzelne Falldarstellung, sondern nimmt zugleich uneingeschränkt Einfluss auf medizinische, soziale und individuelle Realitäten. Denn folgt man der oben angeführten Argumentation H. Tristam Engelhardts, lassen sich auch Fallberichte entgegen der landläufigen Definition nicht etwa als reine Beschreibung objektiv messbarer Wirklichkeiten verstehen. Als schriftliche Fixierung des ärztlichen diagnostisch-performativen Urteils transportieren sie vielmehr zwischen den Zeilen verborgene, unausgesprochen mitschwingende Vorstellungen, Zuschreibungen und Erwartungen von Krankheit und Kranksein. Wenn im öffentlichen Diskurs des Fallberichts etwa das Unbekannte zur Krankheit erklärt wird, hat das gleichermaßen Auswirkungen auf die Krankheitskonzeptionen der Medizin, der individuell betroffenen Person und der Gesellschaft. Durch die Art und Weise, wie Krankheit und kranke Person, wie Krankheitssymptome, -ursachen und -verhalten durch die ärztliche Depiktion und Deskription wahrgenommen und festgehalten werden, nehmen auch Fallberichte Einfluss auf medizinische, individuelle und soziale Realitäten. In dieser Hinsicht kommt Fallberichten auch eine pathographische Dimension zu. Zwar grenzt Anne Hunsaker Hawkins medizinische Textsorten wie Fallberichte oder auch Arztbriefe explizit von der Gattung der Pathographie ab: Pathographien versteht Hawkins als umfangreiche Erzählungen, in welchen sich Kranke mit der emotionalen Bedeutung und Bewertung ihres Krankheitserlebens selbst auseinandersetzen, wohingegen medizinische Textsorten als knappe, faktuale Dokumentationen von Symptomen und Körperchemie gefasst werden.[103] Doch auch wenn man Fallberichte nach Hawkins Definition nicht als textuelle Pathographien beschreiben möchte, so sind sie doch offensichtlich Texte, die sich auf außertextuelle, gelebte Pathographien auswirken. Als textuelle Erwartungs- und Verhaltenstrigger wirken sie auf die soziale Wirklichkeit, auf das Leben der kranken Person ein, sei es in Bezug auf Eigenwahrnehmung und Verhalten dieser Person, sei es in ihrer gesellschaftlichen Außenwahrnehmung und den Reaktionen, die auf Erfüllung oder Verletzung erwarteten Rollenverhaltens folgen. Durch die Charakteristika der geschriebenen Sprache werden all diese Zuweisungen nun in besonderer Weise verfestigt: Im Unterschied zur Flüchtigkeit mündlicher Sprache, im Unterschied also etwa zur Diagnosestellung eines mündlich geführten Patient-Arzt-Gesprächs, lässt sich die schriftlich fixierte Diagnose und die so entworfene medizinische, individuelle und soziale Wirklichkeit immer wieder nachlesen und stabilisieren. Schwarz auf weiß als Erweiterung des Wissenskanons fixiert, erhebt der Bericht im Medium der Schrift somit den Anspruch auf endgültige, wahrhaftige Wirklichkeit.

[103] Vgl. Hawkins: *Reconstructing Illness*, S. 2–13.

2.4.3 Schriftlichkeit als Empowerment

Die flächendeckende Vorstellung der CARE-Leitlinie samt der darin hervorgehobenen Bedeutung der Patientenperspektive als Supplement des ärztlichen Berichts zeigt sich vor diesem Hintergrund als ein wichtiger Schritt hin zu Fallberichten, die auch ethischen Anforderungen genüge leisten. Ist die aktuelle Version der Leitlinie noch relativ abstrakt gehalten, wodurch eine breite Anzahl von AutorInnen erreicht wird, scheinen nun in einem nächsten Schritt weitere Kontextualisierungen sinnvoll. Angesichts der Vielzahl von Fallberichtformaten ist stets gesondert zu definieren, welchen Nutzen die Patientenperspektive für den spezifischen Schwerpunkt des Formats bieten kann und was genau man von der kranken Person erfahren möchte. Beispielsweise basieren Fallberichte, die sich mit bislang unerschlossenen Novitäten wie neuartigen diagnostischen oder therapeutischen Prozeduren befassen, wesentlich auf der subjektiven Einschätzung der behandelnden ÄrztInnen. Ergänzende Stellungnahmen von Seiten der PatientInnen fordern hier dazu auf, die getroffenen Entscheidungen unmittelbar zu reflektieren und in Behandlungssituationen nachfolgender Patientenfälle gegebenenfalls zu revidieren. Fälle, die weniger eine Neuerung, sondern vielmehr eine Abweichung von dem darstellen, was durch die medizinische Wissenschaft und Praxis zur Wissens- und Gesundheits- bzw. Krankheits-‚Norm' erklärt wurde, stellen hingegen das bestehende Wissen der Medizin auf den Prüfstand.[104] In diesem Falle ist insofern zu diskutieren, ob eine subjektive Laienperspektive wirklich ausschließlich Aussagekraft für den jeweiligen Fallbericht, also die Abweichung, hat oder nicht vielmehr für den Standardfall.

Wird die Patientenperspektive nun in den Fallbericht eingegliedert, birgt dies das Potenzial wie auch die Gefahr, dass PatientInnen bei der schriftlichen Fixierung ihres Beitrags zielorientiert angeleitet werden. Zwar scheint es durchaus sinnvoll, wenn die ärztlichen AutorInnen PatientInnen dabei unterstützen, Aspekte zu thematisieren, die für die adressierte medizinische Leserschaft am relevantesten scheinen. Dabei besteht jedoch das Risiko, dass die Subjektivät der Patientenperspektive nicht nur durch editorische Richtlinien, sondern auch durch aufoktroyierte Wahrnehmungs- und Paradigmenmuster der ‚objektiven' Medizin verloren geht. Ein Einflussfaktor ist hier zum einen die klinische Patient-Arzt-Kommunikation, genauer die Art und Weise, wie die ärztliche Darstellung von Anamnese, Diagnose und Therapie in Wort (Patient-Arzt-Gespräch etc.) und Schrift (Arztbriefe etc.) von PatientInnen wahrgenommen wird. Bei PatientInnen, die einen sie betreffenden Fallbericht lesen, ehe sie ihre eigene Perspektive hierzu niederschreiben, spielt zum anderen das Fall-Forscher-Verhältnis in die Laienperspektive hinein, das heißt die Patientenwahrnehmung kann auch davon beeinflusst werden, wie ihr Fall von den behandelnden und nun beschreibenden ärztlichen AutorInnen beschrieben wurde. Relevant wird das etwa bei Journals, die fordern, dass PatientInnen ihren Fallbericht eingesehen haben müssen. Gesondert zu überprüfen ist dabei auch, inwiefern nicht nur im Vorfeld, sondern auch im Anschluss in die Patientenperspektive eingegriffen wurden: Wurde die Darstellung nachträglich mit den ÄrztInnen besprochen, wurden gegebenenfalls Korrekturen vorgenommen, haben verändernde Lektorierungsprozesse stattgefunden etc.?

[104] Zum Beispiel bislang unbekannte Symptomverbindungen oder ungewöhnliche Manifestationen geläufiger Erkrankungen.

Da es den Zeit- und Planungsaufwand für eine Publikation natürlich erhöht, wenn ärztliche AutorInnen zusätzlich zum eigenen Bericht auch eine beigefügte Patientenperspektive einholen, ist eine umfassende und disziplinübergreifende Analyse und entsprechend breite Diskussion darüber nötig, weshalb dieser Mehraufwand dennoch in Kauf genommen werden sollte. Denn trotz aller Herausforderungen, welche die sensible Erschließung brachliegenden Laienwissens mit sich bringt, ist die Verschränkung von Experten- und Laienperspektiven von Nutzen. So bietet die individuelle Stimme der kranken PatientInnen im kasuistischen Spannungsfeld von Bekanntem und Unbekanntem, von kanonisiertem und ungesichertem Wissen ein Gegengewicht zur ärztlichen Sicht und Präsentation des Fallberichts und kann als Korrektiv oder Addendum dazu beitragen, die medizinische Wissensbildung auf öffentlicher Ebene zu erweitern und zu verbessern. Patientenperspektiven vermitteln ein Gefühl dafür, wie PatientInnen Symptome subjektiv gewichten, welche Vertrauenspersonen bzw. AnsprechpartnerInnen zu welchem Zeitpunkt für sie relevant waren und wie therapiebezogene Entscheidungen zustande kamen, um nur einige Beispiele zu nennen. Bei Fallberichten über neuartige Erkrankungen lassen Schilderungen darüber, wie das soziale Umfeld mit dem oder der Betroffenen umgegangen ist, erahnen, wie eine Krankheit gesellschaftlich wahrgenommen wird. Patientenperspektiven können einen Fall neu strukturieren und lassen damit Interpretationsalternativen bewusst werden. Durch ihren persönlichen Ton erinnern Patientenstimmen an die Subjekte hinter dem zum Text gewordenen Fall – und zwar nicht nur an die PatientInnen, sondern auch an die behandelnden ÄrztInnen, deren Expertise und Gespür im Angesicht des Neuen, des Unbekannten und Ungesicherten in hohem Maße gefordert ist. Patientenperspektiven stellen in dieser Hinsicht ein wichtiges Antidot dagegen dar, dass in hohem Maße ungesicherte Ergebnisse vorschnell dem geprüften Wissensschatz der Medizin zugeschrieben werden.

PatientInnen selbst gewährt die Aufnahme in den schriftlichen Diskurs zum einen eine Plattform, durch welche sie ihre eigene Rolle im medizinischen System stärken können. Darüber hinaus bietet ihnen ihr Beitrag die Gelegenheit, sich für das Wohl anderer Betroffener einzusetzen, ihnen auf indirektem Wege das Verständnis der oftmals nur schwer zugänglichen Fachberichte zu erleichtern und ihnen vielleicht sogar Mut zuzusprechen, selbst unsichere Behandlungswege zu beschreiten. Mit Couser lässt sich diese Intention als altruistische Geste verstehen, die durch das Wissen um den Nutzen des eigenen Beitrags auch der betroffenen Person psychische Gratifikation einbringt.[105] Oder, wie es die Patientin des untersuchten Fallberichts auf den Punkt bringt: „I felt uneasy about using medicines for which the safety in patients with AIP was unknown, so I will be very happy if my experience will help other patients with porphyria."[106] Nicht zuletzt ist eine entsprechende Berücksichtigung von PatientInnen im schriftlichen Diskurs ein wichtiger Schritt, um den Grad individueller und kollektiver Patientenvulnerabilität zumindest partiell zu verringern. Bereits die Forderung der CARE Gruppe, dass AutorInnen für die Veröffentlichung eines Fallberichts eine informierte Patienteneinwilligung vorzuweisen haben, stellt eine wichtige Maßnahme zum Schutz der PatientInnen dar. Die für PatientInnen sonst äußerst seltene Gelegenheit, sich vor einem öffentlichen Publikum selbst schriftlich

[105] Vgl. Couser: *Vulnerable Subjects*, S. 25. Couser bezieht sich an dieser Stelle allgemein auf die Bereitschaft vulnerabler Personen, zu kollaborativen Autobiographien beizutragen.
[106] Mikami u. a.: *Methotrexate and actinomycin D chemotherapy*, S. 6.

zu repräsentieren oder auf ihre Repräsentation Einfluss zu nehmen, vermag zudem ihre schwache Position in der vom geschriebenen Wort dominierten Welt der Medizin zu stärken. Die Inklusion der Patientenperspektive kann insofern dem Machtgefälle, das sich aus der hierarchischen Opposition von Mündlichkeit und Schriftlichkeit auch für die Patient-Arzt- bzw. Fall-Forscher-Beziehung ergibt, entgegenwirken. Denn PatientInnen werden auf diese Weise nicht länger ‚nur' als mündlich gedachte GesprächspartnerInnen im privaten Raum des Patient-Arzt-Gesprächs wahrgenommen. Vielmehr wird ihnen auch im öffentlichen medizinischen Fachdiskurs eine – schriftlich fixierte – Stimme verliehen, was mit Blick auf oben ausgeführte Implikationen von Schriftlichkeit und Mündlichkeit mit einer Aufwertung ihrer Person einhergeht. Schriftlichkeit zeigt sich in dieser Form in gewisser Weise als eine Art ‚Empowerment' von PatientInnen.[107] Schließlich steht die Inklusion ihrer Perspektive im schriftlichen Diskurs ganz im Zeichen der Bestrebungen, die Patientenautonomie im medizinischen Feld zu stärken – und dies nicht nur im privaten Raum der Patient-Arzt-Begegnung, sondern auch breitenwirksam im öffentlichen Wissenschaftsdiskurs.

[107] Zum ‚Empowerment'-Begriff vgl. Kap. III.1.

IV Der innere Blick

AutorInnen, die mit einer porträtierten Person in einem Vertrauensverhältnis stehen, tragen eine erhöhte ethische Verantwortung. Denn: „intimacy itself entails a degree of vulnerability."[1] Je enger und intimer das Verhältnis zwischen AutorIn und vulnerabler Person und je stärker der Abhängigkeitsgrad zwischen ihnen, desto höher die Vulnerabilität der porträtierten Person und desto drängender ethische Fragen, befindet Couser.[2] Entspricht eine Repräsentation etwa Wohl und Wille des oder der Porträtierten? Wie viel Mitsprache hatte er oder sie bei der Darstellung der eigenen Person? Wurden der Privatsphäre, dem Ansehen und der personalen Integrität der porträtierten Person Rechnung getragen?[3] Was Couser hier für kollaborative Autobiographien im Allgemeinen zur Diskussion stellt, hat auch für die pathographische Autorschaft Bedeutung. Auf Seiten der Medizin betrifft dies vor allem die behandelnden ÄrztInnen, auf Seiten des privaten Umfelds die nächsten Angehörigen. Denn angesichts der Vulnerabilität der porträtierten Person, der Privatheit der im Text festgehaltenen Daten und Informationen und der Intimität der dem Text zugrunde liegenden Beziehung erfordert sowohl ärztliche als auch angehörige Autorschaft vermehrte Sensibilität. Bei Pathographien ärztlicher oder angehöriger AutorInnen stellt sich dabei zum einen die Frage, wie die Krankheitssituation von den AutorInnen konkret wahrgenommen und dargestellt wird; dem schließt sich zum anderen die Frage an, welche Auswirkungen eine entsprechende Darstellung wiederum auf die realweltliche Beziehung der AutorInnen zu den von ihnen dargestellten Personen haben können. Um hierauf eine Antwort zu finden, gilt es, die Formen, Implikationen und Konsequenzen angehöriger und ärztlicher Autorschaft auszuloten, genauer: die Beziehungen und Wechselbeziehungen textueller und außertextueller Grenzsituationen.

Von Bedeutung sind in diesem Kontext zwei Beziehungsrichtungen: 1) die Relationalität von Krankheitserfahrungen und 2) die Korrelationalität von Krankheitsdarstellungen.[4] Mit Blick auf die Relationalität von Krankheitserfahrungen ist zum einen zu überlegen, welche Bedeutung Krankheit und Sterben für das soziale Umfeld des/der Kranken haben und wie dieses die mit einer fremden Erkrankung einhergehenden Veränderungen und die eigene Rolle selbst reflektiert. Repräsentativ für diese praktische und semantische Bedeutung fremder Grenzsituationen der menschlichen Existenz ist die Textsorte der Angehörigenpathographie (Kap. IV.1). Zum anderen ist zu diskutieren, welche ethische Dimension der Verbindung von Selbst- und Fremddarstellung innewohnt, die für Angehörigenpathographien symptomatisch ist: Welche Verantwortung geht also damit einher, dass Angehörigepathographien nicht nur autobiographische Erfahrungen beinhalten, son-

1 Couser: *Vulnerable Subjects*, S. 17.

2 Vgl. ebd., S. 19.

3 Vgl. ebd., S. 41–42.

4 Beide Begriffe verwende ich in einem allgemeinsprachlichen Sinne, ohne Bezug auf bestehende (Kor-)Relationalitätstheorien aus etwa der Theologie oder Systemtheorie.

dern in ihnen zugleich auch das Leben einer anderen Person beschrieben wird, einer Person zumal, die in die öffentliche Darstellung intimer, schmerzhafter Details möglicherweise keine Zustimmung mehr geben konnte?

Im Zuge dessen stellt sich die Frage nach den Korrelationen, die sich zwischen textuellen und außertextuellen Beziehungsverhältnissen ergeben können. So stellt die Doppelung aus personaler und autorschaftlicher Krankenbeziehung AutorInnen vor ein ethisches Dilemma, sehen sie sich doch im Spannungsfeld zwischen einer

> primary relationship with a subject (which involves self-representation to that subject, usually in person and often over a long period of time) and a secondary relationship with readers (which involves a very different sort of self-representation to a very different sort of audience through a very different medium).[5]

Vor diesem Hintergrund wendet sich der Blick in Kap. IV.2 von der Privatsphäre der kranken Person hin zu ihrem medizinischen Umfeld. Aus dem Spektrum medizinischer Textsorten ist in diesem Kontext vor allem der ärztliche Patientenbericht von Bedeutung. Versteht man diese Textsorte als schriftliche Transformation des mündlichen Patient-Arzt-Gesprächs und damit als eine Form schriftlicher Patient-Arzt-Beziehung, steht zunächst grundlegend zur Diskussion, wie sich ärztliche und Patientenrede jeweils in den Bericht einschreiben. Darüber hinaus gilt es, denkbare Rückkoppelungseffekte zwischen textueller Darstellung auf die außertextuelle Lebenswelt in den Blick zu bekommen. Mein Augenmerk liegt dabei auf den Korrelationen zwischen der textuellen Figur-Autor- bzw. Leser-Autor-Beziehung und der außertextuellen Patient-Arzt-Beziehung. Habe ich PatientInnen in Kap. III.2 in erster Linie als ‚Gegenstand' des öffentlichen Fallberichts verstanden, interessiert mich nun ihre Rolle als LeserInnen, genauer die Auswirkungen, die es mit sich bringen kann, wenn PatientInnen zu LeserInnen eines sie selbst beschreibenden Berichts werden.

[5] Couser: *Vulnerable Subjects*, S. 21.

1 Relationalität: Krankheit in Beziehung (Angehörigenpathographien)

Krankheiten betreffen nicht nur die kranke Person, sondern auch deren medizinisches und soziales Umfeld. Wesentlich verantwortlich für das gesundheitliche Wohl der kranken Person müssen ÄrztInnen etwa mit der Angst umgehen, dass sie PatientInnen durch eigenes Versagen verlieren können und sich im Zuge dessen gegebenfalls zudem moralischen, juristischen und beruflichen Sanktionen stellen müssen. Bei pflegebedürftigen Kranken sind es wiederum in der Regel die nächsten Angehörigen, die hier die Hauptlast tragen. Und ebenso wie ÄrztInnen die Bedeutung terminaler Erkrankungen angesichts einer berufsbedingten Alltäglichkeit des Nichtalltäglichen kontinuierlich vor Augen geführt wird, bringt die Konfrontation mit einem Schwer- oder Schwerstkranken auch pflegende Angehörige an persönliche Grenzen. Wenn wir uns eines nahestehenden Menschen annehmen, stellt uns das vor die komplexe Aufgabe, dass wir uns in die Empfindungen und Bedürfnisse eines kranken oder sterbenden Gegenübers einfühlen müssen. In einer Art ontologischem Schock kann die Konfrontation mit einer fremden Grenzsituation ÄrztInnen und Angehörige dazu zwingen, vielleicht erstmals überhaupt eigene existenzielle Überzeugungen, etwa metaphysische Glaubenssätze, zu definieren, um die ihnen zukommende Rolle überhaupt bewältigen zu können. Gerade Angehörige laufen als unsichtbare Dritte bei ethischen Diskussionen jedoch schnell Gefahr, vernachlässigt zu werden. Eine Reflexion sowohl ihrer Rechte als auch ihrer personellen und – im Falle einer öffentlichen Krankheitsauseinandersetzung – autorschaftlichen Pflichten darf jedoch nicht ausbleiben, wenn man der Bedeutung von Angehörigen im Kontext von Krankheit und Kranken wirklich gerecht werden möchte.

Angesichts ihrer speziellen Rolle im Krankheitsgeschehen ist das Recht von Angehörigen, ihre außergewöhnlichen Erfahrungen im Rahmen eines biographischen Werkes zu verarbeiten, wohl kaum von der Hand zu weisen. Dass es im Zuge dessen in der Regel zu einer Engführung eigener (autobiographischer) und fremder (fremdbiographischer) Krankheitserfahrungen kommt, ist ein inhärentes Wesensmerkmal der Angehörigenpathographie: „Family memoirs are necessarily relational, plural rather than singular in focus; inherently instable, they oscillate between biography and autobiography."[1] Neben diesem architextuellen Changieren zwischen Eigen- und Fremdbiographie weisen die im Folgenden untersuchten Angehörigenpathographien eine weitere markante Gattungsverbindung auf: So mischen sich in allen Werken Episoden der Krankheitsauseinandersetzung mit Reflexionen zu Lebensereignissen und -phasen, die von Krankheit gänzlich unberührt sind, etwa Momente aus der Kindheit oder dem Berufs-, Ehe- und Familienleben der porträtierten Personen. Für solche Abschnitte, die einen scharfen Kontrast zu den pathographischen Textabschnittenstehen, scheint mir der Begriff des ‚Sanographischen' ge-

[1] Couser: *Vulnerable Subjects*, S. 56.

eignet. Um die einzelnen patho- und sanographischen Textkomponenten der Angehörigenpathographie klarer differenzieren zu können, schlage ich vor diesem Hintergrund folgende Systematisierung vor:

Kranken-sanographie	bisherige, jetzige und zukünftige Biographie, unabhängig von eigener Krankheit (personale Identität des bzw. der Kranken)
Angehörigen-sanographie	bisherige, jetzige und zukünftige Biographie, unabhängig von fremder Krankheit (personale Identität des bzw. der Angehörigen)
Relationale Sanographie	bisherige, jetzige und zukünftige Beziehung zwischen zwei Personen, unabhängig von eigener bzw. fremder Krankheit (z. B. Eltern-Kind-Beziehung)
Kranken-pathographie	Auswirkungen eigener Krankheit auf die bisherige, jetzige und zukünftige Biographie (Krankenidentität)
Angehörigen-pathographie	Auswirkungen fremder Krankheit auf die bisherige, jetzige und zukünftige Biographie (Angehörigenidentität)
Relationale Pathographie	Auswirkungen einer Krankheit auf die bisherige, jetzige und zukünftige Beziehung zwischen zwei Personen (Kranken-Angehörigen-Beziehung)

Durch die Intimität der in ihr dargestellten Beziehungen und die damit verbundene Grenzaufhebung von Fremdbiographie und Autobiographie stellen sich bei Angehörigenpathographien stets ethische Fragen: Inwiefern hatte die kranke Person Einfluss auf ihre eigene Repräsentation? Wie verhält sich das entstandene Porträt zu den Vorstellungen und dem Wohl der porträtierten Person? Welcher Schaden kann durch eine Fehlrepräsentation entstehen, etwa mit Blick auf die Privatheit, die Reputation und auch die personale Integrität des Porträtierten?[2] Die Relevanz und das Recht angehöriger AutorInnen, ihrer Situation auf öffentlicher Basis Gehör zu verschaffen, kann insofern durchaus mit Persönlichkeits- und Menschenrechten kollidieren, wie etwa mit dem Recht der porträtierten Personen auf Achtung ihrer Ehre und Selbstbestimmung. „Where does the right to express and represent oneself begin to infringe on another's right to privacy?", bringt Couser das Dilemma auf den Punkt. „Is it necessary, or at least desirable, to obtain consent or permission from those to be represented? [...] Are auto/biographers obliged to 'do good' – or at least to do no harm – to those they represent?"[3] Im Zuge dessen gilt es zudem abzuwägen, ob die Autorschaft von Angehörigen nicht auch mit spezifisch gesellschaftlichen Verpflichtung einhergeht, was unter Umständen utilitaristische Abwägungen unerlässlich macht: Eine Publikation mag so einerseits zu Lasten der porträtierten Person gehen, deren Privatheit in einem hochsensiblen Moment aufgegeben wird; andererseits kann ein pathographisches Werk dem übergreifenden Patientenkollektiv auch zum Vorteil gereichen, etwa dann, wenn beispielsweise durch eine Enttabuisierung ‚gesellschaftsunfähiger' Krankheiten das öffentliche Krankheitsbild positiv verändert wird.

2 Man erinnere sich an ebd., S. 41–42.

3 Ebd., S. x–xi.

Die drei der in diesem Kapitel untersuchten Werke lassen die Komplexität der Rolle pflegender und schreibender Angehöriger in eindringlicher Weise nachvollziehen: die Tagebuchaufzeichnungen *Tre Dagböcker* (2004; *Der weiße Schmerz. Drei Tagebücher*), in welchen Ingmar Bergman, Ingrid Bergman und Maria von Rosen in je eigenen Worten die Krebserkrankung Ingrid Bergmans festhielten, Pia Tafdrups Gedichtband *Tarkovskijs heste* (2006; nicht in deutscher Übersetzung erschienen; zu Deutsch: *Tarkovskijs Pferde*), über den die Autorin die tödliche Demenzerkrankung ihres Vaters ästhetisch verarbeitete, sowie Merete Mazzarellas *Hem från festen* (1992; *Heimkehr vom Fest*) als eine faktuale Retrospektive auf das Leben ihrer an Krebs verstorbenen Mutter. Auf Basis dieser Werke werde ich zunächst untersuchen, welche inneren und äußeren Herausforderungen die Rolle eines pflegenden Angehörigen mit sich bringt (Kap. IV.1.1). Dem schließt sich die Frage nach Hinterbliebenen an, mit welchen Konflikten sich Angehörige also auch nach dem Tod eines Familienmitglieds konfrontiert sehen (Kap. IV.1.2). Mit Blick auf das pathographische Ethos ist für pflegende Angehörige und Hinterbliebene gleichermaßen zu diskutieren, welche Konflikte damit einhergehen können, wenn angehörige AutorInnen ihren intimen Blick auf ein krankes, gegebenenfalls nicht mehr einwilligungsfähiges Familienmitglied öffentlich zugänglich machen (Kap. IV.1.3).

1.1 Pflegende Angehörige

1.1.1 Angehörige in der Pflicht

Nach einer Erhebung des Statistischen Bundesamtes galten im Jahr 2013 2,62 Millionen Menschen in Deutschland als pflegebedürftig, von welchen über zwei Drittel zu Hause versorgt wurden (70,9% bzw. 1,86 Millionen).[4] Nichtsdestoweniger kommt der Rolle der

[4] Destatis (2016): „Pflegebedürftige". https://www.destatis.de/DE/ZahlenFakten/Gesellschaftsstaat/Gesundheit/Pflege/Tabellen/PflegebeduerftigePflegestufe.html (letzter Zugriff: 20.04.2016); davon erfolgte die Versorgung bei 47,4% allein durch Angehörige, bei 23,5% zusammen mit einem ambulanten Pflegedienst. Aktuelle Statistiken innerhalb Skandinaviens finden sich über das Statistika centralbyrån (Schweden), Statistik sentralbyrå (Norwegen) und Danmarks Statistik (Dänemark). Zur generellen Situation pflegender Angehöriger vgl. bspw.: Katharina Gröning, Anne-Christin Kunstmann u. Elisabeth Rensing (2004): *In guten wie in schlechten Tagen. Konfliktfelder in der häuslichen Pflege.* Frankfurt a. M.: Mabuse; Jutta Salomon (2005): *Häusliche Pflege zwischen Zuwendung und Abgrenzung. Wie lösen pflegende Angehörige ihre Probleme? Eine Studie mit Leitfaden zur Angehörigenberatung* (= Reihe Thema, Bd. 195). Köln: Kuratorium Dt. Altershilfe Wilhelmine-Lübke-Stift; Elisabeth Seidl u. Sigrid Labenbacher (Hrsg.) (2007): *Pflegende Angehörige im Mittelpunkt. Studien und Konzepte zur Unterstützung pflegender Angehöriger demenzkranker Menschen.* Wien, Köln u. Weimar: Böhlau; Frauke Koppelin (2008): *Soziale Unterstützung pflegender Angehöriger. Theorien, Methoden, Forschungsbeiträge* (= Studien zur Gesundheits- und Pflegewissenschaft). Bern: Hans Huber; Martina Döbele (2008): *Angehörige pflegen. Ein Ratgeber für die Hauskrankenpflege.* 4. Aufl. Heidelberg: Springer; Christa Büker (2009): *Pflegende Angehörige stärken. Information, Schulung und Beratung als Aufgaben der professionellen Pflege.* Stuttgart: Kohlhammer. Die folgenden Überlegungen beziehen sich auf pflegende Angehörige im

– pflegenden – Angehörigen, ihren Empfindungen und Aufgaben, Rechten und Pflichten, im medizinischen wie soziokulturellen Diskurs eine vergleichsweise marginale Aufmerksamkeit zu. „Our society isolates not only the patient but the caregiver as well", urteilt die Ärztin Patricia Stanley. „Hospitals and medical staff do not support caregivers. Unless needed for assistance, they are considered visitors."[5] Christa Büker zufolge steht so „bei vielen professionellen Akteuren der Pflegebedürftige im Mittelpunkt, während die Bedürfnisse und Wünsche der Familien kaum wahrgenommen oder berücksichtigt werden".[6] Dabei sehen sich pflegende Angehörige mit einem komplexen Spektrum von Aufgaben und Belastungen konfrontiert. Da sind zum einen zeitliche Belastungen: Hilfe, Pflege und Betreuung beanspruchen durchschnittlich fast 37 Stunden pro Woche, mehr als die Hälfte der pflegenden Angehörigen steht täglich rund um die Uhr zur Verfügung. Dies kann mit gesundheitlichen Einschränkungen einhergehen: Zu altersbedingten Beschwerden (der Großteil der Pflegeverantwortlichen ist 55 Jahre und älter) können physische und psychische Belastungen wie Rücken-, Herz- und Magenbeschwerden, Erschöpfung, Gereiztheit usw. hinzukommen. Krankheitsbedingte Persönlichkeitsveränderungen des Pflegebedürftigen oder eine konstante Verschlechterung des Krankheitszustandes bedeuten zudem eine emotionale Belastung. Nicht zu vergessen sind soziale Beeinträchtigungen, bleibt bei intensiver Pflege doch wenig bis keine Zeit für soziale Kontakte, Hobbys oder Urlaub; darüber hinaus drohen soziale Isolierungen und innerfamiliäre Spannungen, um nur einige Beispiele zu nennen.[7]

Natürlich kann eine Krankheitssituation auch von Vorzügen oder Privilegien begleitet werden. So kann sich für Kranke ein sogenannter Krankheitsgewinn einstellen, etwa dann, wenn sie aufgrund ihrer Krankheit von beruflichen oder sozialen Verpflichtungen entbunden werden oder ihnen durch das soziale Umfeld Zuwendungen oder Entlastungen

Allgemeinen; nicht näher eingegangen wird an dieser Stelle auf Angehörige, die als entscheidungsbeteiligte Personen (bspw. als Vorsorgebevollmächtigte oder BetreuerInnen) für eine einwilligungsunfähige Person Verantwortung übernehmen. Für diese spezifische Situation vgl. Volker Lipp u. Daniel Brauer (2016): „Autonomie und Familie in medizinischen Entscheidungssituationen". In: Holmer Steinfath u. Claudia Wiesemann (Hrsg.): *Autonomie und Vertrauen. Schlüsselbegriffe der modernen Medizin.* Zus. m. Reiner Anselm et al. Wiesbaden: Springer, S. 201–237.

5 Patricia Stanley (2004): „The Patient's Voice. A Cry in Solitude or a Call for Community". In: *Literature and Medicine* 23(2), S. 346–363, hier S. 351. Vgl. ferner auch Carol Levine (1999): „The Loneliness of the Long-Term Caregiver". In: *New England Journal of Medicine* 340(20), S. 1587–1590.

6 Büker: *Pflegende Angehörige*, S. 16, bezogen auf Peter Zeman (1997): „Häusliche Altenpflegearrangements. Interaktionsprobleme und Kooperationsperspektiven von lebensweltlichen und professionellen Helfersystemen". In: Ute Braun u. Roland Schmidt (Hrsg.): *Entwicklung einer lebensweltlichen Pflegekultur* (= Beiträge zur sozialen Gerontologie, Sozialpolitik und Versorgungsforschung, Bd. 1). Regensburg: transfer, wie auch auf Andreas Büscher (2007): *Negotiating helpful action. A Substantive Theory on the Relationship between Formal and Informal Care* (= Acta Universalis Tamperensis, Bd. 1206). Tampere: Tampere UP.

7 Vgl. Büker: *Pflegende Angehörige*, S. 16. Büker bezieht sich hier auf Ergebnisse von Elizabeth Mestheneos u. Judy Triantafillou (2005): *Supporting family carers of older people in Europe. The Pan-European Background Report.* Münster: LIT.

zuteilwerden.[8] Daniel A. Dansak schreibt auch Angehörigen einen Krankheitsgewinn zu, etwa durch finanzielle Unterstützung oder das Gefühl, gebraucht zu werden.[9] Die These eines solchen tertiären Krankheitsgewinns ist in der medizinischen Fachwelt allerdings umstritten. Beispielsweise Andrea Kier et al. zweifeln diesen klar an: Im Rahmen einer Studie über die Veränderungen in der Partnerschaft während einer Krebserkrankung berichteten zwar 84% der befragten PatientInnen[10] von einer Verbesserung der Partnerschaft und zunehmender Unterstützung, die PartnerInnen selbst nahmen im Unterschied dazu aber keine solche Bereicherung wahr.[11] Auch außerhalb der Kranken-Angehörigen-Beziehung wünschen sich pflegende Angehörige im Allgemeinen mehr Unterstützung und Anerkennung: Sie fordern etwa bessere (finanzielle) Sozialleistungen oder mehr Beistand durch Familie und Freunde, beispielsweise in Form von Gesprächen oder Unterstützung bei der Pflege. Nicht zuletzt erhoffen sich viele einen umfassenden gesellschaftlichen Wertewandel, im Zuge dessen die Pflegesituation entstigmatisiert und enttabuisiert wird.[12]

8 Für das auf die psychoanalytische Theorie zurückgehende Konzept des Krankheitsgewinns vgl. Sigmund Freud (1982): „Vorlesungen zur Einführung in die Psychoanalyse [1916/17]". In: Ders.: *Sigmund Freud-Studienausgabe.* Bd. I: Vorlesungen zur Einführung in die Psychoanalyse und Neue Folge. Hrsg. v. Alexander Mitscherlich, Angela Richards u. James Strachey. Frankfurt a. M.: Fischer, S. 33–445.

9 Vgl. Daniel A. Dansak (1973): „On the tertiary gain of illness". In: *Comprehensive Psychiatry* 14(6), S. 523–534.

10 Die Untersuchung basierte auf der Befragung von 32 PatientInnen und deren PartnerInnen (*n*=64); Geschlecht: 43,8% PatientInnen weiblich, 56,2% männlich; Alter: Range/Median 29-58-70 PatientInnen; Beruf: 25% der PatientInnen berufstätig, 68,8% pensioniert, 6,2% arbeitslos/Hausfrau/Hausmann. Erkrankung: 56,2% der PatientInnen waren an einem soliden Malignom erkrankt, 43,8% der PatientInnen an einem hämatologischen Malignom. Dauer der Erkrankung: von „kürzer als 1 Jahr" bis „länger als 10 Jahr" (vgl. Andrea Kier et al. (2011): „Partnerschaft und Krebs. Erleben Krebspatienten und deren Partner in ihrer Beziehung durch die Erkrankung Veränderungen – kann ein sekundärer bzw. tertiärer Krankheitsgewinn festgestellt werden?". In: *Wiener Medizinische Wochenschrift* 161(11–12), S. 326–332).

11 Vgl. ebd., S. 329–330. Darüber hinaus wurde festgestellt, dass ein hoher Anteil der PatientInnen ihre PartnerInnen nicht vor zusätzlichen Belastungen bewahrt: „37% aller Patienten versuchen ihre Partner vor zusätzlichen Belastungen zu schützen und negative Situationen für diese zu vermeiden. Interessanterweise jedoch schützen 65% der Patienten mit einem soliden Malignom ihre Partner weniger, sie zeigen ein geringeres Vermeidungsverhalten und tendieren stärker zu Offenheit ihrem Partner gegenüber, während 35% der Patienten mit einem hämatologischen Malignom eher geneigt sind [sic] ihre Partner vor zusätzlichen Belastungen zu schützen (p<0,04)." (Ebd., S. 329.)

12 Vgl. Elisabeth Seidl, Sigrid Labenbacher u. Petra Ganaus (2007): „Studie II – Bedürfnisse pflegender Angehöriger". In: Seidl u. Labenbacher: *Pflegende Angehörige im Mittelpunkt*, S. 73–117.

1.1.2 Bergman/Bergman/von Rosen: *Tre Dagböcker*

Als familiales Triptychon einer Kranken- und zweier Angehörigenerfahrungen illustriert der 2004 erschienene Tagebuchband *Tre Dagböcker*[13] (*Der weiße Schmerz. Drei Tagebücher*) die umfassenden Effekte einer fremden Grenzsituation auf Alltagsleben und Identitätsverständnis jener, die einer tödlich erkrankten Person nahestehen. Das diaristische Konvolut gewährt einen Einblick in die privaten Tagebücher, die der schwedische Regisseur und Drehbuchautor Ingmar Bergman, seine Ehefrau Ingrid Bergman und die gemeinsame Tochter Maria von Rosen während der tödlich verlaufenden Magenkrebserkrankung Ingrid Bergmans geführt hatten. Für jeden Tag gleichbleibend findet sich im Werk an erster Stelle der jeweilige Tagebucheintrag Ingrid Bergmans, gefolgt von den Aufzeichnungen ihres Ehemannes und schließlich an dritter Stelle der Auszug aus dem Tagebuch der Tochter. Die veröffentlichten Aufzeichnungen beginnen im Oktober 1994, dem Monat der Diagnosestellung; das Werk endet am 20. Mai 1995, dem Tag, an dem Ingrid Bergman verstarb. Ingrid Bergmans letzter Eintrag stammt vom 6. Mai. Den Tagebuchaufzeichnungen wurden zwei kurze Vorworte Ingmar Bergmans und Maria von Rosens vorangestellt; der schwedische Schriftsteller Henning Mankell, der Ingmar Bergmans Schwiegersohn war, fügte der deutschen Ausgabe ein Nachwort hinzu. Um den genuinen Charakter ihres „tre i en-rapport"[14] („drei-in-eins-Berichts") zu erhalten, wurden die Tagebücher, so Ingmar Bergman in seinem Vorwort, bis auf wenige Veränderungen in ihrem ursprünglichen, „kärva och opolerade"[15] („herben und unpolierten"[16]) Zustand veröffentlicht. „Vi har knappast ändrat eller korrigerat. Nästan allt har fått stå som det skrevs i ögonblicket."[17] („Wir haben kaum etwas verändert oder korrigiert. Fast alles durfte so stehenbleiben, wie es im Augenblick geschrieben worden war."[18]) Angesichts der inhärenten Unmittelbarkeit, die der Gattung des Tagebuchs innewohnt, lässt sich *Tre Dagböcker* so auch nicht als Literatur verstehen, sei „[i]nte en bok utan ett vittnesbörd."[19] („[k]ein Buch, sondern ein Zeugnis."[20]) Da eine Auseinandersetzung mit autopathographischen Krankenschriften an dieser Stelle nicht im Vordergrund steht (siehe hierzu Kap. V), liegt die Konzentration der folgenden Analysen ganz auf den Einträgen Ingmar Bergmans und Maria von Rosens.

[13] Ingmar Bergman, Ingrid Bergman u. Maria von Rosen (2004): *Tre dagböcker*. Stockholm: Norstedt. Alle schwedischen Originalzitate beziehen sich auf diese Ausgabe. Die deutschen Übersetzungen sind übernommen aus: Ingmar Bergman, Ingrid Bergman u. Maria von Rosen (2007): *Der weiße Schmerz. Drei Tagebücher*. Übers. v. Verena Reichel. München: Hanser.

[14] Thomas Bredsdorff (2004): „Slutspil". In: *Politiken*. http://politiken.dk/kultur/boger/faglitteratur_boger/premium/ECE98308/slutspil/ (letzter Zugriff: 20.04.2016).

[15] Bergman, Bergman u. von Rosen: *Tre dagböcker*, S. 6.

[16] Bergman, Bergman u. von Rosen: *Der weiße Schmerz*, S. 6.

[17] Bergman, Bergman u. von Rosen: *Tre dagböcker*, S. 6.

[18] Bergman, Bergman u. von Rosen: *Der weiße Schmerz*, S. 6.

[19] Bergman, Bergman u. von Rosen: *Tre dagböcker*, S. 6.

[20] Bergman, Bergman u. von Rosen: *Der weiße Schmerz*, S. 6.

1.1.3 Ingmar Bergman

1.1.3.1 Abnorme Alltäglichkeit

Das Nebeneinander der Tagebücher offenbart die Ohnmacht Angehöriger und der „diffusen Form von schlechtem Gewissen", das sich einstellt, wenn man selbst weiterlebt, während ein anderer stirbt.[21] Wie Mankell, der 2015 selbst an Krebs verstarb, in seinem Nachwort betont, gewähren Ingmar Bergmans und Maria von Rosens Einträge so „einen Einblick in die Schwierigkeit [...], sich zu Schmerz und Leiden zu verhalten, zu dem Tod, der nicht einen selber trifft, sondern die Person, die einem am nächsten steht."[22] Welche Bedrohung Krankheit für die bis dahin vertraute Normalität darstellt, thematisiert Ingmar Bergman bereits zwei Tage nach Bekanntwerden der Diagnose: „Vi försöker leva ett normalt vardagsliv."[23] („Wir versuchen, ein normales Alltagsleben zu führen."[24]) In den Marginalen zu diesem Tag reflektiert er später:

> Det blev nödvändigt att inrätta en sorts vanlighetsrutiner i detta som kommit över oss. Jag tror att det är viktigt för Ingrid att vardagen får vara så vanlig som möjligt. Jag måste alltså försöka att bedriva en daglig ordning som just nu förefaller mig omöjlig. Men nu är det alltså för en gångs skull inte frågan om mig, om vad jag känner eller vill. Nu är det bara frågan om Ingrid.[25]

> Es ist notwendig, uns mit einer Art von alltäglicher Routine in dem einzurichten, was uns getroffen hat. Ich glaube, für Ingrid ist es wichtig, den Alltag so normal wie möglich zu gestalten. Ich muss also versuchen, eine tägliche Ordnung aufrechtzuerhalten, die mir im Moment unmöglich erscheint. Aber jetzt geht es ausnahmsweise nicht um mich, nicht darum, was ich fühle oder will. Jetzt geht es nur um Ingrid.[26]

In einer Welt, die von einem auf den anderen Tag aus den Fugen geratenen ist, wird das Festhalten am gewohnten Alltag zu einem Mittel, um dem chaotischen Zustand der letalen Diagnose ‚Krebs' zumindest für einen kurzen Augenblick beizukommen. Die Gattung des Tagebuchs kommt diesem Bedürfnis nach Ordnung in der Unordnung in gewisser Weise nach. So schreibt Philippe Lejeune Tagebüchern eine strukturierende Funktion zu, bezeichnet sie als „Organisationsprinzip für [...] Lebensführung."[27] Im Kontext von Krankheit birgt das Festhalten an Ordnung und Struktur, an Vertrautem und Alltäglichem trotz alledem die Gefahr, dass auf diese Weise die Illusion einer krankheitsunabhängigen Welt aufrechterhalten wird. Denn die Vorstellung alltäglicher Normalität ist untrennbar

[21] So Mankell in seinem Nachwort, vgl. Bergman, Bergman u. von Rosen: *Drei Tagebücher*, S. 258.

[22] Ebd.

[23] Bergman, Bergman u. von Rosen: *Tre dagböcker*, S. 15, Tagebucheintrag vom 13.10.1994.

[24] Bergman, Bergman u. von Rosen: *Der weiße Schmerz*, S. 15.

[25] Bergman, Bergman u. von Rosen: *Tre dagböcker*, S. 15, Tagebucheintrag vom 13.10.1994.

[26] Bergman, Bergman u. von Rosen: *Der weiße Schmerz*, S. 15.

[27] Philippe Lejeune (2014): *„Liebes Tagebuch". Zur Theorie und Praxis des Journals* (= Reihe Theorie und Praxis der Interpretation, Bd. 11). Hrsg. v. Lutz Hagestedt. Übers. v. Jens Hagestedt. München: belleville, S. 22.

gebunden an einen früheren Zustand, in dem Gesundheit, nicht Krankheit die Norm war. Indem die Diagnose einer terminalen Erkrankung einen neuen, krankheitsbestimmten Alltag unumgänglich macht, würde das Festhalten an der bisherigen Norm das bislang Vertraute wie in einem bizarren Zerrspiegel vergangener Realität zeigen und käme zugleich einem Kraftakt gleich, der den Angehörigen mehr Energie abnötigen würde, als diese angesichts ihrer neuen Rolle aufbringen können. Die Hoffnungslosigkeit eines solchen Unterfangens ist Ingmar Bergman bewusst: „Jag måste alltså försöka att bedriva en daglig ordning som just nu förefaller mig omöjlig.“[28] („Ich muss also versuchen, eine tägliche Ordnung aufrechtzuerhalten, die mir im Moment unmöglich erscheint.“[29]) Mit der Diagnosestellung beginnt so nicht nur für die Kranke, sondern auch für die Angehörigen eine neue Zeitrechnung. „Jag börjar lära mig att existera i nuet.“[30] („Ich fange an zu lernen, im Jetzt zu existieren.“[31]) Ob er es will oder nicht: Die Sterblichkeit des Gegenübers zwingt auch den Angehörigen zu einer Neudefinition der eigenen und geteilten Welt- und Lebensnormen.

1.1.3.2 Mise en Scène öffentlicher Intimität

Ingmar Bergmans Aufzeichnungen machen vor diesem Hintergrund das poesietherapeutische Potenzial der pathographischen Schreib- und Editionsarbeit erkennbar. Explizit bezeichnet Bergman die Publikation von *Tre Dagböcker* in seinem Vorwort als „del av ett sorgearbete“[32] („Teil der Trauerarbeit“[33]). Dass Bergman dem Werk an dieser Stelle eine solche Funktion zuschreibt, fügt sich in seine übergreifende Selbstkonzeption als Autor: Bereits seine ersten Schreibversuche in den frühen 1940er Jahren bezeichnete er einst als ‚tröstlich‘.[34] Birgitta Steene deutet diese Aussage als Verweis auf ein therapeutisches Moment, das dem kreativen Akt für Bergman innewohnte: „The transformation of a subjective form into artistic form, be it as a play, a script, a piece for television, or a novel, was to become a continuing form of psychological purgation [...].“[35] Es verwundert insofern nur wenig, dass auch die gemeinsame Krebserfahrung der Familie Einzug in Bergmans

[28] Bergman, Bergman u. von Rosen: *Tre dagböcker*, S. 15, Tagebucheintrag vom 13.10.1994.

[29] Bergman, Bergman u. von Rosen: *Der weiße Schmerz*, S. 15.

[30] Bergman, Bergman u. von Rosen: *Tre dagböcker*, S. 117, Tagebucheintrag vom 05.01.1995. Vgl. auch den Eintrag Ingmar Bergmans rund einen Monat zuvor: „vi [...] försöker leva i nuet och inte i morgon.“ (ebd., S. 72, Tagebucheintrag vom 27.11.1994; „wir [...] versuchen im Jetzt zu leben und nicht im Morgen.“, Bergman, Bergman u. von Rosen: *Der weiße Schmerz*, S. 65.)

[31] Bergman, Bergman u. von Rosen: *Der weiße Schmerz*, S. 104.

[32] Bergman, Bergman u. von Rosen: *Tre dagböcker*, S. 6.

[33] Bergman, Bergman u. von Rosen: *Der weiße Schmerz*, S. 6.

[34] Vgl. Stig Björkman u. Oliver Assayas (1992): *Tre dagar med Bergman* (= *Filmkonst* 13). [Göteborg]: Filmkonst, hier S. 12–13; zitiert nach Birgitta Steene (2005): *Ingmar Bergman. A Reference Guide*. Amsterdam: Amsterdam UP, hier S. 51.

[35] Steene: *Bergman*, S. 51. Zu Ingmar Bergmans bisweilen recht vernachlässigter Rolle nicht nur als Drehbuchautor und Regisseur, sondern auch als Schriftsteller vgl. ebd., S. 49–131 sowie Maaret Koskinen (2002): *I begynnelsen var ordet. Ingmar Bergman och hans tidiga författarskap*. Stockholm: Wahlström & Widstrand.

kreativem Schaffen hielt. Seine Notizbücher zu seinem 2003 erschienenen Film *Saraband* künden so von einer Vermengung von Privatem und Beruflichem bzw. Künstlerischem:

> The notebook begins with Bergman's personal reflection on how he remembers reading his wife Ingrid's diary after her death, and this is followed by attempts to integrate passage of his own personal diary from the period when Ingrid was dying into the fiction. He then changes his mind and replaces the transcriptions of his real diary with the fictional letter, leaving his actual handwriting as a sign transgressing the fictional realm. In the notebook, he first rewrites a passage from his earlier diary: 'I see clearly how I can use my grief for constructive creativity,' he says [...].[36]

Bergmans Arbeit als Film- und Theaterregisseur manifestiert sich umgekehrt auch in seinem schriftlichen Werk: Maaret Koskinen beobachtet nicht nur in Bergmans literarischen Texten, sondern auch in seiner 1987 erschienenen Autobiographie *Laterna Magica* einen konstanten Rückgriff auf die Terminologie und Metaphorik des Theaters. Spricht Bergman beispielsweise von ‚Décor', ‚Protagonisten', ‚Rollen' oder ‚Masken', dann flicht er auf diese Weise Bühnenjargon mit ein. Durch diese Erzählweise erscheine die Erzählinstanz zugleich wie ein Regisseur, „lighting and setting the stage."[37] Die theatralisierte Sprache des Textes erziele dabei einen gewissen Verfremdungseffekt, suggeriere die narrative Stimme doch eine Außenperspektive auf die eigene Autobiographie.[38] „Thus, what we see in these passages from *Laterna magica* is the employment of the theatre and the cinema as venues for subjective memory or, more precisely, a kind of staging or *mise-en-scene of memory*, this time through *the medium of language*."[39]

In gewisser Weise lässt sich eine solche Mise en Scène auch bei *Tre Dagböcker* beobachten, in welchem Bergman als Herausgeber mitunter in der Rolle eines Regisseurs verhaftet zu bleiben scheint. Gemeinsam mit seiner Tochter redigiert er das finale Manuskript, entscheidet über die Art der Präsentation (Werktitel, chronologische und personale Anordnung der Beiträge etc.) und schafft mit seinem einleitenden Vorwort einen Rahmen für die folgenden Tagebuchauszüge. Explizit geht Bergman in seiner kurzen Vorrede auf den Entstehungshintergrund der Tagebücher und die Redaktionsprozesse ein. Durch diese

[36] Anna Sofia Rossholm (2013): „Auto-adaptation and the movement of writing across media. Ingmar Bergman's notebooks". In: Jørgen Bruhn, Anne Gjelsvik u. Eirik Frisvold Hanssen (Hrsg.): *Adaptation Studies. New Challenges, New Directions*. London u. New York: Bloomsbury Academic, S. 203–222, hier S. 217. Die Verschwommenheit der Grenze zwischen Fakt und Fiktion zeigt sich nicht zuletzt daran, dass der Film im Untertitel der Verstorbenen gewidmet wird; so findet sich auf dem Manuskript des Drehbuchs der Vermerk: „Till Ingrid idag och alla dagar 16.2.02" („Für Ingrid, jetzt und alle Tage 16.2.02"); undatierter Auszug aus dem Ingmar Bergman Archiv http://www.ingmarbergmanarchives.se/Detail/Document.aspx?DocumentID=1341 (letzter Zugriff: 20.04.2016). In einer Szene des Films ist zudem eine Photographie Ingrid Bergmans zu sehen (vgl. Jan Holmberg (2015): „Saraband". In: *Stiftelsen Ingmar Bergman*. http://ingmarbergman.se/verk/saraband (letzter Zugriff: 29.04.2016)).

[37] Maaret Koskinen (2010): „Ingmar Bergman, the biographical legend and the intermedialities of memory". In: *Journal of Aesthetics & Culture* 2. http://www.aestheticsandculture.net/index.php/jac/article/view/5862 (letzter Zugriff: 20.04.2016).

[38] Vgl. ebd.

[39] Ebd., Herv. i. O.

Metareflexion wird die Authentizität der für die Öffentlichkeit zugänglich gemachten Texte betont, die Unmittelbarkeit und Ungeschöntheit der im Moment notierten Gefühle und Gedanken. Die Kranke, die Angehörigen sind keine Figuren, sie sind reale Personen, mahnt die ins Rampenlicht gerückte Herausgeberstimme, Schmerz, Leid und Tod sind kein Aufguss altbekannter Topoi, sondern tatsächlich erlebte Ereignisse eines realen Schicksals, frei von jeglicher mildernder Poetik.[40] Verweise wie etwa der einleitende Vermerk, auch monoton erscheinende Abschnitte bewusst nicht gekürzt zu haben, setzen in gewisser Weise Lesedirektiven für das „uppslitande drama“[41] („aufreibende Drama“[42]), das Bergmans gesamter Familie widerfahren war. Einerseits mutet der Hinweis darauf, in welch rohem und kaum redigiertem Zustand die Texte publik gemacht wurden, fast ein wenig wie eine Entschuldigung an, ein ‚mea culpa‘ eines Berufsautors, der seinen sonstigen Ansprüchen hier nicht gerecht werden kann. Auf der anderen Seite übernimmt Bergman durch diese Lesedirektive, die es ihm in gewisser Weise erlaubt, in seiner professionellen Identität als Berufsautor und Regisseur Zuflucht zu finden, auch eine gewisse Verantwortung gegenüber der eigenen und der verlorenen Person. Sie mahnt, das Buch eben nicht als Literatur im konventionellen Sinne zu lesen, sondern als das intime und authentische Zeitzeugnis, das es stets war. Gedenke LeserIn, hört man fast heraus, dass hier Tagebücher zugänglich gemacht werden, die ursprünglich nicht für öffentliche Augen gedacht waren und einer entsprechend behutsamen, der Vulnerabilität von Text und AutorInnen Respekt entgegenbringenden Rezeption bedürfen.

1.1.4 Maria von Rosen

1.1.4.1 Zur Sorge verpflichtet

Die Krankheit eines Familienmitglieds kann für Angehörige als indirekt Betroffenen eine konstante Prüfung sein, ob sie der Situation standzuhalten vermögen oder ihr fliehen, etwa durch Verdrängung, Verleugnung, Rationalisierung oder Verallgemeinerung.[43] „Den Kranken sind Verzicht und Einschränkungen aufgezwungen, Pflegende haben sich dafür täglich neu zu entscheiden – bei offenen Türen“[44], resümiert Gudrun Born in einem deutlichen Bild. Pflegende Angehörige, erläutert Born, sehen sich zum einen mit den gleichen Trauergefühlen konfrontiert wie die gepflegte Person:

[40] Die deutsche Übersetzung des Werktitels läuft dem ein wenig entgegen: Während der schwedische Originaltitel auf das deskriptive *Tre Dagböcker* reduziert bleibt, wird in der deutschen Übersetzung mit dem Obertitel *Der weiße Schmerz* eine Metapher aus dem Text in den Vordergrund gehoben und dem nachfolgenden Werk entsprechend präsent vorangestellt.

[41] Bergman, Bergman u. von Rosen: *Tre dagböcker*, S. 6.

[42] Bergman, Bergman u. von Rosen: *Der weiße Schmerz*, S. 6.

[43] Vgl. Thomas Fuchs (2008): „Existenzielle Vulnerabilität. Ansätze zu einer Psychopathologie der Grenzsituationen“. In: Sonja Rinofner-Kreidl u. Harald A. Wiltsche (Hrsg.): *Karl Jaspers' Allgemeine Psychopathologie zwischen Wissenschaft, Philosophie und Praxis*. Würzburg: Königshausen & Neumann, S. 95–104, hier S. 97.

[44] Gudrun Born [2010]: *Balanceakt. Pflegende Angehörige zwischen Liebe, Pflichtgefühl und Selbstschutz*. Norderstedt: Books on Demand, S. 34.

> innerer Protest gegen das Schicksal, Zorn, Verzweiflung und das Gefühl, alles nicht mehr zu schaffen. Und natürlich belastet die Angst vor dem endgültigen Ende. Es ist nicht nur die Arbeit, die zermürbt und auch nicht nur das Mit-Ansehen-Müssen der zunehmenden Hinfälligkeit und des Kräfteabbaus des Patienten. Es ist ebenso die Erkenntnis, den eigenen Lebensentwurf auf unabsehbare Zeit hinaus aufgeben zu müssen.[45]

Auch in Maria von Rosens Auseinandersetzung mit der Sorge um die Mutter, der eigenen Rolle als pflegender Angehöriger und der Bedeutung von Krankheit und Tod für die eigene Person wird das Gefühl des Angebundenseins als Verlust des selbstbestimmten Verfügens über die eigene Zeit und das eigene Tun immer wieder thematisiert und problematisiert. Von Rosens Tagebucheinträge illustrieren dabei die für Angehörigenpathographien paradigmatische Überlappung von Auto- und Fremdbiographie und Selbst- und Fremdbestimmung – was sowohl die kranke Person als auch die Angehörigen betrifft. Denn während die Selbstbestimmung der kranken Person durch die Krankheit wie auch durch die Abhängigkeit von Medizin und anderen Personen (ÄrztInnen, Angehörigen, Pflegenden ...) beschränkt wird, bringen die fremde Grenzsituation und die Sorge um die kranke Person auch die Selbstbestimmung der Angehörigen in Gefahr. So notiert von Rosen nur zwei Tage nach der Diagnosestellung: „Mammas sjukdom! Det här sätter igång besvärliga tankar hos mig. Hur ska man frigöra sig från en mamma som är sjuk? Sätta gränser och få vara ifred.“[46] („Mamas Krankheit! Sie löst bei mir schwierige Fragen aus. Wie soll man sich von einer Mutter befreien, die krank ist? Grenzen setzen und seine Ruhe haben.“[47]) Von Beginn an fürchtet von Rosen die Erwartungshaltung, die ihr nicht nur von der Mutter, sondern auch den weiteren Familienmitgliedern entgegengebracht wird: „Mamma och speciellt Ingmar kommer kanske att sätta hård press särskilt på mig. Mina syskon kan inte prata med mamma som jag.“[48] („Mama und besonders Ingmar werden vielleicht starken Druck auf mich ausüben. Meine Geschwister können nicht so mit Mama reden wie ich.“[49]) Es ist dabei weniger der Akt des Um- und Versorgens, den sie ablehnt: Beiläufig eingestreute Erwähnungen in den Aufzeichnungen suggerieren vielmehr eine gewisse Selbstverständlichkeit darin, das eigene Handeln auf das Wohl der Kranken auszurichten. Kurz nach der Diagnosestellung notiert sie etwa: „Mamma säger hela tiden: ‚Du är verkligen snäll Maria som hjälper mig så mycket.‘ ‚Fattas bara annat, du som alltid hjälpt oss‘ säger jag.“[50] („Mama sagt immerzu: ‚Du bist

[45] Ebd., S. 35.

[46] Bergman, Bergman u. von Rosen: *Tre dagböcker*, S. 16, Tagebucheintrag vom 13.10.1994. Vgl. auch: „Kände mig fastlåst.“ (S. 79, Tagebucheintrag vom 01.12.1994; „Fühlte mich angebunden.“, S. 72.)

[47] Bergman, Bergman u. von Rosen: *Der weiße Schmerz*, S. 15.

[48] Bergman, Bergman u. von Rosen: *Tre dagböcker*, S. 16, Tagebucheintrag vom 13.10.1994.

[49] Bergman, Bergman u. von Rosen: *Der weiße Schmerz*, S. 15.

[50] Bergman, Bergman u. von Rosen: *Tre dagböcker*, S. 73, Tagebucheintrag vom 27.11.1994. Vgl. exemplarisch auch folgende Aufzeichnung, ungefähr einen Monat vor Ingrids Tod: „Hon [mamma; KF] [...] ville att jag skulle komma dit på förmiddagen. Alltid säger hon ‚när det passar dig‘. ‚Det spelar absolut ingen roll, säg istället när det passar dig‘ sa jag.“ (S. 255, Tagebucheintrag vom 27.04.1995; „[...] sie [Mama; KF] wollte, daß ich vormittags komme. Immer

wirklich lieb, Maria, daß du mir immer so sehr hilfst.' ,Das wäre ja noch schöner, du, die uns immer geholfen hat', sage ich."[51]) Ihr Widerwillen ist vielmehr der eigenen Erwartung fremder Erwartung geschuldet, also der Angst vor einer Erwartungshaltung, durch welche die freiwillige Hilfsbereitschaft einer unausgesprochenen Verpflichtung weicht: „Ibland känner jag mig så pressad av allt detta" („Manchmal fühle ich mich von alldem so unter Druck gesetzt"), bekennt von Rosen vier Monate nach der Diagnose: „Att jag måste ringa, måste träffa mamma fast jag egentligen inte vill."[52] („Daß ich anrufen muß, Mama treffen muß, obwohl ich eigentlich nicht will."[53]) Beispielhaft für ein solches Moment befürchteter Fremdbestimmung ist die über ihren Kopf hinweg getroffene Absprache der Eltern, dass Maria von Rosen ihren Vater zu einem Arztgespräch begleiten soll, sich also einer Situation stellt, die angesichts der Schwere der mütterlichen Erkrankung nicht nur eine zeitliche, sondern insbesondere emotionale Belastung bedeutet:

> En svår situation uppstod häromdagen. Ingmar ville ha ett enskilt samtal med doktor Ranghammar. Mamma hade utan min vetskap sagt till Ingmar att jag kunde följa med. Jag tyckte inte alls om idén och hade heller inte blivit tillfrågad. Bara kommenderad. Hela mitt inre slog bakut inför detta arrangemang.[54]

> Kürzlich entstand eine schwierige Situation. Ingmar wollte ein Gespräch unter vier Augen mit Doktor Ranghammar. Mama hatte Ingmar ohne mein Wissen gesagt, daß ich mitkommen sollte. Mir gefiel die Idee überhaupt nicht, und ich war nicht gefragt worden. Nur herumkommandiert. Mein ganzes Inneres sperrte sich gegen dieses Arrangement.[55]

Ob die neue Rolle gern und freiwillig ausgeübt wird oder nicht, ob ihr (rückwirkend) ein Sinn zugeschrieben wird oder nicht, spielt nur eine marginale Rolle: Die Krankheit der Mutter weist der Tochter unvermeidlich die Rolle der Angehörigen zu, durch welche die Unentrinnbarkeit und Sinnfreiheit der fremden Situation zur eigenen wird.

Dass sich die Tochter nicht nur zur Sorge um die Mutter, sondern auch um den Vater gedrängt fühlt, wird zur zusätzlichen Belastung. Von Rosens Ringen um Selbstbestimmung ist bereits erschwert durch das als bedrückend empfundene Bedürfnis ihres Vaters, in der Krankenversorgung von ihr unterstützt zu werden. Als belastend empfindet von Rosen darüber hinaus den väterlichen Wunsch, dass sie ihm in seinem eigenen Leiden an der fremden Grenzsituation beisteht, eine Empfindung, die Vater und Tochter zwar teilen, was aus der Sicht von Rosens von diesem allerdings nicht wahrgenommen wird.[56] „Det

sagt sie: ,wann es dir paßt'. ,Das spielt überhaupt keine Rolle, sag lieber, wann es dir paßt', sagte ich.", Bergman, Bergman u. von Rosen: *Der weiße Schmerz*, S. 229–230.)

51 Bergman, Bergman u. von Rosen: *Der weiße Schmerz*, S. 66.

52 Bergman, Bergman u. von Rosen: *Tre dagböcker*, S. 178, Tagebucheintrag vom 28.02.1995.

53 Bergman, Bergman u. von Rosen: *Der weiße Schmerz*, S. 159.

54 Bergman, Bergman u. von Rosen: *Tre dagböcker*, S. 96–97, Tagebucheintrag vom 16.12.1994.

55 Bergman, Bergman u. von Rosen: *Der weiße Schmerz*, S. 87.

56 Vgl. hierzu zudem Marias Eintrag zwei Wochen nach Diagnosestellung, bei welchem Ingmar Bergman ihr in einem Telefongespräch sagt, dass ihre Mutter nur noch eine sehr kurze Lebenserwartung habe: „Han [Ingmar; KF] ville inte att jag skulle tala om det för någon annan i familjen. Efter samtalet kände jag mig chockad och arg på min far för att han på detta brutala sätt har vältrat över allt på mig och dessutom täppt till min mun. Han glömmer att jag står mamma

är klart att jag ska hjälpa henne [modern; KF]. Men hur ska Ingmar hjälpas? Jag känner ett tungt motstånd mot att ta hand om honom."[57] („Natürlich werde ich ihr [der Mutter; KF] helfen. Aber wie soll man Ingmar helfen? Ich empfinde einen starken Widerstand dagegen, mich um ihn zu kümmern."[58]) Umso größer ist von Rosens Wut, wenn sie nicht nur wegen krankheitsbezogener Hilfsgesuche ihrer Mutter in ihrer Arbeit unterbrochen wird, sondern sich darüber mit der Erwartung konfrontiert sieht, Alltagsaufgaben für ihren Vater zu übernehmen:

> I går blev jag absolut rasande. [...]
> Jag hade just börjat arbeta då mamma ringde. Hon frågade om jag kommit igång med skrivandet. [...] Hon undrade om jag kunde gå hem till Karlaplan nästa morgon och hämta kläder och en del papper. [...]
> Jag blev så arg att jag började tjuta efter samtalet. Det känns som om jag blir beordrad och inte har något eget val. Fan jävlars skit! Varför ska det alltid vara jag, jag, jag. Jag vill vara ifred och slippa mina föräldrar ett tag. Mamma klarar jag av. Men hon daltar fortfarande med Ingmar. I går skulle jag ta ut tusen kronor på en check åt honom. Det kan han inte göra själv. Han kan inte handla, inte sköta räkningar, inte laga mat, inte köra ut från garaget.[59]

> Gestern wurde ich furchtbar wütend. [...] Ich hatte gerade zu arbeiten angefangen, als Mama anrief. Sie fragte, ob ich mit dem Schreiben in Gang gekommen sei. [...] Sie wollte wissen, ob ich am nächsten Morgen nach Hause zum Karlaplan gehen könnte, um Kleider und verschiedene Papiere zu holen. [...] Ich wurde so wütend, daß ich nach dem Gespräch zu heulen anfing. Es ist ein Gefühl, als würde ich kommandiert werden und hätte keine eigene Wahl. Verdammte Scheiße! Warum muß immer es immer ich, ich, ich sein. Ich möchte meine Ruhe haben und meine Eltern für eine Weile los sein. Mama schaffe ich. Aber sie verhätschelt Ingmar immer noch. Gestern sollte ich für ihn einen Scheck über tausend Kronen einlösen. Das kann er nicht selbst tun. Er kann nicht einkaufen, sich nicht um die Rechnungen kümmern, nicht kochen, nicht aus der Garage fahren.[60]

Die Aufzeichnungen von Rosens vermitteln einen unverstellten Eindruck davon, in welcher Weise fremde Krankheit auch die Selbstbestimmung Angehöriger einschränkt. Zum einen macht sich der zunehmende Verlust ihrer Selbstbestimmung auf einer metaphysischen Ebene bemerkbar, konfrontiert die terminale Erkrankung doch auch die Angehörige mit ihrer eigenen Ohnmacht. Der hohe Erwartungsdruck der Kranken wie auch der weiteren Angehörigen lässt zum anderen erahnen, in welchem Maße die Tochter ihre alltägliche Selbstbestimmung gefährdet sieht.

minst lika nära." (Bergman, Bergman u. von Rosen: *Tre dagböcker*, S. 27, Tagebucheintrag vom 23.10.1994; „Er [Ingmar; KF] wollte nicht, daß ich es jemand anders in der Familie erzähle. Nach dem Gespräch fühlte ich mich schockiert und war meinem Vater böse, weil er auf diese brutale Art alles auf mich abgewälzt und mir auch noch den Mund verboten hat. Er vergißt, daß ich Mama mindestens genauso nahestehe.", S. 25.)

[57] Bergman, Bergman u. von Rosen: *Tre dagböcker*, S. 16, Tagebucheintrag vom 13.10.1994.

[58] Bergman, Bergman u. von Rosen: *Der weiße Schmerz*, S. 15.

[59] Bergman, Bergman u. von Rosen: *Tre dagböcker*, S. 190–191, Tagebucheintrag vom 08.03.1995.

[60] Bergman, Bergman u. von Rosen: *Der weiße Schmerz*, S. 170–171.

1.1.4.2 Ersetzte Elternschaft

Die durch die fremde Erkrankung verschuldete Fremdbestimmung ist für von Rosen eng verknüpft mit einem Abschied von ihrer bisherigen Rolle in der Eltern-Kind-Beziehung. Von Beginn an steht mit der Diagnose ‚Krebs' unausgesprochen zugleich die furchteinflößende Diagnose ‚Halbwaise' im Raum. Die Auseinandersetzung mit der Sterblichkeit der Mutter ist insofern zugleich eine Auseinandersetzung mit der Endlichkeit vertrauter, wortwörtlich familialer Strukturen und der bisherigen Identität als Tochter. Für von Rosen geht der zunehmende Verlust ihres Kindesstatus mit einem unfreiwilligen Tausch gegen ein ‚mütterliches' Verantwortungsgefühl gegenüber der sorgebedürftigen Kranken einher: „Som mamma sagt, ‚vara morsa åt henne'."[61] („Wie Mama sagt: ‚ihre Mutter zu sein'."[62]) Von Rosens Auseinandersetzung mit der drückenden Verantwortung, die durch diese getauschte Mutterschaft – geäußert sowohl in der Annahme um die Mutter, als auch um den Vater – auf ihr ruht, führt in ihren Tagebucheintragungen zu Entwürfen eines Lebens, das wieder ‚natürlichen' Rollen folgt. So verspürt von Rosen bereits zwei Tage nach der den Tod ins Leben holenden Diagnose einen plötzlichen Kinderwunsch: „Måtte mamma klara det här. Om hon dör. Det skulle bli en katastrof för familjen. Jag önskar att jag blev med barn."[63] („Möge Mama dies überstehen! Wenn sie stürbe. Es wäre eine Katastrophe für die ganze Familie. Ich wünschte, ich würde schwanger."[64]) Ohne Überleitung weckt die Konfrontation mit Vergänglichkeit und Tod, mit Sein und Sinn, das Bedürfnis nach Hervorbringung und jetztzeitlichem Leben. Bewusst reflektiert von Rosen in ihren Aufzeichnungen die möglichen Zusammenhänge zwischen der schweren Erkrankung der Mutter und ihrem plötzlichen Wunsch nach Schwangerschaft:

> Ingvar [Ingvar Ternulf, Marias Partner; KF] och jag har ofta talat om att jag kanske blir med barn under den här tiden. Vi har en ‚chockteori'. När man går igenom en stor kris kanske de vanliga försvarsmekanismerna slås ut. Men det kan också bero på att jag plötsligt varit tvungen att bli vuxen. Ta ansvar för en annan människa.[65]

> Ingvar [Ingvar Ternulf, Marias Partner; KF] und ich haben oft davon gesprochen, daß ich in dieser Zeit schwanger werden könnte. Wir haben eine ‚Schocktheorie': Wenn man eine große Krise durchmacht, werden die normalen Abwehrmechanismen vielleicht außer Kraft gesetzt. Aber es kann auch daran liegen, daß ich plötzlich gezwungen bin, erwachsen zu werden. Verantwortung für einen anderen Menschen zu übernehmen.[66]

Von Rosens Fixierung darauf, welche Bedeutung ein Kind für ihre eigene Person hat, lässt vermuten, dass hier weniger ein tatsächlicher Kinderwunsch, denn vielmehr ein Mutterwunsch im Fokus steht. Nicht das Kind, sondern die mit einem Kind verbundene eigene Rolle ist es schließlich, die einen Kontrapunkt zu dem krankheitsbedingten ‚widernatürlichen' Rollentausch innerhalb der bisherigen Eltern-Tochter-Beziehung setzen

[61] Bergman, Bergman u. von Rosen: *Tre dagböcker*, S. 228, Tagebucheintrag vom 04.04.1995.
[62] Bergman, Bergman u. von Rosen: *Der weiße Schmerz*, S. 204.
[63] Bergman, Bergman u. von Rosen: *Tre dagböcker*, S. 16, Tagebucheintrag vom 13.10.1994.
[64] Bergman, Bergman u. von Rosen: *Der weiße Schmerz*, S. 15–16.
[65] Bergman, Bergman u. von Rosen: *Tre dagböcker*, S. 228, Tagebucheintrag vom 04.04.1995.
[66] Bergman, Bergman u. von Rosen: *Der weiße Schmerz*, S. 204.

würde. Zugleich erscheint die hypothetische Auseinandersetzung mit einer Schwangerschaft in gewisser Weise ein Antidot zu der aus den Händen entrinnenden Selbstbestimmung. Denn im Gegenzug zu den äußerlich bedingten Veränderungen, welche die fremde Erkrankung mit sich gebracht hat, liegt die Entscheidung für oder gegen Mutterschaft und die Kontrolle und Verantwortung über das eigene und zukünftige fremde Leben in diesem Falle in von Rosens Hand selbst.

Von Rosens Wunsch nach Lebensbeginn als Gegenentwurf zur Lebensendlichkeit wird flankiert durch schriftstellerische Ambitionen, die während dieser Zeit in ihr aufkeimen. Auch dies lässt sich als Reaktion auf eine problembehaftete Eltern-Kind-Beziehung sehen, nun jedoch nicht mit Blick auf die Mutter, sondern den Vater. So geht Maria von Rosen in ihrem das Buch einleitenden Vorwort im Unterschied zu Ingmar Bergman nicht etwa auf die tödliche Krebserkrankung der Mutter ein, sondern legt den Schwerpunkt auf die komplexe und schwierige Vorgeschichte der Vater-Tochter-Beziehung, erfuhr von Rosen doch erst im Erwachsenenalter, dass Ingmar Bergman ihr leiblicher Vater war. Beide Elternteile erwiesen sich also auf ihre je eigene Weise als instabil, sodass es kaum verwundert, wenn es hierdurch zu einer krisenhaften Auseinandersetzung mit der jeweiligen Eltern-Kind-Rolle, mit der eigenen Identität kommt. In gewisser Weise könnte man sagen, dass die Reflexion darüber, was die leibliche Verwandtschaft mit einem international bekannten Regisseur und Drehbuchautor für die eigene Identität bedeutet, im Falle von Rosens abermals eine Imitation der Elternrolle zur Folge hat. Ist es bereits eine Spiegelung der Mutter, wenn von Rosen für sie in eine Mutterrolle schlüpft und zugleich einen plötzlichen Wunsch nach eigener, biologischer Mutterschaft hegt, spiegelt es zugleich die Situation des Vaters, wenn von Rosen in der Konfrontation der fremden Grenzerfahrung nun auch schriftstellerische Versuche unternimmt, und damit die berufliche Rolle und Identität des Vaters erprobt.

1.1.5 Diaristisches Residuum

Sei es das Streben nach Mutterschaft oder Autorschaft: Der Wunsch nach Kreation präsentiert sich sowohl in von Rosens als auch Ingmar Bergmans Tagebucheinträgen als zumindest temporärer oder hypothetischer[67] Ausweg aus der von Krankheit dominierten Gegenwart. Fast scheint es, als gereiche die Flucht in Parallelwelten den pflegenden und sorgenden Angehörigen zumindest für einen kurzen Augenblick zum Schutz, wenn der Krankheitsalltag zu überbordend und schmerzhaft zu werden droht. In beiden Tagebüchern mischen sich die Krankheitsreflexionen so auch mit sanographischen Abschnitten, in welchen nicht Krankheit, sondern (wieder) Gesundheit Normzustand ist. Bei Bergman wird die ‚gesunde' Norm aufrechterhalten, indem er sich krankheitsunabhängigen Projekten, etwa seiner damaligen Inszenierung von Moliers *Der Menschenfeind*, zuwendet,[68] und auf diese Weise der Angehörigenidentität die berufliche Identität gegenüberstellt. Im Gegensatz dazu zieht sich von Rosen in hypothetische Zukunftsszenarien zurück, die von

[67] Von Rosens Wunsch nach einem leiblichen Kind blieb unerfüllt.

[68] Bergmans Inszenierung wurde 1995 im Königlichen Dramatischen Theater in Stockholm aufgeführt.

Krankheitsspekten unberührt sind.[69] Gerade in einer existenziellen Krise, wie sie eine terminale Erkrankung darstellt, bietet die Gattung des Tagebuchs als „Residuum einer Form des Schreibens, deren Zweck das Leben des Verfassers ist“[70] auch den Angehörigen Platz zur Selbstreflexion, offeriert ihnen einen Weg, das alltägliche Leben in pathologischen Beziehungen für einen Moment außen vor zu lassen und einzig dem eigenen Selbst Raum zu geben.

Dass auch die Aufzeichnungen der verstorbenen Ingrid Bergman veröffentlicht wurden, lässt sich in gewisser Weise als Geste des Aufbegehrens deuten. Denn „während mein Leib sich zerstört, stelle ich mich durch das Schreiben wieder her, indem ich diese Zerstörung protokolliere“, konstatiert Philippe Lejeune mit Blick auf die Gattung des Tagebuchs. „Ich, der ich leide, werde wieder aktiv und gewinne wieder die Oberhand.“[71] Die diaristische Form bewirkt dabei eine Stärkung von Ingrid Bergmans vulnerabler Position. Denn als Inbegriff des Unmittelbaren und Vertraulichen unterscheidet sich das Tagebuch wesentlich von Veröffentlichungen, bei denen beispielsweise mündliche Darstellungen von Betroffenen durch andere paraphrasiert werden und so ein Teil des Unmittelbaren verloren geht. Gleiches gilt für Werke, die auf Zusammenfassungen von schriftlichen Texten beruhen: Auch hier ist den direkten Worten des Betroffenen durch die Stimme eines anderen wie auch durch die zeitliche Herauslösung hin zu einem rückblickenden Vergangenheitsbericht bereits eine Ebene der Distanz zwischengeschoben. Bergmans und von Rosens Beschluss, das Krebserleben der Kranken und der Angehörigen in der nahezu unkommentierten und unveränderten Form der ursprünglichen Tagebuchaufzeichnungen zu veröffentlichen, trägt in dieser Hinsicht dem Anspruch einer Gattung Rechnung, dass „jedwedem Menschen, in welcher geschichtlichen und individuellen Situation er sich auch befinde, das Recht zusteht, seine Geschichte auf seine Art und Weise zu erzählen [...].“[72]

In dieser Nebeneinanderstellung der drei Tagebücher wird Ingrid Bergman im Kontext krankheitsbedingter Vulnerabilität nicht zuletzt eine gewisse Form der Mündigkeit zugestanden. Lediglich eingerahmt durch Vor- und Nachworte, ansonsten aber ohne nennenswerte Eingriffe in Selektion, Anordnung, Gewichtung oder Kommentierung ihrer Aufzeichnungen steht ihre Perspektive unmittelbar für sich. Durch diese paritätische Editionsform wirkt das Buch einer der zentralen Kalamitäten kollaborativer Biographien entgegen. So weist Couser darauf hin, dass zwischen den beitragenden Parteien häufig ein hierarchisches Ungleichgewicht herrscht, etwa durch alters- oder krankheitsbedingte Einschränkungen.[73] Die Trennlinie zwischen „making,

[69] Ergänzt werden diese immer wieder durch Retrospektiven auf krankheitsunabhängige Phasen der Vergangenheit.

[70] Lejeune: *Tagebuch*, S. 374.

[71] Ebd., S. 410.

[72] Arno Dusini (2005): *Tagebuch. Möglichkeiten einer Gattung*. Zugl.: Wien, Univ., Habil., 2003. München: Fink, S. 56. Der Einsatz von Tagebüchern in der therapeutischen Arbeit wird diskutiert in dem 1997 von Gabriele Wilz u. Elmar Brähler herausgegebenen Sammelband *Tagebücher in Therapie und Forschung. Ein anwendungsorientierter Leitfaden*. Göttingen u. a.: Hogrefe.

[73] Vgl. Couser: *Vulnerable Subjects*, S. 37.

taking, and faking the life of another person in print"[74] ist dadurch oftmals recht dünn und diffus.

> The potential for abuse lies partly in something the term itself tends to elide: that is, the process, though cooperative, does not usually involve collaborative *writing* (which can itself be problematic). Rather, ethical difficulties arise from the disparity between the contributions of collaboration, but in most cases, one member supplies the 'life' while the other provides the 'writing'.[75]

In der Publikation des Privaten wird dem Tod schließlich die Stirn geboten. „[D]er Tod kann mich zwar hindern, mein Tagebuch weiterzuführen, aber er vermag nichts gegen das Tagebuch selbst", lautet Lejeunes Verdikt, hat doch Papier seinen eigenen „Biorhythmus"[76]:

> Es wird enden durch Vergilben und Zerfallen, aber der Text wird seine Metempsychose haben, er wird in einen anderen Körper eingehen, kopiert und veröffentlicht werden. Man wird mich einäschern, meinen Leib von eins auf null reduzieren. Man wird mich aufbewahren, mein Tagebuch ins Regal eines Archivs stellen. Man wird mich veröffentlichen, meinen Text mit tausend multiplizieren. Ich, der ich so viele Bücher und Manuskripte aus der Vergangenheit gelesen habe, geschrieben von Menschen, die lange tot sind, ich weiß, daß das literarische Überleben keine Illusion ist.[77]

1.2 Hinterbliebene Angehörige

1.2.1 Tafdrup: *Tarkovskijs heste*

Lässt *Tre Dagböcker* bereits erahnen, in welchem Maße eine fremde Erkrankung und der mit ihr einhergehende Verlust der Selbstbestimmung auch die Angehörigen zu Betroffenen macht, spitzt der 2006 veröffentlichte Gedichtband *Tarkovskijs heste*[78] (zu Deutsch: *Tarkovskijs Pferde*) dies um eine weitere Ebene zu. In ihrer ästhetischen Verarbeitung der tödlichen Alzheimerdemenz ihres Vaters lässt die dänische Lyrikerin Pia Tafdrup Schritt für Schritt nachvollziehen, wie das fremde Leid die Angehörigen bzw. Hinterbliebenen zu einer grundlegenden Neudefinition der fremden und eigenen Identität drängt. Die Gedichte entstanden aus der Trauerrede, die sich Tafdrups Vater für seine Beerdigung von seiner Tochter gewünscht hatte:

[74] Ebd., S. 36.
[75] Ebd., Herv. i. O.
[76] Lejeune: *Tagebuch*, S. 411.
[77] Ebd.
[78] Pia Tafdrup (2010): *Tarkovskijs heste. Digte* [2006]. 4. Aufl. [København]: Gyldendal. Alle dänischen Originalzitate beziehen sich auf diese Ausgabe. Deutsche Übersetzung: Pia Tafdrup (2017): *Tarkowskis Pferde: Gedichte. Zweisprachig dänisch/deutsch*. Übers. v. Peter Urban-Halle. [München]: Stiftung Lyrik Kabinett. Zum Zeitpunkt meiner Analysen lag dieses Werk noch nicht in deutscher Übersetzung vor, weshalb ich hier mit meinen eigenen Übersetzungen arbeite.

Min far havde mange år før sin død ønsket, at jeg skulle tale ved hans begravelse – det sværeste han nogensinde har bedt mig om. Da døden var indtrådt, begyndte jeg at skrive talen, som blev til i ét stræk. Hvad jeg ikke vidste, var, at jeg lukkede op for noget langt større ved at skrive om ham.[79]

Mein Vater hatte sich viele Jahre vor seinem Tod gewünscht, dass ich auf seiner Beerdigung eine Rede halten sollte – das Schwerste, um das er mich je gebeten hat. Als der Tod eingetreten war, begann ich die Arbeit an der Rede und schrieb sie in einem Zug. Was ich nicht wusste, war, dass ich im Schreiben die Tür öffnete zu etwas weit Größerem.

Während sich Bergman und seine Tochter dazu entschlossen, *Tre Dagböcker* mit dem Tod Ingrid Bergmans enden zu lassen, geht *Tarkovsikjs heste* über diesen Punkt hinaus. Untergliedert in das einleitende, ein Gedicht umfassende „Intro" („Intro"), die 50 Gedichte des Hauptteils „Glemslens Grotesker" („Die Grotesken des Vergessens") und das abschließende Gedicht im „Outro" („Outro"), verhandelt Tafdrups Elegie in chronologischer Form die Demenzerkrankung des Vaters, sein Sterben und seinen Tod wie auch die eigene Trauer um die verlorene (Bezugs-)Person und die dadurch notwendige Neujustierung der eigenen familialen Rolle. Im Fokus des Bandes steht für die Angehörigen und den Kranken dabei gleichermaßen das Moment des Abschieds[80]: von der vertrauten – gesunden – Person des Vaters, von seinen geistigen Fähigkeiten, seinen Erinnerungen, der menschlichen Existenz und dem Leben, das man zusammen geteilt hat.

1.2.2 Krankheit

1.2.2.1 Vergessen

Schonungslos gewähren Tafdrups Gedichte Einblick in die Grausamkeit der Demenz, bei welcher der Moment des Abschieds, metaphorisch gebündelt in einer sich auf mehreren Ebenen manifestierenden Amnesie, Symptom der Krankheit selbst ist. Für den Vater geht der fortschreitende Gedächtnisschwund mit dem Verlust etablierter Beziehungsrollen einher; immer stärker geraten die bisherigen Verwandtschaftsverhältnisse, die bisherigen Rollen und Identitäten in Vergessenheit. Lebende und Tote werden zwar als vertraute Bezugspersonen erkannt, aber falschen Verbindungen zugeordnet: Die Ehefrau tauscht mit der (verstorbenen) Mutter die Gestalt, die Lebenden mit den Toten.

[...] den kvinde,
han elskede,
har forvandlet sig til hans mor,
og han selv til søn for sin elskede –[81]

[79] Pia Tafdrup (2011): „Mit liv med demens". In: *Livet med demens* 21(4), S. 10–11, hier S. 10.

[80] Tafdrup selbst sah ‚Verlust' als das zentrale Thema der Gedichte: einerseits verstanden als Verlust der Erinnerung, andererseits als Verlust des Vaters, der bereits vermisst wird, obwohl er noch lebt (vgl. ebd., S. 10).

[81] Tafdrup: *Tarkovskijs heste*, S. 17, Gedicht *Fordrivelse fra paradis* (*Vertreibung aus dem Paradies*).

[...] die Frau,
die er liebte,
ist zu seiner Mutter geworden,
und er zum Sohn seiner Geliebten –

Auf dem Sterbebett werden die einzelnen Familienmitglieder für den delirierenden Demenzkranken zu einer familialen Einheit,

én familiekrop
med fælles hud, fælles nerver, fælles årer,
al anden grammatik
er overflødig.[82]

ein Familienkörper
mit gemeinsamer Haut, gemeinsamen Nerven, gemeinsamen Adern,
alle andere Grammatik
ist überflüssig.

Die Amnesie wird sowohl für den Kranken als auch für die Angehörigen zum Symptom: Denn die Demenz lässt nicht nur den Vater all das, was bisher war, vergessen, sondern verdrängt allmählich auch bei den Angehörigen ihre Erinnerung an dessen gesunde – ‚eigentliche' – Persönlichkeit und Person.

Forvandler min far sig
ikke mere til den,
jeg kender?[83]

Wird mein Vater
nicht mehr zu dem
den ich kenne?,

fragt sich das lyrische Ich beim Anblick des Kranken, um schließlich feststellen zu müssen:

[82] Ebd., S. 56, Gedicht *Hvis hænder?* (*Was geschieht?*).
[83] Ebd., S. 16, Gedicht *En hund lukkes ind* (*Einen Hund einlassen*).

Min far forsvinder, som dage
flygter.[84]

Mein Vater verschwindet, wie Tage
fliehen.

Immer stärker verdrängt die Krankenidentität die Erinnerung an die vorherige gesunde Identität des Vaters. Zwar ist er weiterhin physisch präsent, doch das einst Vertraute des Vaters ist für das lyrische Ich nur noch mühsam zu erkennen:

Selvom han lever,
leder jeg efter,
min far i min far [85]

Obwohl er lebt
suche ich
meinen Vater in meinem Vater …

Die demenziell bedingten Veränderungen drängen die gesunde Person nach und nach zurück, bis die Krankenidentität überwiegt und der Gesunde zu einer Person der Vergangenheit geworden ist.

Der typographische Aufbruch des Gedichtkörpers verleiht der Krankheitserfahrung auch auf visueller Ebene Gestalt. Nicht umsonst definiert Peter Stein Larsen Tafdrups Lyrik als ‚organisch'[86], gehen Form und Inhalt bei ihr doch ein ums andere Mal eine Synthese miteinander ein. In den Gedichten aus *Tarkovskijs heste* äußert sich dies in einem charakteristischen Spiel von Zeilen und Zeichen: Immer wieder ‚verschieben' sich Zeilenanfänge, verlieren ihren Halt im Gesamtgefüge des Textes. Wie ein optisches Symbol führt das Fehlen der schwarzen Schrift an diesen Stellen den Sprachverlust des dementen Vaters vor Augen; zugleich scheint die Leere des weißen Papiers die weißen Flecken zu spiegeln, welche die Amnesie hinterlässt. Fast scheint es, als halte das lyrische Ich an diesen Stellen für einen kurzen Moment inne und lausche der zunehmenden Stille nach, die den kranken Vater inzwischen umgibt. Wie ist dieses Verstummen zu deuten? Versagt dem lyrischen Ich im Angesicht der Krankheit, des immer realer werdenden Abschieds, selbst die Sprache? Oder ist das Schweigen bewusst, und signalisiert die Akzeptanz, dass die eigene Stimme den Vater nicht mehr erreichen kann? Beantworten lässt sich die Frage nicht, doch über die Leerstelle, den materialisierten Abbruch der Sprache, erlaubt die lyrische Form eine Nähe zwischen lyrischem Ich und krankem Vater: Denn nicht durch die Sprache, sondern die Stille stellt sich zwischen ihnen eine Verbindung ein.

[84] Ebd., S. 39, Gedicht *Tabets Tabel* (*Einmaleins des Verlusts*).

[85] Ebd. Vgl. auch folgende Zeile aus einem anderen Gedicht: „Den skikkelse [...], / er det virkelig / min far?" (ebd., S. 43, Gedicht *Troldsplint* (*Zaubersplitter*); „Diese Figur [...], / ist das wirklich / mein Vater?")

[86] Vgl. Peter Stein Larsen (2009): *Drømme og dialoger. To poetiske traditioner omkring 2000.* Odense: Syddansk Universitetsforlag, bspw. S. 371.

1.2.2.2 Verschiebung

„Während der schweren, aufreibenden Krankheitsperiode, als Ingrid starb, geschah das, was oft geschieht: Man sieht sich selbst und diejenigen, die einem nahestehen, in einem neuen Licht“[87], schreibt Henning Mankell in seinem Nachwort zu Ingmar Bergmans, Ingrid Bergmans und Maria von Rosens *Tre Dagböcker*. Auch in *Tarkovskijs heste* zwingen die demenziell bedingten Veränderungen das lyrische Ich nach und nach dazu, die personale und relationale Identität des Kranken neu zu reflektieren. Die Krankenidentität ist dabei zwar eine sehr dominante, aber dennoch nur eine Seite eines komplexeren Ganzen: Sie ist additiv, nicht ersetzend. Und zugleich sind die verschiedenen Facetten der väterlichen Identität durch die Krankheit nicht einfach aufgehoben: Der Betroffene lebt weiterhin in Bezügen, hat eine nationale, kulturelle und gegebenenfalls eine berufliche Identität und ist als Freund, Partner oder Familienmitglied ungebrochen Teil eines sozialen Netzwerks. Während die bisherigen Beziehungen für den demenziell erkrankten Vater allmählich an Präsenz verlieren und zu einem kollektiven Familienkörper verschwimmen, hält das lyrische Ich an den vertrauten Rollen weiter fest. Nicht umsonst wird der Name des Kranken in *Tarkovskijs heste* an keiner Stelle genannt, vielmehr wird er ausschließlich als ‚Vater‘ tituliert. Auf diese Weise wird die Rolle, die der Vater bis dahin für die Tochter gespielt hat, in den Vordergrund gerückt, und entsprechend liegt die Konzentration der Gedichte auch weniger auf dem Verlust einer *Person*, sondern dem Verlust einer *Bezugs*-person. Für das lyrische Ich aus *Tarkovskijs heste* erscheint der Abschied vom Vater so zugleich als Abschied von der Vater-Kind-Beziehung und der bisherigen eigenen Rolle und Identität als Kind. Denn als Teil einer Beziehung lässt sich die eine Rolle nicht ohne die andere denken, der (Ehe-)Mann nicht ohne die (Ehe-)Frau, das Elternteil nicht ohne das Kind. „[D]emensens destruktion af den voksnes autoritet“[88] („die demenzielle Destruktion der Autorität des Erwachsenen“) führt dabei, vergleichbar mit *Tre Dagböcker*, zur symbolischen Umkehr der Eltern-Kind-Beziehung.

Mit dem Motiv des ritualisierten Zubettbringens eines Kindes widmet sich das Gedicht *Godnat* (*Gute Nacht*) etwa einem Urbild elterlicher Fürsorge. „Min far bliver iført / natskjorte“[89] („Mein Vater wird gekleidet / in ein Nachthemd“), beginnt das Gedicht in medias res. Diese Momentaufnahme der krankheitsbestimmten Gegenwart löst im lyrischen Ich einen erinnernden Blick auf die Geborgenheit eigener Kindertage aus:

> Så længe jeg var barn,
> dryssede han [far; KF]
> stjernestøv og månegrus
> ned i mine øjne.[90]
>
> Solange ich ein Kind war,
> streute er [der Vater; KF]

[87] Bergman, Bergman u. von Rosen: *Drei Tagebücher*, S. 257.

[88] Amrit Maria Pal (2013): „Tafdrup, Pia – Tarkovskijs Heste“. In: *Litteratursiden*. http://www.litteratursiden.dk/analyser/tafdrup-pia-tarkovskijs-heste (letzter Zugriff: 20.04.2016).

[89] Tafdrup: *Tarkovskijs heste*, S. 57, Gedicht *Godnat* (*Gute Nacht*).

[90] Ebd.

Sternenstaub und Mondgekörn
in meine Augen.

Mit Gute-Nacht-Geschichten, so farbenfroh, dass ein Blinder

under mørkets klokke
ville kunne se
en regnbue,[91]

unter der Glocke der Dunkelheit
imstande wäre
einen Regenbogen zu sehen,

hatte der Vater das Kind einst in einen behüteten Schlaf geführt, „langt borte fra verdens angst."[92] („weit weg von den Ängsten der Welt.") Nun haben Vater und Kind die Rollen getauscht, nun ist es der Vater, dem das lyrische Ich die einst selbst empfangene Fürsorge entgegenbringt. Wie einem Kind hilft das lyrische Ich jetzt dem hilfsbedürftigen Vater beim Ankleiden der Nachtwäsche („bliver iført"[93]; „wird gekleidet"). Der Akzent der Kranken-Angehörigen-Beziehung verschiebt sich hier von der Krankheit auf das Kindgleiche. Durch die Reminiszenz der früheren Gute-Nacht-Geschichten, die sogar im tiefsten Dunkel eine beinahe magisch anmutende Wirkmacht entfalten konnten, wird Dunkelheit nicht als schwarzes Nichts ausgewiesen, sondern als Zustand, der zumindest ein Minimum an Licht aufweist. Verstanden als Metapher eines demenziellen Dunkels lässt sich diese Konzeption als eine unausgesprochene Hoffnung deuten, selbst im Stadium schwerster Demenz noch durch Worte und Bilder in die pathologische Finsternis vordringen zu können.

Die Engführung der kindgleichen Sorgebedürftigkeit des kranken Vaters mit der sorgebedürftigen Kindheit des lyrischen Ichs wird im Gedicht unvermittelt ergänzt durch einen Abschnitt aus dem Korintherbrief:

Så længe jeg var barn,
talte jeg som et barn,
tænkte jeg som et barn,
dømte jeg som et barn.[94]

Als ich ein Kind war,
redete ich wie ein Kind,

[91] Ebd.
[92] Ebd.
[93] Ebd. Ein „Nachthemd", ein Kleid also noch dazu, kein Pyjama, was die Assoziationen des Kindesalters weiter verstärkt.
[94] Ebd.

dachte wie ein Kind
und urteilte wie ein Kind.[95]

Unkommentiert wechselt das lyrische Ich in die Instanz eines biblischen Sprachrohrs; durch die Wiederholung der Zeile „Så længe jeg var barn" („Als ich ein Kind war") schließen sich die Abschnitte der in Gedichtform gefassten Biographie und die des neutestamentlichen Prätexts in unaufgeregter Weise zu einem einheitlichen Gefüge.[96] Die nahtlose Integration der christlichen Auseinandersetzung mit dem Wesen eines Kindes in die Homodiegese des Gedichts verstärkt die bereits angelegte Assoziation der Demenz als einem Syndrom, dessen Symptomatik bisweilen an kindliches Sprach-, Denk- und Urteilsvermögen erinnert. Der Vergleich Demenzkranker mit Kindern ist in der entsprechenden Fachliteratur nicht ungewöhnlich. Der österreichische Schriftsteller Arno Geiger, der mit *Der alte König in seinem Exil* 2011 ebenfalls ein Buch über die Demenzerkrankung seines Vaters veröffentlichte, sieht diese Metapher allerdings kritisch: „ein erwachsener Mensch kann sich unmöglich zu einem Kind *zurück*entwickeln, da es zum Wesen des Kindes gehört, dass es sich nach *vorne* entwickelt. Kinder erwerben Fähigkeiten, Demenzkranke verlieren Fähigkeiten."[97] Durch die Einflechtung des 1. Korintherbriefs stellt die Analogie von Kindlichkeit und Demenz in Tafdrups Gedicht *Godnat* (*Gute Nacht*) indes weniger einen Verlust, sondern einen Gewinn in den Vordergrund: Während der Vater in einen kindähnlichen Status zurückkehrt, hat das lyrische Ich das, was an ihm selbst Kind war, im Erwachsenenalter abgelegt, analog zum Folgevers des Korintherbriefs: „Als ich ein Mann wurde, / legte ich ab, was Kind an mir war."[98] Erst durch den Rollentausch ist das lyrische Ich imstande, die Sorge um den Vater zu übernehmen. Durch die intertextuelle Folie des ‚Hohelieds der Liebe', zu welchem die Bibelstelle gehört, ist diese Annahme um den Sorgebedürftigen mit Liebe konnotiert – dessen ungeachtet, ob diese Sorge dem Kind oder dem demenziell Erkrankten gilt. Man denke so auch an den abschließenden Vers der biblischen Zitatstelle: „Für jetzt bleiben Glaube, Hoffnung, Liebe, diese drei; / doch am größten unter ihnen ist die Liebe."[99] Am Lebens-

[95] 1 Kor 13,11. Diese und folgende Bibelstellen zitiert nach: *Die Bibel. Einheitsübersetzung der Heiligen Schrift. Gesamtausgabe. Psalmen und Neues Testament. Ökumenischer Text*. Stuttgart: Katholisches Bibelwerk 2006.

[96] Das Verhältnis zu Gott sieht Tafdrup als Ursprung aller Poesie und erachtet die Bibel als einen der für ihre Arbeit bedeutsamsten Texte (vgl. Pia Tafdrup (1991): *Over vandet går jeg. Skitse til en poetik*. Copenhagen Valby: Borgen, S. 40 u. S. 131).

[97] Arno Geiger (2012): *Der alte König in seinem Exil*. München: dtv, S. 14, Herv. i. O.; ausführlicher zu Geiger in Kap. IV.1.4.

[98] 1 Kor 13,11.

[99] 1 Kor 13,13.

ende angekommen bettet das Kind den Vater auf seine Ruhestätte. Wendet sich das lyrische Ich nun dem von „Mælkeveje af morfin“[100] („Milchstraßen aus Morphin“) durchzogenen Körper[101] des Kranken zu, sieht es in seinen Augen, wie sich die vertrauten Relikte der eigenen Kindheit mit der Ahnung des nahenden Lebensendes mischen:

> Jeg vender mig om
> vender mig mod ham,
> ser i min fars øjne
> stjernestøv og månegrus.
> Nu kommer natten –
> den lange nat.[102]
>
> Ich wende mich um,
> wende mich ihm zu
> sehe in den Augen meines Vaters
> Sternenstaub und Mondgekörn.
> Nun kommt die Nacht –
> die lange Nacht.

Vater und Kind haben endgültig die Perspektive getauscht: Waren es zuvor die Augen des Kindes, in dem man die Anzeichen des Schlafs entdecken konnte, sind es nun die des Vaters, in welchen sich der Anbruch der langen, ewigen Nacht zu künden beginnt.

1.2.3 Tod

1.2.3.1 Verlust

Es ist wohl symptomatisch für die Gattung der Pathographie, dass der Tod als Schlusspunkt des gelebten Lebens auch zum Schlusspunkt des erzählten Lebens wird. Doch Tafdrups Abgesang auf den verlorenen Vater endet nicht mit dessen Tod – dass sich die Gedichte auch der anschließenden Trauerphase widmen, untermauert ungleich stärker, dass Angehörigkeit selbstredend den Tod des Verstorbenen überdauert. Den kalten Anbruch der nach dem Tod einsetzenden neuen Zeitrechnung adressiert das Gedicht *Kold Morgen* (*Kalter Morgen*):

[100] Tafdrup: *Tarkovskijs heste*, S. 57, Gedicht *Godnat* (*Gute Nacht*).

[101] Mit Blick auf die Bedeutung des Körperlichen in der Kranken-Angehörigen-Beziehung kommen die Autorinnen einer Studie über Alltagserfahrungen von Angehörigen Alzheimererkrankter zum Schluss: „En av de positiva upplevelserna som framkommer av vår analys är att den fysiska närheten i flera avseende blir viktigare när inte närheten genom den verbala kommunikationen finns längre.“ (Ulrika L. Hansson u. Anna Westergren (2009): *Upplevelser av att vara närstående till en person med Alzheimers sjukdom. Litteraturstudie baserad på självbiografiska verk*. Hochschulschrift: Karlskrona, TH, Kand., S. 21; „Eine der positiven Erfahrungen, die unsere Studie zutage brachte, war, dass physische Nähe in mehrfacher Hinsicht wichtiger wird, wenn Nähe irgendwann nicht mehr über verbale Kommunikation aufgebaut werden kann.“)

[102] Tafdrup: *Tarkovskijs heste*, S. 57, Gedicht *Godnat* (*Gute Nacht*).

Det, der er nutid for mig,
er en fremtid,
min far ikke skal kende.[103]

Was mir die Gegenwart ist,
ist eine Zukunft,
die mein Vater nicht kennen wird.

Mit der unwiederbringlich an die Vergangenheit gebundenen Existenz des Vaters verschiebt sich das temporale Gefüge der Eltern-Kind-Beziehung. Während die Zeit für den Vater mit dem Tod zum Stillstand gekommen ist, ist das lyrische Ich nach wie vor Teil unserer von Linearität geprägten Zeitrechnung; mit jedem Verstreichen von (Lebens-)Zeit wird die Entfernung zum Vater größer. Die prononcierte Perspektivierung der erlebten Gegenwart als ein Synonym zur unerlebten Zukunft des Vaters schafft zugleich eine indirekte Verbindung, durch welche die Eltern-Kind-Beziehung trotz dieser zeitlichen Versetzung weiter Bestand haben kann. Diese Asynchronität wird dem lyrischen Ich zum Paradoxon:

jeg bevæger mig omkring
i et skyggerige
af *ingen* far.[104]

ich bewege mich
in einem Schattenreich
aus *keinem* Vater.

Die vergangene Gegenwart des Vaters wirft ihren Schatten voraus in die präsente Gegenwart der Lebenden. Eine solche indirekte Beziehung mit einer Person, deren Präsenz nicht mehr unmittelbar und physisch wahrnehmbar ist, schafft für das lyrische Ich eine obskur anmutende Gleichzeitigkeit von Sein und Nichtsein. Das für *Tarkovskijs heste* charakteristische typographische Spiel mit der Platzierung schwarzer Schrift im weiten Raum des weißen Papiers verkörpert diese harte Unverbundenheit zwischen dem Jetzt des lyrischen Ichs und dem Einst des Vaters in konkreter Form. Man beachte in diesem Kontext die visuelle Gestaltung des soeben zitierten Gedichtausschnitts:

JEG bevæger mig omkring
i et SKYGGERIGE
af *ingen* FAR.[105]

ICH bewege mich
in einem SCHATTENREICH
aus *keinem* VATER.

Die todgeschuldete Distanz zwischen dem ‚Ich', das am äußersten Beginn der Anfangszeile platziert ist, und dem Wort ‚Vater' am äußersten Ende der Schlusszeile wird durch

[103] Ebd., S. 63, Gedicht *Kold Morgen* (*Kalter Morgen*).
[104] Ebd., Herv. i. O.
[105] Ebd., Herv. i. O.

die Gestaltung der Verse auch optisch besiegelt. Getrennt und zugleich verbunden sind erinnernde und erinnerte Person durch ein „skyggerige" („Schattenreich"), ein Reich diffuser, kaum greifbarer und dennoch spürbarer Schatten, das semantisch wie typographisch zwischen ihnen steht.

Wie Pia Tafdrup einmal bemerkte, erlaubt es die poetische Form, ein zeitliches Paradoxon, wie es hier im Angesicht des Todes erfahren wird, auch wörtlich zum Ausdruck zu bringen: „At skrive digte er først og fremmest at være til i præsens, men også at fornemme andre tider simultant."[106] („Gedichte zu schreiben bedeutet in erster Linie, in der Gegenwart zu sein, aber auch, simultan andere Zeiten zu erfahren.") Der Moment des Schreibens vereint alle Zeitstufen in sich: „I samme øjeblik nutid er nutid, går den over i fortid. Til øjeblikket knytter sig ikke alene fortid, men også forventning og fremtidsmuligheder."[107] („Im selben Augenblick, in dem die Gegenwart Gegenwart ist, geht sie über in Vergangenheit. An den Augenblick schließen sich nicht nur Vergangenheit, sondern auch Erwartungen und Möglichkeiten an.") Es ist diese Gleichzeitigkeit der Zeiten, die es gestattet, die eigene Identität über die poetische Arbeit fortwährend zu aktualisieren und neu zu definieren:

> Uden identitet kan man ikke leve. Visse biologiske og kulturelle faktorer er fastlagt, men identitet er aldrig givet en gang for alle. Den skal vedvarende tilkæmpes, da betingelserne for liv bestandigt skifter. Identitet handler derfor om *det mobile subjekt*, om accepten af foranderlighedens vilkår. Digtningen er et forsøg på at begribe ikke blot hvem og hvad jeg er, men på at forstå hvem jeg skal forvandles til.[108]
>
> Ohne Identität kann man nicht leben. Bestimmte biologische oder kulturelle Faktoren sind festbestimmt, aber Identität ist nie ein für alle Mal gegeben. Sie muss fortwährend erkämpft werden, da sich die Bedingungen des Lebens ständig verändern. Identität handelt daher von *dem mobilen Subjekt*, davon, die Willkür der Veränderlichkeit zu akzeptieren. Die Dichtung ist ein Versuch, nicht nur zu begreifen, wer und was ich bin, sondern zu verstehen, zu wem ich mich verwandeln werde.

Im Schreiben, so Bettina von Jagow und Florian Steger, findet sich „eine Form der Veranschaulichung und Bewältigung, die Krankheit und Gesundheit abseits normativer Bestimmungen ästhetisch überhöht."[109] Der ästhetische Ausdruck ermöglicht es, zur realweltlichen Lebenswelt auf – schonende – Distanz zu gehen, die Veränderungen bisheriger Identität neu zu reflektieren und die Bedeutung des Verlusts für das eigene Rollenverständnis auszuloten. ‚Ersatzrollen' wie Witwe bzw. Witwer oder (Halb-)Waise können diesem veränderten Nexus zwischen einer von zeitlicher Asynchronität geprägten Beziehung und entsprechend neu zu definierenden Identität(en) Rechnung tragen. (Ein terminologisches Hilfsmittel, das etwa Eltern verstorbener Kinder nicht zur Verfügung steht.) Es sind diese Namen, die den nicht fass-, jedoch spürbaren Schatten der verlorenen Per-

[106] Tafdrup: *Over vandet går jeg*, S. 18.
[107] Ebd., S. 41.
[108] Ebd., S. 150, Herv. i. O.
[109] Jagow u. Steger: *Was treibt die Literatur zur Medizin*, S. 98.

son in eine neudefinierte Existenzform überführen, durch welche das tote Familienmitglied, die gemeinsame Beziehung und die eigene, identitätsstiftende Rolle in unverbrüchlicher Referenz weitergedacht und präsent erhalten werden können.

1.2.3.2 Erinnerung

Es ist vielleicht die Einsicht, dass der Krankheit keine Gesundheit folgen wird, dass ein von ‚Normalität' geprägtes Leben also erst nach dem Tod wieder weitergehen kann, mit der die Trauerarbeit des lyrischen Ichs beginnt. In einer Mischung aus sano- und pathographischen Momentaufnahmen aus der ‚gesunden' Vergangenheit wie auch der von Krankheit geprägten Gegenwart ruft sich das lyrische Ich gemeinsame Stationen der Vater-Tochter-Beziehung in Erinnerung. Durch diese Mischung relationaler Pathographie mit Abschnitten relationaler Sanographie avanciert das Werk zu einer ganzheitlichen relationalen *Bio*graphie: Die Berücksichtigung sowohl der eigenen als auch der fremden Lebensgeschichte trägt zum einen der Tatsache Rechnung, dass fremde Erkrankung nicht nur die kranke Person, sondern deren umfassendes soziales Umfeld betrifft; die Wechsel von Sano- und Pathographie verhindern zum anderen, dass die gemeinsame *Lebens*geschichte auf die *Leidens*geschichte beschränkt wird. Im Angesicht des Endes erhalten die Anfangsmomente der Vater-Tochter-Beziehung für das lyrische Ich zunehmend Bedeutung. So erinnert sich das lyrische Ich in *Ord begraves ikke* (*Worte werden nicht begraben*) seiner ersten namentlich ausgesprochenen Verbindung zum Vater:

> Elsket var min far
> og den første i verden
> jeg gav et navn –
> i form af en selvantændt
> lyd,
> inden jeg kunde udtale ordet
> „far".[110]
>
> Geliebt war mein Vater
> und der erste der Welt,
> dem ich einen Namen gab –
> in Form eines selbstgezündeten
> Lauts,
> ehe ich es aussprechen konnte, das Wort
> „Vater".

Der Vater wird zur ersten namhaften Bezugsperson des lyrischen Ichs, von ihm selbst mit einem individuellen, vorsprachlichen Laut versehen. In Retrospektion erfüllt dieser Laut eine Namensfunktion, die dem abstrakten, soziokulturell bestimmten Konzept des ‚Vaters' vorgeschaltet ist. „Sproget i sig selv er koldt, materialet er koldt" („Die Sprache an sich ist kalt, das Material ist kalt") und erst der Dichter macht die Zeichen „varmt og

[110] Tafdrup: *Tarkovskijs heste*, S. 69, *Ord begraves ikke* (*Worte werden nicht begraben*).

blødt"[111] („warm und weich"). „A dead father cannot be reclaimed but can be revitalized in words, in poems", reflektiert Tafdrup in einem Interview später ihre Arbeit an *Tarkovskijs heste*. „With these poems I wanted to make my father so close that he could be, when he was now dead. Death is not a fact that the poems try to change, but by writing the poems, I wrote [...] my father out of the shadows and into the light."[112] Die reine Zeichenfolge macht den ‚Vater' nicht zum Vater, es ist erst das lyrische Ich, das die Sprache auf individuelle Weise mit Leben füllt. Das Wort ‚Vater', so das lyrische Ich,

> går ikke tabt,
> forsvinder ikke ud
> af sproget[113]
>
> geht nicht verloren,
> verschwindet nicht aus
> der Sprache

Es ist ein unveräußerliches Grundwort unserer Lexik – doch bloß als „begreb"[114] („Begriff"), als „flerfarvet erindring"[115] („mehrfarbige Erinnerung"). Das Wort existiert in einem rein abstrakten Sinn – auf individueller Beziehungsebene hingegen ist es in seiner vollen Wirk- und Bedeutungsmacht gleichermaßen an die Präsenzen des Namensgebers und Namensträgers gebunden:

> Siger jeg
> „far"
> kan jeg ikke vække ham.
> Jeg bor
> i ordets skygge
> – for *hvem* holder ellers, hvad han lover?[116]
>
> Sage ich
> „Vater"
> kann ich ihn nicht wecken.
> Ich lebe
> im Schatten des Wortes
> – denn wer hält schon, was er verspricht?

Unter erneutem Rückgriff auf die Metaphorik des Schattens („ordets skygge"[117]; „Schatten des Wortes") ruft das lyrische Ich das Bild eines Lebens auf, in welchem der Vater nur mehr als Wort präsent ist. In der Vergangenheit verwies der Signifikant „Vater" für das lyrische Ich noch auf einen konkreten, physischen Referenten, dessen Anrufung

[111] Tafdrup: *Over vandet går jeg*, S. 55.
[112] K. E. Semmel u. Pia Tafdrup (2010): „A Daughter's Story. An Interview with Pia Tafdrup". In: *World Literature Today* 84(2), S. 44–47, hier S. 45–46.
[113] Tafdrup: *Tarkovskijs heste*, S. 69, *Ord begraves ikke* (*Worte werden nicht begraben*).
[114] Ebd.
[115] Ebd.
[116] Ebd., Herv. i. O.
[117] Ebd.

einen Effekt nach sich zog. Im Jetzt ist der ‚Vater' ein reiner „begreb" („Begriff"), frei von jeglichem appellativen Gehalt: Das Wort hat seine einstige anthropomorphe Gestalt verloren und droht immer mehr zu einem immateriellen Abstraktum zu verkommen.

3.4.1 Poetologie ethischer Trauer

Als körperloses, schattenhaftes Bild ist der Vater als früherer Referent nicht länger imstande, sich durch die Kraft der eigenen physischen Existenz in Erinnerung zu rufen, sondern ist auf das mentale Zutun anderer angewiesenen. Mit der Veröffentlichung von *Tarkovskijs heste* wird Pia Tafdrup dieser Anforderung gerecht, kann die in Schrift fixierte Erinnerung doch verhindern, dass der ‚Vater' zu einer bedeutungsleeren Worthülse gerät. Die Verbindung der Tochter zum Vater verschiebt sich an dieser Stelle von einer immanenten auf eine transzendente Ebene, denn: „Digtet udgør på trods af alle afgrænsninger også en mangfoldighed af tid, et transcendentalt fænomen."[118] („Das Gedicht ist trotz aller Grenzen auch eine Fülle an Zeit, ein transzendentales Phänomen.") Das biologische Leben ist begrenzt, ein Gedicht hingegen können wir immer und immer wieder lesen, so Tafdrup einst selbst über ihre poetologische Arbeit.[119] In der Ästhetisierung des väterlichen Lebens und Sterbens wird das Andenken des Vaters auf Dauer gewahrt und dessen Präsenz qua Sprache über den Tod hinaus lebendig gehalten. Es ist diese ästhetische Grenzüberwindung, die den Raum öffnet für lyrische Trauerarbeit – auch für LeserInnen in ähnlichen Situationen. Analog zu Ingmar Bergmans Einordnung der Edition von *Tre Dagböcker* als „del av ett sorgearbete"[120] („Teil der Trauerarbeit"[121]), bezeichnet Anders Olling *Tarkovskijs heste* so als „terapi-digte" („Therapiegedichte") für all jene, die ebenfalls einen Verlust zu betrauern haben.[122]

Das poesie- und bibliotherapeutische Potenzial, das bereits bei Ingmar Bergman und Maria von Rosen als auch nun bei Pia Tafdrup ersichtlich wird, ergibt sich, so lässt sich postulieren, gerade durch ihre Doppelrolle als privat betroffenen Angehörigen und auf öffentlicher Basis agierenden AutorInnen. Doch die Veröffentlichung eines (auto-)biographisch gespeisten Werkes geht auch mit ethisch konfliktreichen Anforderungen einher. Bei wohlwollender Betrachtung lässt sich in Ingmar Bergmans Vorwort zumindest eine gewisse Reflexion über die Verantwortung herauslesen, die seine Doppelrolle mit sich bringt. So wird seine Position als Autor und Herausgeber einleitend explizit thematisiert und werden die LeserInnen durch den Verweis auf die weitgehend unbearbeitet und unkommentiert belassene Fassung der Tagebücher an den Respekt vor Text und AutorInnen gemahnt, wodurch diesen ein gewisser Schutz zukommt. Im Unterschied dazu bleibt eine paratextuelle oder textuelle Auseinandersetzung damit, dass im Folgenden das Leben einer fremden – vulnerablen – Person aus dem Schutz des Privatraums geholt und öffentlich zugänglich gemacht wird, in *Tarkovskijs heste* aus. Doch kann eine

[118] Tafdrup: *Over vandet går jeg*, S. 46.
[119] Vgl. ebd.
[120] Bergman, Bergman u. von Rosen: *Tre dagböcker*, S. 6.
[121] Bergman, Bergman u. von Rosen: *Drei Tagebücher*, S. 6.
[122] Vgl. Anders Olling (2014): „Tafdrup, Pia". In: *forfatterweb*. http://www.forfatterweb.dk/oversigt/tafdrup-pia/hele-portraettet-om-pia-tafdrup (letzter Zugriff: 20.04.2016).

entsprechende ethische Reflexion bei einem explizit ästhetisch verorteten literarischen Werk überhaupt gefordert werden? Und mit welchen konkreten ethischen Herausforderungen sehen sich Angehörige überhaupt konfrontiert, wenn sie als PathographInnen am schriftlichen Diskurs teilnehmen und dabei nicht nur sich selbst, sondern auch (vulnerable) Andere zum Sujet des publizierten Werkes machen? Zumal, wenn die Pathographie das Augenmerk auf eine Person richtet, die auf Grund ihrer Krankheit oder eines postumen Publikationsdatums nicht mehr imstande ist, in die Veröffentlichung und die spezifische Skizzierung der eigenen Person einzuwilligen?

1.3 Schreibende Angehörige

1.3.1 Mazzarella: *Hem från festen*

Die ethischen Fallstricke und Dilemmata, die sich in Kontexten der Angehörigenautorschaft bisweilen auftun, beleuchtet die 1992 erschienene faktuale Pathographie *Hem från festen*[123] (*Heimkehr vom Fest*) der finnlandschwedischen Schriftstellerin und Literaturwissenschaftlerin Merete Mazzarella. *Hem från festen* erzählt aus der Perspektive Mazzarellas das letzte Lebensjahr ihrer 1991 an einem Magenkarzinom verstorbenen Mutter Annamarie Schreck. In einem dem Werk vorangestellten Vorwort reflektiert Mazzarella die ethischen Dimensionen personaler und autorschaftlicher Kommunikation und stellt sich dabei der literaturanthropologischen Frage ‚Warum schreibt der Mensch?‘:

> Men jag vill inte att min mors liv ska förstenas till årtalen 1919-1991. Jag vill inte heller att den 7 juli [Todestag der Mutter; KF] ska förstenas: det var en så underbart vacker sommardag. Det här är en bok om min mors liv och död. Jag vill inte skriva som om döden var det som gav hennes liv mening, för hennes liv hade i hög grad sin egen mening.[124]

> Aber ich will nicht, daß das Leben meiner Mutter zu den Jahreszahlen 1919-1991 versteinert. Ich will auch nicht, daß der 7. Juli [Todestag der Mutter; KF] versteinert: es war ein so zauberhaft schöner Sommertag. Ich will nicht so schreiben, als hätte der Tod ihrem Leben einen Sinn gegeben, denn ihr Leben hatte in hohem Grade einen Sinn in sich selbst.[125]

In der Auseinandersetzung mit Sterben und Tod einer nahestehenden Person bricht sich hier der Wille nach Wertschätzung vergangenen Lebens Bahn. Statt das Leben der Verstorbenen auf zwei in Stein gemeißelte Jahreszahlen zu reduzieren, eröffnet die Weite des unbeschriebenen Blatts Papier der Angehörigen den Raum, der Sinnhaftigkeit eines ver-

[123] Merete Mazzarella (1992): *Hem från festen*. Jyväskylä: Gummerus. Alle schwedischen Originalzitate beziehen sich auf diese Ausgabe. Die deutschen Übersetzungen sind übernommen aus: Merete Mazzarella (1996): *Heimkehr vom Fest* (= rororo, Bd. 13721). Übers. v. Verena Reichel. Reinbek b. H.: Rowohlt.

[124] Mazzarella: *Hem från festen*, S. 5.

[125] Mazzarella: *Heimkehr vom Fest*, S. 5.

gangenen Lebens Raum zu verleihen und es – im Gegensatz zum inerten und starren Material des Grabmals – über den Tod hinaus aufrechtzuerhalten: eine literarische Resurrektion auf organischem Grund. Mag der Tod dem Leben der Mutter keinen Sinn gegeben haben, ihr Sterben hatte dennoch ein bedeutungsstiftendes Moment. Denn, führt Mazzarella fort, „vetskapen om hennes förestående död fick mig att mera medvetet än förut fråga mig vem hon var, att försöka foga drag till drag."[126] („das Wissen um ihren bevorstehenden Tod [ließ] mich noch bewußter als zuvor danach fragen [...], wer sie war, und zu versuchen, einen Zug zum anderen zu fügen."[127]) Sie schreibt, „för att ta den här tiden till vara, för att ta min mor till vara."[128] („um diese Zeit wahrzunehmen, um meine Mutter wahrzunehmen."[129]) Zugleich resultiert die ärztliche Diagnose darin, dass sich die Autorin damit auseinandersetzen muss, welche Aufgaben die Erkrankung der Mutter an ihre eigene Person stellt:

> Jag började skriva dagbok när jag fick veta att min mor var sjuk. Det var inte min egen idé – det var min vän Henry Troupps. Som läkare – han är neurokirurg – visste han kanske vad vi stod inför innan jag visste det själv, även om det enda han sa just då var: „Vårt sjukvårdssystem kan ta mycket av de anhörigas tid."[130]

> Ich fing an, Tagebuch zu führen, als ich erfuhr, daß meine Mutter krank war. Es war nicht meine eigene Idee, sondern die meines Freundes Henry Troupps. Als Arzt – er ist Neurochirurg – wußte er vielleicht, was uns bevorstand, bevor ich es selbst wußte, obwohl er in diesem Moment nichts anderes sagte als: „Unser Krankenpflegesystem kann den Angehörigen viel Zeit abverlangen."[131]

Im Schreiben lässt sich dabei die „Schwere" der Konfrontationen dämmen, vor die Mazzarella durch die infauste Prognose der Mutter gestellt wird: „Jag skrev också för att muta in det svåra, för att få en smula distans."[132] („Ich schrieb auch, um das Schwere einzuordnen, um ein wenig Abstand zu gewinnen."[133]) Die zeitliche, räumliche und gewichtende Ordnung, Strukturierung und Systematisierung von Worten, Gedanken und Geschehnissen versetzt die Angehörige in die Lage, in der Heteronomie der infausten Erkrankung zumindest in kleinen Teilen wieder Kontrolle zu erlangen. Aus Mazzarellas Entscheidung, ihre Wahrnehmung der Krankheit, der Kranken und ihrer eigenen Rolle als Angehörige nicht als private Gedanken auf Papier zu bannen, sondern das Geschriebene zu Literatur zu erklären, es zu veröffentlichen und einer breiten Leserschaft zu überantworten, resultiert jedoch eine Reihe ethischer Dilemmata. Diese Aporien der Angehörigenpathographie lassen sich anhand dreier Gesichtspunkte exemplarisch veranschaulichen: 1) der Eigenschaft der Pathographie als biographisch-anamnestischem Konglomerat, 2)

[126] Mazzarella: *Hem från festen*, S. 8.
[127] Mazzarella: *Heimkehr vom Fest*, S. 8.
[128] Mazzarella: *Hem från festen*, S. 6.
[129] Mazzarella: *Heimkehr vom Fest*, S. 6.
[130] Mazzarella: *Hem från festen*, S. 6.
[131] Mazzarella: *Heimkehr vom Fest*, S. 6.
[132] Mazzarella: *Hem från festen*, S. 6.
[133] Mazzarella: *Heimkehr vom Fest*, S. 6.

einem korrelierenden anthropologischen Holismus sowie 3) der Gefahr Kant'scher Selbstzweckverstöße.

1.3.2 Aporien der Autorschaft

1.3.2.1 Biographisch-anamnestisches Konglomerat

> I viss mening är det rentav en bok om mig själv.[134]
>
> In gewissem Sinn ist es sogar ein Buch über mich selbst.[135]

Im Unterschied zu Pathographien oder Biographien über Personen des öffentlichen Lebens, in welchen BiographInnen nicht als homodiegetische Erzählinstanzen, nicht also als Teil der erzählten Welt auftreten, ist die Angehörigenpathographie unmittelbar gelenkt durch die familiale oder partnerschaftliche Intimbeziehung zwischen AutorIn und pathographierter Person. Die für fiktionale Erzählungen geläufige Trennung zwischen homo- und heterodiegetischen Erzählinstanzen gilt dabei auch für faktuale Erzählungen: Die Biographie einer historischen Person ist etwa zu sehen als heterodiegetische Erzählung, eine Autobiographie hingegen als eine Form der homo- bzw. autodiegetischen Erzählung.[136] Ob Mazzarellas Blick auf die krebskranke Mutter in *Hem från festen*, Arno Geigers Wahrnehmung seines demenziell erkrankten Vaters in *Der alte König in seinem Exil* oder Simone de Beauvoirs Abschiedsgesang auf die letzten Lebensjahre Jean Paul Sartres in *La Cérémonie des adieux* (1981; *Zeremonie des Abschieds*): Angehörigenpathographien zeichnen sich aus durch eine diffuse Gemengelage aus Eigen- und Fremdwahrnehmung, Eigen- und Fremdbeschreibung. Eine literarische Auseinandersetzung mit Grenzsituationen der menschlichen Existenz, die einzig beschränkt ist auf die eigenen Erfahrungen oder die ausschließliche Konzentration auf den Erkrankten, ist schwerlich vorstellbar. In ihrem Vorwort führt Mazzarella den LeserInnen diese Untrennbarkeit mit dem expliziten Verweis vor Augen, dass es sich bei der vorliegenden Pathographie über die Mutter in gewissem Sinne um „en bok om mig själv"[137] („ein Buch über mich selbst"[138]) handle. Auch andere hatten Anteil an ihrer Mutter, betont die Autorin in einer späteren wissenschaftlichen Retrospektive: „[...] I was fully aware that other people had access to other parts of her. It seemed important to acknowledge this – and not only out of respect for my mother but also out of respect for all the other people who were close to her [...]."[139] Der Nachdruck, mit dem hier auf die Subjektivität des Porträts hingewiesen wird, mahnt die RezipientInnen von *Hem från festen* implizit, sich während des

[134] Mazzarella: *Hem från festen*, S. 7.
[135] Mazzarella: *Heimkehr vom Fest*, S. 8.
[136] Vgl. Martínez u. Scheffel: *Erzähltheorie*, S. 83.
[137] Mazzarella: *Hem från festen*, S. 7.
[138] Mazzarella: *Heimkehr vom Fest*, S. 8.
[139] Merete Mazzarella (2015): „Writing about Others. An Autobiographical Perspective". In: Christopher Cowley (Hrsg.): *The Philosophy of Autobiography*. Chicago u. London: U of Chicago P, S. 178–192, hier S. 187.

Lesens stets darauf zu besinnen, dass die Perspektive der Tochter von Natur aus eingeschränkt und die tatsächliche Komplexität Schrecks weitaus höher war. Es versteht sich von selbst, dass sich die subjektive Sichtweise der Tochter-Mutter-Beziehung auch auf narrativer Ebene niederschlägt: Denn um die Kohärenz des Werkes zu gewähren, liegt es an ihr als Autorin, für eine sinnhafte Selektion, Anordnung und Gewichtung einzelner Momente in der Lebensgeschichte der Mutter zu sorgen. Wie André Maurois urteilt, komme es in einer Biographie „nicht darauf an, alles zu sagen, was man weiß", sondern vielmehr darauf, „dem, was man weiß, Rechnung zu tragen und das Wesentliche auszuwählen. Es ist selbstverständlich, daß der Biograph bei einer solchen Auswahl oft eine Seite der Figur betont, die ihm lieber oder vertrauter ist."[140] Die Subjektivität ihrer autorschaftlichen Arbeit ist Mazzarella bewusst: Die Geschichte selbst sei zwar faktisch ‚wahr', doch die spezifische Art und Weise, auf welche *Hem från festen* erzählt werde, sei das Ergebnis persönlicher Entscheidungen, betont die Autorin.[141] Die Gestaltung von Anfang und Ende gibt etwa den Ton und das Thema des Porträts vor, also den Fokus auf das Verhältnis von Leben und Tod, die Sicht des Lebens als Geschenk, die Definition des ‚guten Todes'.

> What could be wrong with this? First and foremost I now see that other themes, and above all various ambiguities, may have been ironed out as I strove to make this particular theme clear. My mother had certainly very deliberately set about dying a Good Death and she had also explicitly given me permission to write about her life but would she have liked to be presented primarily as a role model for a Good Death? Very possibly she might have had any number of other themes in mind.[142]

Indem die Subjektivität des Porträts im Vorwort explizit thematisiert und problematisiert wird, gibt Mazzarella damit Leser- bzw. Lesedirektiven: Cave, ließen sich ihre Prolegomena übersetzen, die vorliegende Darstellung ist eine subjektive, die hier pathographierte Person nicht zu verwechseln mit der tatsächlichen Annamarie Schreck.[143] Für die Autorin hatte dieses Bewusstsein auch Auswirkungen auf ihre literarische Technik: „I describe her from the outside, I record what she said and did, but I never enter into her consciousness or pretend to know what she was thinking or feeling beyond what she was telling or clearly showing me."[144] In Korrespondenz hierzu hebt Mazzarella gegen Ende ihrer kurzen Vorrede hervor, dass das vorliegende Werk auch als Ausdruck der mütterlichen

[140] André Maurois (2011): „Die Biographie als Kunstwerk". In: Bernhard Fetz u. Wilhelm Hemecker (Hrsg.): *Theorie der Biographie. Grundlagentexte und Kommentar*. U. Mitarb. v. Georg Huemer u. Katharina J. Schneider. Berlin u. New York: de Gruyter Studium, S. 83–97, hier S. 92.

[141] Vgl. Mazzarella: *Writing about Others*, S. 184.

[142] Ebd.

[143] Dass die Realität einer Biographie immer ausschließlich subjektiv sei, so etwas wie biographische Objektivität also nicht existiere, argumentiert Wolfgang Hildesheimer (2011): „Die Subjektivität des Biographen". In: Fetz u. Hemecker: *Theorie der Biographie*, S. 285–295. Vgl. in diesem Kontext ferner den Kommentar zu Hildesheimers Beitrag durch Cornelia Nalepka (2011): „Kalkuliertes Scheitern als biographische Maxime. Zu Wolfgang Hildesheimer: ‚Die Subjektivität des Biographen'". In: Fetz u. Hemecker: *Theorie der Biographie*, S. 297–301.

[144] Mazzarella: *Writing about Others*, S. 187.

Sicht selbst zu verstehen ist: „Mycket långt bygger porträttet på vad hon [Annamarie Schreck; KF] själv berättat och det är därför jag valt att kalla det en anamnes."[145] („Weitgehend basiert das Porträt auf ihren [Annamarie Schrecks; KF] eigenen Berichten, daher habe ich mich entschlossen, es Anamnese zu nennen."[146]) Zwar war Annamarie Schreck bei der Konvertierung der privaten Erzählungen zu einer öffentlichen Pathographie schon verstorben und hatte keinen Einfluss auf die letztlich öffentlich gemachte Publikation ihrer Lebens- bzw. Leidensgeschichte; dennoch mindert der autorschaftliche Beschluss, der Kranken selbst eine Plattform zu geben, statt sich als ihre Für-Sprecherin zu erheben, deren krankheitsbedingte Heteronomie.[147] Darüber hinaus betont der medizinische Fachbegriff ‚Anamnese' den faktualen Charakter des Buches und setzt die autorschaftliche Arbeit in Analogie zur ärztlichen Arbeit, zeichnen doch ÄrztInnen ebenfalls für die Zusammenführung aller die Krankengeschichte betreffenden Perspektiven verantwortlich. In diesem Sinne verstärkt der Vergleich des Porträts mit einem sich in Eigen- und Fremdanamnesen aufdröselnden Stimmengewirr die Subjektivität des entworfenen Bildes und verweist auf die vielseitigen Arten, wie man einen Fall wahrnehmen kann. Bekräftigt wird das Moment des Subjektiven auch durch den Aspekt der Erinnerung, der dem medizinischen Fachbegriff zugrunde liegt (griech. *anámnēsis* = ‚Erinnerung').[148] Mazzarellas Pathographie entstand eben nicht aus einer neutralen Beobachterposition heraus, bei welcher objektives und unverbrüchliches Faktenmaterial als Quelle herangezogen wurde, sondern ist das Resultat subjektiver Rekonstruktion und unterliegt damit der Unvollkommenheit des menschlichen Erinnerungsvermögens.[149]

1.3.2.2 Anthropologischer Holismus

> „Du ska inte tro att du vet allt om mig", sa min mor flera gånger.[150]
>
> „Denk bloß nicht, daß du alles über mich weißt", hat meine Mutter mehrmals gesagt.[151]

Indem Annamarie Schreck im hier genannten Zitat darauf verweist, wie subjektiv und begrenzt das Wissen ihrer Tochter – und, extrapoliert, deren autorschaftliche Autorität –

[145] Mazzarella: *Hem från festen*, S. 8.

[146] Mazzarella: *Heimkehr vom Fest*, S. 8.

[147] Und auch die der weiteren Angehörigen: „In the public sphere there are no other competing or complementary versions; my version has become what people who never knew my mother have come to know. I am not sure whether there is a genuine ethical dilemma here, but I can imagine that those whose versions are different from mine might feel some resentment." (Mazzarella: *Writing about Others*, S. 187.)

[148] Vgl. Duden (o. J.): „Anamnese". http://www.duden.de/rechtschreibung/Anamnese (letzter Zugriff: 04.04.2016).

[149] Zur Unzuverlässigkeit des Erinnerns im Rahmen des (Auto-)Biographischen vgl. Kap. V.2.

[150] Mazzarella: *Hem från festen*, S. 7.

[151] Mazzarella: *Heimkehr vom Fest*, S. 8.

ist, bewahrt sie sich ein Mindestmaß an Mündigkeit in ihrer ansonsten heteronomen Situation. Ist es bereits für nahe Angehörige ein Ding der Unmöglichkeit, das Gegenüber vollständig zu erfassen, trifft dies umso mehr auf Außenstehende zu, die mit Schreck in keiner näheren Beziehung steht – eine Selbstverständlichkeit, die so selbstverständlich nicht ist. Eindringlich deutlich wird dies, als Mazzarella ihre Eindrücke eines Gesundheitssystems schildert, das nur mit Tricks verhindern kann, dass PatientInnen auf ihre Krankenidentität reduziert werden:

> Under den här tiden läste jag emellertid en artikel om vård, där författaren rekommenderade att vårdpersonal skulle ha tillgång till fotografier av sina patienter för att få veta hur de såg ut som friska, och därigenom bli påminda om att patienterna var mänskor som det själva. Boken börjar därför med ett porträtt av min mor.[152]

> In dieser Zeit habe ich jedoch einen Artikel über Krankenpflege gelesen, dessen Verfasser empfahl, dem Pflegepersonal Fotos von ihren Patienten zu geben, damit sie wüßten, wie diese als Gesunde ausgesehen haben, und so daran erinnert würden, daß die Patienten Menschen sind wie sie selbst. Daher beginnt das Buch mit einem Porträt meiner Mutter.[153]

Die re-humanisierende Funktion einer solchen Photographie übernimmt in *Hem från festen* ein einleitender sanographischer Abschnitt, in welchem dem bisherigen Leben der Mutter unabhängig von ihrer Krankenrolle Tribut gezollt wird.[154] Dieser Abschnitt vermittelt den LeserInnen des Buches einen Eindruck von Annamarie Schrecks Kindheit und Jugend wie auch von ihren Anfängen im Arbeitsleben, zeigt sie als Ehefrau und Mutter, als Teil eines engen Freundeskreises und als spirituell-philosophischen Mensch, der auch zu gesellschaftlichen und politischen Themen Position bezog. Ob sich ein sanographischer Abschnitt nun auf die kranke Person, ihre Angehörigen oder auf deren gemeinsame Beziehung bezieht, er trägt in jedem Falle dazu bei, dass AutorInnen wie LeserInnen die porträtierte Person nicht nur im Kontext der Krankheit wahrnehmen, sondern in ihrer personalen Identität. Das Spiel mit pathographischen und sanographischen Wechseln kann dabei auch narrativen Überlegungen geschuldet sein, etwa als Mittel, um einen drastischen Wirkungseffekt zu erzeugen: Die Auswirkungen der Krankheit und gegebenenfalls begleitende Persönlichkeitsveränderungen wirken freilich ungleich stärker, wenn die Person im Kontrast auch im frühen Gesundheits- bzw. ‚Normal'-Zustand repräsentiert wurde.

Durch den sanographischen Abschnitt, durch welchen die Aufmerksamkeit weniger auf der zukünftigen Existenz ohne die Tote, sondern vielmehr auf dem zurückliegenden Leben von und mit der Mutter ruht, steht Mazzarellas Pathographie weiterhin in Nähe zur medizinischen ‚Anamnese' als einer impliziten Folie des Werkes. Zwar findet die frühere,

[152] Mazzarella: *Hem från festen*, S. 8.
[153] Mazzarella: *Heimkehr vom Fest*, S. 8.
[154] Vgl. Mazzarella: *Hem från festen*, S. 10–32 bzw. Mazzarella: *Heimkehr vom Fest*, S. 10–32.

gesunde Identität der PatientInnen im ärztlichen Setting häufig höchstens in den Marginalien ärztlicher Dokumentation Beachtung.[155] Doch auch in der Patientenakte dient die Anamnese als dezidierte ‚Vorgeschichte einer Krankheit‘[156] zumindest in der Theorie dazu, auch jene Daten festzuhalten, die über die Krankheit hinausgehen, und die Lebensverhältnisse, Lebensweisen und das soziale Umfeld der PatientInnen zu erfassen, damit adäquate psychische und soziale Therapieansätze ermittelt werden können.[157] Eine solche ‚biopsychosoziale Anamnese‘ entspricht in diesem Falle gewissermaßen einem ziel- bzw. problemorientierten Holismus, der wiederum den Abbau des Machtverhältnisses zwischen ‚gesund‘ und ‚krank‘ befördert, etwa zwischen Angehörigen und Kranken oder zwischen ÄrztInnen und PatientInnen. Es soll hieraus im Umkehrschluss nun nicht die Forderung abgeleitet werden, dass beispielsweise jede Form der Pathographie – sei es die literarische Krankengeschichte, sei es der ärztliche Patientenbericht – zwingend einen ausführlichen sanographischen Abschnitt und also eine ganzheitlichere Sicht auf das beschriebene Subjekt inkludieren sollte. Die Überlegung, welche Folgen es nach sich ziehen kann, wenn ein solcher Aspekt jedoch fehlt, darf aber nicht leichtfertig ignoriert werden. Rein ansatzweise sei einmal bedacht, wie sich eine durch Schrift fixierte und autorisierte Reduzierung der Personen- auf die Krankenidentität auf die Selbst- und Fremdwahrnehmung des bzw. der Kranken auszuwirken vermag und welchen Einfluss die Leser-Autor-*Kommunikation* auf die Kranken-Angehörigen- bzw. Patient-Arzt-*Beziehung* haben kann: Wie wirkt sich eine (Miss-)Repräsentation einer kranken Person auf bestehende Hierarchien (zwischen der kranker Person und ihrem sozialen Umfeld bzw. den behandelnden und weiterbehandelnden ÄrztInnen) aus, Hierarchien, die sich alleine durch die krankheitsbedingte vulnerable Position der Kranken ergeben? Welche Effekte hat es auf das Vertrauensverhältnis zwischen der kranken Person und den angehörigen (oder ärztlichen) AutorInnen, wenn sich die Porträtierten in ihrer eigenen Pathographie nicht adäquat oder korrekt repräsentiert fühlen?[158]

1.3.2.3 Kant'sche Selbstzweckverstöße

> Att berätta kan bli att bemäktiga sig,
> och jag har ingen rätt att bemäktiga mig min mors liv.[159]

[155] Die soziale Situation der PatientInnen wird meist nur mit einigen Grob-Indikatoren erfasst. Die Unverzichtbarkeit auf eine biopsychosoziale Gesamtanamnese ergibt sich unter anderem daraus, dass bei 30 bis 60% der Erkrankungen psychosoziale Faktoren eine Rolle spielen (vgl. Alf Trojan (2008): „Sozialanamnese“. In: Hendrik Berth, Friedrich Balck u. Elmar Brähler (Hrsg.): *Medizinische Psychologie und Medizinische Soziologie von A bis Z.* Göttingen: Hogrefe, S. 433–437, hier S. 434).

[156] So die gängige Definition des Begriffs, vgl. Duden: *Anamnese*.

[157] Vgl. Trojan: *Sozialanamnese*, S. 433–434.

[158] Die Bedeutung von Autorschaft im Kontext des Patient-Arzt-Verhältnisses steht in Kap. IV.2 im Vordergrund.

[159] Mazzarella: *Hem från festen*, S. 6.

> Erzählen kann heißen, sich bemächtigen,
> und ich habe kein Recht darauf, mich des Lebens meiner Mutter zu bemächtigen.[160]

Trotz aller Bemühungen, Annamarie Schreck in ganzheitlicher Form gerecht zu werden, gerät Mazzarella als Verantwortliche dieses offen gelegten Porträts bisweilen in Gefahr, sich eines fremden Lebens als „Stoff" zu „bemächtigen":

> Ibland skrev jag med en känsla av dåligt samvete – jag tror det var det samma dåliga samvete som många skrivande mänskor har inför detta att iaktta samtidigt som man känner, *att använda både sig själv och andra som stoff.* Men om jag inte vill att min mors liv ska förstenas så vill jag heller inte att det ska fiktionaliseras, esteticeras, övertolkas eller – värst av allt sentimentaliseras. *Att berätta kan bli att bemäktiga sig*, och jag har *ingen rätt* att bemäktiga mig min mors liv.[161]

> Manchmal schrieb ich mit einem Gefühl von schlechtem Gewissen – ich glaube, es war das gleiche schlechte Gewissen, das viele schreibende Menschen haben, angesichts dessen, daß man beobachtet, während man fühlt, *daß man sich selbst wie andere Menschen als Stoff benutzt.* Doch wenn ich nicht will, daß das Leben meiner Mutter zu Stein erstarrt, so will ich es auch nicht fiktionalisieren, ästhetisieren, überinterpretieren oder – was das schlimmste wäre – sentimentalisieren. *Erzählen kann heißen, sich bemächtigen*, und ich habe *kein Recht darauf*, mich des Lebens meiner Mutter zu bemächtigen.[162]

„When my narrative will profit from a character based on my true love, warts and all, am I justified in sacrificing her to 'art,' against her own expressed feelings?", fragt auch Wayne C. Booth. „Just how much exploitation of family intimacies can be defended?"[163] Mit Blick auf fiktionale Werke gelte den meisten AutorInnen, so Booth, die Devise der Freiheit der Kunst. Rechtfertigt der Stoff einer guten Geschichte also einen gewissen Grad ethischer Unbekümmertheit, frei nach William Faulkners Postulat: „The writer's only responsibility is to his art. He will be completely ruthless if he is a good one. [...] If a writer has to rob his mother, he will not hesitate; the 'Ode on a Grecian Urn' is worth any number of old ladies"[164]? Wie man diese Frage auch beantworten mag, für Mazzarella steht der Schutzmantel der Fiktionalität in ihrem biographischen Werk schlicht nicht zur Verfügung. Durch die Untrennbarkeit auto- und fremdbiographischer Elemente als Charakteristikum der Angehörigenpathographie gerät die Autorin an dieser Stelle in ein ethisches Dilemma: Zwar kann man Angehörigen wohl kaum das Recht absprechen, das eigene Leben und die individuelle Erfahrung einer krankheitsbedingten Grenzsituation schriftlich und öffentlich zu schildern und zu verarbeiten, doch geht dies zwangsläufig auf Kosten der Persönlichkeit und Privatheit der porträtierten Person. Schon alleine, dass Mazzarella ihre Mutter braucht, um ihre eigene Geschichte zu erzählen – schließlich ist die kranke Person die einzige Ursache und Legitimation einer Pathographie –, macht die

160 Mazzarella: *Heimkehr vom Fest*, S. 6.
161 Mazzarella: *Hem från festen*, S. 6, Herv. KF.
162 Mazzarella: *Heimkehr vom Fest*, S. 6, Herv. KF.
163 Booth: *The Company We Keep*, S. 130.
164 William Faulkner 1956 in einem Interview in der *Paris Review*; erneut abgedruckt in James B. Meriwether u. Michael Millgate (Hrsg.) (1980): *Lion in the Garden. Interviews with William Faulkner. 1926–1962*. Lincoln: U of Nebraska P, S. 136–137.

Kranke zum Sujet. Welche ethischen Konflikte sich ergeben können, wenn in Angehörigenpathographien darüber hinaus Dritte, etwa Verwandte und Bekannte oder behandelnde ÄrztInnen, mitporträtiert werden, sei durch folgendes ‚Geständnis' Mazzarellas zumindest angerissen:

> I very deliberately used my father to provide a contrast to my mother: where I describe her as strong, resourceful, and always optimistic I describe him as weak, unpractical, and gloomy. The difference in temperament was real enough but it is possible that I exaggerate it, and thereby do my father an injustice.[165]

Zum Schutz porträtierter Personen sind BiographInnen von Rechtsseiten in der Regel gewisse Beschränkungen auferlegt. Mit Blick auf den deutschen Rechtsraum erläutert Andreas von Arnauld:

> Zum einen widerspräche es dem Menschenbild, das unsere Rechtsordnung prägt, wenn einem Menschen der beliebige Zugriff auf die Persönlichkeit eines anderen gestattet würde; dies umfasst sowohl das Bild, das in der Öffentlichkeit von einer anderen Person vermittelt wird als auch die Veröffentlichung persönlicher Daten des Biographierten. Zum anderen garantiert das Grundgesetz (GG) in Artikel 14 Absatz 1 das persönliche Eigentum, über das in erster Linie allein der Eigentümer nach seiner freien Entscheidung verfügen können soll.[166]

Mit dem Tod, so Arnauld, erlischt zwar der grundsätzliche Persönlichkeitsschutz, doch durch das Zivilrecht, das die Rechtsbeziehung zwischen BiographIn und biographierter Person regelt, wird auch ein postmortaler Schutz des Persönlichkeitsrechts gewährt.[167] Aus Achtung fremder Autonomie fordert Couser auch für die biographische Arbeit mit vulnerablen Personen eine ethische Grundhaltung, basierend auf dem Respekt der BiographInnen

> for the integrity of their stories and for their rights – both authorial and economic – to their own stories. That is, like other collaborators or consensual partners, subjects should have some degree of control over the shape their stories take [...]. Or, if they cede these rights, they should do so only with 'informed consent'.[168]

Obwohl Mazzarella für die Erstellung ihres Buches letzten Endes eine solche explizite Befugnis von ihrer Mutter erhalten hatte,[169] löste der Prozess der Autorschaft in ihr dennoch ‚Skrupel'[170] aus:

> I do not think I ever actually told my mother that I was keeping a journal. I felt – or rather, I now remember that I felt, yes, there is a difference – that while she was having her very

[165] Mazzarella: *Writing about Others*, S. 187.

[166] Andreas von Arnauld (2002): „Rechtsfragen des Biographieschreibens. Teil 1: Recherche". In: Klein: *Grundlagen der Biographik*, S. 219–240, hier S. 219. Vgl. in diesem Kontext zudem Arnaulds im selben Band erschienene Fortführung „Rechtsfragen des Biographieschreibens. Teil 2: Publikation", S. 241–264.

[167] Vgl. Arnauld: *Rechtsfragen des Biographieschreibens. Recherche*, S. 221.

[168] Couser: *Vulnerable Subjects*, S. 22–23.

[169] Vgl. Mazzarella: *Writing about Others*, S. 183.

[170] Vgl. ebd.

> last experience in life I was *watching* her having these experiences, I was using her or getting ready to use her. The journal helped me deal with my own pain but it also enabled me to establish a degree of emotional distance. Seeing her life as a narrative (as she had invited me to do) I was also already seeing it in literary terms, as a plot unfolding, with events that could be seen as symbolically charged motifs. I was certainly relieved that she died before the pain became unbearable and before we had to take her to hospital, I was immensely grateful that she remained calm and fearless until the very end. But I also found it aesthetically satisfying that she died on the night of her parents' eightieth wedding anniversary, after peaceful hours spent listening to her older sisters talking about what she was like when she was little. It is even possible that I felt that I would have had a less effective story if she had lived much longer.[171]

Als Angehörige wird Mazzarella die Distanziertheit ihres biographischen Blicks in gewisser Weise zum Schutzschild („The journal helped me deal with my own pain but it also enabled me to establish a degree of emotional distance."[172]). Korrespondierend zum klinischen Blick übersteigt dieser biographische Blick den Zweck, dem Gegenüber auf Augenhöhe zu begegnen. Der biographische ist wie der klinische Blick ein beobachtender, hinter dem die beobachtende Person selbst verschwindet. Schweigend richtet sich ein solcher Blick auf seinen Gegenstand, so Foucault, dringt in den Körper ein, seziert ihn in seine Einzelteile, um auf diese Weise zu Erkenntnis zu kommen. Der klinische Blick richtet sich dabei weniger auf das Individuum, sondern auf die Abweichung des Individuums von der Norm,

> richtet sich vielmehr auf naturgegebene Intervalle, Lücken und Distanzen, in denen wie im Negativ die Zeichen erscheinen, ‚die eine Krankheit von einer anderen, die wahre von der falschen, die echte von der unechten, die bösartige von der gutartigen unterscheiden.' Dieser Raster überdeckt den wirklichen Kranken und vereitelt jede therapeutische Indiskretion.[173]

Im Gegenüber vermag dieser schwer zu deutende, schweigende und beobachtende Blick ein unbehagliches Gefühl auszulösen: „One likes to think that the clinical gaze is benevolent, that the doctor seeks to cure or at least to comfort, but in fact it is perfectly possible that his mind is mainly on his research subject."[174] „[B]y turning other people into objects of one's own subjectivity", führt Mazzarella die Problematik auf die biographische Arbeit zurück, „one is making them a part of one's own project, crafting one's version of them, and – if one is published – making one's version public and thereby influencing others."[175] Aber ist es überhaupt möglich, überlegt die Autorin, eine andere Person zu sehen und zu porträtieren[176], ohne sie zu objektivieren?

[171] Ebd.

[172] Ebd.

[173] Vgl. Foucault: *Geburt der Klinik*, S. 25, unter Verweis auf François Frier (1789): *Guide pour la conversation de l'homme*. Grenoble: o. V., S. 113.

[174] Mazzarella: *Writing about Others*, S. 179.

[175] Ebd.

[176] Auch Foucault bedient sich des Begriffs des ‚Tableaus' bzw. auch explizit des ‚Porträts', mit welchem Mazzarella in *Hem från festen* das von ihr beschriebene Bild der Mutter bezeichnet.

> It is clear that philosophers disagree. Sartre would say no: to him the relationship between the person who sees and the one who is seen is inevitably a power struggle, and it is the one who is seen who is the loser because she loses her freedom. Bakhtin, however [...] would seem to say yes. To him, to be seen is in some sense to be completed, to be supplied with what one cannot see oneself: a full outward image, an exterior, a background behind one's back, a consummation independent of the meaning or outcome of one's own forward-directed life.[177]

Wie bereits im Vorwort von *Hem från festen* adressiert Mazzarella an dieser Stelle ein ethisches Grunddilemma des Schreibens, das sich, wenn man so möchte, als Verstoß gegen Kants ‚Selbstzweckformel' verstehen lässt: „Handle so, daß du die Menschheit, sowohl in deiner Person, als in der Person eines jeden andern, jederzeit zugleich als Zweck, niemals bloß als Mittel brauchest."[178] Denn

> der Mensch, und überhaupt jedes vernünftige Wesen, *existiert* als Zweck an sich selbst, *nicht bloß als Mittel* zum beliebigen Gebrauche für diesen oder jenen Willen, sondern muß in allen seinen, sowohl auf sich selbst, als auch auf andere vernünftige Wesen gerichteten Handlungen jederzeit *zugleich als Zweck* betrachtet werden.[179]

Bedienen sich AutorInnen nun ihrer selbst oder einer anderen Person als ‚Stoff' ihres Werkes, dann behandeln sie diese Person nicht länger als Zweck sui generis, sondern machen sie zum Mittel, instrumentalisieren sie zur Sache – „[d]er Mensch aber ist keine Sache"[180]. Bei der Entscheidung, in welchem Maße sich AutorInnen eines fremden, noch dazu vulnerablen Lebens bemächtigen dürfen und können, scheint es sich im Grunde um ein Kant inhärentes Dilemma zu handeln: Kants Bindung der Mündigkeit an Aufklärung lässt sich im pathographischen (wie auch im generell biographischen, literarischen und letzten Endes schriftlichen – und wahrscheinlich lässt sich auch hier keine Grenze ziehen) Fall nicht lösen, ohne gegen den praktischen Imperativ zu verstoßen. Ärztliche AutorInnen können ihrer Aufklärungspflicht einzig nachkommen, wenn sie die PatientInnen in der Krankenakte zum Mittel machen. Literarische PathographInnen wiederum sind nur imstande, die gesellschaftliche Wahrnehmung auf spezifische Krankheiten zu verändern, wenn sie nüchterne Symptome in die Geschichte eines individuellen Krankensubjekts überführen. Weitergedacht ließe sich streng genommen gar nicht mehr kommunizieren, gar nicht mehr agieren, wenn man sich seiner selbst und anderer nicht als Mittel bedient. Eine Gegenperspektive hierzu verfolgt Barbara Johnson, wenn sie am Beispiel psychoanalytischer Behandlungssitzungen stattdessen den Nutzen herausarbeitet, den es haben kann,

Während sie die Idee des Porträts aus der Photographie ableitet, vergleicht Foucault die Arbeit des Mediziners mit der eines Malers (vgl. Foucault: *Geburt der Klinik*, S. 22). In beiden Fällen wird für die – klinische bzw. biographische – Beschreibung der Kranken auf ein visuelles Feld rekurriert, nicht aber auf ein textuelles.

177 Mazzarella: *Writing about Others*, S. 179–180.

178 Immanuel Kant (1999): *Grundlegung zur Metaphysik der Sitten* [1785] (= Philosophische Bibliothek, Bd. 519). M. e. Einleitung hrsg. v. Bernd Kraft u. Dieter Schönecker. Hamburg: Meiner, S. 54–55, Herv. entf.

179 Ebd., S. 53, Herv. i. O.

180 Ebd., S. 44, Herv. entf.

wenn jemand einen anderen Menschen ganz bewusst als Mittel zum Zweck gebraucht, wenn also beispielsweise PatientInnen ihren Analytiker oder ihre Analytikerin zur therapeutischen Aufarbeitung nutzen.[181] In jedem Fall hätte ein autorschaftlicher Verzicht auf Porträtierungen anderer zugunsten des rigorosen Kant'schen Gebots eine gewisse Stagnation zur Folge.

Als Auseinandersetzung mit einer kranken Person ist der Berufsgegenstand von PathographInnen letztlich ebenso abhängig bzw. fremdbestimmt wie der von ÄrztInnen. Doch im Unterschied zu PathographInnen wird bei diesen die Relevanz, in ihrer Kommunikation und Beziehung zu PatientInnen an ein ethisches Regelwerk gebunden zu sein, kaum angezweifelt werden. Im Fall von Mazzarella deutet die Auseinanderlegung dieses Dilemmas mithin ein ethisches Bewusstsein über Literatur und Autorschaft an und verweist in diesem Sinne auf die Notwendigkeit eines übergreifenden Berufsethos für AutorInnen. Indem bei Mazzarella die RezipientInnen darüber hinaus zugleich apologetisch und direktiv an einen ethisch reflektierten Umgang mit dem vor ihnen liegenden Werk und den darin beschriebenen Personen gemahnt werden, erweist sich die kurze Vorrede in *Hem från festen* damit nicht nur als einleitendes Vorwort, sondern als ethische Programmschrift.

1.3.3 Mutmaßlicher Wille und Autorschaft

Welches Unbehagen die öffentliche Verwendung eines fremden Lebens als künstlerisches Substrat auf Rezipientenseite bisweilen auslöst, zeigt exemplarisch Arno Geigers *Der alte König in seinem Exil* (2011) über die demenzielle Erkrankung seines Vaters August Geiger, in dessen Pflege Arno Geiger über Jahre involviert war. Der exkursorische Verweis auf diese Bestsellerpathographie, die auf dem Buchmarkt ein durchaus gemischtes Echo hervorrief, soll an dieser Stelle nicht außen vor gelassen werden, macht das Werk doch ein für Pathographien zentrales Dilemma bewusst: das diffizile, oft nur schwer austarierbare Verhältnis zwischen autorschaftlichen Interessen und dem Schutz einer Person, die krankheitsbedingt nicht länger einwilligungsfähig ist. Der Rezensent Christopher Schmidt monierte so in der *Süddeutschen Zeitung*:

> Nun hat auch Arno Geiger ein Buch über seinen dementen Vater geschrieben, ein Buch, das auf eine Gattungsbezeichnung verzichtet und gegen Ende immer mehr ausfranst, als habe Geiger den Verlauf der Krankheit in der Struktur des Buches nachbilden wollen. Mit der offenen Form scheint Geiger auf den ersten Blick seinen Respekt vor dem Vater zu bezeugen, dessen Geschichte öffentlich zu machen den Sohn mit begründeter Scheu erfüllt. Doch beim Lesen erweist sich die vorgebliche Scham davor, das Krankheitsbild zu literarisieren, als eine Strategie, um das Tabu konsequent zu unterlaufen.[182]

[181] Vgl. Barbara Johnson (2000): „Using People. Kant with Winnicott". In: Garber, Hanssen u. Walkowitz: *Turn to Ethics*, S. 47–63, v. a. ab S. 55.

[182] Christopher Schmidt (2011): „Falsche Idylle. Arno Geiger hat ein Buch über seinen demenzkranken Vater geschrieben – und wurde prompt für die Shortlist der Leipziger Buchmesse nominiert". In: *Süddeutsche Zeitung Digitale Medien*. http://www.sueddeutsche.de

Angesichts des „Ausstellen[s] von Defekten“[183], das Schmidt Geiger vorwirft, zieht der Rezensent ein klares Fazit: „Bei dieser pseudoempfindsamen Geste handelt es sich jedoch um eine windelweiche poetologische Rechtfertigungspirouetten [sic]. Denn Geiger hat sich das Buch nicht zusammengespart, sondern dafür den Vater ausgeplündert.“[184] Und auch Rezensent Ulrich Stock kritisiert:

> Sollten wir es einsortieren, wäre es ein Sachbuch, denn es erzählt von den Vorzeichen, dem Ausbruch und dem Verlauf einer Demenz am Fall eines konkret existierenden, noch lebenden Menschen, von dem wir sehr viel erfahren, Name, Wohnort, Ehegeschichten und Peinlichkeiten, die er, wäre er noch bei Verstand, wohl lieber für sich behielte.[185]

Im Vergleich zu Geigers Pathographie wird der Schutz der Privatheit der porträtierten Personen in *Tarkovskijs heste* weitgehend gewährt, werden Personennamen doch konsequent verschwiegen und lediglich anonymisierte Rollenbezeichnungen wie Vater, Mutter oder Geschwister genutzt. Tafdrups Entscheidung, sich Krankheit und Sterben des Vaters in Gedichtform anzunähern, ver- bzw. entfremdet die Realität um ein Zusätzliches: „Der er et levet liv bag alle mine bøger, digtene må gerne lugte af hud, men der sker altid en transformation af stoffet, så digtene ikke får privat karakter, selv ikke i Tarkovskijs heste [...].“[186] („Hinter allen meinen Büchern steht ein gelebtes Leben, die Gedichte dürfen nach Haut riechen, aber der Stoff wird immer transformiert, damit die Gedichte keinen privaten Charakter bekommen, auch nicht in *Tarkovskijs heste* [...].“) Wie sehr selbst Literarisierungen oder Fiktionalisierungen des Wirklichen zum ästhetischen wie ethischen Prüfstein für AutorInnen, Porträtierte und LeserInnen werden können, ist zwar spätestens seit Maxim Billers als Roman deklariertem Werk *Esra* (2003), dessen Veröffentlichung aufgrund der Ähnlichkeit zu lebenden Personen nach einer Unterlassungsklage gerichtlich verboten wurde, weitgehend bekannt.[187] So ändert auch im Falle von *Tarkovskijs heste* die Poetisierung nichts am faktual-biographischen Hintergrund der Geschehnisse – sie transformiert ihn jedoch in eine Form der Ästhetik, die mit anderen ethischen Regeln verbunden ist als faktuale Werke. Im Unterschied dazu verzichten *Tre Dagböcker*, *Hem från festen* und *Der alte König in seinem Exil* auf eine solche, zumindest basalen Schutz gewährende

/kultur/arno-geiger-der-alte-koenig-in-seinem-exil-falsche-idylle-1.1058426 (letzter Zugriff: 20.10.2014).

183 Ebd.

184 Ebd.

185 Ulrich Stock (2011): „Material Vater. Der Schriftsteller Arno Geiger schreibt einen Bestseller über den demenzkranken August Geiger, dessen Sohn er ist“. In: *Zeit Online*. http://www.zeit.de/2011/08/L-B-Geiger (letzter Zugriff: 20.10.2014).

186 Lonni Krause (o. J.): „Interview med Pia Tafdrup“. In: *Ord til alle sider*. http://ordtilallesider.dk/pia-tafdrup (letzter Zugriff: 27.04.2016).

187 Maxim Biller (2003): *Esra. Roman*. Köln: Kiepenheuer & Witsch. Für eine Auseinandersetzung mit Texten, in denen Wirklichkeit ästhetisch (um-)geformt wird und die damit Überlegungen zur Vereinbarkeit künstlerischer Freiheit mit der Privatheit und Öffentlichkeit eigener und fremder Biographie nach sich ziehen, sei an dieser Stelle auch verwiesen auf Beatrice Sandberg (2013): „Unter Einschluss der Öffentlichkeit oder das Vorrecht des Privaten“. In: Martina Wagner-Egelhaaf (Hrsg.): *Auto(r)fiktion. Literarische Verfahren der Selbstkonstruktion*. Bielefeld: Aisthesis, S. 355–377.

Ver- bzw. Entfremdung, wie sie Anonymisierung oder Ästhetisierung bieten. Die Frage nach dem mutmaßlichen Willen stellt sich dadurch noch drängender: Hätten die Porträtierten, hätten Ingrid Bergman, August Geiger oder Annamarie Schreck, der öffentlichen Zurschaustellung selbst intimer und eventuell beschämender Details ihres Lebens tatsächlich zugestimmt? Gefragt, ob sein Vater mit einem solchen Buch wohl einverstanden gewesen wäre, antwortet Geiger: „Ich glaube schon. Wenn ich Grund gehabt hätte zu der Annahme, dass er das Buch nicht gutheißt, hätte ich es nicht geschrieben."[188] Mazzarella begegnet diesem Aspekt ebenfalls in leicht apologetisch anmutender Weise:

> How do I know that she would find it acceptable to have her and my father's sex life made public? I don't. I can't. But over the years I have talked about my book to hundreds of audiences and I do know that it is specific details like that one that have made her, through death, come fully alive.[189]

Knapp zehn Jahre nach Ingrid Bergmans Tod erschienen, kann auch bei *Tre Dagböcker* lediglich gemutmaßt werden, inwiefern die Veröffentlichung der ursprünglich allein für ihre eigenen Augen bestimmten Tagebuchaufzeichnungen dem Willen der Verstorbenen entspricht. Explizit heißt es so im Vorwort des Buches: „De [...] har aldrig varit avsedda att läsas av någon annan än den som skrivit."[190] („Sie [...] waren nie dafür vorgesehen, von jemand anders gelesen zu werden als von dem, der sie verfaßt hat."[191]) Nur sehr selten wird das Tagebuch überhaupt zum Werk, betont Lejeune:

> Es ist wesentlich eine *Praxis*, und zwar nicht in erster Linie eine Art zu schreiben, sondern eine Art zu leben, die darin besteht, jeden Tag ein Hinundher zwischen dem Leben und dem Schreiben zu organisieren, um durch Aufzeichnen der Spuren des Lebens dieses bewußter zu führen.[192]

Im Kontrast zum Tagebuch ist die Autobiographie hingegen „ihrem Wesen nach eine Konstruktion, ein *Werk*. Sie wird geschrieben, um von anderen gelesen zu werden, sie wird aufbewahrt und in vielen Fällen veröffentlicht."[193] Zwar betont Ingmar Bergman, der als (Drehbuch-)Autor in außergewöhnlich hohem Maße für Gattungsaspekte sensibilisiert ist, einleitend explizit das unfertige, rohe Gepräge der edierten Aufzeichnungen – etwas, das Maria von Rosen in keiner Weise anspricht –; als Person des öffentlichen Lebens lässt sich seinen eigenen Tagebuchaufzeichnungen in gewisser Hinsicht jedoch bereits der Charakter eines autobiographischen Werks zusprechen. So folgert Anna Sofia Rossholm:

[188] Sebastian Hammelehle u. Hans-Jost Weyandt (2011): „Bestseller-Autor Arno Geiger. ‚Das Ende des Lebens ist auch Leben'. Interview". In: *Spiegel Online*. http://www.spiegel.de/kultur/literatur/bestseller-autor-arno-geiger-das-ende-des-lebens-ist-auch-leben-a-745909.html (letzter Zugriff: 20.10.2014).

[189] Mazzarella: *Writing about Others*, S. 185.

[190] Mazzarella: *Hem från festen*, S. 6.

[191] Mazzarella: *Heimkehr vom Fest*, S. 6.

[192] Lejeune: *Tagebuch*, S. 290, Herv. i. O.

[193] Ebd., Herv. i. O.

> The diary is a genre that reconciles the immediacy of the moment of writing with an address 'in dialogue with the future'. This is particularly important when analysing Bergman's notebooks, diaries written by a film-maker who was fully conscious about the potential future interest in his personal notes, and who also perpetually reconstructed his public *persona*, in his art and in interviews, essays and autobiographies.[194]

Personen des öffentlichen Lebens wie Ingmar Bergman oder Arno Geiger darf sicherlich ein Mindestbewusstsein für das zukünftige Interesse an privaten Briefen, Notiz- und Tagebüchern unterstellt werden; bei Privatpersonen wie Ingrid Bergman oder August Geiger ist ein solches Bewusstsein für die potenzielle Überführung des Privaten ins Öffentliche hingegen zu bezweifeln. Als Angehörige und AutorInnen können die PathographInnen hier nur nach bestem Wissen und Gewissen entscheiden – einzig Mutmaßlichkeit bildet das brüchige Fundament der pathographischen Entscheidung, tatsächliche Gewissheit ist ausgeschlossen.

Der Frage nach dem mutmaßlichen Willen des bzw. der Kranken schließt sich die Frage nach dem mutmaßlichen Willen des Krankenkollektivs an. Denn die pathographische Herausstellung von Individualität ist nicht automatisch gleichbedeutend mit Singularität, kann doch auch das pathographische Einzelschicksal diskursiv etablierte und prädominierte Kranken-, Krankheits- und Angehörigenbilder verändern. Auch Geiger zeigte sich in seiner Auseinandersetzung mit der Erkrankung seines Vaters zunächst geprägt vom negativen Tonfall anderer Literatur: „Diese finsteren Beschreibungen von Demenz andernorts waren kein guter Ratgeber für uns. Ich habe am Anfang nur die Schrecken gesehen. Ich wollte davon laufen."[195] Es mutet fast als Gegenentwurf an, wenn Geiger in *Der alte König in seinem Exil* nicht nur auf die Schattenseiten der Demenz rekurriert, sondern auch tragbare Normalität oder gar Glücksmomente im Leben von Krankem und Angehörigen beschreibt. An einen von „Verschmitztheit" und „Einfallsreichtum" geprägten Umgang des Vaters mit seiner krankheitsbedingten Wortfindungsstörung erinnert sich Geiger an einer Stelle etwa:

> Er war entspannt, er redete, was ihm einfiel, und was ihm einfiel, war oft nicht nur originell, sondern hatte eine Tiefe, bei der ich mir dachte: *Warum fällt mir so etwas nicht ein!* Ich wunderte mich, wie präzise er sich ausdrückte und wie genau er den richtigen Ton traf und wie geschickt er die Wörter wählte.[196]

Entschieden resümiert Arno Geiger daher: „Die Menschenwürde meines Vaters ist durch die Krankheit nicht angetastet."[197] Ob ein Werk nun ausschließlich auf die negativen As-

[194] Rossholm: *Auto-adaptation*, S. 208, Herv. i. O.
[195] Hammelehle u. Weyandt: *Geiger*.
[196] Geiger: *Der alte König*, S. 101, Herv. i. O.
[197] Vgl. Hammelehle u. Weyandt: *Geiger*. Im Buch stellt Geiger die Wertigkeit und Würde des Vaters schon alleine durch seine im Titel prononciert festgehaltene Bezeichnung als König heraus, eine von Virginia Woolf übernommene Anspielung auf König Lear (vgl. Virginia Woolf (1990): *To the Lighthouse* [1927]. London: Hogarth, S. 142). Arno Geigers Betonung der Menschenwürde demenziell erkrankter Menschen wird als eines der Kriterien angeführt, aufgrund

pekte einer Krankheit fokussiert, ein ausgeglichenes Stimmungsbild zeichnet oder Krankheit als Chance skizziert: In jedem Fall wird durch das Einzelporträt Einfluss auf die gesellschaftliche Krankheitswahrnehmung genommen und damit indirekt ein übergreifendes Krankenkollektiv repräsentiert.[198] Eine etwaige Korrektur dieses Bildes jener Angehöriger oder Kranker, die am schriftlichen bzw. öffentlichen Diskurs nicht aktiv teilnehmen (können), ist mindestens erschwert, wenn nicht unmöglich. Couser verweist zwar auf die ethische Verpflichtung, beispielsweise Kranken- und Behindertenkollektive in alle sie betreffenden Belangen zu involvieren, sieht aber dennoch klare Barrieren bei der praktischen Umsetzung:

> Although respect for communities of vulnerable subjects is an important ethical consideration (a key disability principle is 'nothing about us without us'), it raises some difficult procedural questions in practice. First, some conditions, such as cognitive impairments, may preclude consultation with subjects. Even when that is not the case, the constitution of the community may not always be clear. How is membership determined and by whom? Is mere possession of a particular impairment enough, or does membership involve conscious affiliation (identifying as 'X')? Further, even if one could be sure of the boundaries of a particular disability community, how would one negotiate with it? Are some parties authorized to speak for the group? If so, who? (Distinct disabilities have their own organizations and lobbying groups, and these may be a place to start, but these are not elected bodies, like tribal governments, which are authorized to speak for their members.) Finally, the term 'community' may be misleading here; in ethnography it is used to refer to groups of people who share a culture and who typically live together or at least interact with one another; this is not often the case with people who share an impairment (unless they are institutionalized).[199]

In der Medizinethik stellt die Bestimmung des mutmaßlichen Willens von PatientInnen ein intensiv und kontrovers diskutiertes Problem dar. Ist eine Person einwilligungsunfähig, haben BetreuerInnen, Bevollmächtigte oder sonstige gesetzliche VertreterInnen nach bestem Wissen und Gewissen zu beurteilen, wie die einwilligungsunfähige Person in dieser Situation wohl selbst entscheiden würde.[200] Gemeinhin beziehen sich Reflexionen

derer der Autor den Literaturpreis der Konrad-Adenauer-Stiftung verliehen bekam (vgl. Michael Braun (2011): „Arno Geiger erhält den Literaturpreis der Konrad-Adenauer-Stiftung 2011“. In: *Konrad-Adenauer-Stiftung*. http://www.kas.de/wf/de/71.10083 (letzter Zugriff: 27.10.2014)).

[198] Zur medizinethischen Perspektive auf die Rolle von Patientenorganisationen als Kollektivakteuren vgl. Katharina Beier u. a. (2016): „Familien und Patientenorganisationen als kollektive Akteure in der Bioethik: vernachlässigt oder unterschätzt?“ In: Steinfath u. Wiesemann: *Autonomie und Vertrauen*, S. 163–200.

[199] G. Thomas Couser (2005): „Paradigms' Cost. Representing Vulnerable Subjects“. In: *Literature and Medicine* 24(1), S. 19–30, hier S. 21.

[200] Vgl. Frank Ulrich Montgomery u. Urban Wiesing (2013): „Empfehlungen der Bundesärztekammer und der Zentralen Ethikkommission bei der Bundesärztekammer. Umgang mit Vorsorgevollmacht und Patientenverfügung in der ärztlichen Praxis“. In: *Deutsches Ärzteblatt* 110(33–34), S. A-1580–A-1585. Der Nationale Ethikrat äußert sich zur Ermittlung des mutmaßlichen Patientenwillens wie folgt: „Bei der Ermittlung des mutmaßlichen Willens des Be-

über den mutmaßlichen, sprich stellvertretend ermittelt und erklärten Patientenwillens auf ärztliche (Be-)Handlungen. Während in der Medizin ein ausgeprägtes Bewusstsein für die Komplexität und Brisanz des mutmaßlichen Willens besteht, ist eine solche Sensibilität innerhalb der Literatur und Literaturwissenschaft rar. Da die Entscheidung, ob eine Krankheit niedergeschrieben und infolgedessen eine kranke, sterbende oder tote Person in den öffentlich-literarischen Diskurs integriert wird, in der Regel unabhängig von medizinischen Fragestellungen ist, stehen die Porträtierten auch nicht länger im Schutz der Medizinethik. Dabei scheint gerade dann ethische Achtsamkeit nötig, verschärft doch die Überführung einer Person aus dem Schutzbereich des Privaten in den schriftlich-öffentlichen Diskurs den vulnerablen Status dieser Person. Da fast jede in einem Werk biographierte Figur, ob krank oder gesund, von der Darstellungsweise der AutorInnen abhängig und damit besonders schutzbedürftig ist, muss nicht nur bei Pathographien nach dem mutmaßlichen Willen gefragt werden. Auch bei autorisierten Biographien ist es fraglich, ob der (mutmaßliche) Wille des Beschriebenen immer und vollständig geachtet wurde und ob dies überhaupt notwendig ist. Nicht immer ist zudem ersichtlich, weshalb sich AutorInnen entsprechende Mutmaßungen überhaupt anmaßen können oder dürfen. Man mag mit dem Verweis auf das Gebot der Benefizienz argumentieren, dass im Zustand erhöhter Schutzbedürftigkeit die Einschätzung anderer, was zum besten Wohle der Betroffenen ist, äußerst hilfreich ist. Man mag auch ins Feld führen, dass jeder Wille soziokulturell bedingten Normen unterliegt und vielleicht sogar die jahrtausendealte Debatte um die tatsächliche Freiheit unseres Willens fortführen. Dessen ungeachtet bleibt dennoch eines festzuhalten: Wenn es für die Medizin als relevant erscheint, den individuellen Willen der vulnerablen Person zu erfragen und anzuerkennen, so sollte das auch in anderen Lebensbereichen gelten und erfordert insofern auch von PathographInnen einen verantwortungsbewussten Umgang mit dem tatsächlichen und mutmaßlichen Willen und Wollen des porträtierten Subjekts.

troffenen ist unter Berücksichtigung früher geäußerter Vorstellungen, Einstellungen und Wünsche zu fragen, welche Entscheidung der Betroffene jetzt treffen würde. Angesichts der Schwierigkeiten bei der Ermittlung des mutmaßlichen Willens ist ÄrztInnen zu raten, mit Personen das Gespräch zu suchen, die mit dem Patienten vertraut sind." (Nationaler Ethikrat (2005): *Patientenverfügung. Ein Instrument der Selbstbestimmung. Stellungnahme.* Berlin: Nationaler Ethikrat, S. 15.) Ausführlicher zum mutmaßlichen Patientenwillen in Kap. V.2.

2 Korrelationalität: Leser-Autor – Patient-Arzt (Ärztliche Patientenberichte)

So sehr sich die private Kranken-Angehörigen-Beziehung und die professionelle Patient-Arzt-Beziehung auch unterscheiden, teilen sie dennoch eine wesentliche Gemeinsamkeit, handelt es sich doch jeweils um ein hochsensibles Intimitäts- und Vertrauensverhältnis. Im Falle des Patient-Arzt-Verhältnisses ist diese Sensibilität in wesentlichem Maße durch die Beschaffenheit der erhobenen Gesundheitsdaten begründet. Entsprechend hoch ist die ärztliche Verantwortung, wenn es gilt, die im Kontext einer Behandlung entstandenen Informationen und Quellen in der Patientenakte zu dokumentieren und die Krankheitsgeschichte in einem ärztlichen Patientenbericht niederzuschreiben. Wenn auch Patientenberichte in der Regel nicht an PatientInnen, sondern an ärztliche KollegInnen adressiert sind, haben PatientInnen dennoch ein Einsichtsrecht in sie betreffende Berichte und müssen damit als potenzielle LeserInnen berücksichtigt werden. Während man die ärztliche Sprechstunde als zentralen Ort der *mündlichen* Patient-Arzt-Kommunikation sehen kann, bilden solche Patientenberichte dadurch gewissermaßen das Herzstück der *schriftlichen* Patient-Arzt-Kommunikation. Nach einem eingehenden Blick auf die derzeitigen Schreib- und Kommunikationskonventionen des ärztlichen Patientenberichts (Kap. IV.2.1), wird im Folgenden insofern geprüft, wie dieser Wechsel von der mündlichen zur schriftlichen Patient-Arzt-Kommunikation genau vonstattengeht (Kap. IV.2.2). Lesen PatientInnen nun einen sie betreffenden Bericht, weitet sich die Patient-Arzt-Beziehung auf ein Leser-Autor-Verhältnis aus. Von besonderer Brisanz ist dabei die Frage, welche Auswirkungen dieses Leser-Autor-Verhältnis auf die bisherige Patient-Arzt-Beziehung haben kann. Wie hier postuliert wird, lässt sich durch einen bewussten Umgang mit potenziellen Rückkoppelungseffekten das Patient-Arzt-Verhältnis stärken – werden die architextuellen, also die für die spezifische Gattungszugehörigkeit konstitutiven Implikationen des schriftlichen Patientenberichts hingegen nicht adäquat berücksichtigt, kann, so die Hypothese, dieses Leser-Autor-Verhältnis die Patient-Arzt-Beziehung jedoch auch beeinträchtigen. Durch eine Bewusstseinsschärfung für die Bedeutung des Patientenberichts als Gattung, für ÄrztInnen als AutorInnen und für PatientInnen als LeserInnen soll vor diesem Hintergrund im Folgenden dazu beigetragen werden, mögliche Effekte schriftlicher Kommunikation auf das Patient-Arzt-Verhältnis zu veranschaulichen und der Notwendigkeit anschließender Lösungsstrategien Nachdruck zu verleihen (Kap. IV.2.3).

2.1 Patientenakte und ärztlicher Bericht

2.1.1 Inhalt und Funktion

Als zentrale und intime Aufzeichnungsverfahren des medizinischen Kommunikationsraums dokumentieren Patientenakten den vollständigen Verlauf einer Behandlungssituation. Patientenakten umfassen damit eine Vielzahl von Quellen, zum Beispiel Aufnahme- und Entlassungsdokumente, etwa Arztbriefe, OP-Berichte, Laborberichte, Untersuchungsergebnisse wie Röntgenbilder und EKGs. Wenn Inhalt und Aufbau auch nicht einheitlich vorgeschrieben sind, enthalten Patientenakten im Standardfall systematisiert gegliederte Informationen zu folgenden Punkten:[1]

- Identifikationsdaten
  - Personendaten des Patienten bzw. der Patientin (Vor- und Nachname, Lebensdaten)
  - Behandlungsort und -dauer
- Diagnose
  - Haupt-, Nebendiagnose(n)
  - Differenzialdiagnose
- Anamnese
  - Überweisungs-, Aufnahmegrund
  - Wesentliche anamnestische Daten (Größe, Gewicht, Blutdruck etc.)
  - Sozialanamnese
  - Beschwerden
- Befund
  - Körperlich-psychische Untersuchungsbefunde
  - Apparative Untersuchungsbefunde (Röntgen, Ultraschall, EKG etc.)
  - Klinisch-chemische Untersuchungsbefunde (Laborwerte etc.)
- Therapie
  - Krankheitsverlauf unter der Behandlung
  - Operative, psychotherapeutische, medikamentöse Behandlung (mit Wirkstoffbezeichnung und Dosierung)
  - Kontrolluntersuchungen

[1] Vgl. exemplarisch für Deutschland: § 630f. Abs. 2 Patientenrechtegesetz; für Dänemark: § 10 Journalføringsbekendtgørelsen; für Norwegen: § 8 Forskrift om pasientjournal; für Schweden: Kap. 3 §§ 5-12 Patientdatalagen. Aus der Fülle der Literatur zur ärztlichen Dokumentation vgl. beispielsweise Reiner W. Heckl (1990): *Der Arztbrief. Eine Anleitung zum klinischen Denken*. 2., durchges. Aufl. Stuttgart u. New York: Thieme, Frank Leiner u. a. (2012): *Medizinische Dokumentation. Lehrbuch und Leitfaden. Grundlagen einer qualitätsgesicherten integrierten Krankenversorgung* [2003]. 6., überarb. Aufl. Stuttgart: Schattauer, insb. S. 77–79 sowie Wilhelm Gaus (2013): *Dokumentations- und Ordnungslehre. Theorie und Praxis des Information Retrieval* (= eXamen.press) [1983]. 2., völlig neu bearb. Aufl. Berlin u. Heidelberg: Springer.

- Beurteilung
  - Epikrise
  - Prognose
  - Arbeitsfähigkeit
  - Verhaltensmaßregeln
  - Aufklärungsgrad des Patienten bzw. der Patientin

Zentraler Gegenstand der Diagnostik ist die Darstellung von Haupt- und Nebendiagnosen. Die eigentliche Verdachtsdiagnose wird ergänzt durch die differenzialdiagnostischen Angaben zu symptomatisch ähnlichen oder übereinstimmenden Krankheiten. Damit die Diagnose nachvollziehbar oder anzweifelbar ist, sollten in der anschließenden Anamnese all jene Aspekte aufgeführt werden, die in die diagnostischen und differenzialdiagnostischen Überlegungen einbezogen wurden. Berücksichtigt werden hier sowohl die Angaben des Patienten bzw. der Patientin als gegebenenfalls auch fremdanamnestische Beobachtungen (etwa bei PatientInnen mit Bewusstseinsstörungen). Den anamnestischen Daten folgen alle weiteren Befunde, die im Rahmen der Diagnostik aus den körperlich-psychischen, apparativen und klinisch-chemischen Untersuchungen erhoben wurden. Aus der Gesamtschau aller diagnostischen Daten sollte auch hervorgehen, welche therapeutischen Schritte bereits unternommen wurden und welche weiteren Schritte indiziert sind. Anamnese, Befund und Therapie sollten weitgehender Objektivität gehorchen sowie terminologisch klar, exakt und urteilsfrei formuliert sein. Der Patientenbericht wird abgerundet durch die ärztliche Interpretation der erhobenen Daten und Beobachtungen. In diesem Abschnitt sollte unter anderem begründet werden, weshalb man sich für die gewählte Therapie entschieden hat, wie man den weiteren Krankheits- bzw. Genesungsverlauf prognostisch einschätzt, ob sich der Patient bzw. die Patientin an spezielle Verhaltensregeln halten sollte usw.

2.1.2 Arztbriefe

Eine der bekanntesten Formen des Patientenberichts ist der Arztbrief. Der Arztbrief bündelt die einzelnen Daten einer Patientenakte in kompakter und systematischer Form und lässt sich so als eine Art Synopse der Patientenakte verstehen. Als ein zentrales Medium der kommunikativen Praxisebene[2] lässt er einen umfassenden zwischenärztlichen Austausch zu. In Abhängigkeit davon, ob der Arztbrief zwischen stationären oder ambulanten Behandlern versendet wird und ob er im Rahmen einer Akut- oder Rehabilitationsversorgung zum Einsatz kommt, lassen sich Arztbriefe unterteilen in Entlassungsbriefe, Verlegungsbriefe, Überweisungs- und Einweisungsschreiben. Entlassungsbriefe informieren die ambulant weiterbehandelnden VersorgerInnen über die bisherige und geplante Anamnese, die Diagnose und die Therapie; Verlegungsbriefe kommen bei der Verlegung von PatientInnen aus der Akut- in die Rehabilitationsmedizin und umgekehrt zum Tragen; die

[2] Man erinnere sich an Thorsten Roelckes Unterscheidung der Wissenschafts-, Praxis- und Behandlungsebene in Kap. II.

auf nur wenige anamnestische, diagnostische und therapeutische Informationen begrenzten Überweisungsschreiben finden sich als oftmals vorgedruckte Formulare zum Austausch zwischen ambulanten und stationären Versorgern; Einweisungsschreiben, die ebenfalls häufig in Form von Vordrucken gestaltet sind, sind üblicherweise von niedergelassenen an stationäre ÄrztInnen gerichtet.[3]

Diese verschiedenen Formen des Arztbriefes teilen die vorrangige Funktion, sämtliche Informationen, die für einen Behandlungsfall medizinisch relevant sind, direkt und ohne größere Zeitverluste an alle weiteren behandelnden ÄrztInnen zu übermitteln. Um eine optimale Kommunikation zu gewährleisten, sollten die diagnostischen und therapeutischen Prozesse, die in Arztbriefen dokumentiert werden, sowohl den inhaltlich-fachlichen Anforderungen der jeweiligen Disziplin als auch den formaleren klinikspezifischen Anforderungen der Qualitätssicherung Genüge leisten.[4] Entsprechend gelungene Arztbriefe tragen wesentlich zu einer zügigen und qualitativ hochwertigen Patientenversorgung bei. Den VerfasserInnen dient die Protokollierung der unternommenen Schritte zudem als eine wichtige Gedächtnisstütze.[5] Für niedergelassenen ÄrztInnen wiederum stellen Arztbriefe auch ein Mittel zur Weiterbildung dar, informieren sie doch implizit über Neuerungen, die innerhalb der Diagnostik und Therapie zum Tragen kommen.[6]

Die Dokumentation aller in einem Behandlungsfall unternommenen Schritte ist keine Sache der Freiwilligkeit, sondern ein juristisch fest vorgeschriebener Bestandteil der ärztlichen Berufsausübung.[7] Was die praktische Heranführung an die Kunst der Arztbriefschreibung betrifft, herrscht derzeit jedoch akuter Handlungsbedarf: Statt im Hörsaal oder am Krankenbett systematisch und strukturiert in allgemeingültige Standards des Briefeschreibens eingewiesen zu werden, kann es passieren, dass sich der ärztliche Nachwuchs an Arztbriefen früherer Behandlungsfälle als Muster orientieren muss, um zu erfahren, was wie und in welcher Form zu dokumentieren ist.[8] Inwiefern der Rückgriff auf alte

3 Vgl. Rolf Glazinski (2007): *Arztbriefe optimal gestalten. Leitfaden zur Erstellung qualifizierter ärztlicher Berichte in Klinik und Praxis* (= Eschborner Studienbuch zur Kommunikation im Gesundheitswesen). Eschborn: Brainwave, S. 47.

4 Vgl. Glazinski: *Arztbriefe*, S. 25–28. Vgl. zudem Hausner, Hajak u. Spießl: *Krankenunterlagen*, S. A 27 sowie Jauch 2013, S. 787–788.

5 Vgl. Karl-Walter Jauch (2013): „Dokumentation, Arztbrief und Operationsbericht". In: Ders. u. a. (Hrsg.): *Chirurgie Basisweiterbildung. In 100 Schritten durch den Common Trunk* [2012]. 2. Aufl. Berlin u. Heidelberg: Springer, S. 787–792, hier S. 787–788 sowie ferner Helmut Hausner, Göran Hajak u. Hermann Spießl (2008): „Krankenunterlagen. Wer darf Einsicht nehmen?". In: *Deutsches Ärzteblatt* 105(1–2), S. A 27–29, hier S. A 27.

6 Vgl. Gisela Krusche (1976): *Der Arztbrief. Probleme zwischenärztlicher Kommunikation am Beispiel des internistischen Arztbriefes*. Hochschulschrift: München, Univ., Diss.; Sonderdruck aus: *Patient und Krankenhaus* 1976, S. 161–233, hier S. 206–211. Zum Aspekt der Weiterbildung vgl. Heckl 1990, S. 7.

7 Zur Dokumentationspflicht vgl. für Deutschland: § 10 MBO-Ä, § 630f BGB, § 57 Abs. 1 BMV-Ä sowie § 639f Patientenrechtegesetz; für Dänemark: §§ 21-25 Autorisationsloven sowie §§ 5-7 Journalføringsbekendtgørelsen; für Norwegen: §§ 39-47 Helsepersonelloven; für Schweden: Kap. 3 §§ 1-19 Patientdatalagen.

8 Vgl. z. B. Krusche: *Arztbrief*, S. 216; Carsten Müller, Christiane Löll u. Henner Bechtold (2008): *Klinikleitfaden für alle Stationen. Leitsymptome – Krankheitsbilder – Praxistipps*. 3.

Arztbriefe zu solchen Lernzwecken mit Datenschutzbestimmungen und den Persönlichkeitsrechten der PatientInnen kompatibel ist, ist eine andere Frage. So ist doch zu vermuten, dass sich PatientInnen mehrheitlich nicht über eine solche Weiterverwendung der sie behandelnden Briefe bewusst sind und hierzu wohl kaum ihre ausdrückliche Zustimmung gegeben haben. Doch auch dessen ungeachtet mangelt es vielerorts an ausreichenden Informationen darüber, was einen gelungenen Arztbrief eigentlich ausmacht. Angesichts der Tatsache, dass Arztbriefe häufig den einzigen Kontakt zwischen Klinik- und HausärztInnen darstellen,[9] sind Klagen über Kommunikationsprobleme daher kaum abzuwenden.[10] Ein stichprobenartiger Querschnitt durch verschiedene Journale unterschiedlicher Nationalitäten und Fachdisziplinen gibt zu erkennen, dass es sich hierbei um ein globales Problem handelt. Zeitliche Verzögerungen in der Briefübermittlung, inhaltliche Lücken wie etwa unvollständige, missverständliche oder falsche Informationen und Begründungen zu Diagnose und Prognose sowie durch stilistische oder sprachliche Unsauberkeiten hervorgerufene Verständnisschwierigkeiten führen weltweit immer wieder zu Verdruss.[11]

Aufl. München: Elsevier, Urban & Fischer, S. 25, Bülent Erdogan-Griese (2010): „Arztbrief. Mehr als eine ungeliebte Pflicht". In: *Rheinisches Ärzteblatt* (12), S. 23–24, Katrin Book (2012): *Die Funktion des Entlassungsberichts für die psychosoziale Betreuung von Tumorpatienten an der Schnittstelle zwischen stationärer und ambulanter Versorgung*. Hochschulschrift: Bamberg, Univ., Diss., S. 20 sowie Jauch 2013, S. 787.

[9] Vgl. Hermann Spießl u. C[lemens] Cording (2001): „Kurz, strukturiert und rasch übermittelt. Der ‚optimale' Arztbrief". In: *Deutsche Medizinische Wochenschrift* 126(7), S. 184–187, hier S. 184.

[10] Vgl. Glazinski: *Arztbriefe*, S. 30 sowie Peter Neumann-Mangoldt (1964): *Der Arztbrief. Eine Fibel zum praktischen Gebrauch*. München u. Berlin: Urban & Schwarzenberg, S. 2 für einen exemplarischen Einblick in die Situation im deutschen Gesundheitssystem der 1960er Jahre.

[11] Vgl. exemplarisch: R. J. Mageean (1986): „Study Of ‚Discharge Communications' From Hospitals". In: *British Medical Journal* 293(6557), S. 1283–1284; L. G.H. Jacobs u. M. A. Pringle (1990): „Referral Letters And Replies From Orthopaedic Departments. Opportunities Missed". In: *British Medical Journal* 301(6750), S. 470–473; R. F. Westermann u. a. (1990): „A study of communication between general practitioners and specialists". In: *British Journal of General Practice* 40(340), S. 445–449; David C.R Fracs, Keith R. Poskitt u. James B. Bristol (1993): „Surgical discharge summaries. Improving the record". In: *Annals of The Royal College of Surgeons of England* 75(2), S. 96–99; Ronald M. Epstein (1995): „Communication Between Primary Care Physicians and Consultants". In: *Archives of Family Medicine* 4(5), S. 403–409; Y[vonne] Linné u. S[tephan] Rössner (2000): „Referral letters to an obesity unit – relationship between doctor and patient information". In: *International Journal of Obesity* 24(10), S. 1379–1380; G. Niecke u. a. (2004): „Arztbriefe neurologischer Kliniken in der Sicht niedergelassener Neurologen und Nervenärzte". In: *Der Nervenarzt* 75(6), S. 558–563; A[drian] F. DeAngelis, I[an] G. Chambers u. G[raham] M. Hall (2010): „The accuracy of medical history information in referral letters". In: *Australian Dental Journal* 55(2), S. 188–192. Ausführlicher zum Tenor der in der Standespresse geäußerten Kritik an der momentanen Arztbriefschreibung in Katharina Fürholzer (2016): „How to write a letter. Physician's letters from the viewpoint of Medical Humanities". In: Sabine Salloch u. a. (Hrsg.): *Ethics and Professionalism in Healthcare. Transition and Challenges*. Farnham: Ashgate, S. 25–35, hier S. 27–28.

Als Folgen drohen zeitliche Verzögerungen bei der Diagnosestellung, unnötige Untersuchungen und Behandlungsunterbrechungen oder auch vermehrte Komplikationen – was letztlich alles zu Lasten der PatientInnen geht.[12]

2.1.3 Elektronische Patientenakten

Elektronische Gesundheitsdienste, wie sie aktuell in verschiedenen Formen entwickelt und genutzt werden – zum Beispiel elektronische Patientenakten, elektronische Verschreibungen oder telemedizinische Projekte –, versprechen Abhilfe gegen die Mängel, die derzeit an Papierakten kritisiert werden. Eines der momentan am intensivsten diskutierten elektronischen Formate ist die elektronische Kranken- bzw. Patientenakte. Hierbei handelt es sich um eine digitale Aufbereitung der in konventionellen Krankenakten gesammelten Dokumente. Von Akten, die an einen Einzelfall oder eine Institution gebunden sind, sind fall- und einrichtungsübergreifende elektronische Patientenakten abzugrenzen. Diese sind darauf ausgerichtet, den Behandlungsverlauf eines Patienten bzw. einer Patientin über einen längeren Zeitraum und über die verschiedenen beteiligten Versorgungseinrichtungen hinweg zu erfassen und bei Bedarf allen behandelnden Leistungserbringern zur Verfügung zu stellen.[13] Neben elektronischen Patientenakten, die von den Leistungsträgern im Gesundheitswesen geführt werden und primär auf deren Bedürfnisse ausgerichtet sind, existieren zudem elektronische Gesundheitsakten, die PatientInnen in die Lage versetzen, ihre Gesundheitsgeschichte auch selbst zu dokumentieren. PatientInnen können auf diese Weise beispielsweise Arztbesuche oder Fitnessdaten festhalten und diese Informationen, falls gewünscht, mit anderen Personen teilen.[14]

Die flächendeckende Etablierung übergreifender elektronischer Patientenakten steckt derzeit noch in den Kinderschuhen. Dies verwundert nur wenig, bedenkt man, welche Kosten und welcher Zeitaufwand mit den notwendigen Telematik-, Netz-, Sicherheits- oder Speicherinfrastrukturen einhergehen können. Auch der Blick auf Sicherheitsrisiken (Stichwort: Datenschutz) ruft vielerorts noch Skepsis hervor.[15] Dennoch ist die übergreifende Einführung elektronischer Patientenakten nach wie vor ein zentrales Ziel vieler Gesundheitssysteme. Denn der digitale Datenzugang und damit der leichtere und schnellere Rückgriff auf umfassende und strukturierte Patientendaten kommen letztlich der Qualität und Wirtschaftlichkeit der Patientenversorgung zugute: Elektronische Daten sind schnell und ortsunabhängig zugänglich, machen die typischen Fehlerquellen vermeidbar, die sich aus den Medienbrüchen zwischen Papier und EDV ergeben, verbessern die Informations-

[12] Vgl. Spießl u. Cording: *Arztbrief*, S. 184, Sp. 2.

[13] Zu den verschiedenen Formen elektronischer Patientenakten vgl. Uwe Klaus Schneider (2016): *Einrichtungsübergreifende elektronische Patientenakten. Zwischen Datenschutz und Gesundheitsschutz* (= DuD-Fachbeiträge). Zugl.: Tübingen, Univ., Diss., 2014. Wiesbaden: Springer, S. 11–27.

[14] Vgl. ebd., S. 14–15.

[15] Für die Herausforderungen, die elektronische Patientenakten begleiten, vgl. ebd., S. 52–54. Zur allgemeinen rechtlichen Situation der elektronischen Patientenakte vgl. ebd., insb. S. 55 bis Ende.

und Entscheidungsgrundlagen aller zuständigen BehandlerInnen und tragen so insgesamt zu einer präziseren Diagnose und Therapie bei. Nicht zuletzt erlaubt ein geteilter und somit geringerer Dokumentationsaufwand dem therapeutischen Team, sich stärker auf die tatsächliche Patientenbetreuung zu konzentrieren.[16]

Nach einer europaweiten Erhebung zur Nutzung digitaler Hilfsmittel und Dienste im Gesundheitswesen zeigen sich die nordischen Ostseeanrainer in Sachen e-Health derzeit als Spitzenreiter: In Dänemark nutzten im Jahr 2012–2013 66% der Krankenhäuser elektronische Gesundheitsdienste, gefolgt von Estland (63%), Schweden und Finnland (je 62%).[17] Insbesondere bei elektronischen Patientenakten ist Dänemark mit einem Digitalisierungsanteil von 80,6% an vorderer Front vertreten (hinter den Niederlanden mit 83,2%).[18] Das landesweite Gesundheitsportal Sundhed.dk bietet allen dänischen BürgerInnen einen persönlichen Gesundheitsbereich, genannt ‚Min Sundhedsjournal' (‚Meine Gesundheitsakte'). In diesem Bereich, zu dem auch das medizinisch-therapeutische Team Zugriff erhalten kann, finden sich ein Überblick über alle bisherigen Krankenhausaufenthalte, die digitalisierten Akten der entsprechenden Krankenhäuser, Dokumentationen der Hausärzte und -ärztinnen, Laborergebnisse und eine Auflistung bislang verordneter Medikamente. Darüber hinaus können PatientInnen weitere persönliche Informationen einstellen, wie beispielsweise Erklärungen zur Organspende, eine Art Patientenverfügung[19] und eine Terminübersicht über ihre Arztbesuche. Diese personenbezogenen Daten werden ergänzt durch allgemeine Gesundheitsinformationen. So stellt Sundhed.dk unter anderem einen Überblick über Patientenrechte, ein laiengerecht formuliertes Handbuch zu Symptomen und Krankheiten und ein Behandlerverzeichnis bereit.[20]

In Schweden haben Krankenhäuser, Praxen und Apotheken im Rahmen einer landesweiten Vernetzung aller Gesundheitseinrichtungen Zugriff auf elektronische Patientendaten. Diese werden über die NPÖ, die ‚Nationell Patientöversikt' (‚Nationale Patientenübersicht'), aus den regionalen Systemen gesammelt und zugangsberechtigten Personen in einer umfassenden Behandlungsgeschichte zugänglich gemacht.[21]

16 Für die hier genannten Vorteile der Digitalisierungsmaßnahmen vgl. ebd., S. 27–54.

17 Vgl. EU-Kommission (2014): „E-Gesundheit in der EU. Wie ist die Diagnose?" [Pressemitteilung]. In: *Europäische Kommission.* europa.eu/rapid/press-release_IP-14-302_de.doc (letzter Zugriff: 16.05.2016). Durchgeführt wurden zwei Umfragen unter Akutkrankenhäusern (sprich Krankenhäuser mit kurzfristiger ärztlicher und chirurgischer Behandlung) und praktischen ÄrztInnen in allen EU-Mitgliedsstaaten sowie Island und Norwegen. Für den ausführlichen Ländervergleich vgl. Ramon Sabes-Figuera (2013): *European Hospital Survey. Benchmarking Deployment of e-Health Services (2012–2013). Country Reports.* Hrsg. v. Fabienne Abadie. Luxemburg: Publ. Off. of the Europ. Union sowie Ramon Sabes-Figuera u. Ioannis Maghiros (2013): *European Hospital Survey. Benchmarking Deployment of e-Health Services (2012–2013). Synthesis of Outcome.* Hrsg. v. Fabienne Abadie. Luxemburg: Publ. Off. of the Europ. Union.

18 Vgl. EU-Kommission: *E-Gesundheit.*

19 Ausführlich zur Patientenverfügung und ihren länderspezifischen Formen vgl. Kap. V.2.

20 Vgl. https://www.sundhed.dk (letzter Zugriff: 30.12.2016).

21 Inera (2016): „Nationell patientöversikt". http://www.inera.se/TJANSTER--PROJEKT/NPO/ (letzter Zugriff: 16.05.2016).

In Norwegen bietet das elektronische ‚kjernejournalen' (‚Kernakte') sowohl PatientInnen als auch Notfalldiensten, Ärztehäusern, Notaufnahmen und Krankenhäusern für den Fall einer akuten Erkrankung einen Überblick über die momentane Medikation der Betroffenen, über die bisherigen Krankenhausbesuche und über kritische Informationen wie etwa Allergien. Ergänzt werden diese durch von Patientenseite hinzugefügte Informationen, beispielsweise die aktuelle Anschrift oder Notfallkontakte.[22] Das ‚kjernejournalen' ist eine Ergänzung zum ‚pasientjournalen' (‚Patientenakte'), das PatientInnen und BehandlerInnen digitalen Einblick in die originalen Akten der besuchten Krankenhäuser bietet. Zum gegenwärtigen Standpunkt ist das ‚pasientjournalen' allerdings noch nicht flächendeckend eingeführt.[23]

Während die skandinavischen Länder im Umgang mit elektronischen Gesundheitsdiensten als wegbereitend gelten,[24] schneidet Deutschland im europäischen Vergleich derzeit weniger gut ab. Papier-, nicht E-Akten, bilden im hiesigen Gesundheitswesen die Norm. „Germany does not reach the European average in terms of eHealth adoption"[25], lautet so auch das klare Urteil der Europäischen Union. Manch einer bezweifelt sogar, ob sich in Deutschland einrichtungsübergreifende elektronische Aktensysteme für PatientInnen überhaupt durchsetzen werden: Angesichts der momentanen Lage – regional finanzierte Insellösungen statt einer national agierenden Koordinationsstelle – herrscht so bisweilen Skepsis, ob ein institutionen- und länderübergreifender Austausch von Daten in greifbarer Zukunft wirklich realistisch ist.[26]

22 Vgl. Direktoratet for e-helse (2016): „Dette inneholder din digitale pasientjournal". In: *Helsenorge.no.* https://helsenorge.no/pasientjournal/dette-er-pasientjournalen-din#Hva-er-forskjellen-mellom-pasientjournal-og-kjernejournal (letzter Zugriff: 30.12.2016). Für die derzeitige Verbreitung und die Zugangs- und Einrichtungsmöglichkeiten vgl. Direktoratet for e-helse (2016): „Hva er kjernejournal?". In: *Helsenorge.no.* https://helsenorge.no/kjernejournal/nar-far-jeg-kjernejournal (letzter Zugriff: 30.12.2016).

23 Ein digitaler Zugriff auf Patientenakten ist derzeit (Stand: 2016) für alle der insgesamt vier regionalen Gesundheitsbehörden des Landes geplant bzw. bereits umgesetzt (vgl. Direktoratet for e-helse: *Pasientjournal*).

24 Vgl. Sabes-Figuera: *Country Reports*, passim.

25 Ebd., S. 91.

26 Vgl. Daniel Hellmuth u. a. (2014): „Handlungsempfehlungen zur Etablierung einrichtungsübergreifender elektronischer Patientenakten in Deutschland". In: *Magazin für Health-IT, vernetzte Medizintechnik und Telemedizin.* www.e-health-com.eu%2Ffileadmin%2Fuser_upload%2Fdateien%2Fzeitschrift_download%2FEHC_2_3_2014_Beitrag_ePatientenkte_Langfassung.pdf&usg=AFQjCNFXuxW4bNLNh-f09x5tjNc6W961FA&bvm=bv.122129774,d.d24 (letzter Zugriff: 16.05.2016).

2.2 Ärztliche Autoren

2.2.1 Sensible Materie

Ob in analoger oder digitaler Form: Patientenberichte sind Träger hochsensibler Personeninformationen. So lässt sich die im ärztlichen Bericht behandelte Person aufschlüsseln in eine Vielzahl sensitiver Daten. Erhöhten Schutz erfordern etwa Identifikationsdaten wie Personennamen, Geburtsdaten, Privatanschriften, Krankenkassennummern und auch krankenhausinterne Identifikatoren. Sensible administrative Informationen wie Versicherungsdaten, Bewegungsdaten und fallbezogene Daten wie beispielsweise Wahlleistungen müssen ebenfalls geschützt werden. Dies gilt auch für medizinische Angaben wie Notfalldaten, allgemeine anamnestische Daten, abrechnungsrelevante Diagnosen und Therapien, Befunde, Laborwerte oder genetische Daten, um nur einige zu nennen.[27] Die Sensibilität dieser in Patientenberichten festgehaltenen Informationen verschärft den vulnerablen Status der PatientInnen, besteht bei diesen Angaben doch eine ausgeprägte Gefahr, dass sie diskriminierend verwendet werden. Erhalten etwa ArbeitgeberInnen oder Krankenkassen Einblick in entsprechende Gesundheitsdaten, können PatientInnen unter Umständen Nachteile im Anstellungsverhältnis oder bei der Beitragsbemessung entstehen.[28] Im Unterschied zur Flüchtigkeit mündlicher Kommunikation gefährdet die schriftlich fixierte Materialität des ärztlichen Patientenberichts die Privatsphäre der PatientInnen, die rechtlich gesicherte ärztliche Schweigepflicht und den Datenschutz.[29] Sich aktiv um die Sicherung ihrer Privatsphäre anzunehmen, steht fast nicht in der Macht der PatientInnen – Patientenberichte ringen ihnen vielmehr einen ausgeprägten Grad an Vertrauen darin ab, dass die zuständigen ÄrztInnen auch tatsächlich auf einen entsprechend sensiblen Umgang mit den erhobenen Daten achten.

Doch an wen richten sich diese ärztlichen Patientenberichte, Berichte, die mitunter so persönlich erscheinen, als würde man eine Seite aus einem Tagebuch mit intimem Inhalt herausreißen und einer nicht unbeträchtlichen Anzahl fremder LeserInnen zugänglich machen? Angesichts der Beschaffenheit des heutigen Gesundheitswesens erweist sich die

[27] Vgl. Klaus Pommerening u. Marita Sergl (1999): „Zugriff auf Patientendaten im Krankenhaus". In: *GMDS-Arbeitsgruppe Datenschutz in Gesundheitsinformationen*. http://www.imbei.uni-mainz.de/AGDatenschutz/Empfehlungen/Zugriff.html (letzter Zugriff: 12.11.2014).

[28] Vgl. Nicole Pöttgen (2009): *Medizinische Forschung und Datenschutz* (= Schriften zum deutschen und europäischen öffentlichen Recht, Bd. 20). Frankfurt a. M.: Peter Lang, S. 52.

[29] Zur rechtlichen Regelung der ärztlichen Schweigepflicht vgl. für Deutschland: § 203 StGB sowie § 9 MBO-Ä; für Dänemark: § 9 Sundhedsloven; für Norwegen: §§ 21-29 Helsepersonelloven, §§ 5-3 Pasientrettighetsloven sowie § 13 Helseregisterloven; für Schweden: Offentlighets- och sekretesslagen sowie §§ 12-16 Patientsäkerhetslagen. Ausführlich zu europarechtlichen Rahmenbedingungen des Daten- und Gesundheitsschutzes bei elektronischen Patientenakten in Schneider: *Patientenakten*, S. 253–524. Für eine Einführung in die ethischen Grundlagen der Schweigepflicht als Voraussetzung für eine vertrauensvolle Patient-Arzt-Beziehung vgl. Maio: *Mittelpunkt Mensch*, S. 179–184. Die ethischen Herausforderungen, die sich durch die zunehmende Digitalisierung persönlicher Informationen ergeben, illustrieren, am Beispiel Dänemarks, Hanne Pihl Bjerre u. Katrine Juel Vang (2014): „Retten til privathed i det danske sundhedsvæsen". In: *Etikk i praksis. Nordic Journal of Applied Ethics* 8(1), S. 52–66.

Erstellung eines ärztlichen Berichts als „ein komplexeres und schwierigeres Unterfangen, als man zunächst annehmen mag, gilt es doch, den verschiedenen Interessen mehrerer potenzieller Adressaten *in nur einem Dokument gleichzeitig* gerecht zu werden."[30] Primäre AdressatInnen sind die behandelnden ÄrztInnen, die mithilfe des Berichts über den Status quo der Diagnostik und Therapie gemeinsamer PatientInnen informiert werden. In Arztbriefen macht sich diese Ausrichtung auf den ärztlichen Kollegenkreis in der Regel durch explizite Anreden, einen auf einen medizinischen Leserkreis abgestimmten Fachjargon und entsprechende Floskeln bemerkbar (‚Mit kollegialen Grüßen' etc.)[31]. In Fällen, in denen die EmpfängerInnen (noch) nicht bekannt sind, verweisen Grußformeln wie: ‚Sehr geehrte Frau Kollegin / Sehr geehrter Herr Kollege' auf den implizierten Empfängerkreis. Solche Platzhalter betonen die Vertraulichkeit der intraprofessionellen Briefkommunikation und kommunizieren klar nach außen, dass eine außerfachliche Öffentlichkeit hier ausgeschlossen wird. Neben der zwischenärztlichen Kommunikation dienen Patientenberichte auch dem Medizinischen Dienst der Krankenversicherung als Quelle, bilden eine Grundlage für die Kostenabrechnung oder werden bei Rückfragen von RechtsanwältInnen herangezogen, um nur einige Beispiele herauszugreifen.[32]

„Nutzer der Patientenakte sind die Leistungserbringer", urteilt Uwe Klaus Schneider vor diesem Hintergrund, „wenn auch die Patienten mittelbar Nutznießer sein sollen". Wie Schneider kritisiert, führt diese Fokussierung auf Leistungserbringer dazu, dass der Patient „faktisch zunächst mehr Objekt der Dokumentation [ist], als dass er selbstbestimmtes Subjekt wäre."[33] Dabei kommen Patientenberichte als Spiegel der (mündlichen) Patient-Arzt-Interaktion auch den PatientInnen zugute. Welchen Einfluss die Patient-Arzt-Kommunikation im Allgemeinen auf den Behandlungserfolg hat, auf das Verstehen, die Akzeptanz, die Compliance oder die allgemeine Befindlichkeit der PatientInnen, ist inzwischen wissenschaftlich fundiert und allgemein bekannt.[34] Auch schriftliche Kommunikationsmittel wie (elektronische) Krankenakten und Arztbriefe können nicht nur ÄrztInnen, sondern auch PatientInnen eine Erinnerungshilfe für vorangegangene Konsultationen und Entscheidungen bieten, ihr Verständnis für Krankheitsabläufe und Behandlungsprozesse verbessern, ihr Vertrauen in indizierte Maßnahmen stärken und

30 Glazinski: *Arztbriefe*, S. 25, Herv. i. O.

31 Siehe in diesem Kontext ausführlich Kap. IV.2.2.2.

32 Vgl. Hausner, Hajak u. Spießl: *Krankenunterlagen*, S. A 27, Jauch: *Dokumentation, Arztbrief und Operationsbericht*, S. 787–788 sowie – zur Unterteilung von internen und externen Ansprüchen – Glazinski: *Arztbriefe*, S. 26–40. Vgl. zudem für Norwegen: Zusatz § 4 Forskrift om pasientjournal sowie für Schweden: Kap. 3 § 2 Patientdatalagen für explizite Verweise auf potenzielle LeserInnen von Krankenakten.

33 Schneider: *Patientenakten*, S. 14.

34 Vgl. etwa Nikolaus Nagel (2001): *Nur zufriedene Patienten? Eine kommunikationswissenschaftliche Untersuchung zur Arzt-Patient-Kommunikation am Beispiel der umweltmedizinischen Beratung* (= Essener Studien zur Semiotik und Kommunikationsforschung, Bd. 2). Zugl.: Essen, Univ., Diss., 2000. Aachen: Shaker, S. 434.

durch diese Einbindung der PatientInnen in den Behandlungsverlauf eine stabile und aufgeklärte Patient-Arzt-Kommunikation und -Beziehung befördern.[35] Erleichterte Zugangswege zu elektronischen Akten, wie sie etwa das dänische Gesundheitsportal Sundhed.dk bietet, tragen ein Weiteres dazu bei, die Stellung von PatientInnen im Gesundheitssystem zu stärken. Viele ÄrztInnen hegen gleichwohl schwere Bedenken, ob es wirklich zum Wohle der PatientInnen ist, Einblick in einen sie betreffenden Bericht zu erhalten. Sie verweisen darauf, dass die verwendete Sprache nicht auf die PatientInnen abgestimmt und dadurch für Laien nur schwer verständlich sei.[36] Vor allem bei Berichten, in denen schwere Symptome beschrieben oder verschiedene Verdachtsdiagnosen diskutiert werden, könne dies unnötigen Stress oder vermeidbare Sorge auslösen.[37] Überdies könne die schiere Fülle der in Akten enthaltenen Daten eher Verwirrung statt Aufklärung stiften: Bei Patientenakten, die nach langjährigen Krankheitsverläufen gerne einmal mehrere tausend Einträge umfassen, müssten sich PatientInnen so etwa weit mehr Sorgen um den Inhalt ihrer Akten machen, als darüber, dass der Text von Unbefugten gelesen werde.[38]

Allen Unkenrufen zum Trotz haben PatientInnen derzeit ein Einsichtsrecht in ihre Krankenakten und müssen demnach als LeserInnen berücksichtigt werden.[39] Von den ärztlichen AutorInnen erfordert dies ein behutsames Jonglieren mit verschiedenen Informationsansprüchen, denen sie in nur einem einzigen Bericht gerecht werden müssen:

- Informationen, die PatientInnen wissen wollen
- Informationen, die PatientInnen nicht wissen wollen

[35] Vgl. Gerry Morrow u. a. (2005): „A qualitative study to investigate why patients accept or decline a copy of their referral letter from their GP“. In: *British Journal of General Practice* 55(517), S. 626–629, Susan Baxter u. a. (2008): „Where have all the copy letters gone? A review of current practice in professional–patient correspondence“. In: *Patient Education and Counseling* 71(2), S. 259–264, hier S. 260 sowie Roelcke: *Fachsprachen*, S. 31 u. 33.

[36] Siehe hierzu ausführlich Kap. IV.2.2.2.

[37] Erhebungen dazu, wie PatientInnen den Einblick in ärztliche Patientenberichte selbst bewerten, finden sich insbesondere innerhalb Großbritanniens, wo es seit 2004 Usus ist, PatientInnen eine Kopie ihrer Arztbriefe auszuhändigen. Vgl. hierzu exemplarisch Di Jelley u. Tim van Zwanenberg (2000): „Copying general practitioner referral letters to patients. A study of patients' views“. In: *British Journal of General Practice* 50(457), S. 657–658, Philip White (2004): „Copying referral letters to patients. Prepare for change“. In: *Patient Education and Counseling* 54(2), S. 159–161, Morrow u. a.: *Referral letter*, David D. Pothier, Paul Nakivell u. Charles EJ Hall (2007): „What do patients think about being copied into their GP letters?“. In: *Annals of the Royal College of Surgeons of England* 89(7), S. 718–721 sowie Baxter u. a.: *Copy letters*.

[38] Vgl. Hans-Göran Tiselius (2013): „Patientjournalen – för vad och vem är den till?“. In: *Läkartidningen* 110(CCLW). http://www.lakartidningen.se/Opinion/Debatt/2013/06/Patientjournalen--for-vad-och-vem-ar-den-till (letzter Zugriff: 16.05.2016).

[39] Vgl. für Deutschland: § 630g BGB, § 10 Abs. 2 MBO-Ä sowie § 630g Patientenrechtegesetz; für Dänemark: §§ 36-39 Sundhedsloven; für Norwegen: § 41 Helsepersonelloven sowie §§ 5-1 Pasient- og brukerrettighedsloven; für Schweden: Kap. 8 § 2 Patientdatalagen.

- Informationen, die PatientInnen nicht wissen sollen
- Informationen, die PatientInnen wissen sollen[40]

Durch die potenzielle Doppelleserschaft von medizinischem Fachpersonal und PatientInnen kommen Patientenberichte sowohl auf der Praxis- als auch der Behandlungsebene zum Tragen, sodass diese Textsorte im Grunde keiner eindeutigen Fachsprachenebene zugehörig ist.[41] In dieser Hinsicht unterscheiden sich ärztliche Patientenberichte von den in medizinischen Journals publizierten Fallberichten: Während Patientenberichte Teil der Patient-Arzt-Kommunikation sind, sind Fallberichte auf ein Fachpublikum ausgerichtet und fachsprachlich klar auf der Wissenschaftsebene angesiedelt. Kasuistische AutorInnen agieren so auch weniger als ÄrztInnen, sondern vielmehr als WissenschaftlerInnen. Im Vergleich dazu bedeutet die Verschränkung zweier unterschiedlicher Kommunikationsebenen und damit Interessensgruppen für die VerfasserInnen ärztlicher Patientenberichte, dass ihnen nicht nur eine ethische Verantwortung als ÄrztInnen, sondern auch eine ethische Verantwortung als AutorInnen zukommt.

2.2.2 Beispielanalyse eines ärztlichen Patientenberichts

Diese Verantwortung ist eng verbunden mit gattungsspezifischen Charakteristika des Patientenberichts. Denn die Art und Weise, wie Patientenberichte verfasst werden, können, so mein Postulat, das Patient-Arzt-Verhältnis beeinträchtigen. Die Hintergründe dieser Spannungen, die mit der Verschiebung von der Patient-Arzt-Beziehung zum Leser-Autor-Verhältnis einhergehen, lassen sich über einen eingehenderen Blick auf die sprachliche Gestaltung von Patientenberichten nachvollziehen, wofür folgender, exemplarisch ausgewählter fiktiver internistischer Musterarztbrief herangezogen wurde.[42]

Sehr geehrte Frau Kollegin / Sehr geehrter Herr Kollege,

wir berichten Ihnen über Ihren Patienten Herrn XX, wohnhaft in der Frankfurter Str. Y in XYZ, der sich vom 02.10 bis zum 17.10.200X in unserer stationären medizinischen Behandlung befunden hat.

Hauptdiagnose:
Instabile Angina pectoris Symptomatik (ICD10, I 20.0)

Nebendiagnosen:
Koronare Eingefäßerkrankung mit 60%iger Stenose des RCA (ICD10, I 25.11)
Arterielle Hypertonie mit hypertensiver Krise (ICD10, I 10.01)
Hyperlipopreinämie (ICD10, E 78.5)

40 Vgl. Fürholzer: *Physician's letters*, S. 29.

41 Zu den verschiedenen Ebenen der Fachsprache vgl. Kap. II.

42 Der folgende Musterarztbrief ist in gekürzter Form übernommen aus Glazinski: *Arztbriefe*, S. 70–74 [alle Auslassungen KF].

Adipositas (ICD10, E 66.0)
Glaukom (ICD10, H 40.9)

Hauptbeschwerden:
Intermittierende, über mehrere Minuten anhaltende Schmerzen und Ziehen thorokal links mit Ausstrahlung in den linken Arm auch in Ruhe.

Aktuelle Vorgeschichte:
Der Patient hatte zwei Tage vor der jetzigen stationären Aufnahme zunächst ein Ziehen in der linken Brust bei leichter Belastung (Treppensteigen) bemerkt. Einen Tag vor Aufnahme war es dann mehrfach täglich auch zu belastungsunabhängigen linksseitigen Thoraxschmerzen mit Ausstrahllung in den rechten Arm gekommen, die sich nach Nitratgabe nicht wesentlich gebessert hatten. Stationäre Aufnahme über den ärztlichen Bereitschaftsdienst am Wochenende zunächst im Krankenhaus XY, zwei Tage später Verlegung zur interventionellen Diagnostik in unsere Klinik.

[...]

Klinischer Aufnahmebefund:
71 jähriger, adipöser, wacher und vollständig orientierter Patient, Größe 182 cm, KG 110 kg, RR bei Aufnahme 180/90 mmHg, Puls 72 regelmäßig, Temperatur auriculär 36.2 °C. Schleimhäute trocken. Gebiss im Oberkiefer saniert. Unterkiefer mit Prothese versorgt. Keine palpable Struma. Carotispulse bds. tastbar, keine Strömungsgeräusche. Cor auskultatorisch ohne pathologischen Befund, insbesondere keine pathologischen Geräusche. Keine Palpitationen. Pulmo bds. mit vestikulären Atemgeräusch, keine RG's. Nierenlager bds. frei. Abdomen weich, kein Druckschmerz, keine Abwehrspannung. Mäßige Peristaltik über vier Quadranten. Rektale Untersuchung ohne Hinweis auf Hämorrhoiden. Prostata leicht vergrößert tastbar, nicht druckdolent. Periphere Pulse allseits tastbar, keine Ödeme.

Untersuchungsergebnisse:
[...]

Koronarangiographie am 03.10.200X:
Lävokardiographie während der Akutuntersuchung nicht durchgeführt.
LCA selektiv: Insgesamt geschlängelter Gefäßverlauf mit leicht verlangsamten Kontrastmittelabfluss. Keine relevanten Stenosen in LAD und RCX.
RCA selektiv: 60%ige mittelstreckige Stenose der proximalen RCA, sonst keine relevanten Stenosen.

Epikrise:
Der 71jährige Herr XX musste am 02.10.200X wegen einer instabilen Angina pectoris aus dem Krankenhaus XY in unsere Klinik zur interventionellen Diagnostik mittels Herzkatheter aufgenommen werden.

In der durchgeführten Koronarangiographie konnte als Ursache der pectanginösen Beschwerden eine mittelstreckige Stenose der RCA gefunden werden. Nach Optimierung der Blutdruckeinstellung mit dem Calciumantagonisten Amlodipin und zusätzlicher Nitratgabe trat in der hier durchgeführten Ergometrie keine Angina pectoria Symptomatik mehr auf. Auf eine RCA-Intervention ist deshalb zum jetzigen Zeitpunkt verzichtet worden. Auf eine optimale Blutdruckeinstellung sollte weiterhin geachtet werden. Zur Senkung des erhöht gemessenen Cholesterinspiegels sollten auch bisher vernachlässigte diätetische Maßnahmen ausgeschöpft werden. Der Patient ist über seine Erkrankung vollständig aufgeklärt worden. Die Prognose darf insgesamt als eher günstig beurteilt werden.

[...]

Aktuelle Medikation:
ASS-ratiopharm® (Acetylsalicylsäure) Tbl. 300mg 0-1-0
[...]

Mit freundlichen kollegialen Grüßen

2.2.2.1 Exkludierende Fachsprache

Patientenberichte sind für PatientInnen in der Regel nur schwer verständlich. Denn Patientenberichte sind in der Regel an ein Fachpublikum gerichtet, weshalb bei Begriffswahl, Sprachstruktur, Betonung und Sprachduktus kaum auf die spezifischen Bedürfnisse von PatientInnen Rücksicht genommen wird.[43] Auch wenn sie im Grunde Bestandteil der schriftlichen Patient-Arzt-Kommunikation sind, sind Patientenberichte – analog zu Fallberichten – daher in Fachsprache verfasst.[44] Für eine Fachleserschaft ist die Verwendung von Fachsprache mit hohem Nutzen verbunden. Denn wie nahezu jeder Technolekt ist

[43] Vgl. zu diesen Elementen der Verständnisförderung Hans-Wolfgang Hoefert (2008): „Ärztliche Aufklärung". In: Ders. u. Hellmann: *Kommunikation als Erfolgsfaktor im Krankenhaus*, S. 295–313, hier S. 299. Die schwedische Rechtsprechung betont ausdrücklich, dass Patientenakten für PatientInnen so leicht wie möglich zu verstehen sein sollen (vgl. Kap. 3 § 13 Patientdatalagen). Dänemark und Norwegen betonen im Vergleich dazu lediglich, dass Patientenakten für VertreterInnen verschiedener Gesundheitsberufe verständlich sein müssen, explizite Forderungen einer laienverständlichen Darstellungsweise finden sich hingegen nicht (vgl. für Dänemark: §§ 9 Stk. 5 Journalføringsbekendtgørelsen bzw. für Norwegen: § 40 Helsepersonelloven sowie Zusatz § 7 Forskrift om pasientjournal).

[44] Vgl. zur Fachsprache auch die entsprechenden Einführungen in Kap. III.2. Inwiefern schwedische Patientenakten der rechtlichen Forderung entsprechen, dass Patientenakten laienverständlich formuliert sein sollen, untersucht Helen Allvin. Allvin verweist vorwiegend auf den hohen Prozentsatz von Fachterminologie und Abkürzungen als Erschwernis für eine auf PatientInnen abgestimmte Kommunikation (vgl. Helen Allvin (2010): *Patientjournalen som genre. En text- och genreanalys om patientjournalers relation till patientdatalagen.* Stockholm, Univ., Bachelor). Vgl. darüber hinaus May Olssons diskursanalytische Studie über verständniserschwerende Sprachelemente in schwedischen Patientenakten (vgl. May Olsson (2011): *Vem begriper patientjournalen?* Hochschulschrift: Växjö u. Kalmar, Univ., Bachelor).

auch die medizinische Fachsprache geprägt von einem Streben nach Deutlichkeit, Verständlichkeit, Ökonomie bzw. Darstellungseffizienz, Anonymität und Identitätsstiftung.[45] Die graeco-latinische Tradition der medizinischen Nomenklatur (im Musterarztbrief beispielsweise zu sehen in Substantiven oder Adjektiven wie „Angina pectoris" oder „thorokal") erlaubt es so beispielsweise, einen Gegenstand und alle im Zuge einer Behandlung unternommenen Schritte eindeutig und präzise darstellen zu können.[46] Für Laien ist die medizinische Fachkommunikationfreilich nur mühsam zugänglich. Erschwerend kommt für PatientInnen hinzu, dass das medizinische System nach wie vor zu Standardisierungen neigt, etwa in Form von Diagnoseschemata oder Leitlinien – was, wie Hoefert hervorhebt, einmal mehr zeigt, dass die ärztliche Patientenkommunikation eher am Kanon der Wissenschaft denn an den individuellen Bedürfnissen der PatientInnen orientiert ist.[47] Verkürzende Darstellungen erschweren den Zugang der PatientInnen um ein Weiteres. Im Musterarztbrief lassen sich Abkürzungen allgemeinsprachlicher Begriffe wie „bds." durch den Kontext wohl noch dechiffrieren; bei fachsprachlichen Abbreviaturen wie „LCA" oder „RCX" gestaltet sich dies für medizinische Laien schon weitaus schwerer. Nicht zu vergessen ist in diesem Kontext auch die Wirkung von Floskeln: Der Musterarztbrief erfreut durch eine relativ ausführliche Anamnese, im Praxisalltag sehen sich PatientInnen und ÄrztInnen hingegen häufig konfrontiert mit verkürzenden Wendungen wie ‚Die Vorgeschichte des Patienten möchten wir freundlicherweise als bekannt voraussetzen'. Reiner W. Heckl kritisiert solche Verknappungen als Geringschätzung der ärztlichen Anamnesekunst: Die Vorgeschichte mag durch vorherige Arztbesuche und -berichte tatsächlich bereits bekannt sein, dennoch bietet eine ausführliche Anamnese aus einer gegebenenfalls fremden Fachdisziplin einen wertvollen (korrigierenden bzw. bestätigenden) Anhaltspunkt für die eigene, aktuelle Einschätzung des Krankheitsverlaufs – sei es für die weiterbehandelnden ÄrztInnen oder für die PatientInnen selbst.[48] Auch der für Patientenberichte typische Rückgriff auf das Präteritum verhindert eine auf Augenhöhe stattfindende Patient-Arzt-Kommunikation, lässt dieses Tempus doch auf eine Reflexionszeit schließen, im Zuge derer sich bereits eine Distanz zum erinnerten und beschriebenen Gegenstand eingestellt hat (beispielhaft hierfür ist die Epikrise im Musterarztbrief). Ähnliches gilt für die sachbezogene, knappe und präzise – Attribute, die schnell Empathielosigkeit ausstrahlen – Wiedergabe der deduzierten Fakten: Im Muster-

[45] Vgl. Roelcke: *Fachsprachen*, S. 25. Diese Vorgaben leiten sich aus dem kognitionslinguistischen fachsprachlichen Funktionsmodell ab; für weitere Kommunikationsmodelle vgl. ebd., S. 13–28.

[46] Zur geschichtlichen Entwicklung der medizinischen Fachsprache und ihre kulturellen und sprachlichen Einflüsse vgl. z. B. Markwart Michler u. Jost Benedum (Hrsg.) (2013): *Einführung in die Medizinische Fachsprache. Medizinische Terminologie für Mediziner und Zahnmediziner auf der Grundlage des Lateinischen und Griechischen* [1972]. U. Mitarb. v. Inge Michler. Heidelberg: Springer, S. 3–28. Vgl. ferner Helgard Lörcher (1983): *Gesprächsanalytische Untersuchungen zur Arzt-Patienten-Kommunikation* (= Linguistische Arbeiten, Bd. 136). Zugl.: Heidelberg, Univ., Diss., 1982. Tübingen: Niemeyer, S. 19–23.

[47] Vgl. Hoefert: *Grundlagen der Kommunikation*, S. 28.

[48] Vgl. Heckl: *Arztbrief*, S. 16; Heckl bezieht sich an dieser Stelle nicht auf PatientInnen, sondern auf die Bedeutung der Anamnese für ärztliche LeserInnen.

arztbrief wird dies beispielsweise im Klinischen Aufnahmebefund ersichtlich, in welchem der Patient stichwortartig in seine ‚Einzelteile' aufgedröselt wird: „71 jähriger, adipöser, wacher und vollständig orientierter Patient, Größe 182 cm, KG 110 kg, RR bei Aufnahme 180/90 mmHg, Puls 72 regelmäßig, Temperatur auriculär 36.2 °C. Schleimhäute trocken. Gebiss im Oberkiefer saniert. Unterkiefer mit Prothese versorgt." Bereits vor rund 25 Jahren zieht Heinrich Schipperges so für Patientenberichte eine eher nüchterne Bilanz:

> Insgesamt muß man den durchschnittlichen Arztbrief als Spiegelbild einer zwar hochtechnisierten, aber weitgehend sprachlos gewordenen Medizin (Iatrotechnik) interpretieren, die sich auf die Anhäufung objektivierbarer Befunde konzentriert, so als handele es sich bei dem kranken Menschen um ein defektes Automobil, das ‚durchgecheckt' und gegebenenfalls repariert werden müsse.[49]

Das Gefühl, dass ÄrztInnen durch den Griff zu standardisierter Wissenschaftlichkeit kurzfristig ihr solidarisches Mitfühlen mit einem individualisierten Gegenüber aufkündigen, kann von PatientInnen als Vertrauensbruch empfunden werden.[50] „Die Wissenschaft des Arztes tötet seine Humanität"[51], so bereits 1906 Ernst Schweningers schonungslose Proklamation, die auch über ein Jahrhundert später ihre Geltung nicht verloren hat. Fachsprachliche Wendungen sind da einem bereits angespannten Vertrauensverhältnis wenig zuträglich: Für Fachpersonal ist die geläufige Umschreibung von Alkoholismus als ‚C2H5OH' beispielsweise eine ebenso korrekte wie relevante medizinische Information wie der Verweis auf den adipösen Zustand des Patienten im Musterarztbrief – für PatientInnen, die sich der Bedeutung solcher Begrifflichkeiten bewusst sind, können diese Informationen stattdessen einen wertenden Beigeschmack haben;[52] von PatientInnen, denen entsprechende Fachtermini oder Wendungen hingegen nicht geläufig sind, können diese wiederum als verschleiernde Übersetzungen aufgenommen werden. Manchen PatientInnen mag ärztliche Fachsprache da leicht als Betonung ausgemachter Gelehrsamkeit oder als Versuch einer ‚Geheimsprache' erscheinen, durch welche ihnen eine auf Augenhöhe basierte Kommunikation verwehrt wird. Auch die sprachliche Wiedergabe von Patientenrede kann direkt oder indirekt beleidigend formuliert sein, etwa bei Formulierungen wie ‚Der Patient gab zu', ‚klagte über', ‚verhielt sich nicht compliant'.

[49] Heinrich Schipperges (1988): *Die Sprache der Medizin. Medizinische Terminologie als Einführung in das ärztliche Denken und Handeln* (= Medizin im Wandel). Heidelberg: Verlag für Medizin, S. 54.

[50] Vgl. Hoefert: *Grundlagen der Kommunikation*, S. 28.

[51] Ernst Schweninger (1906): *Der Arzt*. Frankfurt a. M.: Rütten & Loening, S. 46.

[52] Vgl. Florian Menz (1993): „Medizinische Ausbildung im Krankenhaus am Beispiel der Lehranamnese. Die institutionalisierte Verhinderung von Kommunikation". In: Petra Löning u. Jochen Rehbein (Hrsg.): *Arzt-Patient-Kommunikation.* Berlin u. New York: de Gruyter, S. 251–264. Zum wertenden Charakter medizinischer Fachausdrücke vgl. Heckl: *Arztbrief*, S. 20. Auch Hausner, Hajak und Spießl warnen davor, im ärztlichen Bericht Formulierungen zu verwenden, welche die PatientInnen bei einer späteren Akteneinsicht verletzen könnten (vgl. Hausner, Hajak u. Spießl: *Krankenunterlagen*, S. A 29).

Nicht die Krankheit, sondern die kranke Person werde auf diese Weise zum Problem erklärt, so William Frank Monroe, Warren Lee Holleman und Marsha Cline Holleman.[53] Eine entsprechende schriftliche Patientendarstellung vermag sich auch negativ auf die allgemeine ärztliche Sicht und Behandlung von PatientInnen auszuwirken: „If patients become, in the minds of their doctors, complainers, liars, or failures, then therapeutic care will surely imitate language."[54]

2.2.2.2 Vercodierte Patienten

Die Transformation subjektiver Patientenrede in die ärztliche Fachsprache des auf Objektivität verpflichteten Patientenberichts spiegelt nicht zuletzt einen Antagonismus zwischen Unvertrautem und Vertrautem: Während PatientInnen das Außergewöhnliche ihres Krankheitserlebens in Worte zu fassen suchen, müssen ÄrztInnen in dieser Darstellung des Abnormen Ausschau nach der Norm halten, um gesicherte Behandlungsschritte einleiten zu können. Beispielhaft für die medizinische Transformation subjektiver Krankheitszeichen in objektive Abstraktionsgrößen sind nosologische Klassifikationssysteme wie die ICD-10, die im ärztlichen Patientenbericht zur Darstellung aller aufgeführten Diagnosen genutzt wird.[55] Die ICD-10 sind die derzeit gültige, internationale Ausgabe der von der Weltgesundheitsorganisation herausgegebenen *International Statistical Classification of Diseases and Related Health Problems* (ICD). Die ICD-Codes und die Codes des Operationen- und Prozedurenschlüssels (OPS), die im Auftrag des Bundesministeriums für Gesundheit vom Deutschen Institut für Medizinische Dokumentation und Information (DIMDI) herausgegeben werden, dienen als Grundlage für die Abrechnung von Krankenhausleistungen. In Dänemark, Finnland, Island, Norwegen und Schweden arbeitet man seit den 1990er Jahren mit ICD-10 bzw. der NCSP (*Nordic Classification of Surgical Procedures*, herausgegeben vom Nordic Medico-Statistical Committee).[56] Die Implikationen solcher Kategorisierungsschemata für die Patient-Arzt-Beziehung werden in Form von fachsprachlichen Codierungsschemata wie dem DRG-Fallpauschalensystem erkennbar. Im Rahmen dieses Kalkulationsverfahrens werden die in der Krankenbehandlung anfallenden Kosten nicht mehr wie zuvor üblich über Tagespauschalen abgerechnet. Stattdessen werden PatientInnen sogenannten DRGs (‚diagnosis-related groups') zugeordnet, also diagnose- und prozedurbezogenen Patienten- bzw. Fallgruppen, die mit Blick auf die jeweilige Krankenhausversorgung vergleichbare Leistungsanforderungen haben.

[53] William Frank Monroe, Warren Lee Holleman u. Marsha Cline Holleman (1992): „Is there a person in this case?". In: *Literature and Medicine* 11(1), S. 45–63, hier S. 46.

[54] Vgl. ebd., S. 47.

[55] Vgl. zur Anschauung die Diagnosestellung im Musterarztbrief.

[56] Vgl. Alexander Geissler u. a. (2011): „Germany. Understanding G-DRGs". In: Reinhard Busse u. a. (Hrsg.): *Diagnosis-Related Groups in Europe. Moving towards transparency, efficiency and quality in hospitals.* New York: Open UP, S. 243–272 sowie Miika Linna u. Martti Virtanen (2011): „NordDRG. The benefits of coordination". In: Reinhard Busse u. a. (Hrsg.) (2011): *Diagnosis-Related Groups in Europe. Moving towards transparency, efficiency and quality in hospitals.* New York: Open UP, S. 293–300.

(Das DRG-System wird international genutzt, es haben sich aber länderspezifische Versionen herausgebildet: Innerhalb Deutschlands etwa wird mit dem ‚German Diagnosis-Related Group System' (G-DRG) gearbeitet; in Dänemark, Finnland, Schweden, Norwegen und Island hat sich das kooperativ entwickelte ‚NordDRG'-System etabliert.)[57] Die im ärztlichen Patientenbericht aufgeführten Diagnosen werden hierbei als wichtige Grundlage genutzt, um PatientInnen einer passenden Fallgruppe zuordnen und die erbrachten Leistungen berechnen zu können. Im Vergleich zu der früher üblichen Abrechnung nach Tagessätzen setzt das DRG-Verfahren Kliniken stärkere Anreize für ein wirtschaftliches Verhalten: Behandlungen, die aufwändiger sind als das, was durch die pauschale Vergütung abgedeckt wird, bedeuten für das Krankenhaus einen Verlust; arbeitet man hingegen wirtschaftlicher als kalkuliert, lässt sich ein Gewinn erzielen.[58] DRGs haben auf diese Weise die Macht, das ärztliche Notat und dadurch das pathologische Nominat zu verändern. So weiß jeder Krankenhausökonom, „dass Behandlungsprozeduren teilweise einen erheblich erlössteigernden Einfluss auf die sich ergebende DRG haben und damit der Arzt durch seine Indikationsstellung maßgeblich den Erlös seiner Klinik beeinflussen kann."[59] Werden Diagnosen beispielsweise mit terminologischen Stichworten gespickt oder derart priorisiert und platziert, dass Krankenkassen bei der Zuordnung eines Behandlungsfalls zu einer Fallgruppe beeinflusst werden, treten versorgungs- und finanzierungstechnische Überlegungen in Wettstreit: Denn wie Johannes Jörg in einem mit dem treffenden Titel *Berufsethos kontra Ökonomie* (2015) versehenen Buch betont, besteht die Gefahr, dass die tatsächlichen Hauptdiagnosen hinter lukrativeren Nebendiagnosen oder Prozeduren zurücktreten.[60] Entsprechend mehren sich seit Einführung des Fallpauschalensystems Missbrauchsvorwürfe. Immer wieder käme es vor, dass

> man zum Messer greifen könne, obwohl es nicht zwingend nötig sei. „Endoprothesen, Hüftprothesen, Knieoperationen, es ist ein offenes Geheimnis, dass da die Indikationen dehnbar sind." Und dann sind da Diagnosen, die kaum einer überprüfen kann, die sich aber wirtschaftlich lohnen: Ist nur der Blinddarm entzündet, oder liegt auch ein Kaliummangel vor, so dass höhere Preise abgerechnet werden können? Ist das Frühchen 1499 Gramm schwer, oder womöglich schon 1500 Gramm? Der Unterschied kann bis zu 10.000 Euro betragen.[61]

Wie Jörg hervorhebt, wirkt sich die Umstellung auf DRGs auch auf die Patient-Arzt-Kommunikation aus, und zwar sowohl qualitativ als auch inhaltlich: Denn da die beratende, betreuende und menschliche Seite des ärztlichen Berufes deutlich geringer oder gar nicht abrechenbar ist, fallen Komponenten der sprechenden Medizin gewissermaßen

[57] Vgl. Geissler u. a.: *G-DRGs* sowie Linna u. Virtanen: *NordDRG*.

[58] Vgl. Jens Flintrop (2006): „Auswirkungen der DRG-Einführung. Die ökonomische Logik wird zum Maß der Dinge". In: *Deutsches Ärzteblatt* 103(46), S. A-3082.

[59] Vgl. Johannes Jörg (2015): *Berufsethos kontra Ökonomie. Haben wir in der Medizin zu viel Ökonomie und zu wenig Ethik?* Berlin u. Heidelberg: Springer, S. 110.

[60] Vgl. ebd.

[61] Daniel Baumann (2012): „Die Patienten-Fabrik". In: *Frankfurter Rundschau*. http://www.fr-online.de/wirtschaft/krankenhaeuser-in-deutschland-die-patienten-fabrik,1472780,16415356.html (letzter Zugriff: 11.12.2015); hier in Bezug auf ein Gespräch mit dem langjährigen Chefarzt für Chirurgie Hans-Friedrich Kienzle.

aus dem Raster.[62] Auch am schriftlichen Patientenbericht hat die Umstellung des Abrechnungssystems seine Spuren hinterlassen – individualisierte Aussagen über einzelne PatientInnen weichen so immer mehr codierten Stereotypen.[63] Angesichts von PatientInnen, die mithilfe sogenannter Leistungsbezeichner – also medizinischen Daten wie Haupt- und Nebendiagnosen, Prozeduren, Schweregraden oder demographischen Variablen –[64] vercodiert und einer Gruppe ähnlicher Behandlungsfälle zugeordnet werden, mögen böse Zungen gar behaupten, dass der individuelle Fall – überspitzt formuliert – für ein pauschalisiertes Abrechnungsverfahren mitunter ‚zurechtgeschrieben' wird. Wie sehr sich eine solche Übersetzung des Einzelnen in objektive Codes und pauschalisierte Fälle entfernt von Subjektivität und Individualität, muss wohl nicht eigens betont werden. Es stellt sich vor diesem Hintergrund die Frage nach dem Nutzen eines Einsichtsrechts, wenn der ärztliche Patientenbericht der Forderung nach Verständlichkeit durch seine spezifische Darstellungsweise zuwiderläuft. Denn für medizinische Laien sind entsprechende Leistungsbezeichner in der Regel nur mühsam interpretierbar, was die Dechiffrierung entsprechend vercodierter Berichte für PatientInnen oft zum Ding der Unmöglichkeit macht. Auch die Bedeutung von Diagnosegewichtungen und Behandlungsindikationen, die eventuell durch finanzielle Abwägungen beeinflusst sind, lässt sich ohne nähere Kenntnisse der Hintergründe des DRG-Systems nur schwer einschätzen. Sicherlich sollen die durch das DRG-System gesetzten Anreize für wirtschaftliches Verhalten in letzter Instanz den PatientInnen zugutekommen. Der Wunsch nach bester ärztlicher Versorgung eines aufgeklärten, informierten Individuums erscheint allerdings nicht mehr als vorrangiges Ziel, wenn PatientInnen eine etwaige Verzerrung ihrer Krankheitsdarstellung nicht adäquat einschätzen können und sie sich die Gewichtung eventuell ökonomisch motivierter Diagnosen und Indikationen nach Lektüre des ärztlichen Patientenberichts unhinterfragt zu eigen machen. Die Nutzung von Fachsprache, von Chiffren und Codes durch mitunter anonym bis austauschbar wirkenden ärztlichen AutorInnen beschwört im schriftlichen Kommunikationsraum den Eindruck einer zunehmend gesichtslosen Medizin herauf, im Zuge derer die individuellen PatientInnen aus ihren eigenen Berichten ‚herausgeschrieben' und als LeserInnen ausgeschlossen werden. Als Folge droht eine zunehmende Distanzierung in der Leser-Autor-Beziehung – und damit auch im Patient-Arzt-Verhältnis.

2.2.2.3 Anonyme Autoren

Um auch auf schriftlicher Basis eine stabile, auf Vertrauen basierte Patient-Arzt-Kommunikation und -Beziehung sicherzustellen, scheint es daher unerlässlich, dass transparent kommuniziert wird, welche Personen sich hinter dem Patientenbericht eigentlich verbergen. Doch als Hort unterschiedlichster Text- und Bildquellen läuft in Patientenakten

[62] Vgl. Jörg: *Berufsethos kontra Ökonomie*, S. 18.

[63] Vgl. hierzu Ulrich Hamann (2001): „Der Arztbrief". In: Monika Dorfmüller (Hrsg.): *Die ärztliche Sprechstunde. Arzt, Patient und Angehörige im Gespräch.* Landsberg a. L.: ecomed, S. 149.

[64] Entsprechende Codierrichtlinien werden in Deutschland vom Institut für das Entgeltsystem im Krankenhaus (InEK) veröffentlicht (http://www.g-drg.de).

ein Sammelsurium an Stimmen zusammen und auch Patientenberichte sind in der Regel ein Gemeinschaftswerk, zu dem verschiedenste Personen beigetragen haben. Fehlen in ihnen eindeutige Hinweise auf die Identität jener Personen, die für den Inhalt verantwortlich zeichnen, können Patientenberichte daher schnell wie das Produkt eines entpersonalisierten Autorenkollektivs erscheinen. Selbst am Ende eines Schriftstücks gesetzte Signaturen – vermeintlichen Bastionen der Individualität – können von einer gewissen Ambiguität begleitet sein, wenn sich individuelle Autorschaft und damit individuelle Verantwortung aufspaltet in ein diffuses Stimmengewirr aus Assistenz-, Ober- und ChefärztInnen. Den Unterschriften der beiden letztgenannten Instanzen kommt als Ausdruck einer vertikalen Hierarchie dabei häufig weniger eine Autorschafts-, als vielmehr eine Autorisierungsfunktion zu. Fast mutet es vor diesem Hintergrund zunächst als konsequenter Schluss an, dass in Patientenberichten in der Regel Passivkonstruktionen und elliptische Nominalsätze das Bild prägen, wohingegen identitätsstiftende Personalpronomen der 1. Person verpönt und getilgt scheinen.[65] Dieses ‚Ich-Tabu' der medizinischen Fachsprache suggeriert, „daß Wissen unabhängig von einem menschlichen Subjekt existiere und daß eine wissenschaftliche Äußerung unabhängig von den spezifischen Kommunikationspartnern übermittelt werden könne."[66] Das fast schon verbissen wirkende Streben nach Objektivität führt dabei mitunter zu einem Grad sprachlicher Knappheit, der Gesicht und Rede der ÄrztInnen ausdruckslos erscheinen lässt. Ähnliche Effekte lassen sich der wissenschaftssprachlichen Vermeidung eines narrativen zugunsten eines rein berichtenden Sprachstils zuschreiben: So vermittelt das ‚Erzähltabu' im wissenschaftlichen Text den Eindruck, dass hier nicht etwa Personen, sondern Fakten sprechen.[67] Durch die konstante Vermeidung von Subjektivität entsteht so mitunter beinahe der Eindruck, als sei die Medizin selbst die prosopopöische Stimme des Berichts, die ärztlichen AutorInnen hingegen lediglich ein dieser allegorischen Macht untergeordnetes, passiv ausführendes Sprachwerkzeug. Weitet sich das ‚Ich-Tabu' der Wissenschaftskommunikation auf das Feld der medizinischen Praxiskommunikation aus, verdichtet sich das Bild der AutorInnen – und sonach der zuständigen ÄrztInnen – als anonymen und unbeteiligten BeobachterInnen des Geschehens.

Der textuelle Wechsel vom mündlichen Gespräch zum schriftlichen Bericht geht für PatientInnen mit einem Wechsel ihrer kommunikativen Rolle Hand in Hand. Im Bereich mündlicher Patient-Arzt-Kommunikation haben PatientInnen die Position relativ gleichberechtigter GesprächspartnerInnen inne, in dem Sinne, dass beide Seiten alternierend mal eine Senderrolle, mal eine Empfängerrolle einnehmen. In der schriftlichen Übertragung des Gesprächs in den Patientenbericht entfällt diese sendende Rolle der PatientInnen. In welcher Fasson und in welchem Umfang Patientenrede notiert wird, unterliegt der Autorität der ärztlichen AutorInnen – PatientInnen müssen die eigene Version, die eigene

65 Vgl. exemplarisch die Rubriken ‚Epikrise' bzw. ‚Körperlicher Untersuchungsbefund' für den Einsatz von Passivkonstruktionen bzw. (elliptischen) Nominalsätzen im Musterarztbrief.

66 Heinz L. Kretzenbacher (1994): „Wie durchsichtig ist die Sprache der Wissenschaften?". In: Ders. u. Harald Weinrich (Hrsg.): *Linguistik der Wissenschaftssprache* (= Forschungsbericht. Akademie der Wissenschaften zu Berlin, Bd. 10). Berlin u. New York: de Gruyter, S. 15–39, hier S. 34.

67 Vgl. ebd., S. 33–34.

Deutung des Erlebten ab- und aufgeben. Als Resümee der übersetzten Patientenrede verbinden sich im ärztlichen Patientenbericht dabei Expertensprache und Expertenwissen – die Hierarchie, welche die Patient-Arzt-Beziehung für gewöhnlich kennzeichnet, wird durch den schriftlichen Patientenbericht in gewisser Weise weiter gestärkt. Die Darstellung ihrer Person ist für PatientInnen also in hohem Maße abhängig von ÄrztInnen, die vor allem im Anamneseteil als ÜbersetzerInnen der Patientenstimme auftreten. PatientInnen können hierbei wenig mehr tun, als auf einen sensiblen Umgang mit dem von ihnen Geäußerten zu vertrauen. Für Patientenberichte ergibt sich dadurch ein Abhängigkeitsverhältnis, das für die biographische Arbeit symptomatisch ist:

> The writer's dependence on the subject is proportionate to her need for the subject's cooperation in the form of, say, extended interviews or privileged access; the subject's dependence may be manifest in incapacitating conditions that preclude self-representation or self-defense against misrepresentation.[68]

Normativ ebenso wenig vorgesehen wie eine vorherige schriftliche Einflussnahme auf das ärztliche Notat ist eine anschließende Reaktion hierauf. Was nicht nur für PatientInnen gilt: Die monologische Struktur liegt in der Natur des Patientenberichts, bei welchem ein reziproker Wechsel von Äußerung und Gegenäußerung schon alleine dadurch erschwert wird, dass konkrete Dialogpartner mitunter fehlen oder eine Antwort schlicht nicht vorgesehen ist. (Bei Arztbriefen ist die fehlende Reziprozität nicht zuletzt dem Zeitdruck des ärztlichen Alltags geschuldet. Schon alleine wegen der Brisanz, mit der eine Entscheidung im Akutfall getroffen werden muss und die es nicht erlaubt, die gattungsbedingte Zeitverzögerung der brieflichen Kommunikation in Kauf zu nehmen, ist in der Regel bei konkreten oder akuten Problemstellungen der Griff zum Telefon die üblichere Reaktion. Wenn man so möchte, gibt es also Reziprozität, aber nur in Verbindung mit einem Medienwechsel.) Im Vergleich zum mündlichen Patient-Arzt-Gespräch verschiebt sich also bei schriftlichen Patientenberichten die kommunikative Rolle der PatientInnen (juristisch verbrieft durch das Einsichtsrecht) nahezu ausschließlich auf die Seite der Rezeption – eine Passivität, die der im Gesundheitswesen eigentlich vorherrschenden Forderung nach selbstbestimmt und aktiv handelnden PatientInnen zuwiderläuft.

2.3 Pathographische Beziehungen

2.3.1 Vom Narrativ zum Bericht

2.3.1.1 Übertragungsprozesse

Ob in der mündlichen oder schriftlichen Patient-Arzt-Kommunikation – Sprache ist eine Basisbedingung für das Krankheitsverstehen und die Handlungen, die diesem Verständnis nachfolgen. Wenn David Le Breton proklamiert, dass „die Medizin die Krankheit" für gewöhnlich dadurch ‚schafft', „daß sie sie benennt und sich ihrer annimmt, woraufhin

[68] Couser: *Vulnerable Subjects*, S. 19.

sie dem Patienten eine gesellschaftliche Rolle zuteilt“[69], wird der propositionale Gehalt der Diagnosestellung unübersehbar: Erst in der Benennung werden Krankheits- und Krankenidentität klassifizierbar und die einzelnen AkteurInnen der Patient-Arzt-Beziehung handlungsfähig. Auch bei ärztlichen Patientenberichten lässt sich diese kommunikative Praxis beobachten, wobei der sprachliche Entwurf der Krankheits- und Krankenidentität hier in zwei Stufen erfolgt: zunächst über das mündliche Patient-Arzt-Gespräch, sodann über die anschließende Interpretation und schriftliche Dokumentation durch den Arzt.

Im vorangehenden mündlichen Gespräch kommen die Unterschiede ärztlicher und Patientenrede sichtbar zum Tragen. Im Vergleich zum nüchternen Nominalstil ärztlicher Rede ist Patientenrede überwiegend ausdrucksstark und bildreich, ist direkt und personal geprägt und springt im Gegenzug zum strikt schematischem Aufbau medizinischer Denk- und Sprachmuster zwischen Haupt- und Nebensätzen, Einschüben, Nachträgen und Ausrufen.[70] Denn PatientInnen *berichten* in aller Regel nicht, sie *erzählen*. Der Unterschied zwischen berichtenden und erzählenden Darstellungen ist nicht zu verachten: So stehen bei erzählenden Darstellungen nicht wie im Bericht Ereignisse, sondern vielmehr persönliche Erlebnisse im Fokus; der Schwerpunkt liegt dabei weniger auf Begebenheiten der äußeren, sondern der inneren Welt. In subjektiver Manier sucht die Erzählung mittels szenischer Darstellung einer biographischen Wahrheit auf die Spur zu kommen, geschmückt durch eine bildliche, metaphernreiche, von Direktheit geprägte Sprache, die von Emotionalität und Intimität getragen wird.[71] Nicht die objektive, rationale Krankheitsgeschichte des berichtenden Stils steht also im Vordergrund, sondern das subjektive Erleben der biographischen Krankengeschichte und die damit einhergehende emotionale Bewertung.[72] Erzählungen erlauben es uns dabei, das Krankheitserleben zu ordnen, unverbundene, eventuell unerklärlich erscheinende Erlebnissegmente zu kausal und logisch zusammenhängenden Sequenzen zu verknüpfen und dadurch die einzelnen Stationen einer Leidenserfahrung in innere Kohärenz zu bringen:

> The plot lines, core metaphors, and rhetorical devices that structure the illness narrative are drawn from cultural and personal models for arranging experiences in meaningful ways and for effectively communicating those meanings. Over the long course of chronic disorder, these model texts shape and even create experience.[73]

Was Arthur Kleinman hier für schriftliche Patientenerzählungen formuliert, gilt auch für mündliche Gesprächssituationen, ist es doch gerade die narrative Struktur, die es

[69] David Le Breton (2003): *Schmerz. Eine Kulturgeschichte*. Übers. v. Maria Muhle, Timo Obergöker u. Sabine Schulz. Zürich u. Berlin: diaphanes, S. 57.

[70] Zu den Merkmalen der Patientenrede erinnere man sich an die in Kap. II vorgestellte Forschungsrichtung der Narrativen Medizin; exemplarisch sei hier verwiesen auf Charon: *Narrative Medicine*. Vgl. auch Armin Koerfer u. Karl Köhle (1994): „Was ist erzählenswert? Das Relevanzproblem in einer narrativen Medizin“. In: *Psychoanalyse – Texte zur Sozialforschung* 13, S. 125–138, hier S. 127.

[71] Vgl. Koerfer u. Köhle: *Was ist erzählenswert?*, S. 127.

[72] Vgl. ebd.

[73] Kleinman: *Illness Narratives*, S. 49.

PatientInnen erlaubt, Krankheit und Leiden in einem biographischen Kontext zu artikulieren und eine von Krankheit beschädigte Identität zu rekonstruieren.[74] Damit diese Geschichten jedoch entfaltet werden können, ist es unabdingbar, dass sich ÄrztInnen zurücknehmen und PatientInnen ihre Sicht frei schildern lassen, ohne sie durch tradierte Krankheits- und Heilungserzählungen des medizinischen Diskurses zu beeinflussen, insistiert Lars-Christer Hydén.[75]

Die Aufgabe der ärztlichen ZuhörerInnen ist es nun, so Kleinman, die individuelle Darstellung der PatientInnen zu decodieren und mit den weiteren anamnestischen Erhebungen und Untersuchungsergebnissen wie Puzzlestücke aneinanderzulegen, bis sich die Symptome vor dem geistigen Auge der ÄrztInnen zu einer kohärenten Geschichte bzw. Krankheit zusammengefügt haben.[76] Für die anschließende Eingliederung der mündlichen Patientenerzählung in den schriftlichen Bericht stehen den ärztlichen AutorInnen verschiedene Transfermöglichkeiten zur Verfügung, kann die Patientenrede doch entweder als Zitat oder als Paraphrasierung wiedergegeben werden. Die Wahl der jeweiligen Darstellungsweise ist nicht neutral, sondern suggeriert ein spezifisches Nähe- bzw. Distanzverhältnis: Wie Yvonne Wübben am Beispiel historischer Fallgeschichten demonstriert, wird etwa bei einer direkten Wiedergabe von Patientenwahrnehmung Mittelbarkeit reduziert; durch die individuelle Auswahl von als zitierenswert erachteten Redefragmenten wird darüber hinaus eine Gewichtung der Gesamtrede vorgenommen.[77] Im Unterschied dazu erzeugt eine summarische Wiedergabe der Patientenstimme schnell das Gefühl von Distanz und weist die formende ärztliche Stimme als „Architekten eines Systems“ aus, „der sein Material bereits begrifflich geordnet hat.“[78] Wübbens Untersuchung hat nicht nur für historische Fallgeschichten Gültigkeit. Denn auch bei heutigen ärztlichen Patientenberichten kann eine paraphrasierende, in ärztlichen Jargon übertragene Darstellung darin münden, dass relevante Inhalte der Patientenrede wie auch die Spezifika mündlicher Gesprächskontexte verloren gehen. „Doctors have been taught to cut to the chase, so they usually do a lot of ‘telling’ and not enough ‘showing’ when they construct stories“[79], urteilt Allan Peterkin über die altbekannten Charakteristika ärztlicher Rede. „Their narratives can be terse, pragmatic and mimic a case presentation rather than invite us into a new world.“[80] In der Übersetzung des mündlichen Gesprächs in den

[74] Vgl. hierzu auch Hydén: *Medicine and Narrative*, S. 293; zu Hydéns Definition vgl. auch Kap. II.

[75] Vgl. Hydén: *Medicine and Narrative*, S. 296.

[76] Vgl. Kleinman: *Illness Narratives*, S. 49.

[77] Vgl. Yvonne Wübben (2012): „Die kranke Stimme. Erzählinstanz und Figurenrede im Psychiatrie-Lehrbuch des 19. Jahrhunderts“. In: Behrens u. Zelle: *Der ärztliche Fallbericht*, S. 151–170, hier S. 160.

[78] Wübben: *Die kranke Stimme*, S. 164. Etymologisch ist diese Bedeutung bereits implizit im Wort ‚Arzt‘ enthalten. So verweist der Duden auf die Herkunft dieses Begriffs von „mittelhochdeutsch arzet, arzāt, althochdeutsch arzāt < spätlateinisch archiater < griechisch archíatros = Oberarzt, zu: archi- (Architekt) und iatrós = Arzt“ (vgl. Duden (o. J.): „Arzt“. http://www.duden.de/rechtschreibung/Arzt (letzter Zugriff: 04.04.2016)).

[79] Allan Peterkin (2010): „Why we write (and how we can do it better)“. In: *Canadian Medical Association Journal* 182(15), S. 1650–1652, hier S. 1650. Zur Bedeutung von ‚telling‘ und ‚showing‘ in der Patient-Arzt-Kommunikation vgl. auch Wübben: *Die kranke Stimme*, S. 164.

[80] Peterkin: *Why we write*, S. 1650.

schriftlichen Bericht verlagert sich das Gewicht so auch nur zu oft vom Erleben der Kranken zum Ereignis der Krankheit. Der sprachlich und inhaltlich auf Rationalität und Objektivität zentrierte Duktus eines Berichts vermittelt dabei vorwiegend den Eindruck einer von subjektiven Einflüssen unabhängigen Wahrheit. Rubriken wie Anamnese, Diagnose oder Epikrise bilden zudem ein systematisches Gerüst aus tradierten Text- und Sinnstrukturen, die es den ärztlichen AutorInnen erleichtern, die in Gesprächen und Untersuchungen erhobenen Krankheits- und Krankendaten in vertraute Schemata einzuordnen. Nicht zuletzt wird der Anschein der Objektivität, der den Bericht umgibt, durch beigefügte Anlagen wie Laborberichte, Röntgenaufnahmen oder EEGs untermauert.

2.3.1.2 Übertragungsverluste

Doch inwieweit kann Kommunikation gelingen, wenn man sich nicht derselben Sprache bedient? Gefährdet schon der (vermeintlich) feine Unterschied zwischen berichtender und erzählender Sprache eine gelungene Patient-Arzt-Kommunikation? Man stelle sich vergleichsweise ein Gespräch zwischen zwei Personen vor, die nicht dieselbe Sprache sprechen und das Gehörte in die je eigene Sprache übertragen. Selbst versierte DolmetscherInnen können dabei einen bestimmten Grad an Informationsverlust nicht verhindern. Und das, obwohl es sich bei ihnen um ausgewiesene KommunikationsexpertInnen handelt, mit einer hohen Sensibilität für die Feinheiten differenter Sprachformen und die Prämissen gelingender Kommunikation. Selbst wenn es nun also der Patient-Arzt-Kommunikation im Großen und Ganzen vielleicht keinen merkbaren Abbruch tun mag, wenn sich ÄrztInnen eher einer berichtenden, PatientInnen hingegen einer erzählenden Form bedienen, sind wohl auch hierdurch gewisse Informationsverluste nicht vermeidbar.

Was nun in der Übertragung der Patientenerzählung zum Patientenbericht verloren geht, ist sicherlich die ‚notorische Unzuverlässigkeit'[81] der narrativen Form. Dieses Moment des Unzuverlässigen hat eine durchaus wichtige Funktion. Denn indem narrative Sprache auf die Subjektivität unserer Wirklichkeitswahrnehmung, -konzeption und -kommunikation verweist, erinnert sie uns an die Potenzialität des Irrtums und damit die Notwendigkeit konstanter kritischer Prüfung und Überprüfung der auf diese Weise behaupteten Wahrheit.[82] In der medizinischen Kommunikation hat genau dieses Moment einen schweren Stand, soll hier doch in der Regel jeglicher Anschein von Unzuverlässigkeit vermieden werden. Die Angst vor dem Unzuverlässigen ebnet den Weg für das indirekte Gebot, sich auch von narrativen Formen tunlichst fernzuhalten. So scheint die Befürchtung vorzuherrschen, dass die Patientenrede, da narrativ, nicht nur sprachlich, sondern auch ontisch unzuverlässig und als Quelle mit Vorsicht zu genießen sei. Entspre-

[81] Vgl. Albrecht Koschorke (2013): *Wahrheit und Erfindung. Grundzüge einer allgemeinen Erzähltheorie*. 3. Aufl. Frankfurt a. M.: Fischer, S. 329–335. Koschorke beruft sich hier auf einen Einwand, der sich auf Erzählungen im Allgemeinen, nicht auf Patientenerzählungen im Speziellen bezieht. Nähere Überlegungen zur Unzuverlässigkeit bzw. der Figur des ‚unzuverlässigen Erzählers' finden sich in Kap. VI.2.

[82] Grundlegend zu den Charakteristika narrativer Sprache vgl. Koschorke: *Wahrheit und Erfindung*, passim.

chend mag sich die Gepflogenheit erklären, die Unzuverlässigkeit der (Patienten-)Erzählung in die objektive Zuverlässigkeit eines (Patienten-)Berichts umzuformen. Doch auch der Patientenbericht ist vor der Potenzialität des Irrtums nicht gefeit. Schon alleine aus medizinischer Perspektive stellt absolute Objektivität ein kaum zu erreichendes Ziel dar. So verweist Heckl darauf, in welchem Maße Arbeitskonditionen wie Schichtdienste oder Überbelegungen die Konzentration und damit Wahrnehmung von ÄrztInnen beeinträchtigen. All dies führe mitunter ebenso zu Verfälschungen wie subjektive Stressreaktionen der PatientInnen auf ein für sie ungewohntes medizinisches Setting, beispielsweise in Form von situativ erhöhtem Puls oder Blutdruck.[83] Bei näherer Betrachtung lässt sich nicht übersehen, dass selbst ein auf äußerste Objektivität angelegter Bericht das Ergebnis subjektiver Interpretation und Konstruktion ist. Denn „[o]hne ein Minimum an kompositorischer Freiheit kommt indessen auch der treueste Faktenbericht nicht aus, wenn er elementare Anforderungen an Stimmigkeit und Sinn zu erfüllen versucht."[84]

Obgleich das ‚Ich-' und das ‚Erzähltabu' der medizinischen Fachsprache den Blick darauf verstellen, sind auch medizinische Texte das Produkt subjektiver Interpretationsleistungen ärztlicher AutorInnen. Im Patientenbericht manifestiert sich so die ärztliche Kunst der Hermeneutik und der daran anschließenden Prozesse der Selektion, Anordnung und Gewichtung der gewonnenen anamnestischen Daten und Untersuchungsbefunde – und damit von all jenem, was die ärztlichen AutorInnen als bemerkens- und notierenswert erachten. Patientenberichte spiegeln hierdurch gewissermaßen die Symbiose ärztlicher und autorschaftlicher Interpretation. In ihrer Rolle als ÄrztInnen bewerten die AutorInnen des Patientenberichts den Ereignischarakter aller zum Ausdruck gebrachten Krankheits- und Krankenzeichen nach den ritualisierten Deutungsmustern der Medizin. In ihrer Rolle als AutorInnen wiederum schreiben sie diese Exegese sodann zum Patientenbericht um, wobei sie die einzelnen Ereignisse nach den Aufzeichnungsparadigmen der ärztlichen Profession kausal und temporal sequentialisieren und in einen sinntragenden Plot zusammenführen. Für gewöhnlich weicht der ärztliche Patientenbericht von der ursprünglichen Patientenerzählung ab: „Because the listener-reader [doctor; KF] interprets the story according to strict rules of causality and signification not shared by the patient, events and descriptions tell a story different from the one the patient believes himself or herself to be telling."[85] Ganz im Sinne von Kathryn Montgomery Hunters rhetorischer Frage: „Isn't the physician the author of this text that is the patient?",[86] lässt sich der Patientenbericht so verstehen als das Ergebnis hermeneutischer Prozesse, über welche in wesentlichem Maße eine Krankheits- und Krankenidentität konstruiert und nachhaltig fixiert werden.[87]

Obwohl sich nach Rita Charon die gesprochenen Worte der PatientInnen im Grunde als der eigentliche ‚Text' der Krankheits- und Krankengeschichte verstehen lassen, die geschriebenen Worte der ÄrztInnen hingegen lediglich als dessen nachfolgende ‚Glosse',

[83] Vgl. Heckl: *Arztbrief*, S. 29.
[84] Vgl. Koschorke: *Wahrheit und Erfindung*, S. 334.
[85] Charon: *To Build a Case*, S. 117.
[86] Hunter: *Doctors' stories*, S. 11.
[87] Zur Verwobenheit von Rekonstruktions- und Konstruktionsprozessen vgl. insb. Kap. V.2.

werde der ärztlichen Stimme normative Deutungshoheit zugeschrieben: „[...] the privileging of voices of power has led to the incongruent state of affairs in which the doctor's comments appear more authoritative than the text itself."[88] Die Gründe dafür, dass der im Patientenbericht festgeschriebenen Interpretation höheres Gewicht beigemessen wird als der ursprünglichen Patientenerzählung, sind zum einen zu sehen in den Schreibkonventionen, die sich im medizinischen Kommunikationsraum für die Textsorte des Patientenberichts etabliert haben. Denn obwohl dem Bericht als Ergebnis ärztlich-autorschaftlicher Hermeneutik ein Moment des Ungewissen innewohnt, gibt die sprachliche Struktur der berichtenden Form nach außen eine Objektivität vor, die über die Unzuverlässigkeit des Situativen, Subjektiven und Interpretativen erhaben scheint. Allein durch seine sprachliche Komposition – und damit unabhängig von Fragen des Inhalts – lässt der ärztliche Bericht die Diagnose dadurch quasi unumstößlich erscheinen. Doch wenn der Bericht diesen Aspekt des Unzuverlässigen und die damit korrelierende Potenzialität des Irrtums nun negiert, verleitet er dann aber nicht in gewisser Weise zu Nachlässigkeit – zu vordergründig beruhigender, eigentlich aber gefährlicher Kritiklosigkeit? Der Anschein von Objektivität und damit Autorität wird auch architextuell gefördert: Dies zeigt sich etwa dann, wenn ein Bericht – wie oben erläutert – nicht als Rede eines einzelnen Subjekts, sondern als geschlossener Monolog eines ärztlichen Kollektivs ausgewiesen wird, dessen fachsprachliche Präsentation wiederum den Anspruch auf eine objektive Wahrheitsaussage nicht eines ärztlichen Individuums, sondern der abstrakten medizinischen Disziplin selbst erhebt. Ein Korrektiv, welches durch die in der Regel nicht vorgesehene Reziprozität der Textsorte eh fehlt, scheint sich durch diesen Wahrheitsanspruch vermeintlich zu erübrigen. Gestärkt wird die Position der ärztlichen Stimme schließlich auch durch die mediale Hierarchie zwischen Schriftlichkeit und Mündlichkeit. So tragen die dem schriftlichen Medium im Allgemeinen beigemessenen Attribute von Wahrhaftigkeit und Endgültigkeit dazu bei, dass dem Bericht im Vergleich zur mündlichen Patientenerzählung eine superiore Position zugesprochen wird.[89] Nicht zuletzt wird die Geltungshoheit des schriftlichen Patientenberichts begünstigt durch das institutionelle Ungleichgewicht, das in der Patient-Arzt-Beziehung im Allgemeinen herrscht. Bericht sticht Erzählung, berichtetes Wissen sticht erzähltes Wissen, wird zum einzigen Wissen, lautet so letztlich die heikle Kausalkette, die nur zu oft den Wechsel von der mündlichen zur schriftlichen Patient-Arzt-Kommunikation begleitet.

2.3.2 Pathographische Identitäten

2.3.2.1 Patient: Identitätskonstruktion

Die immanente Vulnerabilität der PatientInnen und die spezifische Intimität und Abhängigkeit, die für das Patient-Arzt-Verhältnis symptomatisch sind, werden durch die Wechselwirkungen zwischen der Patient-Arzt-Beziehung und dem Leser-Autor-Verhältnis

[88] Charon: *To Build a Case*, S. 117.

[89] Zu den allgemeinen Merkmalen der Schriftlichkeit vgl. Kap. III.2; zu den potenziellen Effekten schriftlicher Medialitätsattribute in der Rezeption von Arztbriefen vgl. ausführlicher Fürholzer: *Physician's letters*, S. 31–32.

weiter verschärft. So erhalten die Übertragungsverluste, die sich vom Wechsel der Erzählung zum Bericht ergeben, und die damit verbundene Deutungshoheit ärztlicher AutorInnen eine zusätzliche pikante Note, wenn man bedenkt, welches Gewicht PatientInnen der im Bericht behaupteten Wahrheit im Kontext der eigenen Biographie beimessen können. Denn ob in der aktiven Patientenerzählung oder der passiven Berichtsrezeption: Krankheitserfahrung ist für Betroffene stets Ausdruck persönlichen Erlebens und existenzieller Bestandteil der eigenen Biographie. „Während Ärzte ihre Gespräche in medizinisch-technischer Art gestalten, besteht bei den Patienten immer ein ganz wesentlicher Bezug zwischen ihrer Krankheit und persönlichen, sozialen und biographischen Daten und Ereignissen“[90], formuliert es so etwa Ruth Wodak für das mündliche Patient-Arzt-Gespräch. Als Ausdruck einer schriftlich fixierten Krankheits- und Krankenidentität können auch ärztlichen Patientenberichten Einfluss auf die bio- oder genauer: pathographische Selbstwahrnehmung von PatientInnen nehmen und damit in gewisser Weise als pathographische Texte verstehen. In der pathographischen Forschung werden medizinische Textsorten eigentlich klar von Pathographien unterschieden. Anne Hunsaker Hawkins bezieht den Begriff der Pathographie so rein auf umfassende Erzählungen von Betroffenen, in denen diese ihre Krankheitserfahrung in die eigene Biographie einzubetten und ihr darin einen Sinn zuzuweisen suchen. Eines der primären Ziele dieser biographischen Verortung sieht Hawkins darin, dass sich Betroffene auf diese Weise mit der emotionalen Seite der Krankheitserfahrung auseinandersetzen können. Im Gegensatz dazu werde das kranke Individuum in medizinischen Darstellungen auf körperliche Daten reduziert. Für identitätsbezogene Reflexionen sei dabei ebenso wenig Raum wie für die emotionale Bewertung des Geschehens.[91] So sehr man Hawkins’ Argumentation auch beipflichten muss, ist ihr in manchen Aspekten dennoch eine Gegenperspektive gegenüberzustellen. Denn mit ihrem Fokus auf das auf seine Krankheitsrolle reduzierte Subjekt verkörpern auch Patientenberichte in gewisser Weise die Aufgabe ärztlicher AutorInnen, Symptome zu interpretieren, Krankheit zu definieren und Gesundheit wiederherzustellen, und geben dergestalt einer Grenzsituation der menschlichen Existenz eine spezifische Bedeutung. Indem sie der Erfahrung einer diffusen, vagen und verwirrenden existenziellen Krise einen klaren Namen geben und ihr dadurch wieder Ordnung und Struktur verleihen, dienen ärztliche Patientenberichte so eben nicht nur der Deskription sogenannter Fakten. Vielmehr bieten sie PatientInnen – ganz gemäß einer auf Pathographien bezogenen Definition Hawkins’ – die Option, „to restore to reality its lost coherence and to discover, or create, a meaning that can bind it together again.“[92] Ärztlichen Patientenberichten kommt so sowohl ein Moment pathographischer *Produktion* zu, als auch vornehmlich ein Moment pathographischer *Rezeption*. Denn wenn Betroffene ihre Krankheit als integralen Bestandteil ihrer Leidens- und damit zugleich Lebensgeschichte, also ihrer Patho- und Biographie auffassen, ist auch für den Rezeptionsprozess davon auszugehen, dass die im

[90] Ruth Wodak (1986): „Patientenkarriere anstelle von Leidensgeschichten. Einige sozio- und psycholinguistische Bemerkungen um Arzt-Patient-Gespräch“. In: Hans Strotzka u. Helga Wimmer (Hrsg.): *Arzt-Patient Kommunikation im Krankenhaus* (= Schriften zur Medizinsoziologie, Bd. 2). Wien: Facultas Universitätsverlag, S. 43–57, hier S. 54.

[91] Vgl. Hawkins: *Reconstructing Illness*, S. 12–13. Hawkins bezieht sich in ihrer Ausführung auf Fallberichte und ärztliche Patientenberichte.

[92] Hawkins: *Reconstructing Illness*, S. 3.

Bericht festgeschriebene Interpretation der Krankheits- und Krankenidentität von den PatientInnen auf ihr patho- und biographisches Selbstbild rückübertragen wird. Im Unterschied zu ‚professionellen' LeserInnen wie medizinischem Personal, Kostenstellen oder Krankenversicherungen spricht diese potenzielle Rückübertragung so dafür, bei PatientInnen von einer patho- und biographischen Lesart auszugehen. Die Analogien zwischen der Textsorte des ärztlichen Patientenberichts und der pathographischen Gattung sind in dieser Hinsicht wohl kaum mehr zu negieren. Die ärztliche ‚Glosse' wird zum eigentlichen ‚Text', der Bericht der ärztlichen AutorInnen zur Erzählung der PatientInnen, die medizinische Wahrheitsversion zur pathographischen und, damit verbunden, biographischen Wahrheit. Und dies gilt nicht nur für ärztliche Patientenberichte: Seien es weitere Dokumente der Patientenversorgung wie Laborberichte oder auch Aufnahmen bildgebender Verfahren (MRT-Schnittbilder, Röntgenbilder ...), seien es wissenschaftliche Fallberichte,[93] seien es vielleicht gar personenunabhängige Formate wie Aufklärungsbögen oder Beipackzettel: Wenn auch jedes dieser Quellen eine je eigene Detailuntersuchung erfordert, lassen sich solche patho- und biographischen Lesemuster wohl für eine Vielzahl weiterer medizinischer Textsorten und Dokumente feststellen.

2.3.2.2 Arzt: Identitätsreflexion

Patientenberichte geben nicht nur etwas über die in ihnen dargestellten PatientInnen, sondern auch über die ärztliche Selbstdefinition preis. Denn die Auseinandersetzung mit den PatientInnen, ohne welche die ärztliche Profession nicht denkbar wäre, erlaubt den AutorInnen, im Prozess der textuellen Hervorbringung von Krankheits- und Krankenidentität auch das eigene berufliche Ich-Verständnis stetig zu erneuern. Zwar provozieren anonym anmutende Autorenkollektive durch ihren von der Objektivität medizinischer Terminologie, den Codes und Verklausulierungen gezeichneten Sprachduktus streckenweise das Bild einer entindividualisierten Verfasserinstanz, die weniger für sich selbst zu sprechen, denn als stellvertretendes Sprachrohr der als abstrakte Allegorie anmutenden Medizin zu agieren scheint. Seiner Sachgebundenheit ungeachtet, bietet der ärztliche Patientenbericht dennoch Raum für ein selbstreflexives Moment: So sind Patientenberichte zugleich Orte kritischer Retro- und Introspektion über die angestellten Überlegungen, getroffenen Entscheidungen und unternommenen Schritte und geben damit Einblick in das ärztliche Selbstverständnis. Zieht man exemplarisch ärztliche Korrespondenzen früherer Zeiten in Betracht, lässt sich erahnen, welche Wissensschätze zwischen den Zeilen schriftlicher Patientendarstellungen verborgen liegen. So erlauben historische Patientenberichte – man denke beispielsweise an die brieflichen Konvolute des Schweizer Mediziners Albrecht von Haller – eine Ableitung des Status quo medizinischer, medizintheoretischer und medizinethischer Wissensstände und Praktiken. Reinhard M. Nickisch deutet Arztbriefe in diesem Sinne als Zeugnisse der Persönlichkeits-, Rechts-, Kultur- und Kommunikationsgeschichte: „Sie reflektieren und belegen beson-

[93] Man erinnere sich an Kap. III.2.

ders konkret, anschaulich und lebensnah die jeweiligen persönlichen und soziokommunikativen Verhältnisse sowie den jeweiligen Kulturzustand."[94] Sowohl die abstrakte medizinische Disziplin als auch das schreibende ärztliche Individuum hinterlassen im Text ihre Spur: „Im Brief äußert sich stets ein Individuum mit dem ihm eigenen Selbstbewußtsein zu seiner Person. Die Heterogenität der Briefgedanken spiegelt dabei in ihrer komplexen Vielfalt eine Einheit, nämlich die Identität und Integrität der schreibenden Persönlichkeit"[95], betont Thomas Schnalke die medizinhistorische Bedeutung des Arztbriefes als Mittel eines reziproken Gelehrtenaustauschs. Und auch bei heutigen Patientenberichten beziehen ärztliche AutorInnen unwillkürlich Position, etwa zu individuellen Vorstellungen adäquater Patient-Arzt-Beziehung und -Kommunikation (sieht man sich beispielsweise als DienstleisterIn eines klientenzentrierten Ansatzes oder folgt man eher einem paternalistisch motivierten Patientenkontakt). Durch ein solches in den Text eingeschriebenes medizinisches Know-how und ethisches Selbstverständnis lassen Patientenberichte trotz ihrer bisweilen hermetisch anmutenden Objektivität so wider Erwarten Rückschlüsse zu auf die Identität sowohl der in ihnen beschriebenen PatientInnen als auch ihrer ärztlichen AutorInnen.

2.3.3 Uninformed consent?

Auch wenn sie sich nach außen anders präsentieren, haben ärztliche Patientenberichte somit in gewisser Weise den Status einer in nüchternes Gewand gekleideten Bio- bzw. Pathographie inne, die eine Reihe an Hinweisen darauf liefert, wie die Identität der PatientInnen, der ÄrztInnen und ihre Beziehung zueinander im medizinischen Diskursraum definiert werden. Das wirft die Frage auf, inwiefern dieses textuelle Fremd- und Selbstverständnis mit den gültigen Maximen der Medizinethik harmoniert. Im Gesundheitswesen tendiert man derzeit zu einem Patient-Arzt-Modell, bei welchem Entscheidungen nicht in paternalistischer Manier von ärztlichen ExpertInnen für die medizinischen Laien, sondern partnerschaftlich getroffen werden, favorisiert also eine sogenannte partizipative Entscheidungsfindung bzw. das Modell des ‚shared decision making'.[96] Ziel ist der ‚informed consent', dass also PatientInnen nur nach umfassender ärztlicher Aufklärung in eine medizinische Behandlung einwilligen. Es liegt in der Verantwortung der ÄrztInnen, PatientInnen so umfassend aufzuklären, dass sie Wesen, Bedeutung und Tragweite aller Handlungsoptionen selbst beurteilen und mitverantwortlich über sie entscheiden können. Betreffen kann dies etwa, um nur einige Beispiele zu nennen, Wünsche zur Ausgestaltung der Patient-Arzt-Beziehung (tendiert der bzw. die Betroffene eher zu einem paternalistischen oder einem partizipativen Ansatz etc.), zu Behandlungsschritten

[94] Reinhard Nickisch (1991): *Brief* (= Sammlung Metzler, Bd. 260). Stuttgart: Metzler, S. 212.

[95] Thomas Schnalke (1997): *Medizin im Brief. Der städtische Arzt des 18. Jahrhunderts im Spiegel seiner Korrespondenz* (= Sudhoffs Archiv. Zeitschrift für Wissenschaftsgeschichte. Beihefte, Bd. 37). Zugl.: Erlangen, Nürnberg, Univ., Habil., 1993. Stuttgart: Steiner, S. 23.

[96] Vgl. Deutscher Ethikrat (2016): *Patientenwohl als ethischer Maßstab für das Krankenhaus. Stellungnahme. 5. April 2016*. Berlin: Deutscher Ethikrat, S. 45.

(wird im Falle einer Krebserkrankung eine Bestrahlung oder eine Chemotherapie bevorzugt etc.) oder auch Einstellungen zum Lebensende (ist man bereit zu sterben oder möchte man ums Weiterleben kämpfen etc.).[97] Wie der Deutsche Ethikrat warnt, darf Aufklärung nun nicht auf ein „berufliches Ritual des Informierens zu Behandlungsbeginn"[98] reduziert werden. Vielmehr ist zu prüfen, ob die PatientInnen alle Informationen verstanden haben, und zudem mit ihnen gemeinsam zu besprechen, wie sie die erhaltenen Informationen vor dem Hintergrund ihrer persönlichen Werte und Präferenzen beurteilen.[99] Angesichts der anhaltenden Defizite in der Patient-Arzt-Kommunikation betont der Ethikrat,

> dass die für das Patientenwohl notwendige selbstbestimmungsermöglichende Sorge die Respektierung und Achtung des Patienten als Person mit eigenen Vorstellungen, Wünschen, Interessen, einer eigenen Geschichte und mit eigenen Rechten zum Ausgangspunkt hat. Die Selbstbestimmung des Patienten und damit seine Entscheidungen nach ausführlicher Information zu respektieren, stellt die unumgängliche Voraussetzung der Behandlung dar.[100]

Dass PatientInnen eine solche Selbstbestimmungsfähigkeit ausbilden können, hängt also wesentlich von ihrer Beziehung zum behandelnden Ärzteteam ab, können doch

> Selbstvertrauen und Selbstrespekt, die Grundvoraussetzungen jeder Form von Autonomie, nicht ohne förderliche menschliche Beziehungen gedeihen [...]. Zum anderen sind Identität und Selbstbild des Menschen abhängig von Beziehungen wechselseitiger Anerkennung, diese erweisen sich damit sogar als konstitutiv für Autonomie, d. h. Autonomie kann nur innerhalb von Anerkennungsbeziehungen sinnvoll ausgeübt werden [...].[101]

Es ist nun fraglich, inwiefern in der medizinethischen Debatte bereits in adäquatem Maße diskutiert wurde, welche normativen Anforderungen theoretische Modelle an mediale Kommunikationsräume stellen und ob bzw. wie sich Überlegungen, die eventuell (unbewusst) primär auf *mündliche* Patient-Arzt-Kommunikation bezogen sind, eigentlich auf *schriftliche* Kommunikationskontexte übertragen lassen. Mit Blick auf den ärztlichen Patientenbericht – in welchen PatientInnen nicht umsonst ein Einsichtsrecht haben – ist etwa zu bezweifeln, ob dieser tatsächlich die medizinethischen Anforderungen an eine Patient-Arzt-Beziehung erfüllt, die nach der Aufklärung und Partizipationsförderung selbstbestimmter PatientInnen strebt. Eine objektivierende Übersetzung des Patient-Arzt-Gesprächs, bei welcher die Stimme der PatientInnen exkludiert oder verfälscht zu werden droht, zeichnet das Bild eines hierarchischen Gefälles, das lediglich bedingt den Anschein einer partnerschaftlichen Beziehung erweckt. Verstärkt wird dieser Eindruck, wenn der

[97] Vgl. Claudia Wiesemann (2012): „Autonomie als Bezugspunkt einer universalen Medizinethik". In: *Ethik der Medizin* 24(4), S. 287–295.

[98] Deutscher Ethikrat: *Patientenwohl*, S. 46.

[99] Vgl. ebd.

[100] Ebd., S. 47.

[101] Claudia Wiesemann (2013): „Die Autonomie des Patienten in der modernen Medizin". In: Dies. u. Simon: *Patientenautonomie*, S. 13–26, hier S. 18, unter Verweis auf Catriona Mackenzie u. Natalie Stoljar (2000): „Introduction. Autonomy Refigured". In: Dies. (Hrsg.): *Relational Autonomy. Feminist Perspectives on Autonomy, Agency, and the Social Self.* New York: Oxford UP, S. 3–34, hier S. 22.

ärztliche Patientenbericht schon alleine aufgrund seiner schriftlichen Medialität mit höherer Wahrhaftigkeit und Endgültigkeit assoziiert wird als die mündlichen Krankheitsdarstellungen der PatientInnen. Der für ärztliche Patientenberichte nahezu paradigmatische Ausschluss von Reziprozität und die infolgedessen eingeschränkte Möglichkeit externer Kontrolle und Korrektur säen zusätzliche Zweifel daran, inwiefern die medizinethischen Doktrinen in der momentanen Form des schriftlichen Berichts umgesetzt werden und umsetzbar sind. Es soll an dieser Stelle weniger gefordert werden, die Selbstbestimmung der PatientInnen zu fördern, indem ihnen eine Form der Kontrolle über die schriftliche Präsentation ihres Krankheitsfalls gegeben wird. Diskussionsbedarf besteht jedoch darüber, wie dem *Rezeptions*recht der PatientInnen und den etwaigen Wechselwirkungen zwischen der Leser-Autor- und der Patient-Arzt-Beziehung in der letztlichen Gestaltung der Berichte adäquat Rechnung getragen werden kann. Im Regelfall werden die Implikationen der Berichtschreibung – die subjektiv-hermeneutischen Prozesse, welche zur Konstitution einer Krankenidentität beitragen, oder auch die Einordnung des Individuellen in abstrakt-taxonomierende Fallpauschalen und Diagnosekategorien – im Patient-Arzt-Gespräch nicht problematisiert. Dadurch besteht die Gefahr, dass PatientInnen des Konstruktionscharakters ihrer festgeschriebenen Seinsweise nicht gewahr werden, sich selbige unreflektiert zu eigen machen und durch nachfolgende Gespräche mit Familienmitgliedern, Bekannten oder auch ÄrztInnen weiter stabilisieren – ob diese Version nun korrekt ist oder nicht. Die Begriffe der ‚Partizipation' und ‚Aufklärung' drohen im Zuge einer solchen Positionsverlagerung der PatientInnen von (mündlichen) GesprächspartnerInnen zu (schriftlichen) Gesprächsgegenständen in gewisser Hinsicht zu reinen Worthülsen zu verkommen. Nicht umsonst erinnert der Ethikrat in einer 2005 herausgegebenen Leitlinie an die Einflussmacht ärztlicher Aufklärung: „Der Arzt muss sich bewusst sein, dass die Entscheidung des Patienten in hohem Maße von seiner Aufklärung abhängt."[102]

Ein entsprechendes Bewusstsein hierüber, gepaart mit dem Wissen um die Charakteristika sowohl der Schriftlichkeit als auch des berichtenden Rededuktus, drängen zu der Überlegung, in welchem Maße der Patientenwille durch einen pathographischen Leseakt nun letztlich fremdgeformt wird. Bleibt eine Aufklärung über entsprechende Rezeptionsimplikationen aus, erscheinen auch nach sonstiger Definition einwilligungsfähige PatientInnen in gewisser Weise als einwilligungs*un*fähig oder zumindest -eingeschränkt. Die Korrelationen zwischen dem Leser-Autor-Verhältnis und der Patient-Arzt-Beziehung bergen so die Gefahr, die Vulnerabilität der PatientInnen, die sich bereits durch deren Krankheitszustand und ihre Abhängigkeitsbeziehung im hierarchischen Gefüge des Patient-Arzt-Verhältnisses ergibt, weiter zu verschärfen. Es mutet in diesem Sinne fraglich an, inwieweit noch von aufgeklärten, informierten PatientInnen, inwieweit sich noch von Selbstbestimmung und Patientenwillen sprechen lässt, wenn man PatientInnen in der schriftlich-berichtenden Fixierung ihrer Person nicht über den durch ökonomische, mediale, textsortenbedingte oder interpretative Faktoren wesentlich beeinflussten Status des Geschriebenen informiert.

[102] Nationaler Ethikrat: *Patientenverfügung*, S. 14. Der Nationale Ethikrat war von 2001 bis 2008 der Vorläufer des Deutschen Ethikrats.

V Der eigene Blick

Von ärztlichen Patientenberichten bis Fallberichten, von Gutachten über Kongressberichte bis hin zu Sach-, Fach- und Lehrbüchern: Ein Blick auf die gängigen Textsorten der Medizin lässt schnell den Eindruck entstehen, dass Schriftlichkeit im medikalen System nur ärztlichen AutorInnen vorbehalten ist. Dass die Autorität des Experten auch auf populärwissenschaftliche Autorschaft übergegangen ist, zeigen international als Bestseller gelistete Pathographien wie etwa die zahlreichen Werke des Neurologen Oliver Sacks.[1] Etwas überspitzt könnte man wohl sagen, dass PatientInnen im medizinischen Kontext als normativ mündliche Personengruppe gedacht werden und der Zugang zu schriftlichen Plattformen für Laien daher mit klaren Hürden einhergeht. Eine tatsächliche Gelegenheit, der eigenen Krankheits- und Krankenperspektive schriftlich Ausdruck zu verleihen, bieten oftmals nur Vordrucke und Formulare. Doch auch bei diesen ist die Patientenrede durch Textfelder oder Ankreuzkästchen wesentlich vorstrukturiert und letztlich limitiert. Diese von außen auferlegten Begrenzungen schriftlicher Patientenperspektiven sind problematisch zu sehen. PatientInnen benötigen vielmehr zeitliche und räumliche Freiräume, die es ihnen erlauben, ihre individuellen Krankheitserfahrungen narrativ entwickeln zu können. Denn es ist die Erzählung, die „ein besonders enges Verhältnis zur Individualität“ hat, und es erlaubt, „in adäquater Weise konkrete Lebensrealität in ihrer Individualität und Vielfalt zu erfassen.“[2] Zu bedenken gilt es hierbei, dass Erzählungen „[e]rst im aufmerksamen Hören [zu ihrem Ziel kommen], individuelle Existenz mitzuteilen. Indem im aufmerksamen Hören individuelle Existenz gewürdigt wird, ist es nicht allein Ausgangspunkt ethischer Reflexion, sondern bereits in sich ein moralischer Akt.“[3] Aufmerksames Hören ist also nicht zu verwechseln mit einem passiven Akt, sondern ist zu verstehen als aktive Zuwendung, bei der auf den Erzählenden reagiert und der Monolog zum Dialog ausgeweitet wird. So besteht laut Hartmut Rosa ein kategorialer Unterschied zwischen einer Welt, die

> dem Subjekt als ein antwortendes, tragendes, atmendes ‚Resonanzsystem‘ erscheint, und einer Weltbeziehung, der jene Welt als stumm, kalt und indifferent – oder sogar feindlich – erscheint. In der Traditionslinie der Kritischen Theorie, aber auch weit darüber hinaus

[1] Man denke etwa an Oliver Sacks (1985): *The man who mistook his wife for a hat and other clinical tales*. New York: Summit Books oder ders. (2010): *The mind's eye*. New York: Alfred A. Knopf.

[2] Matthias Zeindler (2009): „Auf Erzählungen hören. Zur Ethik der Aufmerksamkeit“. In: Marco Hofheinz, Frank Mathwig u. Matthias Zeindler (Hrsg.): *Ethik und Erzählung. Theologische und philosophische Beiträge zur narrativen Ethik*. Zürich: Theologischer Verlag Zürich, S. 275–301, hier S. 275.

[3] Ebd., S. 286–287.

diente lange Zeit der Begriff der ‚Entfremdung' als Chiffre für diese letztere Form der Welterfahrung.[4]

Um dem Eindruck einer solchen Entfremdung vorzubeugen, muss die Erfahrung von Resonanz vermittelt werden, also eine Beziehung zu einem „antwortende[n] ‚Du'"[5] entstehen. Dem eigenen Anliegen überhaupt Gehör zu verschaffen, ist nun häufig ein äußerst schwieriges Unterfangen. Denn Aufmerksamkeit, urteilt Matthias Zeindler, ist eine „ungleich verteilte Ressource"[6], ist der Zugang zu Aufmerksamkeit doch in der Regel an Macht und Geld gekoppelt – die Ökonomie der Aufmerksamkeit ist dadurch nicht zu trennen von Fragen gesellschaftlicher Ungerechtigkeit.[7]

Gerade im Krankheitsdiskurs ist das Medium der Schriftlichkeit ein essenzieller Faktor, um sich Aufmerksamkeit zu sichern, erhalten doch schriftliche Äußerungen, bedingt durch die Konnotationen des Mediums mit Expertise, Wahrhaftigkeit und Endgültigkeit, stärkeres Gehör als mündliche Äußerungen.[8] Der Griff zum Stift bietet dem medizinischen Laien die Freiheit, oftmals nur schwer formulierbare Erfahrungen unabhängig von dem von Zeitökonomie und Effizienzgedanken dominierten medizinischen Raum wörtlich und figurativ zum Ausdruck zu bringen, die neue, durch Krankheit dominierte Rolle zu reflektieren und über das Medium der Schrift die eigene Stimme und damit die eigene Stellung im medizinischen und öffentlichen Diskurs zu stärken. Die Relevanz des Autopathographischen wird vor diesem Hintergrund unverkennbar. Denn indem es die Autopathographie Betroffenen erlaubt, das eigene Verständnis individueller Existenz auszuloten und diese Identitätsdefinition sowohl gegenüber sich selbst als auch gegenüber anderen öffentlich zu vertreten, erweist sich diese Gattung als eine der seltenen Gelegenheiten zur schriftlichen Selbstbestimmung. Dieser Begriff ist dabei im doppelten Wortsinn zu verstehen: Im Sinne einer ‚Selbst-Bestimmung' ist die Autopathographie Ort eines geäußerten Verständnisses des eigenen Selbst; im Sinne einer ‚Selbstbestimmung' wiederum verschafft der autopathographische Text dem Kranken als oft nur von außen besprochenes Subjekt breites Gehör und kann dazu beitragen, den gängigen Konnotationsdualismus Experte=Schriftlichkeit vs. Laie=Mündlichkeit aufzuheben.

Die ethischen Dimensionen des Autopathographischen sind sowohl für die AutorInnen als auch die RezipientInnen von Bedeutung. Mit Blick auf den Aspekt der ‚Selbst-Bestimmung' wird daher im Folgenden zunächst geprüft, in welcher Weise krankheitsbedingte Veränderungen Einfluss auf die pathographische Identitätswahrnehmung des Betroffenen nehmen (Kap. V.1). Am Beispiel zweier literarischer AutorInnen – dem schwedischen Lyriker Tomas Tranströmer und der norwegischen Schriftstellerin Wenche-Britt Hagabakken – wird hierbei unterschieden zwischen pathographischen Schreibarten und pathographischen Lesarten, also literarischen Werken, in denen sich AutorInnen explizit mit Krankheitserfahrungen auseinandersetzen, und literarischen

4 Hartmut Rosa (2012): *Weltbeziehungen im Zeitalter der Beschleunigung. Umrisse einer neuen Gesellschaftskritik* (= suhrkamp taschenbuch wissenschaft, Bd. 1977). Berlin: Suhrkamp, S. 8.

5 Ebd., S. 10.

6 Zeindler: *Auf Erzählungen hören*, S. 285.

7 Vgl. ebd.

8 Zu den Merkmalen der Schriftlichkeit vgl. Kap. III.2.

Werken, bei denen die pathographische Interpretation erst durch die RezipientInnen an den Text herangetragen wird.

Von der Selbst-Bestimmung im literarischen Werk wendet sich die Arbeit der Selbstbestimmung im medizinischen Kontext zu (Kap. V.2). Wurde mit dem Fallbericht eine Textsorte der medizinischen Wissenschaftsebene und mit dem ärztlichen Patientenbericht ein Beispiel der auf der zwischen Praxis- und Behandlungsebene angesiedelten Kommunikation untersucht, steht in diesem Kapitel nun eine Textsorte der Behandlungsebene im Vordergrund. Gemeint ist die Patientenverfügung, eine Vorausverfügung, die im Grenzbereich verschiedener biographischer Gattungsausprägungen verortet ist. Aufgrund dieser architextuellen Diffusität wird die für die Debatte konstitutive Unstimmigkeit, ob es sich bei dem Instrument der Patientenverfügung um eine Selbst- oder Fremdbestimmung handelt, aus literaturwissenschaftlicher Perspektive untersucht, unter besonderer Berücksichtigung der Unterscheidung von biographischer versus autobiographischer sowie von biographischer versus pathographischer Identität.

1 Selbst-Bestimmung: Zur Ästhetik des Defizits (Autopathographien)

Im Fokus des folgenden Kapitels stehen die Werke zweier skandinavischer SchriftstellerInnen, die beide infolge von Schlaganfällen den traurigen Status einer medizinischen Sensation errangen: Der Gedichtband *Den stora gåtan* (2004; *Das große Rätsel*), den der 2015 verstorbene schwedische Lyriker Tomas Tranströmer trotz eines fast vollkommenen, durch einen Schlaganfall verursachten Sprachverlustes veröffentlichte (Kap. V.1.1), sowie das Werk *Biografi. Dikt og Tekster* (2014; nicht in deutscher Übersetzung erschienen; zu Deutsch: *Biographie. Gedichte und Texte*) der norwegischen Romanautorin Wenche-Britt Hagabakken, die innerhalb von zwei Jahren 18 Schlaganfälle erlitt (Kap. V.1.2). Die beiden Werke verzeichnen einen elementaren Unterschied: Während Tranströmer Krankheit und Kranksein in *Den stora gåtan* nicht explizit verhandelt, wird das eigene Krankheitserleben in Hagabakkens *Biografi* zum zentralen Gegenstand des literarischen Schaffens. Entsprechend verlangen die beiden Werke nach konträren Annäherungen. Am Beispiel Tranströmers lässt sich das Pathographische als eine von außen an den Text herangetragene Lesart verstehen: In meiner Analyse des Gedichtbandes fokussiere ich mich dabei zum einen auf die Herausforderung eines Schriftstellers, sich literarisch gegen die Aphasie als einer Erkrankung zu behaupten, welche eine existenzielle Bedrohung sowohl der individuellen als auch beruflichen Identität darstellt. Daran schließt sich zum anderen die Überlegung an, inwiefern auch LeserInnen im Umgang mit solchen literarischen Selbst-Bestimmungen eine spezifische Verantwortung zukommt. In der an Tranströmer anknüpfenden Untersuchung Hagabakkens definiere ich das Pathographische nicht länger als Lesart, denn im konventionellen Sinn als Schreibart und gehe dabei der Frage nach, in welcher Weise sich die biographische Krankheitserfahrung in den literarischen Text einschreibt. Der gattungsverweisende Titel von Hagabakkens Werk *Biografi* ist hierbei allerdings mit Vorsicht zu behandeln, präsentiert sich das Werk doch als intermediales wie architextuelles Tableau, das sich eindeutigen Gattungszuschreibungen in letzter Instanz entzieht. Das Kapitel schließt mit einem Blick auf die ethische Dimension dieses Konglomerats, das sich als unmittelbar praktizierte Poetologie deuten lässt.

1.1 Lesarten

1.1.1 Tranströmer: *Den stora gåtan*

Für eine Auseinandersetzung mit Selbstbestimmung im Medium des Schriftlichen ist die Krankheit der Aphasie von ausgesprochener Brisanz: So geht im Zuge dieser Erkrankung die Kontrolle über das Sprachenzentrum in hohem Maße verloren, was die Möglichkeiten des Selbstausdrucks, also der sprachlichen Veräußerung der eigenen Identität, stark eingeschränkt. Für SchriftstellerInnen, die fundamental auf ihre sprachlichen Ausdrucksfähigkeiten angewiesen sind, erscheint die Aphasie wie eine besonders maligne ‚Berufskrankheit', gibt es doch kaum eine andere Erkrankung, welche die autorschaftliche Selbstbestimmung derart gefährdet. Als Bedrohung sowohl der personalen als auch professionellen Identität stellt die Aphasie betroffene SchriftstellerInnen vor die existenzielle Aufgabe, das krankheitsbedingt veränderte berufliche Selbst je nach Schweregrad der Erkrankung von Grund auf neu zu bestimmen. Beispielhaft hierfür ist der nach einem Schlaganfall im Jahr 1990 schwer an Aphasie erkrankte Lyriker Tomas Tranströmer, dem es gelang, seine berufliche Identität trotz der massiven Beschränkungen und Herausforderungen, vor die ihn seine Erkrankung stellte, weiter zu behaupten. Eindrücklich zeigt sich dies in einem Haiku-Zyklus, der 2004 in dem Gedichtband *Den stora gåtan*[1] (*Das große Rätsel*) veröffentlicht wurde. War Tranströmers Lyrik bereits seit den 1980er Jahren zunehmend verdichtet, erlangte sein post-apoplektisches[2] Schaffen eine aufs Äußerte gesteigerte Komprimiertheit, die in der lyrischen Form des Haikus ihren Höhepunkt fand.[3] Wie ich im Folgenden postuliere, lässt sich die Formalästhetik dieser japanischen Kurzgedichtform gewissermaßen als Spiegelung der aphasischen Krankheitssymptomatik sehen – überspitzt formuliert: Hätte die Krankheit der Aphasie ein literarisches Äquivalent, wäre das wohl das Haiku.

1.1.2 Aphasiologie

Die Geschichte der Aphasie reicht weit zurück, begleitet diese Krankheit den Menschen doch, seit er sprechen kann.[4] Schon im antiken *Corpus Hippocraticum* findet der Zusammenhang zwischen Sprech- und Sprachstörungen mit Schlaganfällen Erwähnung.[5] Während ‚Aphasie' (griech. ἀφασία = ‚ohne Sprache', ‚Sprachlosigkeit') zunächst eher philosophisch konzeptualisiert wurde – Sextus Empiricus bezeichnete mit ἀφασία einen

1 Tomas Tranströmer (2005): *Das große Rätsel. Den stora gåtan.* Zweispr. Ausg. Übers. v. Hanns Grössel. München u. Wien: Hanser. Alle schwedischen Originalzitate wie auch die deutschen Übersetzungen beziehen sich auf diese Ausgabe.

2 Die an der Erkrankung des Schlaganfalls bzw. der Apoplexie orientierte Unterteilung von Tranströmers Schaffen in eine prä- und eine post-apoplektische Phase ist übernommen von Iván Iniesta (2013): „Tomas Tranströmer's Stroke of Genius. Language but No Words". In: Stanley Finger, François Boller u. Anne Stiles (Hrsg.): *Literature, Neurology and Neuroscience. Neurological and Psychiatric Disorders* (= Progress in Brain Research, Bd. 206). Amsterdam u. Oxford: Elsevier, S. 157–167.

3 Zu den Veränderungen in Tranströmers Lyrik und der zunehmenden Verdichtung, die sich auch in Form von Haikus äußerte, vgl. Iniesta: *Stroke of Genius*, S. 164 wie auch Niklas Schiöler (1999): *Koncentrationens konst. Tomas Tranströmers senare poesi*. Zugl.: Göteborg, Univ., Diss., 1999. Stockholm: Bonnier, S. 40.

4 Für eine profunde Einführung in die historische Entwicklung, aktuelle Forschung und Therapie der Aphasie vgl. Jürgen Tesak (2005): *Geschichte der Aphasie* [2001]. 2. Aufl. Idstein: Schulz-Kirchner, hier S. 11.

5 Vgl. ebd., S. 20.

Geisteszustand, der weder Zustimmung noch Ablehnung ausdrückt –, hatte der Begriff bis zum Mittelalter die Bedeutung einer Gedächtnisstörung inne.[6] Durch Johann August Philip Gesner wurde die Aphasie im 18. Jahrhundert als *Sprach*-störung von der *Sprech*-störung abgegrenzt.[7] Die moderne Aphasiologie nimmt ihren Anfang mit der französischen Sprachlokalisationsdebatte in den 1860er Jahren, als der französische Arzt Pierre Paul Broca zu dem Schluss kam, dass die ‚Aphemie'[8], wie Broca die aphasische Erkrankung noch nannte, ohne intellektuelle Minderungen oder Lähmungen auftritt;[9] zudem erkannte er, dass sich Aphasie nicht nur in Form von Sprechschwierigkeiten äußert, sondern auch zu Schwierigkeiten im Verstehen, Lesen und Schreiben führen kann. Auf Basis seiner Ergebnisse entwickelte Broca eine erste Klassifikation der Aphasien, die neben der motorischen Aphasie auch die später als sensorisch bezeichnete Aphasie aufführte.[10] Ende des 19. Jahrhunderts wurde die aphasiologische Debatte zunehmend internationaler; Arbeiten von John Hughlings Jackson, Henry Charlton Bastian, Frederick Bateman, Jean-Martin Charcot und Sigmund Freud trieben die Forschung entscheidend voran.[11] Aktuell ist der von der Bostoner und Aachener Schule vertretene Syndrom-Ansatz der beherrschende (durchaus kritisierte) medizinisch-klinische Zugang zu Aphasie.[12]

Als Kernmerkmal der Aphasie versteht man heute eine Sprachstörung, die nach abgeschlossenem Spracherwerb durch eine Hirnläsion verursacht wurde. Beeinträchtigungen können in allen Sprachmodalitäten (Sprachproduktion, Sprachrezeption, Lesen, Schreiben) und allen linguistischen Ebenen (Phonologie, Morphologie, Semantik, Syntax, Pragmatik) auftreten.[13] Je nach Kombination der aphasischen Symptome in den jeweiligen

6 Vgl. ebd., S. 21 u. 25.

7 Vgl. ebd., S. 46.

8 Im Sinne eines ‚Verlusts des Sprechens'; der Begriff der ‚Aphasie' wurde durch den französischen Mediziner Armand Trousseau in die Diskussion eingeführt (vgl. ebd., S. 62 u. S. 66).

9 „L'aphémie, c'est-à-dire la perte de la parole, avant tout autre trouble intellectuel et avant toute paralysie [...]." (Paul Broca (1861): „Remarques sur le siège de la faculté du langage articulé, suivies d'une observation d'aphémie (perte de la parole)". In: *Bulletins de la Société Anatomique de Paris* 6, S. 330–357, hier S. 356.)

10 Vgl. Tesak: *Aphasie*, S. 65. Die Begriffe der motorischen und der sensorischen Aphasie, deren Entdeckung fälschlicherweise oft mit Carl Wernicke in Verbindung gebracht wird, gelten heute als veraltet (vgl. ebd.).

11 Vgl. ebd., S. 123.

12 Die Aachener Schule entstand – in Weiterentwicklung der sogenannten Bostoner Schule – um den Neurologen Klaus Poeck und konzentriert sich auf PatientInnen mit einer Aphasie nach Schlaganfall (vgl. ebd., S. 201–202).

13 Vgl. Meike Wehmeyer u. Holger Grötzbach (2014): „Grundlagen". In: Barbara Schneider, Meike Wehmeyer u. Holger Grötzbach: *Aphasie. Wege aus dem Sprachdschungel* [2002]. 6. Aufl. Berlin u. Heidelberg: Springer, S. 3–14, hier S. 4. Vgl. auch Eberhard Koenig (2011): „Neurologische Rehabilitation.". In: Peter Berlit (Hrsg.): *Klinische Neurologie* [1992]. 3., erw. u. vollst. überarb. Aufl. Berlin u. Heidelberg: Springer, S. 1521–1542, hier S. 1535 sowie Rolf R. Diehl (2011): „Funktion und Symptomatik einzelner Hirnregionen". In: Berlit: *Klinische Neurologie*, S. 629–645, hier S. 637. Koenig bezieht sich auf die drei Strukturebenen Phonologie, Syntax und Semantik, Diehl auf die vier Sprachfunktionen Phonologie, Syntax, Semantik und Lexikon.

Komponenten und Modalitäten der Sprache lassen sich verschiedene Störungsmuster erkennen. Als die vier häufigsten Standardsyndrome gelten die Amnestische Aphasie, die Broca-Aphasie, die Wernicke-Aphasie und die Globale Aphasie.[14] Da Tranströmers beinahe vollständiger Sprachverlust der Symptomatik der Broca-Aphasie entsprach, liegt der Fokus der folgenden Ausführungen ausschließlich auf diesem Syndromkomplex. Leitsymptome dieser Aphasieart sind eine meist erheblich reduzierte Sprachflüssigkeit, die mit großer Sprachanstrengung hervorgeht; Prosodie und Artikulation sind häufig schlecht (Dysarthrie); Wörter können lautlich entstellt (phonematische Paraphasien) oder inhaltlich falsch sein (semantische Paraphasien). Erschwert wird die Wortfindungsstörung durch Agrammatismus, also syntaktisch stark reduzierte Sätze, bei welchen Funktionswörter wie Präpositionen, Deklinationen und Konjugationen fehlen können; dies kann bis zu Äußerungen reichen, die nur aus ein oder zwei Wörtern bestehen. Das Sprachverständnis ist mäßig beeinträchtigt.[15] Sind Betroffene oft noch imstande, mithilfe nonverbaler Mittel wie Mimik, Gestik und Tonfall affektive Inhalte zum Ausdruck zu bringen, ist die Kommunikationsfähigkeit durch die expressive Sprachstörung hingegen stark eingeschränkt.[16]

1.1.3 Textanalyse

1.1.3.1 Pathographische Lesarten

Trotz der Schwere seiner Aphasie, die es Tranströmer lediglich erlaubte, einige wenige Phrasen zu sprechen, zeugen die post-apoplektischen Schriftstücke des Dichters von unverminderter Wortgewandtheit und Bilddichte. „[T]hat he managed to continue translating his ideas and images into words, creating language in the absence of speech", reißt denn Iniesta dazu hin, den Lyriker, der 2011, elf Jahre nach seinem Schlaganfall, für seine

[14] Vgl. Walter Huber u. a. (1983): *Der Aachener Aphasie Test (AAT).* Göttingen: Hogrefe, S. 8–17.

[15] Vgl. für die aphasischen Leitsymptome exemplarisch Huber u. a.: *Aachener Aphasie Test*, S. 8–17, Diehl: *Funktion und Symptomatik einzelner Hirnregionen*, S. 637–638, Tesak: *Aphasie*, S. 198 sowie Koenig: *Neurologische Rehabilitation*, S. 1536.

[16] Wehmeyer u. Grötzbach: *Grundlagen*, S. 4.

„komprimierten, erhellenden Bilder[]", deren konzentrierte Form „neue Wege zum Wirklichen weist"[17], mit dem Literaturnobelpreis ausgezeichnet wurde, als ‚medizinische Sensation' zu bezeichnen.[18]
Vor diesem Hintergrund liegt es nahe, Tranströmers post-apoplektische Gedichte als Schrift gewordene Pathographie zu lesen. Denn obgleich Tranströmer seine Krankheitserfahrung in *Den stora gåtan* nicht explizit thematisiert, lassen sich die Haikus als Symbole nutzen, um sich über den mittelbaren Weg des lyrischen Ausdrucks samt pathographischer Interpretation der Erfahrung eines so grenzsituativen Ereignisses wie das eines – lebensbedrohlichen – Schlaganfalls mit anschließender Sprachstörung anzunähern. Ich mache mir für diese dem Krankheitstopos verpflichtete Lesart ein Wesensmerkmal der von Tranströmer gewählten Gedichtform des Haikus zunutze: die (vermeintliche) Offenheit seiner Form.

> Bei all seiner Klarheit will der Haiku doch nichts sagen, und gerade aufgrund dieser doppelten Voraussetzung scheint er offen für den Sinn zu sein, scheint er auf besondere Weise verfügbar und dienstbar, wie ein höflicher Gastgeber, der es Ihnen gestattet, sich mit Ihren Eigenheiten, Werten und Symbolen bei ihm niederzulassen.[19]

Doch wenn eine solche Offenheit auch förmlich zu hermeneutischen Explikationsversuchen einlädt, können „die Wege der Interpretation [...] den Haiku mithin nur verfehlen"[20], würde dies schließlich der Idee dieser Gedichtform, „die Sprache in der Schwebe zu halten"[21] zuwiderlaufen. Wenn die Gedichte im Folgenden also als Verbindung zwischen lyrischem Ausdruck und pathologischer Symptomatik gelesen werden, dann dürfen diese Text-‚Analysen' nicht mit Interpretationen verwechselt werden, bei denen die Gedichte als tatsächliche, von einer Autor- oder Erzählerinstanz nahegelegte Aussagen über Krankheit, Sprache oder Schmerz verstanden werden. Eher sind die folgenden Auseinandersetzungen als subjektive, aus meiner literaturwissenschaftichen Deutungshaltung resultierende Kommentare zu verstehen, die aus reinen (Kon-)Textassoziationen herrühren: Das Haiku wird Mittel zum Zweck, um das im jeweiligen Gedicht festgehaltene Moment für eine assoziative Annäherung an aphasische Krankheits- und Welterfahrung zu nutzen oder zu nutznießen. ‚Pathographie' steht hier also nicht für eine Schreib-, sondern eine

[17] Svenska Akademien (2011): „The Nobel Prize in Literature 2011". In: *Nobelprize.org. The Official Web Site of the Nobel Prize*. http://www.nobelprize.org/nobel_prizes/literature/laureates/2011/press.html (letzter Zugriff: 20.11.2015). Tranströmers sah es als eine seiner intellektuellen Fähigkeiten an, dass er es schaffte, sich in die Position der Lesenden zu versetzen und zunächst unbegreiflich erscheinende Aspekte so für diese darzustellen, dass sie auf deren eigener Erfahrungsebene begreiflich wurden und dadurch die Wahrnehmungsfähigkeit der Lesenden gestärkt wurde (vgl. hierzu Detlef Brenneckes Essay „Ein Lobredner des Schweigens. Der schwedische Lyriker Tomas Tranströmer" in ders. (1991): *Von Tegnér bis Tranströmer. Zwölf Essays zur schwedischen Literatur* (= Texte und Untersuchungen zur Germanistik und Skandinavistik, Bd. 28). Frankfurt a. M. u. a.: Peter Lang, S. 119–130, hier S. 122).

[18] Iniesta: *Stroke of Genius*, S. 166.

[19] Roland Barthes (1981): *Das Reich der Zeichen* [1970] (= edition suhrkamp, Bd. 1077). Frankfurt a. M.: Suhrkamp, S. 94.

[20] Vgl. ebd., S. 98–99.

[21] Ebd., S. 99.

spezifische, kontextualisierte und assoziative Lesart, welche danach sucht, sich der Bedeutung, die eine schwere Erkrankung wie die (schlaganfallbedingte) Aphasie für das Leben Betroffener haben kann, stellvertretend über das lyrische Bild anzunähern. Von besonderer Relevanz erscheinen dabei in diesem Kontext zwei Aspekte: Krankheit als Bedrohung individueller Existenz (Kap. V.1.1.3.2) sowie Krankheit als Bedrohung beruflicher Existenz (Kap. V.1.1.3.3). Inwiefern ein solcher ‚pathographischer' Rezeptionszugang aus (literatur-)ethischer Sicht zu beurteilen ist, wird im Anschluss an die Textanalysen gesondert zu reflektieren sein (Kap. V.1.1.3.4).

1.1.3.2 Existenzielle Vergänglichkeit

Die Konfrontation mit einer lebensbedrohlichen Krankheit wie einem Schlaganfall macht die Endlichkeit der eigenen Lebenszeit unweigerlich bewusst und drängt die Frage nach der Phänomenologie des Todes auf. Eine mögliche Antwort auf diese Suche nach einer fassbaren Gestalt des Unfassbaren bietet in *Den stora gåtan* das traditionsreiche Motiv des Schachspiels. So heißt es in einem Haiku:

> Döden lutar sig
> över mig, ett schackproblem.
> Och har lösningen.
>
> Der Tod beugt sich
> über mich, eine Schachaufgabe.
> Und hat die Lösung.[22]

Das hier aufgerufene Motiv des Schachspiels als Sinnbild für das Kräftemessen mit dem Tod reiht sich ein in eine Riege ähnlicher literarischer und kultureller Repräsentationen.[23] Man denke an den schachspielenden Tod in Ingmar Bergmans Filmdrama *Det sjunde inseglet* (1957; *Das siebente Siegel*), ein explizites Motiv, das sich abgewandelt in A. Paul Webers Lithographie *Tod und Teufel (Schachspieler)* (1967) findet, oder an übertragene Verwendungen wie in Stefan Zweigs *Schachnovelle* (1942), in welcher das Schachspiel als implizite Verteidigung gegen das todbringende Regime der Nationalsozialisten fungiert. In Tranströmers Haiku ergibt sich aus dem Schachmotiv ein Bild, in dem die Ereignisse und Wendungen eines Lebens durch das Einwirken höherer Kräfte gelenkt zu sein scheinen – der Mensch hat so wenig Handlungsmöglichkeit wie die inerte Spielfigur eines Schachspiels. Es ist ein ganz besonderes Gegenüber, das hierbei die Züge spielt: der Tod selbst. Bereits durch die bloße Anwesenheit des Schachspiels wird im Haiku eine

[22] Tranströmer: *Das große Rätsel*, S. 44 u. 45.

[23] Einen kurzen Abriss über die Todessymbolik des Schachspiels bietet Nikolaos Karatsioras (2011): *Das Harte und das Amorphe. Das Schachspiel als Konstruktions- und Imaginationsmodell literarischer Texte*. Zugl.: Stuttgart, Univ., Diss., 2010. Berlin: Frank & Timme, S. 84–86.

indirekte Schwarz-Weiß-Symbolik evoziert;[24] durch die schachspielende Personifikation des Todes als einem Inbegriff der Schattenseite des Lebens bzw. als Verheißung von Lebensnacht wird diese Symbolik weiter verstärkt.[25] Im Gedicht entfaltet sich dadurch das für die menschliche Existenz unumgängliche dichotome Spiel aus Hell und Dunkel, aus Licht und Schatten. Man fühlt sich erinnert an den Ausspruch Johann Wolfgang von Goethes in seiner *Farbenlehre* (1810): „Wie dem Auge das Dunkle geboten wird, so fordert es das Helle; es fordert Dunkel, wenn man ihm Hell entgegenbringt, und es zeigt eben dadurch seine Lebendigkeit, sein Recht, das Objekt zu fassen, indem es etwas, das dem Objekt entgegensetzt ist, aus sich selbst hervorbringt."[26] Im übertragenen Spiel aus Hell und Dunkel sind beide Farbkontraste gleichermaßen gefordert, lässt sich das eine nicht ohne das andere wahrnehmen, die lichten Augenblicke nicht ohne die dunklen, das Leben nicht ohne den Tod. Bei einer Deutung des Lebens als Schachpartie, deren Züge die einzelnen Wendungen biographischer Lebensereignisse symbolisieren, gibt Tranströmers Haiku den Blick auf den Moment frei, an dem das Dunkle – der Tod – letzten Endes den Sieg über das Helle – das Leben – zu erringen sucht. Es handelt sich hier um einen intellektuellen Kampf, der die Spielenden unentwegt zu Voraussicht, Umsicht und Vorsicht mahnt.[27] Einfach wird es dem Tod nicht gemacht: Der nächste, vielleicht gar finale Zug hat ihm eine Denkaufgabe bereitet. Doch ausgerichtet an klaren Regeln, die keine Übertretung erlauben, und durch das Spielfeld räumlich strikt begrenzt, erlaubt Schach (im Unterschied zu den affektiven Spontanhandlungen eines Schnelligkeitsspiels) Zeit für Reflexion. In klarer Abgrenzung zu Glückspielen wie Würfeln oder Roulette steht dem Kombinationsspiel Schach – als eine Metapher der Logik – dabei jeglicher Zufallsgedanke fern:

> Weil beim Schach und ähnlichen Spielen die Spieler in jedem Augenblick ihre Position genau kennen, bestehen hier die Informationsmengen aus einer einzigen Position. Solche Spiele heißen *Spiele mit vollständiger Information*. In diesen ist der Gewinn eines Spielers eindeutig durch dessen Fähigkeit bestimmt, seine optimale Strategie zu finden. In dieser Beziehung sind die Spiele mit vollständiger Information das genaue Gegenteil jener

[24] Diese Symbolik steht laut Karatsioras automatisch mit im Raum, wenn in einem Text ein Schachspiel vorkommt, vgl. ebd., S. 57–58.

[25] Zur Verbindung der Farbe Schwarz mit dem Tod, auch in seiner symbolischen Kontrastbildung mit Licht und Weiß, vgl. Katarina Yngborn (2008): „Schwarz". In: Günter Butzer u. Joachim Jacob (Hrsg.): *Metzler Lexikon literarischer Symbole*. Stuttgart u. Weimar: Metzler, S. 337–338.

[26] Johann Wolfgang von Goethe (1991): „Zur Farbenlehre. Didaktischer Teil". In: Ders.: *Sämtliche Werke, Briefe, Tagebücher und Gespräche*. Bd. 23, Tl. 1. Hg. v. Friedmar Apel u. a. Frankfurt a. M.: dtv, S. 41.

[27] Vgl. Benjamin Franklins Befund, dass Schach von Spielenden geistige Fähigkeiten wie „foresight", „circumspection" und „caution" fordere und fördere, so Franklin 1786 in seinem Essay „The Morals of Chess". In: *The Columbian Magazine* 1(4), S. 159–161.

Glücksspiele, in denen der Gewinn eines Spielers ausschließlich vom „Glück“, d. h. von zufälligen Ereignissen abhängt.[28]

Die Züge des Schachspiels sind endlich,[29] der Ausgang ist in gewisser Weise vorbestimmt. Eine Zeitlang konnte sich das lyrische Ich in Tranströmers Haiku dem Tod noch entziehen, doch nun lässt sich nicht länger ignorieren, wer aus dieser Partie als Sieger hervorgehen wird.

Als eine Art ‚Ante mortem‘-Motiv, das uns der eigenen Sterblichkeit gewahr werden lässt, repräsentiert das Schachmotiv einen Schicksalsgedanken, dem zufolge sich das eigene Leben und Sterben unserer Kontrolle entzieht. Die gattungstypische extreme Kürze des Haikus unterstreicht die Unvermitteltheit, mit der sich biographische Wendungen einstellen können. Über die mikrokosmische Momentaufnahme des Gedichts werden die Lesenden – in fast schon epiphanischer Weise – kommentarlos mit den letzten Fragen des Lebens, des Todes, des Geistes konfrontiert, schlicht: mit dem titelgebenden „stora gåtan“, dem „großen Rätsel“. Dass diese ontologische Auseinandersetzung ein in hohem Maße individueller Prozess ist, zeigt sich durch die Personenkonstellation des Gedichts: Das lyrische Ich scheint mit dem Tod allein zu sein, mögliche soziale Beziehungen seines bisherigen Lebens finden keine Erwähnung. Trotzdem ruft das Haiku kein Gefühl von Verlassenheit hervor; mehr noch: statt Einsamkeit erweckt die Momentaufnahme den Eindruck fürsorgender Zweisamkeit, denn die Szenerie zeigt einen Tod, der gewaltig, aber nicht bedrohlich wirkt. Der Tod „lutar sig över“ („beugt sich über“) das lyrische Ich, eine Geste, die in einem christlichen Glaubenskontext an die Mitleid ausstrahlende Hinwendung der Pietà denken lässt. Es muss an dieser Stelle erneut der interpretative Gehalt dieser Assoziation betont werden. Zwar gilt Tranströmer als religiöser Dichter; wie Bergsten betont, kann diese Bezeichnung allerdings in die Irre führen: Die Überzeugung, dass die Wirklichkeit eine Dimension enthält, die unsere Alltagswahrnehmung übersteigt, findet sich schon in Tranströmers früher Lyrik; bei näherer Betrachtung lassen es seine Gedichttexte jedoch kaum zu, auf eine eindeutige Konfession oder Doktrin festgelegt zu werden.[30] Ob man der religiösen Bildassoziation für das Haiku folgen möchte oder nicht:

[28] Nikolaj N. Vorobjoff (1972): *Grundlagen der Spieltheorie und ihre praktische Bedeutung* [1963]. 2., verb. u. erw. Aufl. Übers. v. Norbert M. Küssel. Würzburg: Physica-Verlag, S. 76, Herv. i. O.

[29] Die Begrenztheit der Zugmöglichkeiten und die Endlichkeit zählen zu den Kerneigenschaften des Schachspiels: „1. Das Spiel wird von zwei Personen gespielt. 2. Der Gewinn des einen Spielers ist gleich dem Verlust des anderen Spielers. 3. Das Spiel endet nach einer begrenzten Zahl von Zügen, und jeder Spieler hat immer nur endlich viele Zugmöglichkeiten. 4. Das Spiel weist perfekte Information auf, das heißt, alle Informationen über den erreichten Spielstand liegen beiden Spielern offen. 5. Es gibt keine zufälligen Einflüsse.“ (Jörg Bewersdorff (2012): *Glück, Logik und Bluff. Mathematik im Spiel – Methoden, Ergebnisse und Grenzen* [1998]. 6., akt. Aufl. Wiesbaden: Springer Spektrum, S. 99, Herv. entf.)

[30] Vgl. Staffan Bergsten (1989): *Den trösterika gåtan. Tio essäer om Tomas Tranströmers lyrik.* [Stockholm]: FIBs Lyrikclubb, S. 56. Zur religiösen Dimension in Tranströmers Lyrik vgl. auch Kjell Espmark (1983): *Resans formler. En studie i Tomas Tranströmers poesi*. Stockholm: Norstedt & Söners, S. 39–55.

Die Handlungen des Todes machen nicht den Eindruck eines arglistigen oder jähen Ränkespiels, sondern es scheint, als betrachte der Tod die (Lebens-)Umstände des sich vor ihm ausbreitenden ‚Problems' mit gebotener Sanftheit und Ruhe. Das Resultat seiner Überlegungen ist als „lösning" („Lösung") positiv konnotiert. Letztlich verliert der Aspekt des Schicksalszuges hierdurch sein Erschreckendes; der Tod erscheint nicht als Strafe, vielmehr lässt sich ein Vertrauen in eine höhere Instanz erahnen, in deren fürsorgende Hände sich der Mensch begeben darf. Ausgehend von diesem Haiku verweist Tommy Olofsson auf ein in Tranströmers Gedichten häufig wiederkehrendes ‚Carpe diem'-Motiv, das eine tiefe Ehrfurcht erahnen lasse „för livet och vad det har att erbjuda för den som har förstånd nog att ta emot det som en gåva."[31] („vor dem Leben und dem, was es demjenigen zu bieten hat, der genug Verstand hat, es als Geschenk anzunehmen.")

1.1.3.3 Berufliche Vergänglichkeit

Die Grenze zum Totenreich wird auch in folgendem Haiku thematisiert:

> Han skriver, skriver ...
> lim flöt i kanalerna.
> Prämen över Styx.
>
> Er schreibt, schreibt ...
> Leim floß in den Kanälen.
> Der Prahm über den Styx.[32]

Das Motiv der Vergänglichkeit offenbart sich hier durch einen plötzlichen Wechsel des Bewegungsflusses: Gerade noch strömten die Gedanken und Worte aus dem lyrischen „Er" („han") hervor, dann wird der eifrige, durch keine Störungen eingeschränkte Schreibfluss, der durch die asyndetische Aneinanderreihung des Bewegungsverbes „skriver" („schreibt") akzentuiert wird, abrupt abgebrochen. Es ist kein neuer Satz, kein neuer Abschnitt, der beginnt, vielmehr suggerieren der Satzbruch zwischen erster und zweiter Verszeile[33] und die dazwischen elliptischen Auslassungspunkte eine jäh einbrechende Veränderung, die keinen glatten und kontrollierten Abschluss erlaubt. Die Kanäle sind wie verstopft von Leim, der sich zäh seinen Weg bahnt und an dem alles kleben bleibt. Mit der mythologischen Aufrufung des in den Tod führenden Flusses Styx findet die Flusssymbolik des Gedichts ihren drastischen Schlusspunkt. Im Kahn eines stumm und gesichtslos bleibenden Fährmanns kommt jegliche vorherige Aktivität endgültig zum Erliegen.

Das Letzte, was das lyrische ‚Er' getan hat, ist Schreiben, es ist das einzige, womit es charakterisiert wird. Aus der hier gewählten pathographischen Lesart liegt es nahe, die

[31] Tommy Olofsson (2004): „Tranströmer fångar ännu dagen". In: *Svenska Dagbladet*. http://www.svd.se/transtromer-fangar-annu-dagen (letzter Zugriff: 09.11.2015).

[32] Tranströmer: *Das große Rätsel*, S. 54 u. S. 55.

[33] Man beachte hierzu die Kleinschreibung des Wortes „lim" („Leim") am Versanfang, als Verweis für die Kontinuität des Satzes.

Verbindung von Sprache und (Sprach-)Fluss nicht nur als Verbildlichung einer kreativitätshemmenden Schreibblockade, sondern auch als Symbolik für schlaganfallbedingte Aphasie zu deuten. Gerade noch mitten im Leben, mitten in einer Handlung noch dazu, die von Intellekt und geistiger Agilität gekennzeichnet ist, reißt jegliche Bewegung unvermittelt ab. Alle Wege sind verstopft, kein Blut und keine Tinte fließen mehr hindurch, der gedankentragende Stift – als ein Kanal geistiger Kreativität – ist ebenso blockiert wie die Adern als Kanäle körperlicher Lebenskraft. Die Deutung einer Sprache, die sich dem Sprechenden immer wieder entzieht, als Sinnbild für Aphasie ist bei Tranströmer bereits durch sein Gedicht *April och Tystnad* (*April und Schweigen*) vertraut:

> Det enda jag vill säga
> glimmar utom räckhåll
> som silvret
> hos pantlånaren.
>
> Das einzige, was ich sagen will,
> glänzt außer Reichweite
> wie das Silber
> beim Pfandleiher.[34]

Obwohl noch vor Tranströmers eigener Erkrankung verfasst, lässt es die Bildhaftigkeit dieser Gedichtstrophe zu, sich der Bedeutung aphasischen Sprachverlusts anzunähern.[35] In seiner autopathographischen Auseinandersetzung mit seiner Schlaganfallerkrankung sucht etwa der Sänger Wolfgang Niedecken, seiner eigenen Erfahrung sprachlicher Ohnmacht mithilfe genau dieser Zeilen Ausdruck zu verleihen:

> Ich konnte nicht lesen, weil die Buchstaben nach allen Richtungen davonstoben. Und wenn ich mich bemerkbar machen wollte, verstand man mich nicht, denn auch die Wörter, die ich selbst produzieren wollte, waren vor mir auf der Flucht, und meistens hechelte ich ihnen vergeblich hinterher. Der schwedische Lyriker Tomas Tranströmer, dem Ähnliches widerfahren war, fasste die Wortfindungsstörungen eines Schlaganfallpatienten einmal in die bezwingenden Verse: „Was ich sagen will, / glänzt außer Reichweite / wie das Silber / beim Pfandleiher." Ich wusste, was er meinte. Genau so war es.[36]

[34] Tomas Tranströmer (2001): „April och Tystnad". In: Ders.: *Samlade dikter. 1954–1996*. Stockholm: Bonnier, S. 283 bzw. Tomas Tranströmer (1997): „April und Schweigen". In: Ders.: *Sämtliche Gedichte*. Übers. v. Hanns Grössel. München: Hanser, S. 227.

[35] Publiziert nach Tranströmers Erkrankung, hat *April och Tystnad* (*April und Schweigen*) biographistische Interpretationen angeregt, die das Gedicht als Ausdruck für die Schmerzen und die Frustration verstehen, die Tranströmers Krankheit begleiteten; das Gedicht entstand allerdings bereits, ehe Tranströmer den Schlaganfall erlitt (vgl. Iniesta: *Stroke of Genius*, S. 161 sowie Birgitte Steffen Nielsen (2002): *Den grå stemme. Stemmen i Tomas Tranströmers poesi*. Viborg: Arena, S. 20).

[36] Wolfgang Niedecken (2013): *Zugabe. Die Geschichte einer Rückkehr*. Mit Oliver Kobold. Hamburg: Hoffmann u. Campe, S. 86–87. Torsten Rönnerstrand assoziiert die Silbermetaphorik mit einer inneren, mentalen Sprache, die im Kranken trotz Aphasie weiterlebt (vgl. Torsten Rönnerstrand (2006): *Poesi ur afasi – ett tranströmerskt mirakel.* In: *Tvärsnitt* 3(04) [Online-Version]).

In *Den stora gåtan* entfaltet das Haiku „Han skriver, skriver ...“ („Er schreibt, schreibt ...“) durch seine prägnante Kürze, das Spiel mit Brüchen und Abbrüchen, der Gegenüberstellung des Profanen (Schreiben) und Mythologischen (Styx) einen unheilbringenden und unentrinnbaren Kreislauf, der im Bild der mit Leim verstopften Kanäle (als Stellvertreter für verstopfte Schreib- und Blutgefäße) und dem schicksalhaften Fluss Styx (als Ausdruck für einen durch Sauerstoffarmut bedingten Tod) für die Auseinandersetzung mit Aphasie höchste Symbolkraft entfaltet. Die Bildgewalt des unheilbringenden Leims ist dabei auch aus neurologischer Perspektive kaum zu negieren, denn die durch ihn verstopften Kanäle erinnern unweigerlich an die arteriellen Schädigungen einer apoplektischen Durchblutungsstörung: So bilden sich etwa bei einer Arteriosklerose oder Arterienverkalkung an den Innenwänden der Blutgefäße Plaques; diese Plaques verengen die Arterien, wodurch weniger sauerstoffreiches Blut in das Gewebe gelangt, das eigentlich durch die betroffenen Gefäße versorgt wird. Reißen die Plaques ein, entstehen an den Rissen Blutgerinnsel, welche die Gefäße vollständig verstopfen können. Als Folge der hierdurch ausgelösten Ischämie, also der Unterversorgung des Gewebes mit Sauerstoff, droht der Schlaganfall, der zu umfassenden zerebralen Funktionsausfällen oder gar zum Tod führen kann.[37] Über die durch den zäh fließenden Leim erstickende Enge der Kanäle wird die arterielle Verengung eines Schlaganfalls im Haiku in einem beklemmenden Bild greifbar. Der Begriff der ‚Kanäle‘ lässt sich dabei in einem doppelten Wortsinn verstehen, denn es sind zwei lebenswichtige Adern, die hier von tödlicher Unterversorgung betroffen sind: Zum einen sind es die Blutgefäße, bei denen die für den Erhalt der biologischen Identität lebensnotwendige Sauerstoffzufuhr unvermittelt abgeschnitten wurde; zum anderen ist es der kreative Fluss der Sprache, der als Symbol schriftstellerischer Identität erscheint und im Haiku mit einem Schlag zum Erliegen kommt. Sei es ein schlaganfallbedingter biologischer Tod, sei es ein durch Aphasie verursachter ‚Tod‘ der Sprache: In beiden Fällen handelt es sich um einen determinierten Tod, den durch die Allusion auf den Fährmann Charon etwas Schicksalhaftes umgibt. Was mag wohl der Obolus sein, der dem Fährmann für die Fahrt über den Styx entrichtet werden muss? Im Falle des Schreibenden liegt die Antwort nahe: der Verlust der Sprache als wertvollstes Gut des Schriftstellenden. Denn unter die Zunge wird den Toten der Charonspfennig gelegt, so besagt es der Mythos, in den Mund also, und damit an einen sinnbildlichen Ort der Sprache.

1.1.3.4 Kommentar zur Analyse

Die pathographische Lesart, die hier für die Haikus aus *Den stora gåtan* gewählt wurde, macht einen ethischen Kommentar vonnöten. Für gewöhnlich wird die Verantwortung von LeserInnen reduziert auf das Gebot, im Sinne eines Plagiatsverbots das intellektuelle

[37] Vgl. exemplarisch Franz Aichner u. Eduard Holzer (Hrsg.) (1996): *Schlaganfall. Vorsorge, Behandlung und Nachsorge. Ein Ratgeber für Gesunde, Patienten und Angehörige.* Wien: Springer, Alexander Hartmann u. W.-D. Heiss (Hrsg.) (2001): *Der Schlaganfall. Pathogenese, Klinik, Diagnostik und Therapie akuter zerebrovaskulärer Erkrankungen.* Berlin u. Heidelberg: Springer sowie Hans-Christoph Diener, Werner Hacke u. Michael Forsting (Hrsg.) (2004): *Schlaganfall.* Stuttgart: Thieme.

und künstlerische Eigentum anderer zu achten. In *The Company We Keep* zieht Booth RezipientInnen allerdings weitaus stärker zur Verantwortung. Denn für Booth geht die – selbst oder durch andere zugesprochene – Deutungsautorität der LeserInnen mit einer ganzen Reihe von Pflichten gegenüber AutorInnen, Werken, der Allgemeinheit oder auch dem literarischen Kanon einher, um nur einige Bereiche zu nennen.[38] In welchem Maße ist nun bei den Haikus aus *Den stora gåtan* eine pathographische Lesart überhaupt legitimiert und wie ist sie aus literaturethischer Sicht zu bewerten? Wird diese Lesart dem Text und seinen personellen Instanzen gerecht? Dem lyrischen Ich bzw. der Stimme des Textes? Dem impliziten Autor Tranströmer, also dem Bild, das ich mir anhand der werkspezifischen „norms and choices"[39] von ihm als Autor mache? Dem tatsächlichen Autor Tranströmer? Angesichts des Kontexts, in den Tranströmers späte Gedichte eingebettet sind, und der gleichzeitigen Offenheit der lyrischen Form des Haikus scheint es verführerisch, die Gedichte als implizite Pathographie zu lesen, als biographistischen Schlüssel zur Krankengeschichte Tranströmers selbst. Es stellt sich die Frage, inwiefern ich mir das Recht nehmen kann und inwiefern mir ein (mit Blick auf den Autor) biographischer oder (mit Blick auf die gewählte Gedichtform) formalästhetischer Kontext die Legitimation gibt, den impliziten Autor mit dem tatsächlichen Autor Tranströmer verschmelzen zu lassen. Denn weder Peritext (Titel, Klappentext etc.) noch Text (Inhalte, Topoi, semantische Figuren etc.) verweisen explizit auf einen Krankheitskontext. ‚Dürfen' die Gedichte dann tatsächlich sowohl als Sprechen eines Kranken als auch als Sprechen über Krankheit gelesen werden? So sehr der medizinische Sensationsgehalt, der Tranströmers post-apoplektischem Schaffen zugeschrieben wird, faszinieren mag, so wenig wird man dem Autor wohl gerecht, möchte man ihn in seiner beruflichen Identität auf die Rolle des Kranken reduzieren. Es liegt in der Verantwortung der LeserInnen, trennscharf zwischen privaten und literarischen Bio- und Pathographien zu unterscheiden, den Grad der Subjektivität und Assoziativität einer von Vorwissen und Vorannahmen gelenkten Lesart zu erkennen, zu reflektieren und (öffentlich) zu problematisieren. Die pathographische Lesart der Haikus trägt mir in meiner Rolle als hermeneutischer Autorität eine ähnliche Verantwortung auf, wie sie der Umgang mit an Aphasie erkrankten Personen erfordert: Gehör zu schenken, ohne sich von Vorannahmen leiten zu lassen, zu Wort kommen zu lassen, ohne durch Vorinterpretationen zu unterbrechen, selbst sprechen zu lassen, statt für die Betroffenen zu sprechen. Ebenso, wie die wortwörtliche Mündigkeit des von Aphasie Betroffenen durch unbedachtes Kommunikationsverhalten anderer eingeschränkt werden kann, können Texten und AutorInnen durch Interpretationen Worte in den Mund gelegt und ihre Mündigkeit damit in gewisser Weise ebenfalls missachtet werden. Aphasie wird so gleichsam zum Sinnbild der ethischen Problematik von biographistisch bzw. allgemeiner noch: rezeptionsästhetisch orientierten Methoden der Literaturwissenschaft. Im Umgang mit AutorInnen, deren individuelle Krankheitsgeschichte zu einer Grenzaufhebung biographischer und allegorischer Pathographien verlockt, scheint so vor allem eines in der Verantwortung der RezipientInnen: auf eine Lesart zu achten, die dem Selbstausdruck und damit der Selbstbestimmung von AutorInnen nicht gegenübersteht, sondern sie befördert.

[38] Vgl. Booth: *The Company We Keep*, v. a. S. 126–137.

[39] Wayne C. Booth (1983): *The Rhetoric of Fiction* [1961]. 2. Aufl. Chicago u. London: U of Chicago P, S. 74.

1.1.4 Gattungsanalyse

1.1.4.1 Aphasische Lyrik

Die hier gewählte pathographische Lesart ist also nicht zu verwechseln mit einer biographistischen Lesart, bei der ausgehend vom lyrischen Text auf die Pathographie des Dichters Tranströmer geschlossen wird. Vielmehr ist die hier genutzte Methode in einem abstrakteren Sinn zu verstehen, nämlich als Versuch, sich stellvertretend über die lyrische Form der Komplexität der Aphasie anzunähern. Um das Potenzial des Haikus für eine solche assoziative Annäherung zu erfassen, muss man sich die Gattungsmerkmale dieser Gedichtart vergegenwärtigen. Haikus, postuliert Iván Iniesta, entziehen sich syntaktischen Mustern, pflegen einen intrinsisch agrammatischen und telegraphischen Stil.[40] Traditionell hat das japanische Haiku die Funktion inne, auf kleinstem Raum einen spontan und konkret erlebten alltäglichen Erlebnismoment einzufangen.[41] Bereits in einem einzigen Wort kann ein emotional-assoziativer Raum geschaffen werden.[42] In äußerster Kürze sowie kommentar- und interpretationslos dargestellt, soll die eigene Imagination der RezipientInnen freigesetzt werden.[43] Wiewohl Haikus mit Barthes als „Quintessenz von Subjektivität"[44] verstanden werden können, präsentieren sie sich damit zugleich als Gedankensplitter von höchstem Reflexionsgrad, die über die vertraute subjektive Wahrnehmungswelt hinausgehen und – als phänomenologische Schlüsselgedichte – abstrakte Erkenntnisprozesse auszulösen imstande sind. Weichen Tranströmers Haikus in manchen Aspekten zwar von der traditionellen Haikudichtung ab, finden sich in ihnen dennoch

40 Iniesta: *Stroke of Genius*, S. 165. Wie Iniesta hervorhebt, treffen diese Merkmale auf alle Haikus Tranströmers zu, auf die frühen Gedichte ebenso wie auf jenen Zyklus in *Den stora gåtan*, der rund 40 Jahre später entstand. Für eine Auseinandersetzung mit dem frühen Haiku-Werk des Dichters, in das sich nach Gerhard Marcel Martin Tranströmers psychoanalytische Erfahrungen aus seiner Berufspraxis als Psychologe in einer Jugendstrafanstalt einspeisen, vgl. Gerhard Marcel Martin (2007): „Frühe Haikus von Tomas Tranströmer. Ein Versuch, sich seinem Werk zu nähern". In: Angela Standhartinger, Horst Schwebel u. Friederike Oertelt (Hrsg.): *Kunst der Deutung, Deutung der Kunst. Beiträge zu Bibel, Antike und Gegenwartsliteratur* (= Ästhetik – Theologie – Liturgik, Bd. 45). Münster: Lit, S. 169–176.

41 Vgl. Annika Reich (2000): *Was ist Haiku? Zur Konstruktion der japanischen Nation zwischen Orient und Okzident* (= Spektrum, Bd. 73). Hamburg: Lit, S. 6.

42 Der Bezug kann gleichermaßen direkt wie abstrakt hergestellt werden (vgl. ebd., S. 6–8). Der für Haikus charakteristische Fokus auf Natursensationen und Jahreszeiten tritt nach Schiöler bei Tranströmers frühen Haikus hinter eine Konzentration auf Leben, Tod und Vergänglichkeit zurück; sie seien, so Schiöler, „genom visuella medel kondenserade meditationer över den mänskliga existensen" („durch visuelle Mittel kondensierte Meditationen über die menschliche Existenz") (Schiöler: *Koncentrationens konst*, S. 43) – eine Verdichtung, die auf die Haikus aus *Den stora gåtan* übertragbar ist.

43 Vgl. Reich: *Haiku*, S. 6.

44 Roland Barthes (2008): *Die Vorbereitung des Romans. Vorlesung am Collège de France 1978–1979 und 1979–1980* [2003] (= edition suhrkamp, Bd. 2529). Hrsg. v. Éric Marty, Texterstellung, Anm. u. Vorwort v. Nathalie Léger. Übers. v. Horst Brühmann. Frankfurt a. M.: Suhrkamp, S. 76.

Kernmerkmale dieser Gedichtform wieder: die Einfachheit des Ausdrucks, elliptische Konstruktionen, anschauliche Prägnanz und alliterierende Wendungen.[45]

In ihrer extremen Dichte und Kürze erscheinen die gnoseologischen Momentaufnahmen in Tranströmers *Den stora gåtan* wie ein lyrisches Gegenstück zur (schlaganfallbedingten) Aphasie. Da ist zunächst das Versformat der Gedichte. Klassischerweise bestehen Haikus aus einer einzigen Zeile:

> Die auf bestimmte Silbenzahlen festgelegten Wortgruppen stellen keine Zeilen, sondern metrische Einheiten dar, die sich zu einer einzigen Zeile vereinigen. In dieser Hinsicht sind sie eher den Versfüßen vergleichbar, die einen Vers ausmachen. Der aus sechs Versfüßen bestehende Hexameter ist kein Sechszeiler, sondern beansprucht drucktechnisch nur eine Zeile.[46]

In der westlichen Adaptation der japanischen Haiku-Kunst hat sich demgegenüber eine Form aus nicht einer, sondern drei Druckzeilen etabliert. Diese Darstellungsweise führt dazu, dass der Fluss des Haiku-Moments mehrfach abgebrochen wird, was dem stagnierenden, telegrammhaften Stil aphasischer Sprache gleicht. Verstärkt wird diese Nähe durch die Konzentration des Haikus auf Silben als Zähleinheit: In Tranströmers Haikus wird die traditionelle Silbenzählung 5–7–5 weitestgehend strikt eingehalten,[47] sowohl in seinen frühen Haikus im *Fängelse*-Zyklus (1959; *Gefängnis*-Zyklus), als auch den Haikus in *Sorgegondolen* (1996; *Die Trauergondel*) und jenen in *Den stora gåtan*. Mit der Silbe als strukturgebender Einheit des Haikus konzentriert sich der lyrische Bedeutungsgehalt auf eine sprachliche Kleinstentität, wie sich auch der Fokus bei Broca-Aphasie auf Minimaleinheiten verschiebt, wenn das große Ganze der Sprache an die eigenen Grenzen führt.[48]

Die dichte Intensität, die durch die Konzentration auf eine silbenbasierte Zählart und die Gedichtlänge von traditionell einer oder nach westlicher Adaptation drei Druckzeilen entsteht, spiegelt die Idee des Haikus als Momentaufnahme. Intensiviert wird das Spiel mit Kurz- und Kürzestformen bei Tranströmer durch die Satzlängen seiner Haikus. Denn häufig korrespondiert die begrenzte Form des Gedichts mit einem parataktischen Stil: Auf lediglich 17 Silben werden zwei, stellenweise sogar drei Sätze verteilt; so aufgespalten in separierte Gedanken erwecken die Haikus den Eindruck, dass der bzw. die lyrische SprecherIn trotz der formalen Kürze des Gedichts immer wieder neu ansetzen muss. Assonanzen und Alliterationen, die den gesamten Haiku-Zyklus durchziehen, tragen ein Übriges zu diesem Spiel mit (Ab-)Brüchen bei, wie es exemplarisch am schwedischen Original des folgenden Gedichts erkennbar wird:

[45] Vgl. Schiöler: *Koncentrationens konst*, S. 41.

[46] Areta Takeda (2007): „Überschwang durch Überschuss. Probleme beim Übersetzen einer Form – am Beispiel des Haiku“. In: *arcadia. Internationale Zeitschrift für Literaturwissenschaft* 42(1), S. 20–44, hier S. 22–23.

[47] Haikus, die diesen formalen Kriterien nicht entsprechen, können dennoch als Haikus anerkannt werden, solange sie die inhaltlichen Voraussetzungen erfüllen und einen Moment einfangen und dadurch die Aufmerksamkeit der RezipientInnen schärfen (vgl. Reich: *Haiku*, S. 6–7).

[48] Etwa bei Betroffenen, die nur noch Ein- oder Zweiwort-Äußerungen bilden können (vgl. bspw. Koenig: *Neurologische Rehabilitation*, S. 1536).

Rentj*ur* i *s*olgass
Fl*u*gorna *syr* och *syr* fast
*sku*ggan vid marken.

Renhirsch im Sonnenglast.
Die Fliegen nähen und nähen
den Schatten am Boden fest.[49]

Das phonetische Spiel mit [s] und [y:] des schwedischen Texts markiert hier nicht Abschlüsse, sondern Anfangspunkte – Anfangslaute, Anfangswörter –, und damit ein Moment, das der wortlosen oder stockenden Suche nach Worten der Aphasie gleicht. Nicht von ungefähr schreibt Rönnerstrand den Gedichten eine Stenolali zu, ein pathologisches Stottern, an dem auch Tranströmer nach seinem Schlaganfall litt, und welches das Schreiben langer Texte erschwert.[50] Zieht sich ein Satz einmal doch über zwei Zeilen, halten Enjambements den Eindruck eines kontinuierlichen, aufraffenden Luft- und Gedankenholens aufrecht. Man beachte etwa die durch das Enjambement bedingte formale Strukturierung des bereits bekannten Haikus:

Döden lutar *sig*
över mig, ett schackproblem.
Och har lösningen.

Der Tod beugt *sich*
über mich, eine Schachaufgabe.
Und hat die Lösung.[51]

In der Durchbrechung von syntaktischer, rhythmischer oder metrischer Kongruenz wird der Versfluss abrupt zum Stillstand gebracht. „Das Enjambement ist ein Ende, das keines ist“[52], befindet Gerhard Kurz. „Es stellt ein Ende und zugleich einen Übergang dar, einen Bruch und zugleich einen Zusammenhang, eine Differenz und eine Vermittlung. Es schafft dadurch einen synkopierenden Rhythmus.“[53] Jede Verszeile erhält lyrischen Sinn und ist gleichwertig zur nächsten: Indem manche Versfragmente einer eigenen Verszeile zugeordnet werden, wird den einzelnen Teilen einer Verseinheit sowohl formale als auch semantische Eigenwertigkeit zugesprochen. Zeilensprünge betonen einen Vers also gleichzeitig in seiner Totalität und seiner Partikularität und führen wegen ihres „Doppelcharakters von Ende und Übergang“, so Kurz,

[49] Tranströmer: *Das große Rätsel*, S. 38 u. 39.
[50] Vgl. Rönnerstrand: *Poesi ur afasi*.
[51] Tranströmer: *Das große Rätsel*, S. 44 u. 45.
[52] Gerhard Kurz (1999): *Macharten. Über Rhythmus, Reim, Stil und Vieldeutigkeiten* (= Kleine Reihe V&R, Bd. 4013). Göttingen: Vandenhoeck & Ruprecht, S. 26.
[53] Ebd. Für einen allgemeinen Überblick zum Zeilensprung vgl. auch Sabine Doering (1997): „Enjambement“. In: Weimar: *Reallexikon der deutschen Literaturwissenschaft*, S. 447–449.

> zu einer syntaktischen und semantischen Doppeldeutigkeit. Die verbundenen Verse werden als separate Einheiten wahrgenommen und auch als Teile einer Einheit. Daher entstehen zwei simultane syntaktische und semantische Organisationen des Verses.[54]

Enjambements illustrieren hierdurch das Prinzip der Emergenz, wie aus Aristoteles' bekanntem Gedanken: ‚Das Ganze ist mehr als die Summe seiner Teile' bekannt.[55] Im Enjambement wird die eigensemantische und zugleich sinnstiftende Bedeutung der einzelnen Komponenten einer (Satz- oder Vers-)Einheit evident. Jedem Fragment ist zum einen eine ihm inhärente Bedeutung zu eigen. Betont wird die Semantik des Teilabschnitts zum anderen nicht nur durch die Vor- und Rückverweise von Contre-Rejet und Rejet[56], sondern auch durch das Zeilenende: „In der Lektüre läßt das ‚offene' Ende des Enjambements den Blick auf die weiße, leere Fläche des Papiers gleiten und zieht deren ‚Sprachlosigkeit' in die Stimme des Gedichts."[57] Wie mächtig die durch das Weiß des Papiers symbolisierte Sprachlosigkeit ist, wird durch die Zeilenbrüche in subtiler Drastik erkennbar. Durch ihre enjambematische Fragmentarität umgibt Tranströmers Haiku eine Atmosphäre allgemeiner Sprachlosigkeit, welche die Sprache immer wieder aufs Neue durchbrechen muss. Das weiße Nichts demaskiert die schwarze Schrift: Erst durch das Spiel der Gegensätze – der Sprache und ihres unentwegten Abbruchs – wird die Aphasie des unbeschriebenen, vielleicht auch unbeschreibbaren Raums bewusst.

In der durchgehenden Betonung des Kurzen und Fragmentarischen, das sich in der lyrischen Form des Haikus offenbart, seiner auf Silben basierenden Zählart, der parataktischen Rhetorik der Gedichte wie auch der typographischen Dominanz der weißen Seite, auf der die Druckerschwärze der Schrift beinahe zu verschwinden droht, wird unverkennbar, dass im Kampf zwischen Sprache und Sprachlosigkeit die Aphasie obsiegt. Im Unterschied zu einem Langgedicht evoziert so gerade die Kombination der Haiku'schen Kürzestform und der über die Enjambements erzeugten Spannung eines – wenn man so möchte ‚aphasischen' – Einhaltens, Atemholens und Neueinsetzens ein Verständnis für broca-aphasische Sprache: fehlende Flüssigkeit, permanente Abbrüche, bisweilen Fragmentarität und Sätze von außergewöhnlicher Kürze – eine Beschreibung, die gleichermaßen auf Tranströmers Haikus als auch auf die Symptomatik der Broca-Aphasie zutrifft.[58]

Die lyrische Sprache des Haikus erlaubt es, für das Krankheitsphänomen der Aphasie ein Bild zu finden, über welches das eigentlich Unsagbare durch eine alternative Form der Sprachlichkeit überwunden werden kann. In der äußersten Konzentration auf den Ausdruck individueller Erfahrungen schlägt Lyrik im Allgemeinen zugleich eine Brücke zwischen Ich und Welt.

[54] Kurz: *Macharten*, S. 26.

[55] Vgl. Aristoteles (2009): *Metaphysik. Bücher VII und VIII* (= Suhrkamp Studienbibliothek, Bd. 17). 2. Halbbd., Buch VII 17, 4. Aufl. Übers. u. komment. v. Wolfgang Detel. Frankfurt a. M.: Suhrkamp, S. 107.

[56] Enjambements geben dem letzten und dem folgenden ersten Wort eine Betonung mit (vgl. Kurz: *Macharten*, S. 33).

[57] Ebd., S. 26.

[58] Man erinnere sich an die oben zusammengefasste Symptomatik der Broca-Aphasie.

[D]ie Versenkung ins Individuierte erhebt das lyrische Gedicht dadurch zum Allgemeinen, daß es Unentstelltes, Unerfaßtes, noch nicht Subsumiertes in die Erscheinung setzt und so geistig etwas vorwegnimmt von einem Zustand, in dem kein schlecht Allgemeines, nämlich zutiefst Partikulares mehr das andere, Menschliche fesselte. Von rückhaltloser Individuation erhofft sich das lyrische Gebilde das Allgemeine.[59]

Der fremdbildgestützte Umweg über den lyrischen Ausdruck ermöglicht es dabei zugleich, nicht nur die wörtlich wie tropisch kaum in Worte zu fassende Komplexität der Aphasie, sondern auch die Frustration, welche diese Krankheit begleitet, zumindest ansatzweise greifbar und begreifbar zu machen. So weckt *Den stora gåtan* eine Ahnung von der sprachlichen und – korrelierend – sozialen Isolation, die vielen Aphasiebetroffenen nur allzu vertraut ist. Denn die Erfahrung von Anonymität, Isolation und Abhängigkeit kann schnell zu einem Kernmerkmal aphasischer Identität werden. Diese psychosozialen Folgenführen häufig zu Komorbiditäten wie etwa Depressionen.[60] Zwar dringt die Sprache konstant in das Bewusstsein der Betroffenen ein, doch sehen sich diese kaum mehr imstande, sich sprachlich mitzuteilen. Erschwert wird die Situation, wenn Außenstehende die aphasische Störung vorschnell mit einer Denkstörung gleichsetzen oder die Mündigkeit Betroffener dadurch missachten, dass sie nicht *mit* ihnen, sondern *über* sie sprechen.[61] Die Einschränkungen reziproker Teilhabe zwingen in eine Passivität, bei der Betroffenen schnell die Rolle reiner Beobachter zukommt. Wird der Druck einseitig wahrgenommener Kommunikation zu groß, droht Implosion.

Auch die Haikus in *Den stora gåtan* sind geprägt von einer Verkettung sprachlicher und sozialer Distanz: Im Blickpunkt des Zyklus steht die Beziehung des lyrischen Ichs zu einer von gesellschaftlichen Kontexten ausgelagerten Welt, die Beziehung zwischen Ich und – einer von Sprache befreiten – Natur, zwischen Ich und Gott, Ich und Kosmos. Es ist eine räumlichen und zeitlichen Grenzen enthobene Auseinandersetzung, die den Weg bereitet zu introspektiver Ich-Erfahrung. Wurde das lyrische Ich in Tranströmers früheren Gedichten noch explizit benannt, wird sich dem Ich im Haiku-Zyklus vorwiegend ex negativo angenähert:[62] An explizite Ich-Bezüge reihen sich so Gedichte, in denen

[59] Theodor W. Adorno (1974): „Rede über Lyrik und Gesellschaft [1951]". In: Ders.: *Gesammelte Schriften.* Bd. 11: Noten zur Literatur. Hrsg. v. Rolf Tiedemann. Frankfurt a. M.: Suhrkamp, S. 49–68, hier S. 50.

[60] Vgl. Tesak: *Aphasie*, S. 227–230. Die wissenschaftlichen Statistiken zur Häufigkeit von Depressionen nach Schlaganfall und Aphasie sind ambivalent; Einschätzungen reichen von 30% bis 80%. Fest steht jedoch, dass Depressionen eine sehr häufige Komorbidität bei Schlaganfall- und AphasiepatientInnen darstellen (vgl. ebd., S. 230; vgl. auch Walter Huber, Klaus Poeck u. Luise Springer (2013): *Klinik und Rehabilitation der Aphasie. Eine Einführung für Therapeuten, Angehörige und Betroffene* [2002]. 2., unv. Aufl. Stuttgart u. New York: Thieme, S. 138–142).

[61] Vgl. beispielsweise Huber, Poeck u. Springer: *Aphasie*, S. 136–137.

[62] Magdalena Slyk hat die Häufigkeit der 1. Ps. Sg. ab Tranströmers erstem Gedichtband statistisch ausgewertet, vgl. Magdalena Slyk (2010): *„VEM är jag?" Det lyriska subjektet och dess förklädnader i Tomas Tranströmers författarskap.* Hochschulschrift: Uppsala, Univ., Diss, S. 39. Slyks Dissertation gibt zudem darüber Aufschluss, in welcher Weise das lyrische Subjekt in Tranströmers Lyrik und Prosa indirekt und direkt präsentiert wird. Insgesamt erscheint das

die Präsenz des lyrischen Ichs lediglich angedeutet wird, beispielsweise über indirekte Verweise auf seine sinnlichen Wahrnehmungen und emotionalen Empfindungen oder auch über ausschließlich ,Du'-gerichtete Exclamati und Imperative. Dieser Umweg über das Indirekte lässt erahnen, mit welchen Anstrengungen die sprachliche Darstellung von Ich-Identität verbunden sein kann. Erfolgt der Ich-Bezug in Tranströmers Haikus schon in verstärkt impliziter Weise, bleibt die sprachliche Anerkennung eines sozialen Gemeinschaftsgefühls nahezu vollständig aus: Nur in drei Haikus aus *Den stora gåtan* findet sich ein lyrisches ,Wir'. Das lyrische Ich scheint wie das aphasische Ich als Solitär. Tranströmers Haikus erbieten sich damit auch auf inhaltlicher Ebene als lyrisches Stellvertreterbild für die soziale Bedeutung der Aphasie.

1.1.4.2 Metaphorische Aphasie

Wendet man sich von der syntaktischen Form dem semantischen Gehalt des lyrisch-aphasischen Nexus zu, stellt sich die Frage, welche bildliche Rhetorik die Aphasie eigentlich ,erlaubt'. Die spezifischen Charakteristika dieser Krankheit lassen in diesem Zusammenhang insbesondere eine Nähe zur Metaphorik erkennen. Aufschluss über die Analogien zwischen Aphasie und Metaphorik geben die Theorien Roman Jakobsons. Jakobson, der als einer der prominentesten Vertreter der linguistischen Aphasiologie gilt, leitete seine Studien zur Aphasie von seiner Zweiachsentheorie ab, der zufolge jede verbale Botschaft zum einen aus Prozessen der Kombination besteht, also der Zusammenfügung von sprachlichen Bestandteilen (Sätzen, Wörtern, Phonemen ...) zu syntaktisch geordneten und inhaltlich logischen Syntagmata, zum anderen aus Prozessen der Selektion, also der Auswahl eines Wortes aus einem Vorrat syntaktisch gleichbedeutender Wörter.[63] Die im Prozess der Kombination ausgewählten Bestandteile

> stehen miteinander im Kontiguitätsverhältnis [...], während bei dem Substitutionsverhältnis die Zeichen durch verschiedene Grade der Gleichartigkeit, die sich zwischen der Gleichwertigkeit der Synonyme und dem gemeinsamen Wesenskern der Antonyme bewegen, miteinander in Beziehung stehen.[64]

Jede Aphasie besteht nach Jakobson aus einer Störung einer dieser beiden Operationen: Während bei aphasischen Similaritätsstörungen als einer metasprachlichen Operationsstörung die Fähigkeit zu Substitution und Selektion beeinträchtigt und der Kontext für AphasikerInnen unentbehrlich ist, geht die aphasische Kontiguitätsstörung mit einem Verlust der Kombinationsfähigkeit einher, also der „Fähigkeit zur Aufrechterhaltung der

lyrische Ich in Tranströmers Gesamtwerk als beobachtendes Ich. Dass der Lesende diese Rolle ebenfalls spiegelt, wird erkennbar, wenn sich das lyrische Ich in manchen Gedichten plötzlich den RezipientInnen zuwendet (vgl. Nielsen: *Den grå stemme*, S. 30).

63 Ausführlich hierzu vgl. Roman Jakobson (1974): „Zwei Seiten der Sprache und zwei Typen aphatischer Störungen [1956]". In: Ders.: *Aufsätze zur Linguistik und Poetik* (= sammlung dialog, Bd. 71). Hrsg. u. eingeleitet v. Wolfgang Raible. München: Nymphenburger Verlagshandlung, S. 117–141, hier S. 121.

64 Ebd., Herv. entf.

Hierarchie der linguistischen Einheiten".[65] Ersterer Typ ist von Wortfindungsstörung geprägt, wohingegen die Kontiguitätsstörung nicht zu Wortlosigkeit führt, sondern zu einer unstrukturierten, ja chaotischen Häufung loser Begriffe.

Erfordert schon die Alltagssprache die Fähigkeit zu störungsfreien Operationen der Selektion und Kombination, ist das Zusammenspiel dieser beiden Operationsprozesse in der Lyrik von entscheidender Bedeutung. Auf den Punkt gebracht wird dies in Jakobsons Definition der ‚poetischen Funktion': „Die poetische Funktion bildet das Prinzip der Äquivalenz von der Achse der Selektion auf die Achse der Kombination ab. Die Äquivalenz wird zum konstitutiven Verfahren für die Sequenz erhoben."[66] Dieser sequenzielle Gebrauch von äquivalenten Einheiten wie Reimen oder Alliterationen ist ein Charakteristikum der Lyrik, durch welches sie sich von unserer Alltagssprache unterscheidet. „Das Prinzip der Similarität", befindet Jakobson, „bildet für die Poesie die Grundlage", legt ja

> der metrische Parallelismus der Verszeilen oder die lautliche Gleichartigkeit der Reimwörter [...] die Frage nach der semantischen Similarität und Gegensätzlichkeit besonders nahe: es gibt grammatische und antigrammatische, aber nie agrammatische Reime. Die Prosa ist dagegen im wesentlichen durch die Kontiguität getragen.[67]

Während die Poesie stark auf das Symbol angewiesen ist, ist die Sprache der Prosa (verstanden im weiteren Sinn als Alltagssprache) in der Regel auf den Gegenstand bezogen. Somit sei „für die Poesie die Metaphorik und für die Prosa die Metonymik der Weg des geringsten Widerstands."[68] Werden die Operationen der Selektion oder Kombination schwerwiegend gestört, geht, Jakobson zufolge, bei der aphasischen Similaritätsstörung die Fähigkeit zur Metaphernbildung, bei der Kontiguitätsstörung die Fähigkeit zur Metonymienbildung verloren.[69]

Umso bemerkenswerter erscheint es aus dieser Perspektive, dass Tranströmer, dessen Aphasie nach der Jakobson'schen Theorie der Similaritätsstörung zugeordnet werden kann, weiter Lyrik verfasste und sich genau jener Ausdruckweise bediente, die auf der Fähigkeit zur Selektionsoperation und Metaphernbildung beruht. Die über Tranströmer ableitbare bildhafte Annäherung an Aphasie vermag dabei einen Schlüssel zu unserem allgemeinen Sprach- und Literaturzugang zu bieten. Schon vor seiner neurologischen Sprachstörung waren Tranströmers Gedichte durchzogen von einer abstrakten Auseinandersetzung mit Sprachlosigkeit, mit unseren limitierten Möglichkeiten, das, was wir eigentlich sagen wollen, tatsächlich in Worte zu fassen.[70] Nach Tranströmers Schlaganfall

[65] Ebd., S. 123–133.

[66] Roman Jakobson (2007): „Linguistik und Poetik [1960]". In: Ders.: *Poesie der Grammatik und Grammatik der Poesie. Sämtliche Gedichtanalysen.* Bd. 2: Analysen zur Lyrik von der Romantik bis zur Moderne. Hrsg. v. Hendrik Birus u. Sebastian Donat. Übers. v. Stephan Packard. Berlin u. New York: de Gruyter, S. 155–216, hier S. 170, Herv. entf.

[67] Jakobson: *Zwei Seiten der Sprache*, S. 138.

[68] Ebd.

[69] Vgl. ebd., S. 133.

[70] Vgl. in diesem Zusammenhang Anders Lundin (2004): „Afasin och döden – två motiv i Tomas Tranströmers diktning". In: *Läkartidningen* 101(37), S. 2838–2839.

wurde diese Auseinandersetzung konkrete Wirklichkeit: „Ordet blev kött."[71] („Das Wort ward Fleisch.") In gewisser Weise zeigt sich Aphasie in diesem Sinne nicht ‚nur' als neurologische Sprachstörung, sondern zudem als Spiegelung einer allumfassenden menschlichen Sprachohnmacht. Durch ihre spezifische Form erlaubt es die poetische Sprache von Tranströmers Haikus, sich an die aphasische Symptomatik anzunähern. Gefragt, was die Sprache der Poesie von anderen Sprachen unterscheide, antwortete Tranströmer so einst: „Tätheten. Poesin är bl.a. den tätaste formen av information."[72] („Dichte. Die Poesie ist u. a. die dichteste Form der Information.") In den Haikus wird diese ‚Kunst der Konzentration', wie es Niklas Schiöler im gleichnamigen Titel seines Werkes *Koncentrationens konst* formuliert, zum Äußersten getrieben. Wie Staffan Bergsten postuliert, schafft Tranströmer mit seinen Haikus „dialektiska miniatyrer"[73] („dialektische Miniaturen"), die durch die Kontrastierung zweier Gedanken dazu zwingen, einen Zusammenhang zu suchen.[74] Tranströmers Gedichte korrespondieren hierbei mit dem für Haikus traditionellen grammatikalischen Bruch,

> der durch ein ‚Schneidewort' (kireji) die inhaltliche Juxtaposition zweier Entitäten in der Welt formal unterstreichen soll. Durch diese Juxtaposition wird ein assoziatives Feld eröffnet, das Haiku mehrdimensional schillern läßt. Die Haiku-Forscherin Yoriko Yamada-Bochynek nannte diese Gegenüberstellung auch die Kreuzung von Mikro- und Makrokosmos.[75]

Für Kjell Espmark schufen schon in Tranströmers frühen Werken einzig die Bilder, seine Metaphern und Vergleiche, das Geheimnisvolle, das die Gedichte bereits zu dieser Schaffensphase auszeichnete.[76] So gewaltig erscheinen die Bilder in *Den stora gåtan* denn auch, dass man versucht ist, die Gedichte gar mit Schrift gewordenen Haiga-Bildern zu vergleichen, die Haikus visuell abrunden können.

Statt langer, hypotaktischer Sätze, bei welchen die einzelnen Bestandteile dem großen Ganzen assistierend Sinn zu verschaffen suchen, geraten in Tranströmers mikrokosmischem Sprachumgang summa summarum die Minimaleinheiten der Sprache in den Blick. In ihrer Konzentration auf eine stellenweise stakkatohaft und kryptisch anmutende Dichte und Kürze präsentieren die Haikus dabei einen alternativen Sprachzugang, der dem von AphasikerInnen gleicht, bei denen sich die Sprache immer wieder dem eigenen Willen entzieht und das Ringen um Worte mit einem Ringen um entrinnende Zeit – und die entrinnende Aufmerksamkeit der KommunikationspartnerInnen – einhergeht. In gewisser Weise entfaltet sich in diesen Analogien zwischen den tranströmerschen Haikus und der aphasischen Symptomatik eine Ästhetik des Defizits: Fragmentarität, (Ab-)Brüche, Ellipsen, gar ein alliterarisches Stottern, das häufige Fehlen von verbindenden Funktionswörtern und Verben und nicht zuletzt schwer dechiffrierbare Bilder führen zum ästhetischen Wert der Haikus; durch die Analogien zwischen Tranströmers lyrischen Gedankensplittern und der Aphasie lässt sich die Krankheit dabei nicht als defizitäre,

[71] So Lundin in Anlehnung an Johannes 1,14, vgl. ebd., S. 2838.

[72] Schiöler: *Koncentrationens konst*, S. 23.

[73] Staffan Bergsten (2011): *Tomas Tranströmer. Ett Diktarporträtt*. Stockholm: Bonnier, S. 356.

[74] Vgl. ebd., S. 356–357.

[75] Reich: *Haiku*, S. 6.

[76] Vgl. Espmark: *Resans formler*, S. 38.

sondern schlicht alternative Sprachform verstehen – als etwas, das zwar von vertrauten Sprachnormen abweicht, in dessen konzentrierter Sprachgewalt aber dennoch ein sowohl informativer als auch ästhetischer Gehalt verborgen liegt.

1.1.4.3 Aphasische Metaphorik

Angesichts der Symbolkraft der Aphasie verwundert es nicht, dass diese Krankheit in der Literaturwissenschaft als literarische Metapher Einzug gehalten hat. Gotthart Wunberg etwa nähert sich der seit der Moderne postulierten Sprachlosigkeit der Lyrik mit entsprechender Metaphorik. „Die Moderne hat das mimetische Verhältnis zur Wirklichkeit bekanntlich aufgekündigt“[77], befindet Wunberg:

> Nicht mehr die erfahrbare und erfahrene, die greifbare und begriffene: vielmehr die unbegreifliche und unüberschaubare Realität ist der Gegenstand, der ‚Inhalt‘ der Texte – neue Mimesis. Die moderne Lyrik verstummt angesichts einer Welt, von der sie meinte, sie mimetisch vollständig abgebildet zu haben wie die Malerei.[78]

Laut Wunberg weicht der mimetische Zugriff auf die Wirklichkeit in der Lyrik der Moderne drei Phänomenen: Hermetik, Änigmatik und Aphasie.[79] In Anlehnung an Wittgensteins vielzitierte Sentenz: „Wovon man nicht sprechen kann, darüber muss man schweigen“[80], definiert Wunberg Letztere als „Paradoxie von verlorener Sprache und behaltener Sprech-Fähigkeit. Denn bekanntlich wird weitergeschrieben.“[81] Wie die Hermetik und Änigmatik sei die Aphasie gekennzeichnet durch die „Verschlossenheit des Gegenstands und zugleich deren tendenzielle Aufhebung“.[82] Diese „Unzugänglichkeit, ja Defizienz“, könne, so Wunberg, nur durch eine Neukonstitution der Sprache beseitigt werden.[83] Aphasie als Metapher verweist hier also auf einen Zustand, bei welchem das Unsagbare zu einem früheren Zeitpunkt hätte gesagt werden können, handelt es sich bei Aphasie ja um einen erworbenen Verlust nach vorherigem Vermögen.

Auf den ersten Blick scheint es nur folgerichtig, Wunbergs Interpretation der Aphasie als literarische Metapher auch auf die postmoderne Lyrik Tranströmers zu übertragen. Die Suche nach Worten erstreckt sich bei Tranströmer allerdings auf eine Stufe, die der Sprache apriorisch und über den ‚logos‘, den Geist, nicht erschließbar ist. Bereits im prä-

[77] Gotthart Wunberg (2001): „Hermetik – Änigmatik – Aphasie. Thesen zur Unverständlichkeit der Lyrik in der Moderne“. In: Ders.: *Jahrhundertwende. Studien zur Literatur der Moderne.* Tübingen: Narr, S. 46–54, hier S. 47. (In leicht abweichender Form zuerst erschienen 1989 unter: „Hermetik – Änigmatik – Aphasie. Zur Lyrik der Moderne“. In: Dieter Borchmeyer (Hrsg.): *Poetik und Geschichte. Viktor Žmegač zum 60. Geburtstag.* Tübingen: Niemeyer, S. 241–249.)

[78] Wunberg: *Hermetik – Änigmatik – Aphasie*, S. 53.

[79] Vgl. ebd.

[80] Ludwig Wittgenstein (1995): *Tractatus logico-philosophicus* [1921]. Werkausgabe, Bd. 1: Tractatus logico-philosophicus. Tagebücher 1914–1916. Philosophische Untersuchungen. 2. Aufl. Frankfurt a. M.: Suhrkamp, S. 85

[81] Wunberg: *Hermetik – Änigmatik – Aphasie*, S. 52.

[82] Vgl. ebd., S. 54, Herv. i. O.

[83] Vgl. ebd., S. 54.

apoplektischen Werk Tranströmers stellt die in lyrischem Format vorgenommene sprachphilosophische Beschäftigung mit dem Unsagbaren ein wiederkehrendes Moment dar.[84] Die Gedichte zeugen dabei von der Vermutung, dass es hinter der geschriebenen und gesprochenen Sprache eine innere, mentale Sprache geben könne: Rönnerstrand zufolge lässt sich bei Tranströmers lyrischem Schaffen von Beginn an die „mental beredskap" („mentale Bereitschaft") spüren, nach Wegen zu suchen, um mithilfe indirekter oder assoziativer Ausdrucksweisen dem in gewöhnlicher Sprache Unsagbaren zu trotzen.[85] Auch die post-apoplektischen Haikus lassen die Antwort auf das ‚große Rätsel', das in ihnen latent spürbar ist, zwar erahnen, doch selbst die Art dieser Antwort übersteigt, so Bergsten, die menschliche Sprache.[86] Das Wesen des lyrischen Haikus kommt diesem Umgang mit dem Unsagbaren in gewisser Weise zugute. So befand Barthes einst, dass die „Lesearbeit" des Haikus darin liege, „die Sprache in der Schwebe zu halten, und nicht darin, sie zu provozieren."[87] Bei diesem Schwebezustand geht es nun eben nicht um einen möglichst konzise gefassten Ausdruck, „sondern im Gegenteil darum, auf die Wurzel des Sinns einzuwirken, um zu erreichen, daß der Sinn sich nicht erhebt, sich nicht verinnerlicht, sich nicht einschließt, nicht ablöst, sich nicht ins Unendliche der Metaphern, in die Sphären des Symbols verliert."[88] Es ist diese für das Haiku symptomatische „Zügelung der Sprache"[89], die uns eine Ahnung gewährt von just jenem „Augenblick, da die Sprache endet"[90]. Möchte man die Haikus in *Den stora gåtan* also tatsächlich nicht nur als Analogon zu medizinischer Aphasie, sondern darüber hinaus auch als metaphorische Aphasie fassen, dann greift der Begriff des so postulierten Sprach-*verlusts* nicht mehr. Denn im Zentrum der Gedichte steht kein Verlust, sondern eine Sprachlosigkeit *avant la lettre*, ein prinzipielles, universales Unvermögen, mentale Sprache in äußere Sprache zu übersetzen. Als assoziative Wegweiser für einerseits die spezifische Symptomatik der Aphasie, andererseits für eine universale Sprachohnmacht, lassen Tranströmers Haikus in diesem Sinne zugleich die physische wie auch metaphysische Dimension menschlicher Sprachlosigkeit erahnen.

[84] Für eine von Aphasie unabhängige Vertiefung der um Tranströmer zentrierten sprachphilosophischen Debatte vgl. etwa Torsten Rönnerstrand (2003): *„Varje problem ropar på sitt eget språk". Om Tomas Tranströmer och språkdebatten* (= Karlstad University Studies, Bd. 2003:20). Karlstad: Karlstad UP.

[85] Vgl. Rönnerstrand: *Poesi ur afasi*.

[86] Vgl. Bergsten: *Tranströmer*, S. 361.

[87] Barthes: *Reich der Zeichen*, S. 99.

[88] Ebd., S. 103.

[89] Ebd.

[90] Ebd., S. 102.

1.2 Schreibarten

1.2.1 Hagabakken: *Biografi. Dikt og Tekster*

Im Vergleich zu Tranströmers Haiku-Zyklus liegt mit Wenche-Britt Hagabakkens *Biografi. Dikt og Tekster*[91] (*Biographie. Gedichte und Texte*) ein Buch vor, in welchem Krankheit explizit im Text verhandelt wird. Schon vor Erscheinen ihrer *Biografi* hatte Hagabakken durch eine Reihe von Romanen Bekanntheit erlangt; mediale Aufmerksamkeit erhielt die norwegische Schriftstellerin aber auch durch ihre besondere Krankheitsgeschichte, überlebte sie doch innerhalb von nur zwei Jahren 18 Schlaganfälle. Der Bedeutung einer solchen Grenzerfahrung nähert sich die Autorin in *Biografi* überwiegend in Form von Gedichten, unter die sich vereinzelt – stellenweise selbst lyrisch konzipierte – Kurzprosatexte sowie Photographien mischen. Eine gewisse Diffusität der Gattungsfrage, auf die in Kap. V.1.2.3.2 ausführlich zu sprechen zu kommen sein wird, korreliert mit einer ebenso diffusen Sprechersituation: So geriert sich die autodiegetische Sprechinstanz des Werks zugleich als ein erzählerisches, lyrisches und (auto-)biographisches Ichs, das ich aufgrund dieser Ambivalenz im Folgenden unter dem alle diese Rollen inkorporierenden Begriff der ‚Sprecherin' bündle. Wie der Text verrät, ist diese Sprecherin eine etwa 60-jährige Schriftstellerin aus der norwegischen Stadt Hamar,[92] die im Verlauf von fünf Kapiteln ausgesuchte Stationen ihrer bisherigen Biographie festhält, von der Geburt über Familienbeziehungen in Kindes- und Erwachsenenalter bis hin zur späteren Krankheitserfahrung. Dieses Ereignis der Krankheit bildet die übergreifende Ordnungsstruktur des Werkes. So ergibt sich der thematische Spannungsbogen von Hagabakkens *Biografi* nicht etwa durch einen Altersrückblick, durch eine berufliche Rückblende am Ende der eigenen Karriere oder durch die Schilderung einer spirituellen Wandlung, wie man sie in zahlreichen (Auto-)Biographien, Memoiren und Erinnerungsschriften findet. Vielmehr ist das Krankheitserleben sowohl initiales als auch finales Schreibmoment in *Biografi*. Bereits der erste, mit dem Titel „Biografi" („Biographie") versehene Text, der sich als eine Art Synopse des im Werk dargestellten Lebens präsentiert, ist zu nahezu 70% der Krankheitserfahrung gewidmet, mit der sich die Sprecherin ab dem Jahr 2013 konfrontiert sah. Erschienen im Jahr 2014 rekurriert der Text damit auf einen äußerst kurzen Zeitabschnitt, was klar unterstreicht, welch hohe Bedeutung der Krankheitserfahrung im Kontext der restlichen Biographie zugeschrieben wird. Im Verlauf der Gedichte verdichten sich die pathographischen Bezüge immer stärker, bis schließlich im letzten und ausführlichsten Abschnitt des Werkes die Krankheitserfahrung in den alleinigen Blickpunkt rückt. Durch die für die lyrische Form wesenhafte Monologizität[93] wird dabei

[91] Wenche-Britt Hagabakken (2014): *Biografi. Dikt og tekster.* [Hamar]: Gravdahl. Alle norwegischen Originalzitate beziehen sich auf diese Ausgabe. Nicht in deutscher Übersetzung erschienen.

[92] Vgl. zu Geschlechts- und Altersindikatoren bspw. ebd., S. 137, Gedicht ohne Titel.

[93] Dieter Lamping definiert die monologische „Einzelrede" als ein strukturelles Kennzeichen von Lyrik, vgl. ders. (2000): *Das lyrische Gedicht. Definitionen zu Theorie und Geschichte der Gattung* [1989]. 3. Aufl. Göttingen: Vandenhoeck & Ruprecht, S. 63.

auch architextuell die Einzigartigkeit dieser Krankheitserfahrung unterstrichen, die nicht zuletzt durch die schiere Unzahl der Infarkte ihresgleichen sucht.

1.2.2 Textanalyse

1.2.2.1 Auftakt: Im Kreuzfeuer

„[H]jernen min har klikka"[94] („[M]ein Gehirn hat den Geist aufgegeben"), heißt es schon im ersten Text der *Biografi*. Folgt man der Doppeldeutigkeit des norwegischen ‚klikke' (‚klicken', aber auch ugs. ‚spinnen'), hat das Gehirn infolge von Blutgerinnseln ‚geklickt', den Geist aufgegeben. Agens ist nicht länger die Kranke, sondern die Krankheit, die von nun an die Kontrolle übernehmen und die Biographie bis in die Grundpfeiler der bisherigen Identitätswahrnehmung dominieren wird. Das Gefühl einer krankheitsbedingten Dissoziation vom eigenen Körper wird an späterer Stelle im Gedicht *Hvem?* (*Wer?*) in kriegerisch anmutende Metaphorik gefasst:[95]

Stå midt i denne kryssilden
bli beskutt
av blodpropper
gjennom blodårene
opp
gjennom
og forbi
geleklumpen i
veggen til carotis interna[96]

Stehe inmitten dieses Kreuzfeuers
werde beschossen
von Blutgerinnseln
durch die Blutgefäße
hoch
durch
und vorbei
am Geleeklumpen in
der Wand zur Carotis Internav

[94] Ebd., S. 6, Text ohne Titel.

[95] Die assoziative Verknüpfung von Krankheit mit kriegerischer Metaphorik ist spätestens seit Susan Sontag aus krankheitssemantischen Auseinandersetzungen nicht mehr wegzudenken, vgl. dies. (1978): *Illness as Metaphor*. New York: Straus u. Giroux.

[96] Hagabakken: *Biografi*, S. 117, Gedicht *Hvem?* (*Wer?*). Die Arteria carotis interna oder innere Halsschlagader gehört zu den Arterienstämmen, welche die Blutversorgung des Gehirns sichern; kommt es zu einer Gefäßverengung (Stenose), können sich Blutgerinnsel bilden (Thrombosen), welche die hirnversorgenden Gefäße verstopfen können. Als Folge drohen Symptome unterschiedlichen Grades (Sprach-, Sehstörungen, Lähmungen etc.) bis hin zum (ischämischen) Schlaganfall.

Die Kranke ist unter Beschuss ihres eigenen Körpers, jeden Moment kann die vom Schatten konstanter Todesbedrohung begleitete Krankheit erneut zuschlagen. Auf formalästhetischer Ebene wird dieses Bild weiter verstärkt: Als jagten sie einander, folgen aufs Äußerste verkürzte Verse dicht auf dicht aufeinander. Keine Ruhe liegt in den Zeilen, schon nach einem, maximal zwei Worten bricht der Vers ab in Enjambements. Kurz, abgehackt, ein dumpfes Stakkato, das sich in eng aufeinanderfolgenden Alliterationen verstärkt („*bl*i *b*eskutt / av *bl*odpropper / gjennom *bl*odårene / opp / gjennom / og forbi / geleklumpen“). Das phonetische Spiel mit dunklen Vokalen verstärkt die Assoziation eines monoton-dumpfen Bombardements („av blodpropper / gjennom blodårene / opp / gjennom / og forbi / geleklumpen“). Die Krankheit treibt einen Keil zwischen Person und Körper, und macht den Körper zum Schauplatz einer inneren Schlacht:

> i full fart gjennom hjernens saler og korridorer
> blokkerte og tok livet av rommene
> lukka alle vinduer
> stengte luftelukene
> låste dørene
> til blodet ga opp
> og områder ble til ørkener[97]
>
> in voller Fahrt durch die Säle und Korridore des Gehirns
> blockierte und tötete die Zimmer
> schloss alle Fenster
> verriegelte die Luftluken
> versperrte die Türen
> bis das Blut hochkam
> und Räume zu Wüsten wurden

Zimmer, Säle und Korridore, Fenster, Luftluken und Türen: Wie ein Haus wurde der Körper bislang wahrgenommen, wie ein schützendes Heim. Unter der Heimtücke der Krankheit jedoch verliert dieser Hort bald jegliche Schutzfunktion. Der einstige Schutzraum ist von Gerinnseln bombardiert und zerstört, die Atemwege sind verschlossen, die Gefäße verstopft, bis am Ende alle lebensspendenden Wege bis zum Ersticken verengt sind.[98] Täter ist die Krankheit, so zeigt das Genus Verbi: Keine grammatikalischen Passivkonstruktionen werden genutzt, nein, die Krankheit handelt selbst, als aktive und damit zugleich personifizierte Macht. Im Titel wird – so eine denkbare Deutung – der Täter explizit angeklagt: Nicht etwa ‚Was?‘ lautet die Frage, kein abstraktes Phänomen, sondern ein persongewordenes „[h]vem?“ („[w]er?“) wird hier also an den Pranger gestellt. In einem dem Gedicht vorangestellten Prosatext zieht die Sprecherin in sachlich-berichtendem Ton eine Zwischenbilanz über die Krankheit:

[97] Ebd., S. 117, Gedicht *Hvem?* (*Wer?*).

[98] Die Kriegsmetaphorik findet sich auch an anderen Stellen der *Biografi*, vgl.: „Invasjon og små kriger i blodårene“ (ebd., S. 142, Gedicht ohne Titel; „Invasion und kleine Kriege in den Blutgefäßen“).

> Jeg hadde hatt mitt første av en stor mengde hjerneslag som jeg skulle gjennom det kommende to åra. Innen 13. mars 2014, i alt 18 stykker. Det ble lenge å være i djevelens gap, bli tygd i filler, jeg mista livet mitt og meg sjøl, kroppen min, og ankeret som holdt meg fast i verden, sank til bunns og ligger der fremdeles.[99]

> Ich hatte meinen ersten von einer großen Anzahl von Schlaganfällen gehabt, die ich die kommenden zwei Jahre haben sollte. Bis zum 13. März 2014, insgesamt 18 Stück. Das war eine lange Zeit im Schlund des Teufels, in Stücke zerkaut, ich verlor mein Leben und mich selbst, meinen Körper, und den Anker, der mich in der Welt festhielt, sank auf den Boden und liege dort noch immer.

Krankheit wird hier mit einer alles zerstörenden diabolischen Instanz gleichgesetzt, welche die Sprecherin invadiert hat. Durch die Personifikation wird die Krankheit von der Kranken distanziert: Die Spaltung in Person und Personifikation verlagert die Krankheit nach außen. Als eine solche unabhängige Entität kann sich die Krankheit der Kontrolle der Kranken kontinuierlich entziehen und ihr schließlich alles nehmen: die Bodenhaftung, die sie bislang in der Welt festhielt, den Körper, der von der Krankheit vernichtet wird, und schließlich das Leben, was sich sowohl auf die Vitalzeichen beziehen lässt als auch auf Verlauf und Bedeutung der bisherigen Biographie. Ja sogar sich selbst, so zeigt das Zitat, hat die Kranke verloren – doch was bleibt noch übrig von einer Person, der das eigene Ich abhandengekommen ist? Im Kreuzfeuer dieses personifizierten Bösen, das alle bisherigen, existenziellen Erfahrungen aufhebt, muss sich die Kranke komplett neu definieren. Was ist noch ‚Ich', welche Kontrolle hat die Kranke noch über Zeit (Kap. V.1.2.2.2), Raum (Kap. V.1.2.2.3), Körper (Kap. V.1.2.2.4) und Geist (Kap. V.1.2.2.5), wenn der Körper seinen Dienst unablässig aufkündigt, ohne fremdes – ärztliches, medikamentöses – Zutun kaum mehr funktionstüchtig ist und die eigene wortwörtliche und sinnbildliche Bewegungsfreiheit im Zuge dieser Abhängigkeit auf ein Minimum beschränkt wird?

1.2.2.2 Pathologische Zeitrechnungen

In dem in Variationen wiederkehrenden Kernsatz „Hjernen min klikka" („Mein Gehirn gibt den Geist auf") wird die Erinnerung daran, welche lebenswendenden Veränderungen der Krankheit folgen, im Verlauf der *Biografi* konstant erneuert. Wie ein mechanisches Klicken schaltet sich mit der Krankheit etwas im Inneren der Sprecherin um, ein leiser Ton, der einen Wechsel von der bisherigen, biographischen zu einer neuen, pathographischen Zeitrechnung einläutet. „Det er et resultat av blodpropplørdag!! Og jævla, fordømte blodproppsøndag! Helvetes blodpropphelg!"[100] („Das ist ein Resultat des Blutgerinnselsamstags!! Oh verfluchter, verdammter Blutgerinnselsonntag! Höllisches Blutgerinnselwochenende!"), verflucht die Sprecherin den Ausbruch ihres Leids. Alle Versuche, das Widerfahrene sprachlich zu fassen, werden binnen kürzester Zeit katachrestisch: Allegorische Komposita („blodpropplørdag", „blodproppsøndag", „blodpropphelg"; „Blutge-

[99] Ebd., S. 116, Gedicht ohne Titel.
[100] Ebd., S. 6, Text ohne Titel.

rinnselsamstag", „Blutgerinnselsonntag" „Blutgerinnselwochenende") zeigen die Krankheit als so unvereinbar mit allen bisherigen Erfahrungen, dass die konventionelle Lexik der Zeitrechnung keinen zulänglichen Ausdruck bietet. Wenig verwundert es da, wenn die Sprecherin jeden Tag im Krankenhaus mit gesteigerter Intensität wahrnimmt. Als sie eines Nachts dem Krankenhaus entflieht, um zumindest für ein paar Stunden im eigenen Bett Ruhe zu finden, hält die Kranke den Ablauf ihrer Reise auf die Minute genau fest: 23 Uhr heimliches Verlassen des Krankenhauses und Zug von Oslo ins heimische Hamar, 6-Uhr-Zug zurück, 07:45 Uhr Ankunft auf Station, bis 08:00 Uhr auf dem Korridor umhergewandert.[101] Auch vermeintlich banale Ereignisse werden penibel dokumentiert, Datumsangaben bis hin zu Uhrzeiten ersetzen mitunter den Titel der Texte und Gedichte, sodass die Einträge der *Biografi* stellenweise den Charakter einer Gedichtsammlung gegen den Eindruck eines chronologisch geordneten Tagebuchs tauschen: 20. Oktober Spaziergang durchs Krankenhaus, drei Tage später Besuch der Familie, 26. Oktober 07:30 Uhr eine MMS der Familie, 28. Oktober 08:00 Uhr erneuter Besuch.[102] Durch das auf wenige Zeilen verdichtete Zusammenspiel lyrischer Mittel und der dadurch gesteigerten Poetizität und Artifizialität der Darstellung erhalten Alltagsmomente ein bedeutungsgeladenes Podium. Eine schnelle MMS wird berichtenswert, ein Gang über die Krankenhausflure durchbricht die Ödnis, ein kurzer Besuch avanciert zum Tagesereignis. In Kombination mit den exakt notierten Datuumsangaben lässt Hagabakkens lyrisches Krankenhaustagebuch die LeserInnen erahnen, welche Bedeutung vermeintlichen Nichtigkeiten in der Leere eines von Warten und Ereignisarmut geprägten Krankenhausalltags zukommt, und erscheint dabei zugleich wie ein strukturierendes Subsidium für die lange Phase stationärer Rekonvaleszenz.

1.2.2.3 Klinische Einsamkeit

Je mehr die Sprecherin die Kontrolle über Körper und Geist verliert, je mehr sie infolge der Krankheitsbehandlung aus dem vertrauten Lebensraum gerissen wird, desto stärker wird das Verlangen nach Schutz und Geborgenheit. Doch Wunsch und Wirklichkeit klaffen weit auseinander. Eingebettet in die auf die Zeit der Krankheits- und Krankenhauserfahrung rekurrierenden Texte des Kapitels „Hjernen min klikka" („Mein Gehirn gibt den Geist auf") lässt Hagabakkens Gedicht *Skumring* (*Schummerung*) die Einsamkeit der Kranken erahnen.

> Skumringen visker smerten vekk
> fra ansiktene. Ei mildhet kommer
> over øynene. Og det er tid for
> å legge hodet i fanget til et menneske

[101] Vgl. ebd., S. 125, Text ohne Titel.

[102] Vgl. ebd., S. 121, Gedicht *Høst* (*Herbst*), S. 122, Gedicht *Kramas* (*Knuddeln*), S. 123, Gedicht *26. oktober 07.30* (*26. Oktober 07:30*) sowie S. 124, Gedicht *28. oktober 08.00* (*28. Oktober 08:00*).

du har kjent lenge.
Som ikke er der.[103]

Die Schummerung wischt den Schmerz weg
aus den Gesichtern. Milde kommt
über die Augen. Und es ist Zeit,
den Kopf in den Schoss eines Menschen zu legen
den du seit langem kennst.
Der nicht da ist.

Körper und Geist kommen nach einem langen, von Schmerzen geplagten Tag endlich zur Ruhe, ein wohltuender Dämmerzustand legt sich lindernd über die erschöpften Gesichter. Der im schnellen Wechsel aus chiastischen Alliterationen und Assonanzen („*S*kumringen *v*isker *s*merten *v*ekk“) erzeugte harte Klang aufeinander prasselnder Konsonanten, der Assoziationen des Klapperns und Klickens technisch-mechanischer Apparaturen weckt, weicht in der zweiten Strophe dunklen Vokalen („*ov*er *ø*ynene. *O*g det er tid f*o*r / *å* legge h*o*det [...]“), deren weich-dumpfer Ton in rhetorischer Harmonie zur sanften ‚Schummerung‘ der beschriebenen Szenerie steht. Immer mehr Ruhe kehrt ein, und der Wunsch breitet sich aus, den Kopf in den Schoß eines langvertrauten Menschen zu betten. Das Bild der Geborgenheit, unterstützt durch den Wohlklang des Homoioteleutons, also der Wiederholung der Wortendung in „ho*det* i fang*et*“, währt nur kurz: Die letzten Verszeilen, deren scharfe Assonanzen („et menne*sk*e / du har *kj*ent lenge. / Som i*kk*e er der.“) einen Bogen zurück zur Rhetorik des noch vom Topos des Schmerzes geprägten Gedichtauftakts schlagen, erinnern unnachgiebig an die eigene Einsamkeit. Die lyrische Einsamkeitsassoziation wird zum Spiegel jener realweltlichen Einsamkeit, zu der Krankheit führen kann, bleibt doch im öffentlichen Raum des Krankenhauses der Wunsch nach Geborgenheit unerfüllt. Im Krankenhausalltag der Betroffenen reichen sich dadurch körperlicher und seelischer Schmerz im circadianen Wechsel die Hand. Zumindest bei den Komorbiditäten, die durch die körperliche wie mentale Krise vorprogrammiert sind, schaffen Antidepressiva und Schlafmittel Abhilfe.

Nevrokjemien i hjernen er i ubalanse – kan justeres med medikamenter:
Remeron, Wellbutrin, Cipralex, Venlafaxin osv., osv.[104]

Die Neurochemie im Gehirn ist im Ungleichgewicht – kann man mit Medikamenten justieren:
Remeron, Wellbutrin, Cipralex, Venlafaxin usw. usw.,

heißt es an einer Stelle, oder auch:

Slik er søvnløsheten
sjølv etter 7,5 mg imovane
og 30 mg remeron[105]

[103] Ebd., S. 132, Gedicht *Skumring* (*Schummerung*).
[104] Hagabakken: *Biografi*, S. 144, Gedicht *Metoden* (*Die Methode*).
[105] Ebd., S. 136, Gedicht *Natt* (*Nacht*).

So ist die Schlaflosigkeit
selbst nach 7,5 mg Imovane
und 30 mg Remeron

Neurochemisches und chronobiologisches Gleichgewicht sind aus dem Takt geraten und brauchen medikamentöse Impulse, um unter Kontrolle zu geraten. Ähnlich einem defekten Gerät, werden Körper und Geist der Kranken wieder instand gesetzt. Invasiv greift nach der Krankheit nun die Medizin in die Autonomie der Kranken ein: zunächst operativ in Form einer Thrombektomie[106], danach psychoparmakologisch, also in Form von Medikamentengabe. Zielen diese Eingriffe auch auf das Wohl der Patientin, erinnern sie dennoch beständig daran, in welchem Abhängigkeitsverhältnis die Patientin seit Krankheitsbeginn steht: Das Blutgerinnsel mag entfernt sein, doch auch in seiner Absenz dominiert es sie und hält sie weiterhin krank.

1.2.2.4 Biographische Neukartierung

Das Gedicht *November 2013* macht das Ausmaß dieser existenziellen Abhängigkeit von Krankheit und Medizin in metaphorischer Drastik bewusst:

Har Gud kniven bak himmelen
som risper keisersnittdager
og bretter mitt indre liv ut.[107]

Hat Gott das Messer hinterm Himmel,
das Kaiserschnitttage kratzt
und mein inneres Leben offen legt.

Fast scheint es, als folgte man wachen und unbetäubten Leibes dem Blick vom Operationstisch nach oben, wo sich eine heilsversprechende Gestalt vor einem Himmel aus blauen Laken und Kitteln mit einem zugleich Erlösung und Schmerz bringenden Messer über den Körper beugt, um ihn mit scharfer Klinge aufzubrechen und sein unter nun aufklaffenden Hautlappen verborgenes Innerstes zutage zu fördern. Wund öffnet sich der von ‚Wurmfraß' und ‚Perforation' gezeichnete Knotenpunkt der eigenen Identität, das einst gesunde Gewebe ist irreversibel verletzt:

mine markspiste drømmer
og min perforerte hjerne
som ligner et redigert
Europa-kart eller et
dårlig kart over Hedmark
sett fra lufta i tåke[108]

[106] Vgl. hierzu ebd., S. 100, Gedicht *Avledningsmanøver* (*Ablenkungsmanöver*), in welchem die operative Entfernung des Blutgerinnsels mit der Metapher „trombektomisøndag" („Thrombektomiesonntag") rhetorisch verarbeitet wird.

[107] Ebd., S. 133, Gedicht *November 2013* (*November 2013*).

[108] Ebd.

meine wurmzerfressenen Träume
und mein perforiertes Gehirn
das einer redigierten
Europa-Karte gleicht oder einer
schlechten Karte der Hedmark
gesehen aus der Luft im Nebel

In ihrem Blick auf das eigene Innere fühlt sich die Sprecherin erinnert an Karten Europas oder der Hedmark (der makrokosmischen bzw. mikrokosmischen Heimat der Autorin Hagabakken)[109]. Durch ihren „redigierten" oder schlicht „schlechten" Zustand erscheinen sich diese als auf Distanz geschaffene und selbst Distanz schaffende Abbildungen eines einstigen Refugiums. Die ungewohnte Konfrontation mit dem eigenen Innersten führt nicht zu Identifikation, sondern zu Entfremdung. Wie in diffusen „Nebel" gehüllt erscheint die ungewohnte Außenperspektive („sett fra lufta"; „gesehen aus der Luft") auf dieses Innenleben, dessen – durch den zusätzlich abgebildeten Scan einer Magnetresonanztomographie (MRT) fixierte –[110] Kartographie einer infolge invasiver Veränderungen zerklüfteten Gestalt nur mehr entfernt an vormals Vertrautes erinnert.

Analog zur Verschränkung medizinischer und geographischer Kartographie bietet die ästhetische Auseinandersetzung mit der durch die Krankheit in neue Wege geleiteten Existenzerfahrung die Möglichkeit einer biographischen Neukartierung. Infolge der krankheitsbedingten Selbstentfremdung müssen Zeit und Körper, Seele und Geist neu verortet werden. Denn was bleibt zurück von der eigenen Person, wenn Gehirn und Geist als Grundfeste existenzieller Individualität ins Fadenkreuz der Krankheit geraten sind:

sjela sitter ikke lenger i hjertet
hjernen er hele personligheten
alt vi gjør tenker tror
styres fra hjernen[111]

die Seele sitzt nicht länger im Herzen
das Gehirn ist die ganze Persönlichkeit
alles, was wir tun denken glauben
wird vom Gehirn aus gesteuert

Werden Seele und Persönlichkeit nicht länger symbolisch im Herzen, sondern szientifisch im Gehirn lokalisiert, stellt der Infarkt eine Gefahr dar für alles, was die eigene Person ausmacht. Ein ums andere Mal äußert die Sprecherin ihre Angst, sich selbst zu verlieren. Das Gefühl, vom Zentrum unserer Handlungen, unseres Intellekts, unserer Überzeugungen und Glaubenssätze verlassen worden zu sein („Hjernen min har forlatt meg."[112]; „Mein Gehirn hat mich verlassen."), macht der Kranken diesen organischen Wesenskern

[109] Vgl. ebd., S. 125, Text ohne Titel.
[110] Ebd., letzte Umschlagseite. Ausführlicher zu diesem Bild in Kap. V.1.2.3.1.
[111] Ebd., S. 93, Gedicht *Tyngden av meg* (*Das Gewicht von mir*).
[112] Ebd., S. 135, Gedicht ohne Titel.

in seinen Vorgängen, Ausdehnungen und Prozessen „totalt ubegripelig“[113] („völlig unbegreiflich“), er scheint nahezu so „unfassbar“ wie die „Unendlichkeit“ des Alls:

verdensrommet og hjernen
er nesten like ufattelige
i sin uendelighet[114]

der Weltraum und das Gehirn
sind fast gleich unfassbar
in ihrer Unendlichkeit

1.2.2.5 Existenzielle Funktionsverluste

Als Schriftstellerin ist die Sprecherin durch die Schlaganfälle zugleich in ihrer individuellen wie beruflichen Existenz bedroht. Der von Krankheit gezeichnete Körper ist dabei auch äußerlich eine konstante Erinnerung an die eigene Ohnmacht. Beinahe distanziert beobachtet die Sprecherin in einem Gedicht die Zwietracht zwischen Soma und Psyche:

Den venstre hånda mi
Har gitt opp
Kopla seg av meg som en løs del
[...]
[Fingrene] [r]oper at
De er festa til håndledda mine
Og er mitt ansvar
Du er mora, roper fingrene! Reis oss opp!![115]

Meine linke Hand
Hat aufgegeben
Koppelt sich von mir ab wie ein loses Teil
[...]
[Die Finger] [r]ufen dass
Sie an meinem Handgelenk fest sind
Und es meine Verantwortung ist
Du bist die Mutter, rufen die Finger! Richte uns auf!!

Als inkarnierte Reminiszenz an die erlittenen Infarkte scheinen die linke Hand und ihre Finger wie ‚abgekoppelt‘, psychischer Wille und physische Ausführung sind wie desintegriert. ‚Trotzig‘ verweigert der Körper den Dienst und lastet dieses Versagen der Sprecherin an: „Du er mora [...]!“, klagen die Finger gleich einem störrischen Kind. „Reiss oss opp!!“ („Du bist die Mutter [...]! Richte uns auf!!“) In drei bildstarken Vergleichen beschreibt die Sprecherin den Anblick ihrer funktionslos gewordenen Hand:

[113] Ebd.
[114] Ebd., S. 93, Gedicht *Tyngden av meg* (*Das Gewicht von mir*).
[115] Ebd., S. 143, Gedicht ohne Titel.

[...] stive fingre
Som lystrer mindre enn et barn in trassalderen
Fingrene er stive som pinner på skogbunn
Falt fra et forlatt fuglereir
Henger som døende peniser uten mer sæd igjen[116]

[...] steife Finger
Die noch weniger gehorchen als ein Kind im Trotzalter
Finger, die steif sind wie Stöcke am Waldboden,
Herabgefallen aus einem verlassenen Vogelnest
Hängen wie sterbende Penisse ohne Samen

Die Kranke befindet sich im Widerstreit mit sich selbst, wird zum Austragungsort eines inneren Willenskampfes zwischen Körper und Geist. Steif wie aus einem verlassenen Vogelnest herabgefallene Stöcke liegen die Finger da, stehen nicht länger im Zeichen von Kreation und Hervorbringung, sondern hängen saft- und kraftlos herab, so funktionslos wie ein einst Leben zeugendes, nun aber nekrotisch gewordenes Körperanhängsel. Das bisherige körperliche und berufliche Selbstverständnis ist aus dem Takt geraten, ist doch der Verlust der Hände gleichbedeutend mit dem Verlust des wichtigsten Schreibwerkzeugs der Autorin:

Det er omtrent umulig for meg å skrive.
Så jeg kan ikke være forfatter mer, det kommer til å ta ti år å skrive ei bok,
og så lenge lever jeg nok ikke.[117]

Es ist mir nahezu unmöglich zu schreiben.
So kann ich nicht länger Schriftstellerin sein, es wird zehn Jahre dauern, ein Buch zu schreiben,
und so lange lebe ich wohl nicht mehr.

In ihrer relativen Kürze, syntaktischen Fragmentierung und semantischen Dichte bieten Hagabakkens Gedichte und Kurzprosatexte so Einblick in das Krankheitserleben einer Welt, in welcher der Akt des Schreibens zur ungeahnten Kraftanstrengung geworden ist.

116 Ebd.

117 Ebd., S. 6, Text ohne Titel. Die Infarkte hinterlassen nicht nur an den Händen ihre Spuren, auch die Mimik der Sprecherin ist durch eine faziale Hemiparese massiv beeinträchtigt: „Jeg er skjev i ansiktet / Og får ikke uttalt / Mitt eget navn“ (S. 137, Gedicht ohne Titel; „Ich bin schief im Gesicht / Und meinen eigenen Namen / Kann ich nicht aussprechen“).

1.2.3 Gattungsanalyse

1.2.3.1 Intermediale Identitätsverweise

Durch das gesamte Werk hindurch oszilliert Hagabakkens „dialog mellom livet og døden“[118] („Dialog zwischen Leben und Tod“) zwischen verschiedenen Medien und Gattungen. Bereits auf der Titelseite wird dieses architextuelle Potpourri sichtbar: Während der Obertitel *Biografi* kenntlich macht, welcher übergeordneten Gattung das Werk zuzuordnen ist, verrät der Untertitel *Dikt og tekster* (*Gedichte und Texte*), in welcher Form diese Biographie präsentiert werden wird. Bildlich wird das Cover durch aus dem Photoautomaten aufgenommene Porträts einer jungen Frau abgerundet, die ahnen lassen, dass die folgende Lebensgeschichte nicht nur auf textuelle, sondern auch auf visuelle Weise erzählt werden wird. Susanne Blazejewski zufolge teilt das Medium der Photographie elementare Attribute mit der Gattung der Autobiographie. So ist beiden Medien etwa die paradoxe Beziehung zur Wirklichkeit und Fiktion gemein; auch haben beide eine identitätsstiftende Funktion inne.[119] „Beide stellen [...] Formen der Selbstporträtierung dar. Beide greifen Momente des individuellen Lebens auf und versuchen, diese Erinnerungsausschnitte, ob verbal oder visuell, zu einem Selbstbild zu formieren und ihnen Dauer zu verleihen.“[120] Sowohl die Photographie als auch die Autobiographie sind zudem geprägt durch eine fragmentarische Grundstruktur, die einerseits der „Ausschnitthaftigkeit der menschlichen Gedächtnisbilder“, andererseits technischen Vorgaben geschuldet ist.

> Diese Grundstruktur ermöglicht jedoch gleichzeitig die Herstellung einer – wenn auch nur scheinbaren – narrativen Kontinuität, in der literarischen Autobiographie durch die Sequentialität des Schreibprozesses und in der Photographie durch die geordnete Zusammenstellung der Einzelbilder im Familienalbum [...].[121]

Auch in Hagabakkens *Biografi* vermitteln die Schnappschüsse einer zu verschiedenen Lebensaltern aufgenommenen Frau, die sich abwechseln mit Porträts von – so suggerieren die umgebenden Texte – Familienmitgliedern, den Eindruck, Einblick in das private Photoalbum der Autorin Hagabakken nehmen zu dürfen. Nach und nach mehren sich Aufnahmen, welche die textuelle Auseinandersetzung mit den Topoi von Krankheit, Körper und Ich um eine visuelle Ebene ergänzen und in ihrem Verlauf die schriftliche Krankenerzählung der *Biografi* komplettieren. Ein Bild zeigt so etwa die mit einer EEG-Haube bekleidete Patientin, an anderer Stelle folgt man dem Blick der Patientin auf den Krankenhausalltag, auf eine Innenaufnahme des Klinikums, auf eine Tablettenbox. Die Folgen der Infarkte, die im letzten Kapitel in den Fokus gerückt sind, werden über die intermediale Gestaltung der Kapitelseite eindrücklich illustriert: [122] Auf der linken Seite – der

[118] Lars Flydal (2014): „Kritikerrost forfatter fikk 18 hjerneslag“. In: *Vårt Land*. http://www.vl.no/kultur/kritikerrost-forfatter-fikk-18-hjerneslag-1.304014 (letzter Zugriff: 24.02.2016).

[119] Susanne Blazejewski (2002): *Bild und Text – Photographie in autobiographischer Literatur. Marguerite Duras' „L'amant“ und Michael Ondaatjes „Running in the Family“*. Würzburg: Königshausen & Neumann, S. 103.

[120] Ebd., S. 105.

[121] Ebd., S. 104.

[122] Hagabakken: *Biografi*, S. 114–115.

letzten Seite der bisherigen krankheitsunabhängigen Schilderungen – findet sich ein scharf aufgelöstes Porträt der Autorin Hagabakken. Auf der rechten Seite, die das fast ausschließlich auf die Krankheitserfahrung konzentrierte Schlusskapitel einläutet, findet sich dieselbe Photographie, nun aber räumlich nach unten versetzt und doppelt übereinandergelegt. Die Konturen fließen diffus ineinander, als wäre die Person auf dem Bild aus dem Fokus geraten. Überschrieben ist die Kapitelseite mit dem Titel „Da hjernen min klikka!" („Als mein Gehirn den Geist aufgibt!"), was explizit verrät, wie die Bildfolge zu deuten ist: als – wörtliches wie figuratives – Krankheitsbild. Im Kontext des sich reziprok intensivierenden Text-Bild-Verhältnisses und als Schlussbild des biographischen bzw. als Anfangsbild des pathographischen Abschnitts erscheinen die Photographien wie eine optische Juxtaposition der Dichotomie von gesund und krank. Wirft man einen näheren Blick auf die semantisch aufgeladene Photomontage, zeigt sich, dass hier in zweifacher Weise pathologische Wahrnehmungsparadigmen illustriert werden: Die Gegenüberstellung von scharfem und verschwommenem Porträt lässt zum einen die optische Erlebniswelt von Betroffenen nachvollziehen, ist doch die Diplopie, das Doppelbild-Sehen, eine mögliche Folge von Infarkten. Der bildtechnische Verlauf der Kapitelseite erscheint zum anderen wie ein visuelles Symbol dafür, in welchem Maße die Krankheit die Betroffenen zu einer Identitätsprüfung zwingt: Die Identität der photographierten Person ist auch auf dem rechten Bild noch erkennbar, doch ihre einst klare Definition ist verloren und muss erst wieder scharf gestellt werden. Auch für die kranke Person sind die zuvor klaren Umrisse des eigenen Selbst, die individuellen Wünsche, Werte und Persönlichkeitsstrukturen infolge der Krankheit vielleicht nur mehr schemenhaft erkennbar. Die existenzielle Grenzerfahrung der Krankheit, suggeriert die Bildmontage, verlangt so nach einer Neureflexion des eigenen, personellen Selbst-Verständnisses, das – um im Jargon der Gedichte zu bleiben – erst wieder neu ‚justiert' werden muss.

Auf der letzten Buchseite setzt schließlich der Scan eines Hirn-MRT den bildlichen Schlussstein der *Biografi*. Im Unterschied zu den doppelt überlagerten Porträts der Autorin scheint das MRT-Schnittbild phototechnisch unbearbeitet und präsentiert sich auf diese Weise als eine direkte Abbildung seines physischen Referenten.[123] Als einziger Photographie ist dem Hirn-MRT eine komplette, textfreie Seite gewidmet, auf welcher der kantig ausgerichtete Scan nach dem privaten Charakter der schräg und lose platzierten Schnappschüsse irritierend heraussticht. Es ist gerade diese Irritation, die gewahr werden lässt, dass die vorangegangene Biographie ohne diesen inhaltlich-medialen Verweis einerseits auf die Krankheit (der zerebrale Schaden als Bildgegenstand), andererseits auf die Medizin (die MRT-Aufnahme als Bildmedium) unvollständig wäre. Die Scharfstellung des MRTs auf einen Teilaspekt der Krankheit spiegelt zugleich die über die soeben beschriebene Bildmontage illustrierte Identitätskrise der kranken Person. Als Symbol des klinischen Blicks erscheint das MRT so wie eine Metonymie der durch diese Perspektivierung auf den Krankheitsherd fokussierten, partikularisierten Wahrnehmung des einst holistischen Selbst. In der Herauslösung eines Teilaspekts aus einem übergreifenderen

[123] Zumindest mit Blick auf Maßnahmen der Bildbearbeitung. Welchen formenden Eingriff hingegen die allgemeine Selektion und das Arrangement der Photographien bedeutet, ist eine andere Frage.

Ganzen sieht Susan Sontag eine Parallele zwischen dem Autoritätsmedium[124] ,Photographie' und der lyrischen Gattung:

> Poetry's commitment to concreteness and to the autonomy of the poem's language parallels photography's commitment to pure seeing. Both imply discontinuity, disarticulated forms and compensatory unity: wrenching things from their context (to see them in a fresh way), bringing things together elliptically, according to the imperious but often arbitrary demands of subjectivity.[125]

Aller Objektivität zum Trotz fängt die unverfälschte Bildgebung des medizinischen Raums die Komplexität der durch die Schädigung verursachten Weltveränderung so auch nur punktuell ein. Dessen tatsächliches Ausmaß zu erfassen ist kaum möglich. Der konzentrierte Blick auf die Ursache all dieser Veränderungen hat jedoch eine zukunftsweisende Dimension. „All photographs are *memento mori*", urteilt Sontag. „To take a photograph is to participate in another person's (or thing's) mortality, vulnerability, mutability. Precisely by slicing out this moment and freezing it, all photographs testify to time's relentless melt."[126] Das MRT in *Biografi* verkörpert dieses Moment in zweifacher Weise, ist doch die in ihm festgehaltene ephemere Realität ein Abbild des Niedergangs. In inhaltlicher und medialer Doppelung verweist die medizinische Photographie sowohl auf eine symbolische als auch eine realitere Sterblichkeit. Diese Fixierung der Krankheit verleiht der Betroffenen aber zugleich Handlungsfähigkeit. Denn Photographieren heißt, um weiter mit Sontag zu sprechen, sich das photographierte Objekt anzueignen.[127] Am MRT-Bild aus Hagabakkens *Biografi* lässt sich diese Aneignung an den drei Stufen ,Visualisieren', ,Verstehen' und ,Bekämpfen' festmachen. Denn „[w]o ein Ding den rechten Namen noch nicht gefunden hat, da irrt es durch die Welt, ruhelos, bis es ihn findet"[128], betont Viktor von Weizsäcker die Bedeutung, Krankheiten benennen zu müssen, damit sie greif- und damit behandelbar werden. Analog dazu tragen auch bildgebende Verfahren maßgeblich dazu bei, Krankheit vergegenständlichen und klassifizieren zu können. Nicht nur dem ärztlichen Expertenkollektiv, auch PatientInnen erlaubt die Teilhabe an einem ansonsten der Medizin vorbehaltenen Blick, einen für Laien nur schwer fassbaren Krankheitsprozess über die unmittelbare Darstellung des beschädigten Gewebes visuell nachzuvollziehen. Als – wortwörtliche – Schnittstelle zwischen Ich und Welt, Innen und Außen, PatientIn und Medizin ermöglicht es die MRT-Aufnahme, des infolge von Krankheit – mit Freud gesprochen – wahrlich ,unheimlich'[129] gewordenen innersten Selbst durch die bildliche Fixierung zumindest in Ansätzen wieder habhaft zu werden, es zu verstehen

[124] „[...] the images that have virtually unlimited authority in a modern society are mainly photographic images [...]", schreibt Susan Sontag in ihrem Essay „The Image-World" (Susan Sontag (1977): *On Photography*. New York: Farrar, Straus & Giroux, S. 153).

[125] Ebd., S. 96.

[126] Ebd., S. 15, Herv. i. O.

[127] Vgl. ebd., S. 4.

[128] Viktor von Weizsäcker (1927/1928): „Krankengeschichte". In: *Die Kreatur* 2, S. 455–473, hier S. 455.

[129] Zum Begriff des Unheimlichen vgl. Sigmund Freud (1999): „Das Unheimliche [1919]". In: Ders.: *Gesammelte Werke.* Bd. 12: Werke aus den Jahren 1917–1920. Hrsg. v. Anna Freud u. a. Frankfurt a. M.: Fischer, S. 227–268.

und das, was die Entfremdung des Selbst verursachte, zu bekämpfen und zu beseitigen. Dass die optische Lokalisierung der Leidensursache sowohl das ärztliche Kollektiv als auch Betroffene dazu ermächtigt, sich der Krankheit (mit den je zur Verfügung stehenden Mitteln) zu stellen, stärkt zugleich ihren Aufklärungsgrad, ihre Unabhängigkeit und Selbstbestimmung.

1.2.3.2 Architextuelle Identitätssedimente

Angesichts der konstanten Schwebe des Werkes zwischen Lyrik und Prosa, und zwischen Text und Bild lässt sich nur schwerlich sagen, welcher Gattung Hagabakkens mediales und architextuelles Konglomerat nun zuzuordnen ist: Autobiographie oder Biographie, Fakt oder Fiktion? Ehe hierauf eine Antwort versucht werden soll, eine Anmerkung vorweg: Bei dem Versuch, *Biografi* aus gattungstheoretischer Perspektive einzuordnen, komme ich nicht umhin, mich nicht etwa auf eine fiktive oder historische Person, sondern auf die reale und nach wie vor aktive Schriftstellerin Hagabakken zu beziehen. Analog zu dem bei Mazzarella konturierten Dilemma[130] werde ich also stellenweise jemanden zum ‚Stoff' meines Textes machen, der in diese Auseinandersetzung mit seiner Person nicht eingewilligt hat. Das wissenschaftliche Ethos gebietet es an dieser Stelle, zu betonen, dass ich mit meinen vorgeschlagenen Analysen, wie in allen vorherigen Kapiteln, keinen letztgültigen Wahrheitsanspruch erhebe, sondern diese als Interpretation zu verstehen sind, gestützt auf ein ‚close reading' des Werkes. Nicht als Aussagen über eine tatsächliche Lebensgeschichte sind die folgenden Ausführungen also gemeint, sondern als textbasierter Deutungsversuch eines Werkes, nicht also bezogen auf Hagabakkens ‚Biographie', sondern einzig und alleine auf ihre *Biografi*.

Welcher Gattung ist Hagabakkens Buch nun also zuzuordnen? Eine letztgültige Taxonomisierung verweigert das Werk, was nicht zuletzt durch die Parallelität von biographischer Faktizitätsbehauptung und lyrischer Literaritätsversprechung bedingt ist, die bereits im spannungsgeladenen Werktitel etabliert wird. Der Obertitel *Biografi* erhebt einen Anspruch auf Faktizität, doch präsentiert wird die Biographie in *Dikt og tekster*, nicht nur in Prosaform also, sondern auch in Gedichten. Wie Philippe Lejeune hervorhebt, unterscheidet sich Lyrik durch ihre „universelle Subjektivität"[131] grundsätzlich von der Schreibweise der Autobiographie:[132] Denn während in der autobiographischen Beschreibung der Kontingenz und Erscheinung eines Individuums danach gestrebt wird, die „Welt auszusagen"[133], sucht die Sprache der Dichtung in einem Spiel mit Metaphern und Signifikanten nach dem Geheimen, dem Mythischen.[134] In der bereits durch den Titel angekündigten Kombination von Biographik und Lyrik steht Hagabakkens Werk zwischen diesen beiden Polen. Durch den Rückgriff auf die lyrische Form wird *Biografi* dabei mit

[130] Vgl. Kap. IV.1.

[131] Philippe Lejeune (1994): *Der autobiographische Pakt* [1975]. Übers. v. Wolfram Bayer u. Dieter Hornig. Frankfurt a. M.: Suhrkamp, S. 295.

[132] Vgl. ebd., S. 294–375.

[133] Ebd., S. 295.

[134] Vgl. ebd.

Literarität verbunden und steht hierdurch in assoziativer Nähe zu Fiktionalität.[135] Nach Frank Zipfel reichen die literaturtheoretischen Bestimmungen des Verhältnisses von Literarität und Fiktionalität

> vom Aufgehen der Literarität in der Fiktionalität (unter dem Stichwort: ‚Alle Literatur ist fiktional') über die Bestimmung von Teilbereichen der Literatur mit Hilfe des Begriffs der Fiktion (oft unter dem Stichwort: ‚Alle Fiktion ist Literatur') bis zur theoretischen Unabhängigkeit der beiden Konzepte mit der Begründung, dass sie unterschiedliche Phänomenbereiche bezeichnen.[136]

Insbesondere dann, wenn man sich einer Engführung von Literarität und Fiktionalität anschließen möchte, zieht das die Frage nach sich, inwiefern Hagabakkens Werk autofiktionaler Charakter zuzusprechen ist.[137] Durch die paratextuelle Gemengelage verschiedener Gattungen werden den RezipientInnen bereits ab der Coverseite sowohl eine autobiographisch-faktuale als auch eine auf Literarität verpflichtete Lesart angeboten, eine Ambiguität, die bis zur letzten Seite des Werkes aufrechterhalten wird.[138] Aus Sicht Zipfels zeigt sich in autofiktionalen Texten mitunter eine „grundsätzliche (post)moderne Kritik am Konzept eines homogenen, kohärenten, autonomen, selbstbewussten und sich selbst transparenten Subjekts."[139] Auch in Hagabakkens *Biografi* erscheint die Aufhebung der Gattungseindeutigkeit symptomatisch für einen – durch die Krankheit ausgelösten – Identitätskonflikt. Die architextuelle Opazität des Werkes eröffnet dabei nicht nur Assoziationen des Autofiktionalen, sondern geht zudem mit einer Irritation des (Auto-)Biographischen einher. Zwar scheint das Augenmerk in Hagabakkens *Biografi* klar gerichtet auf ein biographiertes und biographierendes Ich, wobei eine Vielzahl von Hinweisen darauf hindeuten, dass es sich bei diesem ‚Ich' um die Autorin Wenche-Britt Hagabakken handelt: Auf bildlicher Ebene vermitteln die über das Werk eingefügten Photographien den Eindruck, aus verschiedenen Lebensphasen der Autorin persönlich zu stammen. Auf textueller Ebene suggerieren exakte Daten und Angaben zu Personen, Orten und nicht zuletzt das relative Alleinstellungsmerkmal der erzählten Krankheitsgeschichte, dass hier nicht nur eine auto*diegetische*, sondern sogar eine auto*biographische*

[135] Dies steht in gewisser Analogie zu Pia Tafdrup, welche die lyrische Transformation von Krankheit, Sterben und Tod des Vaters in *Tarkovskijs heste* als intendierte Verfremdung betonte (vgl. Kap. IV.1).

[136] Frank Zipfel (2009): „Autofiktion. Zwischen den Grenzen von Faktualität, Fiktionalität und Literarität?". In: Simone Winko, Fotis Jannidis u. Gerhard Lauer (Hrsg.): *Grenzen der Literatur. Zu Begriff und Phänomen des Literarischen* (= Revisionen, Bd. 2). Berlin u. New York: de Gruyter, S. 285–314, hier S. 293.

[137] Man erinnere sich an die in Kap. III.1 bereits angeführte Definition des Autofiktionsbegriffs durch Serge Doubrovsky als die in einem Text vereinte Kombination des autobiographischen und des fiktionalen Pakts.

[138] Mit autofiktionalen Texten, die sich nicht eindeutig in den autobiographischen oder fiktionalen Pakt auflösen lassen, befasst sich Marie Darrieussecq (1996): „L'autofiction, un genre pas sérieux". In: *Poétique* 107, S. 369–380, hier S. 377; vgl. darüber hinaus Zipfel: *Autofiktion*, S. 304–305. Für eine vertiefte Auseinandersetzung mit Variationen des Autofiktionalen vgl. Wagner-Egelhaar: *Auto(r)fiktion*, passim.

[139] Zipfel: *Autofiktion*, S. 307.

Darstellung der Autorin vorliegt, über deren außergewöhnliche Krankengeschichte in norwegischen Medien öffentlich berichtet wurde.[140] Sogar der Vorname ‚Wenche' bzw. ‚Wenche-Britt' wird an mehreren Stellen explizit genannt und lässt als genau jenes Signum, das als Fundament der Autobiographie gilt,[141] im Grunde keinen Zweifel an der konvergenten Identität von Sprecherin, Protagonistin und Autorin, also dem, was Lejeune mit seinem Konzept des ‚autobiographischen Paktes' fasst. Alles ist angelegt, doch in letzter Instanz verweigert das Werk einen finalen, expliziten Verweis auf die Identitätskonvergenz: Weder wird der Nachname ‚Hagabakken' im Text genannt, noch weist sich die Sprecherin im einleitenden Vorwort als Autorin aus und auch der Titel verspricht keine *Auto-Biografi*, sondern eine *Biografi* – ein kleines, aber bedeutungsträchtiges Präfix, das Gewissheit darüber schaffen würde, dass im Folgenden die Lebensgeschichte jener Person erzählt wird, deren Eigennamen auf dem Buchumschlag „die ganze Existenz des sogenannten Autors"[142] enthält. Nimmt man es genau, erlaubt uns das als Biographie deklarierte Werk lediglich, auf Ähnlichkeiten zu außertextuellen Referenzen zu schließen, nicht aber auf Identität.[143] Identität hat nun aber „nichts mit Ähnlichkeit zu tun", betont Lejeune, gibt es bei Identität doch „weder Übergänge noch Ermessensspielraum. Identität besteht oder besteht nicht."[144] Während Identität „eine unmittelbar erfasste Tatsache [ist], die auf der Ebene der Äußerung akzeptiert oder abgelehnt wird", ist Ähnlichkeit zu verstehen als „ein aufgrund der Aussage hergestellter Bezug, der sich endlos diskutieren und nuancieren läßt."[145] Während nun in der Biographie „die Ähnlichkeit die Identität begründen" muss, begründet in der Autobiographie umgekehrt „die Identität die Ähnlichkeit".[146] Ein eindeutiger autobiographischer Pakt wird in Hagabakkens interme-

[140] Vgl. etwa Flydal: *Kritikerrost forfatter fikk 18 hjerneslag*, Turid Larsen (2015): „Smerte under galgenhumor". In: *Dagsavisen*. http://www.dagsavisen.no/kultur/boker/smerte-under-galgenhumor-1.312594 (letzter Zugriff: 24.02.2016) sowie Kristian Rostad u. Stein Eide (2014): „Fikk 18 hjerneslag på to år". In: *NRK.no*. https://www.nrk.no/ho/fikk-18-hjerneslag-pa-to-ar-1.12052979 (letzter Zugriff: 24.02.2016). Zwar würde es an dieser Stelle zu weit führen, doch ist in diesem Kontext auch zu überlegen, welchen Einfluss die Medien als Epitext auf die Lektüre eines Werkes wie dem Hagabakkens nehmen. Beatrice Sandberg betont etwa zeitliche und örtliche Nähe bzw. Distanz als einen deutlichen Faktor dafür, ob einem Text Kunstcharakter zu- oder abgesprochen wird (vgl. Sandberg: *Unter Einschluss der Öffentlichkeit*, S. 358–359).

[141] Zur Definition von Namensidentität zwischen AutorIn, Erzählinstanz und ProtagonistIn als zwingende Prämisse der Autobiographie vgl. Lejeune: *Der autobiographische Pakt*, z. B. S. 15.

[142] Ebd., S. 23, Herv. entf. Die Namensidentität von AutorIn, Erzählinstanz und ProtagonistIn kann für Lejeune auf zweierlei Weise hergestellt werden: einerseits implizit, durch a) den Titel (bspw. ‚Autobiographie', ‚Geschichte meines Lebens') oder b) einen entsprechend eindeutigen Vermerk im einleitenden Abschnitt, andererseits offenkundig dadurch, dass sich der bzw. die Ich-ErzählerIn im Text den identischen Eigennamen des Autors bzw. der Autorin verleiht (vgl. ebd., S. 28).

[143] Vgl. ebd., S. 26–27.

[144] Vgl. ebd., S. 15.

[145] Ebd., S. 39, Herv. entf.

[146] Beide Zitate ebd., S. 42, jeweils Herv. entf.

dialem Gattungskonglomerat also letztlich verweigert. Angesichts der Vielzahl autobiographischer Indizien scheint der Vorwurf berechtigt, ob all diese Überlegungen nicht als reiner Sophismus zu werten sind. Meine Argumentation mag sicherlich wortklauberisch erscheinen – doch die Suggestion einer Autobiographie, welche die Behauptung ihres eigenen Status in letzter Instanz negiert, führt letztlich zu einer Irritation – einer Irritation, nach der definitive Zuschreibungsversuche für die vermeintlich offengelegte Identität des biographierten und biographierenden ‚Ichs' nicht länger möglich sind.

Möchte man an dieser Stelle einen Deutungsversuch wagen, so lassen sich die übergreifenden architextuellen Grenzaufhebungen in Hagabakkens *Biografi* als eine eigenständige, semantisch aufgeladene Gattungspoetologie verstehen, die als Symbol der im Werk verhandelten Krankheitserfahrung selbst fungiert. Denn der aus der abstrakten Krankheitserfahrung resultierende Identitätskonflikt der Sprecherin führt zu einem architextuellen Spannungsverhältnis zwischen ‚Allo' und ‚Auto'. *Biografi* lautet der Titel des Werkes, nicht *Autobiografi*, was den Eindruck erweckt, dass man es bei Hagabakkens von einem rekonvaleszenten Standpunkt geschilderten Retrospektive mit einer sich selbst distanzierenden Außenperspektive der Autorin Hagabakken auf die Kranke Hagabakken zu tun hat. Einen analogen Effekt spricht Lejeune Autobiographien zu, die in der dritten Person erzählt werden: Denn stets geht die Erzählinstanz in solchen Fällen „auf Distanz zu seiner eigenen früheren Person und sieht sich mit dem Blick der Geschichte"[147]. Versteht man die Negation des semantisch aufgeladenen Präfixes ‚Auto-' als eine solche Disjunktion von gesundem und krankem Ich, erinnert die Spannung von Identität und Alterität an Freuds Verständnis des ‚Unheimlichen', also jenes Schrecken auslösende „von alters her Vertraute, das [...] durch den Prozeß der Verdrängung entfremdet worden ist"[148], und das auch eine Krankheit als eine die gesamte bisherige Existenz in ihren Grundfesten erschütternde Grenzerfahrung hervorrufen kann.[149] Gerade die Verweigerung einer eindeutigen Gattung und, damit einhergehend, einer klaren personalen Identität veranschaulicht in diesem Kontext die Komplexität und Ambivalenz der Krankheitserfahrung, die sich ihrerseits einer direkten und objektiven Erfassung konstant entzieht. Das architextuelle Versteckspiel des (Auto-)Biographischen lässt dabei erahnen, welche palimpsesthafte Struktur die Identität(en) des im Fokus stehenden Ichs angenommen hat: So scheint die Krankheitserfahrung die gesamte Sequentialisierung und Bewertung auch prä- und post-pathologischer Lebensereignisse beeinflusst zu haben. Folglich ist das Ich, das nach der Krankheit zurückbleibt, nicht länger identisch mit dem bisherigen Ich, sondern das komplexe Resultat der – prä-pathologischen, pathologischen und post-pathologischen – Identitätssedimente der bisherigen, diachronen Erfahrungswelt. Wie umstürzend sich ihre Krankheitserfahrung auf ihre Selbstwahrnehmung auswirkte, berichtete die Autorin Hagabakken einst selbst: „Det blir som å endre belysningen i et rom. Både det opplyste og skyggepartiene endrer seg. Jeg forstår meg selv som lita jente på en ny måte. Den eksistensielle erfaringen ligger der og gir en ny målestokk også for det som ligger

[147] Ebd., S. 17.

[148] Freud: *Das Unheimliche*, S. 254.

[149] Obgleich sich in Cover und Titelei weder in Wort noch Bild ein expliziter Hinweis darauf findet, von welch zentralem Stellenwert Krankheit im Werk sein wird, schreibt sich die Krankheitserfahrung in diesem Sinne bereits implizit in den Titel ein.

langt tilbake i tid [...].“[150] („Es war, als würde man die Beleuchtung in einem Zimmer ändern. Sowohl die Licht- als auch die Schattenseiten ändern sich. Ich sehe mich selbst als kleines Mädchen in neuer Weise. Die existenziellen Erfahrungen liegen da und bieten einen neuen Maßstab auch für das, was bereits lange zurück liegt [...].“) Als eine Art narrative Klammer des (Auto-)Biographischen gestattet es die auf die Krankheitserfahrung zentrierte Ausrichtung des Werkes, diese Alterität der Identität fass- und beschreibbar zu machen. Das Pathographische bietet sich in diesem Sinne somit an als ein heuristisches Organon der durch Krankheitserfahrung ausgelösten Neu-, vielleicht ja sogar Ersterkenntnis der gesamten bisherigen Biographie.

1.2.4 Wie viel Identität hat der Mensch?

In gewisser Hinsicht entspricht der architextuelle Konflikt zwischen Autobiographie und Biographie einem personellen Konflikt. So lässt sich die spezifische Art, auf welche das Ereignis der Krankheit in Hagabakkens *Biografi* eingebettet wird, als eine Spiegelung des für die autorschaftliche Instanz symptomatischen Zwiespalts aus beruflicher und privater Identität sehen: Nicht die Autorschaft, also das definierende Ereignis der beruflichen Identität, ist das strukturierende Element der *Biografi*, vielmehr stellt das Privatleben der Sprecherin – neben der Krankheit Momente aus ihrer Kindheit, dem Familienleben und den vergangenen Liebesbeziehungen – die primären Erinnerungstopoi des Werkes dar. Der Eindruck von Intimität und Privatheit wird verstärkt durch die eingearbeiteten Photographien und den stellenweise tagebuchartigen Charakter der Aufzeichnungen. Zwar schafft das Bewusstsein, welche (existenzielle) Bedeutung die Krankheit auch für die schriftstellerische Arbeit der Sprecherin hat, eine konstante Verbindung zum Kontext des Beruflichen. Krankheitsunabhängige Auseinandersetzungen mit Autorschaft im Allgemeinen oder als Facette der eigenen Identität (beispielweise in Form von Reflexionen über das bisherige Œuvre oder das eigene poetologische (Selbst-)Verständnis) finden sich im Werk hingegen nicht. Stattdessen sind die pathographischen Betrachtungen eingebettet in einen nahezu ausschließlich privaten Kontext und werden somit als eines der identitätsdefinierenden Ereignisse des Privatlebens ausgewiesen.

Die architextuelle Grauzone, in der sich Hagabakkens *Biografi* bewegt, erfüllt in diesem Licht eine gewisse Schutzfunktion. So lässt sich Autofiktionalität dahingehend interpretieren, dass

> mit der Integration fiktionaler Elemente in die Lebensgeschichte beziehungsweise mit dem gleichzeitigen Angebot von referentiellem und Fiktions-Pakt eine Art Überwindung der Grenze zwischen literarischem Werk und Autor-Biographie, und damit zwischen Leben und Kunst inszeniert werden soll.[151]

Mit Blick auf die für Hagabakkens *Biografi* beobachtbare Nähe zwischen Realität und Literarität hat diese Definition auch ethische Relevanz. Denn folgt man der Argumentation Booths, sind die (ethischen) Rechte und Pflichten von AutorInnen sowohl an ihre

[150] Flydal: *Kritikerrost forfatter fikk 18 hjerneslag.*
[151] Zipfel: *Autofiktion*, S. 310.

Rolle als Privatperson als auch an ihre Rolle als BerufsautorIn gebunden.[152] So hat eine Privatperson das Recht, ihre autobiographische oder -pathographische Geschichte zu erzählen, sei es nun beispielsweise aus therapeutischen Gründen oder aus der Motivation heraus, durch die eigene Geschichte anderen Betroffenen Unterstützung zu bieten. Als BerufsautorIn mag man hierdurch aber in gewisse Bedrängnis zu kommen. Denn verstanden als Rückblick auf das Vergangene suggerieren Biographien im Allgemeinen eine gewisse Abgeschlossenheit des erinnerten und erzählten Lebens. Ähnlich verhält es sich bei Hagabakkens pathographisch geleiteter *Biografi*: Das Moment des Erinnerns, welches das Werk einleitet, verschiebt das Ereignis ‚Krankheit' implizit in die Vergangenheit. Die Krankheit hat Zeichen hinterlassen, die bis in die Gegenwart und Zukunft reichen, denkt man etwa an die physischen Einschränkungen der Hand. Doch die Akutphase der Krankheit, die lange Spanne der Krankenhausaufenthalte sind überstanden, werden im Moment des Schreibens nicht länger physisch erlebt, sondern geistig erinnert. Indem die Krankheit hierdurch zur beendeten Phase erklärt wird, wird auch die Vergänglichkeit zu Vergangenheit. Implizit lässt sich diese Abgeschlossenheit so deuten, dass nach dem Erinnern ein Neuanfang bzw. eine Fortsetzung der durch Krankheit unterbrochenen Lebensweise wartet. Eine solche Annahme eröffnet zugleich die Option zukünftiger Werke, die explizit als Autobiographie gekennzeichnet sind – und damit weitere Versionen ein und desselben Lebens. Doch wie viele Autobiographien darf eine Person schreiben, ohne ihre Glaubwürdigkeit als AutorIn zu verlieren? Und in welcher Lebensphase? Gerät die Glaubwürdigkeit von AutorInnen nicht mit jeder weiteren öffentlichen Präsentation der eigenen Lebensgeschichte stärker in Misskredit, da (zumindest außerhalb der Literaturwissenschaft) gemeinhin davon ausgegangen wird, dass eine Lebensgeschichte, überspitzt gesagt, nur eine einzige erzählbare Version haben kann? Verstärkt in dieser Hinsicht nicht jede weitere Perspektivierung peu à peu die Aufmerksamkeit auf die – aus mancher Sicht jeden autobiographischen Text kennzeichnende – diffuse Grenze zwischen faktualem und fiktionalem Erzählen? Unterliegt Lejeunes autobiographischer Pakt kurzum Beschränkungen, was den Zeitpunkt oder die Wiederholbarkeit erzählter Erinnerung anbelangt, und erlaubt er lediglich singulatives, nicht aber repetitives Erzählen? Zumindest die Gefahr, sich dem Vorwurf der Unzuverlässigkeit stellen zu müssen, scheint bei repetitiven Autobiographien erhöht. Denn schließt man bei fiktionalen Texten üblicherweise aufgrund von intratextuellen Inkonsistenzen oder Inkongruenzen darauf, dass das Erzählte als unzuverlässig einzustufen ist, kann sich Unzuverlässigkeit, so Dan Shen, bei der faktualen Autobiographie nicht nur auf intratextueller, sondern auch auf extra- und intertextueller Ebene ereignen.[153] Wie kohärent ein Text auch sein mag: Stimmen die in der Autobiographie geschilderten Ereignisse nicht mit der Wirklichkeit überein, umgibt das Werk der Anschein einer ‚außertextuellen Unzuverlässigkeit'; „and if two or more autobiographies representing the same life experiences do not accord with each other, this will result in ‚intertextual unreliability' [...]."[154]

[152] Vgl. Booth: *The Company We Keep*, S. 128–129. Booth unterscheidet insgesamt neun autorschaftliche Verantwortungsbereiche, etwa gegenüber den Lesenden oder den Figuren. Vgl. hierzu auch Kap. II.

[153] Vgl. Dan Shen (2013): „Unreliability". In: Peter Hühn u. a. (Hrsg.): *the living handbook of narratology*. http://www.lhn.uni-hamburg.de/article/unreliability (letzter Zugriff: 24.07.2016).

[154] Ebd., § 27.

Welche Position man nun auch zu den Schattierungen des Autobiographischen einnehmen mag: Der eine Außenperspektive suggerierende Obertitel, die Literarität des Werkes und der Verweis auf das vom beruflichen Ich dissoziierte private Ich führen in Hagabakkens *Biografi* zu einer Distanzierung zum biographierten Ich, was es der Autorin erlaubt, sich von autobiographischen Obligationen gewissermaßen freizusagen. Die Autonomie des ästhetischen Ausdrucks legitimiert es, sich über Gattungskonventionen hinwegzusetzen: Was ist die *Biografi* nun: eine Autobiographie, eine Biographie, eine Pathographie, ein Gedichtband, ein Photobuch? Das Werk entzieht sich einer Festlegung, spielt mit literarischen Grauzonen und erlaubt damit in einem Moment krankheitsbedingter Fremdbestimmtheit ästhetische, hierüber berufliche und somit schließlich personelle Selbstbestimmung.

2 Selbstbestimmung: Zwischen Rekonstruktion und Antizipation (Patientenverfügungen)[1]

Im medizinischen Kontext haben PatientInnen kaum Möglichkeiten, ihre eigenen Identitätskonzeptionen, Wünsche und Bedürfnisse schriftlich zu fixieren und nach außen hin zu vertreten. Eine der wenigen Textsorten, die dies erlaubt, ist die Patientenverfügung. Dieses Vorsorgeformat erlaubt PatientInnen für den Fall, dass sie ihre Einwilligungsfähigkeit infolge einer Erkrankung verlieren, sowohl ihre Selbst-Bestimmung als auch Selbstbestimmung weiterhin aufrechtzuerhalten: Patientenverfügungen ermöglichen es Betroffenen, sich mit den Implikationen der eigenen Biographie samt den daraus resultierenden existenziellen wie metaphysischen Überzeugungen auseinanderzusetzen, damit verbundene Entscheidungen (etwa hinsichtlich medizinischer Untersuchungen und Behandlungen) zu äußern und eine verbindliche Achtung und Umsetzung dieser getroffener Festsetzungen zu erwirken.

In den skandinavischen Ländern ist das Instrument der Patientenverfügung nur in Dänemark gesetzlich geregelt und seit 1998 im Gesundheitsrecht (Sundhedsloven) verankert. Formale Voraussetzung für ein ‚livstestamente' ist es, dass die betreffende Person volljährig ist und die Verfügung in schriftlicher, unterschriebener und datierter Form vorliegt. Über ein Standardformular mit Ankreuzfeldern können lebensverlängernde Maßnahmen für den Fall eines unvermeidlichen Todes vorab verweigert werden. Eine solche Verfügung ist für die behandelnden ÄrztInnen bindend. Lebensverlängernde Maßnahmen können auch für den Fall abgelehnt werden, dass die kranke Person aufgrund einer fortgeschrittenen Demenz, eines Unfalls, Herzstillstands oder Ähnlichem physisch und psychisch nicht länger imstande ist, sich selbst zu versorgen. Ob einer entsprechenden Festlegung in diesem Fall stattgegeben wird, liegt im Ermessensspielraum der ÄrztInnen.[2] Im norwegischen und schwedischen Recht ist die Patientenverfügung nicht ausdrücklich verankert; entsprechende Vorverfügungen haben in beiden Ländern keine bindende Wirkung.[3]

[1] Das folgende Kapitel ist eine überarbeitete und deutlich erweiterte Version des Artikels „Alter Ego. Ein philologischer Blick auf Text und Autor der Patientenverfügung". In: *Jahrbuch Literatur und Medizin* 8. Heidelberg: Winter 2016, S. 165–182.

[2] Für die dänische Rechtslage vgl. § 26 Sundhedsloven.

[3] Für die Rechtslage zum norwegischen ‚livstestament' vgl. insb. §§ 4A Pasientrettighetsloven sowie Torstein Frantzen (2011): „Vorsorgeauftrag und Patientenverfügung in Norwegen". In: Martin Löhning u. a. (Hrsg.): *Vorsorgevollmacht und Erwachsenenschutz in Europa* (= Beiträge zum europäischen Familienrecht, Bd. 13). Bielefeld: Ernst u. Werner Gieseking, S. 87–96. Für die Rechtslage zum schwedischen ‚livstestamente' vgl. Slutbetänkande av Utredningen om förmyndare, gode män och förvaltare (2004): *Frågor om Förmyndare och ställföreträdare för vuxna* (= Statens offentliga utredningar, Bd. 2004:112). Bd. 2: Allmän motivering. Stock-

Während die Patientenverfügung in Skandinavien bislang eine eher untergeordnete Rolle spielt, ist sie innerhalb Deutschlands fest etabliert. Aufgrund ihrer ethischen und rechtlichen Komplexität stand diese Vorsorgeform jedoch von Beginn an in der Diskussion. Im innereuropäischen Vergleich sehen Martin Löhning und Kollegen nichtsdestominder „Anlass für einen Transfer der in Deutschland gefundenen Lösungen“[4]. Angesichts dieser Vorreiterrolle, die Deutschland in puncto Patientenverfügung aktuell attestiert wird, verschiebt sich die Konzentration dieses Kapitel vom skandinavischen Kontext auf das deutsche Beispiel. Über eine detaillierte Analyse der Patientenverfügung als Instrument und Text sollen die derzeit vorherrschenden Konventionen diskutiert werden, aufgrund derer die Patientenverfügung anderen Ländern momentan überhaupt als Vorbild dienen kann. Mein Augenmerk liegt hierbei zum einen auf der diskursdominierenden Leitfrage, inwiefern Patientenverfügungen als Ausdruck von Selbst- oder Fremdbestimmung zu verstehen sind (Kap. V.2.1). Vor diesem Hintergrund zeigt sich zum anderen, dass die Patientenverfügung einerseits zwischen autobiographischer und fremdbiographischer Identität (Kap. V.2.2.1), andererseits zwischen biographischer und pathographischer Identität (Kap. V.2.2.2) zu oszillieren scheint; angesichts dieser architextuellen Diffusität müssen daher auch die in Patientenverfügungen (re-)konstruierten Identitätskonzeptionen einer näheren Betrachtung unterzogen werden.

2.1 Bestimmungsgrenzen

2.1.1 Selbstbestimmung

In Deutschland sind Patientenverfügungen seit 2009 durch das *Dritte Gesetz zur Änderung des Betreuungsrechts* gesetzlich geregelt und anerkannt.[5] De jure ermöglicht es die Patientenverfügung jedem

> einwilligungsfähige[n] Volljährige[n] für den Fall seiner Einwilligungsunfähigkeit schriftlich [festzulegen; KF], ob er in bestimmte, zum Zeitpunkt der Festlegung noch nicht unmittelbar bevorstehende Untersuchungen seines Gesundheitszustands, Heilbehandlungen oder ärztliche Eingriffe einwilligt oder sie untersagt [...].[6]

holm: Fritze, S. 580 sowie Deutscher Bundestag (2004): *Zwischenbericht der Enquete-Kommission. Ethik und Recht der modernen Medizin. Patientenverfügungen.* Berlin: Deutscher Bundestag, S. 28.

4 Martin Löhning u. a. (2011): „Vorwort“. In: Dies.: *Vorsorgevollmacht und Erwachsenenschutz*, S. V.

5 Vgl. Drittes Gesetz zur Änderung des Betreuungsrechts (BtÄndG) vom 29. Juli 2009 (Bundesgesetzblatt Tl. I, Nr. 48, 2286), in Kraft getreten am 1. September 2009. Zur medizinrechtlichen und -ethischen Diskussion des Patientenverfügungsgesetzes vgl. Torsten Verrel u. Alfred Simon (2010): *Patientenverfügungen. Rechtliche und ethische Aspekte*. Freiburg i. Br.: Karl Alber.

6 Drittes Gesetz zur Änderung des Betreuungsrechts, § 1901a.

Anhand dieses kurzen Passus werden die Implikationen und Wertungen von Schriftlichkeit im Kontext von Selbstbestimmung augenfällig: So ist es in gewisser Hinsicht die Medialität der Patientenverfügung, die den Willen der kompetenten Person über den (meist mündlich oder leiblich geäußerten) Willen der inkompetent gewordenen Person erhebt. Wie Torsten Verrel erläutert, wird

> [m]it dem auf § 126 BGB verweisenden formalen Erfordernis der Schriftlichkeit […] ein Mindestmaß an Ernsthaftigkeits- und Missbrauchskontrolle gewährleistet. Zum einen soll dem Patienten dadurch die Bedeutung und Tragweite seines Entschlusses vor Augen geführt werden; zum anderen soll der Gefahr vorgebeugt werden, dass eine schnell dahin gesagte, nicht weiter überdachte mündliche Äußerung Bedeutung gewinnt.[7]

Die Betonung des schriftlich statt mündlich geäußerten Willens verfolgt zudem das Ziel, die Adressaten der Patientenverfügung vor Nachweis- und Rekonstruktionsproblemen besser schützen zu können.[8] Alfred Simon wertet das obligatorische Gebot der Schriftform hingegen als paternalistischen Eingriff, sieht er darin docheinen Widerspruch zu der Tatsache, dass die Patientenverfügung jederzeit formlos, also auch mündlich, geändert werden kann.[9] Dass auch mündliche Willensäußerungen als Indiz für den mutmaßlichen Willen beachtet werden müssen, führt jedoch nur zu einer geringen Einschränkung des Selbstbestimmungsrechts.[10] Außer der schriftlichen Form schreibt die Gesetzgebung lediglich vor, dass Patientenverfügungen durch Namensunterschrift eigenhändig oder durch ein notariell beglaubigtes Handzeichen unterzeichnet werden müssen.[11] Inhalt und Aufbau der Patientenverfügung sind nicht einheitlich geregelt, empfohlen sind aber einige Mindestangaben:

- Eingangsformel (mit Angabe von Personendaten wie Vor- und Nachname, Geburtsdatum, Wohnort ...)
- konkrete Beschreibung des behandlungsbedürftigen Zustands (im unmittelbaren Sterbeprozess, im Endstadium einer unheilbaren, tödlich verlaufenden Krankheit, bei weit fortgeschrittenen Hirnabbauprozessen ...)
- Festlegungen zu ärztlichen und pflegerischen Maßnahmen (lebenserhaltende Maßnahmen, Schmerz- und Symptombehandlung, künstliche Ernährung und Flüssigkeitszufuhr ...)

[7] Torsten Verrel (2010): „Rechtliche Aspekte“. In: Ders u. Simon: *Patientenverfügungen*, S. 13–57, hier S. 30.

[8] Vgl. ebd.

[9] Vgl. Alfred Simon (2010): „Medizinethische Aspekte“. In: Verrel u. Simon: *Patientenverfügungen*, S. 59–109, hier S. 99.

[10] Vgl. ebd.

[11] Vgl. Bundesministerium der Justiz und für Verbraucherschutz (Hrsg.) (2014): *Patientenverfügung. Leiden – Krankheit – Sterben. Wie bestimme ich, was medizinisch unternommen werden soll, wenn ich entscheidungsunfähig bin?* Berlin: Bundesministerium der Justiz und für Verbraucherschutz. Regelmäßige Aktualisierungen der Verfügung werden empfohlen, stellen aber keine Pflicht dar (vgl. Simon: *Medizinethische Aspekte*, S. 100).

- Schlussformel (mit Verweis auf eine auf die festgelegten Maßnahmen bezogene ärztliche Aufklärung bzw. der explizite Verzicht hierauf)
- Datum und Unterschrift[12]

Auch die formale Bandbreite der Patientenverfügung ist groß und reicht von ankreuzbaren Vorlagen über teilstrukturierte Formate, die neben Ankreuzkästchen auch Freifelder oder exemplarische Textbausteine zur Hand reichen, bis hin zu frei formulierbaren Varianten, bei welchen die Gestaltung nahezu gänzlich in der Hand der PatientInnen liegt.

Auch wenn eine Patientenverfügung vorliegt, besteht die Gefahr, dass die Vorabverfügungen der PatientInnen fehlinterpretiert oder fremde Überzeugungen durchgesetzt werden.[13] Umso wichtiger erscheint es, dass PatientInnen in der Verfügung ihre persönliche Haltung zu den getroffenen Festlegungen klar zum Ausdruck bringen. Schließlich tragen Hinweise auf religiöse oder moralische Lebens- und Wertvorstellungen, Ideale und Prinzipien, Hoffnungen und Ängste dazu bei, dass der Wille der PatientInnen auch von Außenstehenden leichter nachvollzogen und umgesetzt werden kann.[14] Frei formulierte Aussagen über persönliche Überzeugungen, Wünsche oder Ängste haben jedoch oftmals einen subjektiven und vagen Charakter und entziehen sich damit einer eindeutigen Interpretation.[15] Auch Musterverfügungen, die PatientInnen Orientierung bieten sollen, sind nicht frei von Komplikationen: Denn wie das Bundesministerium der Justiz und für Verbraucherschutz warnt, liegen Musterverfügungen oftmals sehr unterschiedliche konzeptionelle Überlegungen zugrunde.[16] Wie Simon problematisiert, enthalten Patientenverfügungsformulare daher oft Formulierungen, die auf möglichst viele Menschen zutreffen sollen – was die Bekundung eines individuellen Willens einschränkt. Zu allgemein formuliert stellt die Patientenverfügung keine verbindlichen Handlungsanweisungen dar, und es besteht die Gefahr, so Simon, dass der tatsächliche Wille nicht beachtet oder fehlgedeutet wird. Bei sehr detaillierten Angaben zu Situationen und Behandlungswünschen kann es wiederum passieren, dass später eine Situation eintritt, die der bzw. die Betroffene nicht vorgesehen und daher nicht geregelt hat.[17]

2.1.2 Fremdbestimmung

Selbstbestimmung kommt bei Patientenverfügungen also im zweifachen Wortsinn zum Tragen: Zum einen erlaubt es die Verfügung, im wortwörtlichen Sinne das eigene Selbst

[12] Vgl. Bundesministerium: *Patientenverfügung*, S. 19–29.

[13] Gleiches, so der Nationale Ethikrat, gilt für das im Betreuungsrecht verankerte, gesetzlich jedoch nicht näher definierte Patientenwohl (§ 1901 BGB). „Unsicherheiten bei der Ermittlung des mutmaßlichen Willens dürfen allerdings nicht dazu führen, dem Patienten, der keine eigene Entscheidung getroffen hat oder treffen konnte, eine notwendige medizinische Hilfe vorzuenthalten. Auch hier gilt der Grundsatz *in dubio pro vita*." (Nationaler Ethikrat: *Patientenverfügung*, S. 15, Herv. i. O.)

[14] Vgl. ebd., S. 13.

[15] Vgl. Simon: *Medizinethische Aspekte*, S. 85–86.

[16] Vgl. Bundesministerium: *Patientenverfügung*, S. 17.

[17] Vgl. Simon: *Medizinethische Aspekte*, S. 85–86.

zu bestimmen, sprich vor sich und vor anderen die Konstituenten der eigenen Identität als verbindliche Bezugspunkte zu definieren und publik zu machen. Zum anderen folgt die Patientenverfügung der grundlegenden Idee, den selbstbestimmten Wunsch und Willen von PatientInnen auch im Falle einer krankheitsbedingten Einwilligungsunfähigkeit zu schützen. Die Frage der Selbstbestimmung ist eines der inhärenten Kardinalprobleme der Patientenverfügung. So lässt sich der Zeitpunkt, ab welchem ein bzw. eine PatientIn die Fähigkeit, über sich selbst zu bestimmen, verloren hat, nicht immer eindeutig bestimmen – man denke hier beispielsweise an graduell fortschreitende Erkrankungen wie Alzheimer-Demenz. Liegt eine Verfügung vor und stimmen die darin festgehaltenen Instruktionen mit einer späteren Lebens- und Behandlungssituation überein, ist dem formulierten Willen Ausdruck und Geltung zu verschaffen.[18] Doch auch in diesem Fall ist die Entscheidung zwischen Selbst- und Fremdbestimmung für die verantwortlichen Personen keine leichte: Werden in der Patientenverfügung beispielshalber lebensnotwendige Behandlungen abgelehnt, kann dies zu einem Konflikt führen zwischen der Patientenselbstbestimmung, der medizinischen Indikation und der für ÄrztInnen beruflich verankerten ethischen Pflicht der Patientenfürsorge.[19] Zudem herrscht Uneinigkeit darüber, wie damit umzugehen ist, wenn sich die Persönlichkeit von PatientInnen (krankheitsbedingt) so stark gewandelt hat, dass die in mündigem Zustand festgehaltenen Wünsche und Willensäußerungen nicht mehr mit den aktuellen Bedürfnissen und Vorstellungen der kranken Person übereinstimmen. Um den Gegensatz zwischen dem gesundem und kranken bzw. zwischen dem einwilligungsfähigen und einwilligungsunfähigen Status einer Person leichter fassen zu können, unterscheide ich im Folgenden in das Kürzel ‚P_A‘ und das Kürzel ‚P_B‘. Das Kürzel ‚P_A‘ dient dabei zur Kennzeichnung des Patienten bzw. der Patientin zu dem Zeitpunkt, an dem die Patientenverfügung unterzeichnet wird; das Kürzel ‚P_B‘ hingegen kennzeichnet denselben Menschen zu dem Zeitpunkt, nachdem dieser seine Einwilligungsfähigkeit verloren hat.[20]

In nuce ist die Selbstbestimmung der Betroffenen also durch verschiedene Beziehungen gefährdet: 1) durch die extrinsische Spannung zwischen den Betroffenen und Dritten

[18] Vgl. Drittes Gesetz zur Änderung des Betreuungsrechts, § 1901a.

[19] Vgl. Gisela Bockenheimer-Lucius (2009): „Die Patientenverfügung in der Praxis. Grundlagen ärztlichen Handelns und klinischen Entscheidens“. In: Andreas Frewer, Uwe Fahr u. Wolfgang Rascher (Hrsg.): *Patientenverfügung und Ethik. Beiträge zur guten klinischen Praxis* (= Jahrbuch Ethik in der Klinik, Bd. 2). Würzburg: Königshausen & Neumann, S. 17–35, H. Christof Müller-Busch (2016): „Entscheidungen in Grenzsituationen und ärztliches Selbstverständnis“. In: Arnd T. May u. a. (Hrsg.): *Patientenverfügungen. Handbuch für Berater, Ärzte und Betreuer*. Berlin u. Heidelberg: Springer, S. 163–176 sowie Stephan Sahm (2006): *Sterbebegleitung und Patientenverfügung. Ärztliches Handeln an den Grenzen von Ethik und Recht* (= Kultur der Medizin, Bd. 21). Zugl.: Frankfurt a. M., Univ., Habil., 2006. Frankfurt a. M. u. New York: Campus, S. 26; ausführlicher zu medizinischer Indikation ebd., S. 65–69.

[20] Die Kürzel P_A und P_B sind aufgrund ihrer Übersichtlichkeit angelehnt an die von Michael Quante genutzte Abbreviatur (vgl. ders. (2010): *Menschenwürde und personale Autonomie. Demokratische Werte im Kontext der Lebenswissenschaften*. Hamburg: Meiner, S. 191). Auf Quantes spezifische Theorie zur Patientenverfügung und seinen damit verbundenen Personenbegriff wird im Folgenden nicht näher Bezug genommen.

(etwa ÄrztInnen oder Angehörigen), also durch das Urteil darüber, ob die Entscheidungsgewalt anderer höher zu werten ist als die in der Patientenverfügung fixierten Willensäußerungen; 2) durch die intrinsische Spannung zwischen P_A und P_B, also durch das Urteil darüber, ob der in der Patientenverfügung geäußerte Wille von P_A höher zu werten ist als der natürliche Wille, die Wünsche, Ansprüche, Bedürfnisse und Interessen von P_B.[21] In den aktuellen Debatten hierüber lassen sich gegenwärtig folgende Positionen unterscheiden:

1) Ausgangsbedingung: Eine Person hat ihre Einwilligungsfähigkeit verloren. Werden in einer vorab aufgesetzten Patientenverfügung beispielsweise bestimmte lebensverlängernde Maßnahmen abgelehnt, ergibt sich für Dritte die Frage nach der Verbindlichkeit dieser Verfügung.
   a) Hohe Verbindlichkeit: Nach dieser Auffassung verhindert die Durchführung bzw. Unterlassung von medizinisch indizierten Maßnahmen, die dem vorab festgehaltenen Patientenwillen entgegenlaufen, dass Betroffene ihr Leben und Sterben nach eigenen Vorstellungen gestalten können. Verfassungsrechtlich setze man so Fremdbestimmung an die Stelle von Selbstbestimmung.
   b) Bedingte Verbindlichkeit: VertreterInnen dieser Position fordern, die Verbindlichkeit von Patientenverfügungen auf bestimmte Krankheitszustände oder -schweregrade zu beschränken. Begründet wird diese Forderung unter anderem damit, dass sich spätere Zustände und Wünsche nur schwer antizipieren lassen und es daher nicht ausgeschlossen werden kann, dass sich der aktuelle Wille vom vorausgefügten Willen unterscheidet. Zudem, so eine weitere Überlegung, können krankheitsbedingte Persönlichkeitsveränderungen dazu führen, dass der bzw. die Betroffene nicht länger als identisch mit der Person angesehen werden kann, welche die Patientenverfügung ursprünglich verfasst hat.[22]

Womit man zugleich bei dem intrinsischen Spannungsverhältnis zwischen P_A und P_B angelangt wäre:

2) Ausgangsbedingung: Eine Person hat ihre Einwilligungsfähigkeit verloren. Darüber hinaus hat sich die Persönlichkeit dieser Person im Laufe der Erkrankung erheblich

[21] Zum Rechtsbegriff des natürlichen Willens vgl. Ralf J. Jox (2006): „Der ‚natürliche Wille‘ als Entscheidungskriterium. Rechtliche, handlungstheoretische und ethische Aspekte“. In: Jan Schildmann, Uwe Fahr u. Jochen Vollmann (Hrsg.): *Entscheidungen am Lebensende in der modernen Medizin. Ethik, Recht, Ökonomie und Klinik* (= Ethik in der Praxis. Kontroversen, Bd. 24). Berlin: Lit, S. 69–86, hier S. 73. Zur Abgrenzung von natürlichem und mutmaßlichem Willen vgl. ferner Markus Rothhaar u. Roland Kipke (2009): „Die Patientenverfügung als Ersatzinstrument. Differenzierung von Autonomiegraden als Grundlage für einen angemessenen Umgang mit Patientenverfügungen“. In: Frewer, Fahr u. Rascher: *Patientenverfügung und Ethik*, S. 61–75, hier S. 64–65.

[22] Vgl. Nationaler Ethikrat: *Patientenverfügung*, S. 18–20.

verändert (zum Beispiel als Folge einer Demenz im Spätstadium). Ist nun ein Lebenswille zu erkennen, der einer vorab festgelegten Verfügung zu widersprechen scheint, erschwert sich die Frage nach der Verbindlichkeit der Patientenverfügung.

a) Hohe Verbindlichkeit: BefürworterInnen einer hohen Verbindlichkeit zufolge erfüllen Anzeichen von natürlichem Willen bei einwilligungsunfähigen PatientInnen nicht die notwendigen Bedingungen, um eine Patientenverfügung außer Kraft zu setzen. Hierfür, so die Argumentation, wäre ein Mindestmaß an Entscheidungsfähigkeit erforderlich.
b) Bedingte Verbindlichkeit: Aus dieser Position ist man der Ansicht, dass in einer Patientenverfügung geäußerte Willensbekundungen, die sich gegen eine Lebensverlängerung richten, nur unter bestimmten Bedingungen höher gewertet werden sollten. Ein solcher Fall sei unter anderem dann gegeben, wenn die Patientenverfügung auf die genannten Anzeichen von Lebenswillen explizit Bezug nimmt und deren Entscheidungserheblichkeit ausschließt.
c) Geringe Verbindlichkeit: VertreterInnen dieser Perspektive verweisen darauf, dass wir derzeit noch zu wenig über die jeweiligen Zustände, Sensitivitäten und Ausdrucksformen von an bestimmten Erkrankungen leidenden PatientInnen wissen. Gemäß dem Grundsatz ‚in dubio pro vita' wird daher argumentiert, dass sich verbale wie auch nonverbale Äußerungen von Betroffenen als Ausdruck von Lebenswillen werten lassen und hierdurch die Verbindlichkeit einer Patientenverfügung aufgehoben werden kann.[23]

2.1.3 Beispielanalyse einer Musterverfügung

2.1.3.1 Entscheidungsgrundlagen

Die Spannungen zwischen Selbst- und Fremdbestimmung, die für die derzeitige Form der Patientenverfügung charakteristisch sind, zeigen deutlich, wie relevant es ist, dass in Patientenverfügungen nicht nur medizinische Entscheidungen, sondern auch biographische Zusatzinformationen aufgenommen werden. Auch das Bundesministerium der Justiz und für Verbraucherschutz unterstreicht in der an interessierte Laien gerichteten Broschüre *Patientenverfügung. Leiden – Krankheit – Sterben. Wie bestimme ich, was medizinisch unternommen werden soll, wenn ich entscheidungsunfähig bin?* (2014) die „unerlässlich[e]" Bedeutung einer „persönliche[n] Auseinandersetzung mit der individuellen Lebenssituation und den eigenen Wünschen und Vorstellungen über Krankheit, Leiden und Sterben"[24]. In der Broschüre werden neben einer allgemeinen Einführung in Idee, Konzeption und Anforderungen der Patientenverfügung sowie einer ausführlichen Auflistung von als Formulierungshilfen gedachten Textbausteinen zwei Musterverfügungen bereit-

[23] Vgl. ebd., S. 22–24.
[24] Bundesministerium: *Patientenverfügung*, S. 33.

gestellt, die den Informationsteil und die Textbausteine beispielhaft illustrieren. Ausdrücklich wird in der Broschüre auf den rein exemplarischen Charakter der Musterverfügungen verwiesen und die Notwendigkeit betont, bei der Erstellung einer eigenen Patientenverfügung eine zusätzliche fachkundige Beratung einzuholen.[25]

Die Bedeutung biographischer Selbstreflexionen für die stellvertretende Entscheidungsfindung veranschaulicht die abgedruckte Musterverfügung einer Patientin, deren fiktiver Status durch den sprechenden Namen ‚Lieselotte Beispiel' explizit hervorgehoben ist. Den Empfehlungen des Ministeriums folgend, wird in der gut 1000 Wörter umfassenden Verfügung festgelegt, in welcher Situation die Patientenverfügung gelten soll und welche ärztlichen und pflegerischen Maßnahmen gewünscht werden. Ausführlich wird dabei auch dargelegt, wie in Situationen zu verfahren ist, in denen die Verbindlichkeit der Verfügung gefährdet ist. Wie aus der Verfügung hervorgeht, hat die Patientin neben der Patientenverfügung eine zusätzliche Vorsorgevollmacht für Gesundheitsangelegenheiten erteilt. Auch findet sich eine ärztliche Bestätigung, dass die Patientin zum Zeitpunkt der Unterzeichnung voll einwilligungsfähig und über mögliche Folgen der Patientenverfügung aufgeklärt war. Abgerundet wird die Musterverfügung durch eine Darstellung der allgemeinen Wertvorstellungen der Patientin.[26] Diese persönlichen Darlegungen stehen in der folgenden Analyse im Vordergrund.

Aus den Wertvorstellungen, die Lieselotte Beispiel ihrer Verfügung als „Interpretationshilfe"[27] beigelegt hat, lassen sich im Groben vier Arten von Entscheidungsgrundlagen ableiten: Entscheidungen, die auf eigenen Krankheitserfahrungen beruhen (Abschn. 1), Entscheidungen, die sich auf die Beobachtung fremder Krankheitserfahrungen stützen (Abschn. 2), Entscheidungen, die auf Annahmen basieren, die beispielsweise durch soziokulturelle Diskurse gespeist sind (Abschn. 3), sowie Entscheidungen, die auf die gezielte Einholung von Informationen zurückgehen (Abschn. 4).

Abschnitt	Wortlaut
Einleitung	„Meine Wertvorstellungen: Ich habe nun schon meinen 80. Geburtstag gefeiert und ein abwechslungsreiches Leben geführt. Meine Kinder und Enkel sind alle schon im Beruf und weggezogen, aber ich bin sehr stolz auf sie.
Abschnitt 1: Erfahrungsbasierte Entscheidungen	Als mein Mann vor 15 Jahren verstarb, bin ich regelmäßig mit meinem Kegelklub weggefahren. Dies fällt mir seit meiner Hüftoperation immer schwerer. Körperliche Beschwernisse und Untätigkeit zu ertragen, wie nach meiner Operation, fällt mir schwer, aber ich kann es aushalten. Dann kann ich auch fremde Hilfe annehmen.
Abschnitt 2:	Unerträglich ist mir aber die Vorstellung, geistig nicht mehr fit und dann auf Hilfe angewiesen zu sein. Ich habe bei meiner

25 Vgl. ebd.

26 Vgl. ebd., S. 33–37. Für die ministerialen Empfehlungen zu Inhalt und Aufbau einer Patientenverfügung vgl. ebd., S. 19.

27 Vgl. ebd., S. 33.

Beobachtungsbasierte Entscheidungen	Freundin gesehen, wie sie sich mit ihrer Demenz verändert hat. So möchte ich nicht leben.
Abschnitt 3: Diskursbasierte Entscheidungen	Mir ist es sehr wichtig, dass ich mich mit meinen Freunden und meiner Familie unterhalten kann. Wenn ich einmal so verwirrt bin, dass ich nicht mehr weiß, wer ich bin, wo ich bin und Familie und Freunde nicht mehr erkenne, so soll es dann auch nicht mehr lange dauern, bis ich sterbe. Daher möchte ich dann keine Behandlung und auch keine Maschinen, die mein Sterben nur hinauszögern. Die ganzen Schläuche und die ganzen Apparate machen mir Angst und ich möchte auch nicht mehr vom Notarzt reanimiert werden, weil es doch auch mal gut sein soll, wenn mein Herz zu schlagen aufgehört hat.
Abschnitt 4: Informationsbasierte Entscheidungen	Als ich vor einigen Jahren ein Plakat zu einer Informationsveranstaltung des Hospizes in Recklinghausen gesehen habe, war ich einige Male dort und habe mich informiert. In einer solchen netten und lieben Umgebung möchte ich auch sterben. Ich bin froh, dass mich die Leiterin des Hospizes so gut informiert hat.
Datum und Unterschrift	Lieselotte Beispiel Castrop-Rauxel, den 1. September 2009“[28]

Wie aus der Patientenverfügung hervorgeht, hat soziale Gemeinschaft für Lieselotte Beispiel einen hohen Stellenwert: Mit der Familie scheint sie in gutem Verhältnis zu stehen („ich bin sehr stolz auf sie“, Abschn. 1) und die diversen Verweise auf den Freundeskreis wie auch ihre Mitgliedschaft im Kegelclub lassen darauf schließen, dass sie auch außerhalb familiärer Beziehungen sozial integriert ist. Durch den Tod ihres Ehemannes und die räumliche Entfernung zu ihren Kindern und Enkeln ist Frau Beispiel seit einigen Jahren verstärkt auf sich allein angewiesen. Die regelmäßigen Fahrten mit den anderen Clubmitgliedern erwecken in diesem Kontext den Eindruck, dass die Patientin ein gewisses Maß an Selbstständigkeit auszuüben imstande ist. Wie aus Abschnitt 1 hervorgeht, hat die Patientin durch eine Hüftoperation jedoch auch schon körperliche Krankheit und damit einhergehende Einschränkungen und Abhängigkeiten erlebt. Aufgrund dieser Erfahrungen traut sich Frau Beispiel zu, solche Erfahrungen auch in Zukunft aushalten zu können. Dies bezieht sich explizit auf körperliche Einschränkungen: Während sie sich hier eine gewisse Krankheitskompetenz zuspricht und auch bereit wäre, fremde Hilfe anzunehmen, ist ihr diese Vorstellung bei Krankheiten, die mit einer Veränderung des Geisteszustands einhergehen, „unerträglich“ (Abschn. 2). Ob sich Frau Beispiels Einschätzung ihrer individuellen Krankheitstoleranz und -kompetenz bei schwerwiegenderen körperlichen Erkrankungen verändern würde, ist ungewiss; solange entsprechende Erkrankungen nicht mit einer Einschränkung der Einwilligungsfähigkeit einhergehen, ist diese Frage für den Bestimmungsspielraum der Patientenverfügung allerdings unerheblich.

[28] Für den Wortlaut der Wertvorstellungen vgl. ebd., S. 36. Abschnitt 1 und 2 sind in der Originalbroschüre in einem Absatz zusammengefügt; die Trennung wurde hier zur Veranschaulichung inhaltlicher Unterschiede von mir selbst vorgenommen.

Während Frau Beispiels Beurteilung somatischer Einschränkungen auf eigenen Erfahrungen basiert, ist ihre Haltung zu neurodegenerativen Erkrankungen (Abschn. 2) beeinflusst von der Beobachtung fremder Krankheitserfahrung. So lassen sich ihre entsprechenden Ansichten auf ein konkretes Ereignis – die Demenzerkrankung einer Freundin – und ihre eigenen, damit verbundenen Emotionen zurückführen. Während aus den Wertvorstellungen an dieser Stelle eigentlich hervorgeht, dass die Patientin im Falle demenzieller Krankheitssymptome keine lebenserhaltenden Maßnahmen wünscht („So möchte ich nicht leben."), wird diese Entscheidung an anderer Stelle der Patientenverfügung abgeschwächt:

> Wenn ich meine Patientenverfügung nicht widerrufen habe, wünsche ich nicht, dass mir in der konkreten Anwendungssituation eine Änderung meines Willens unterstellt wird. Wenn aber die behandelnden Ärzte oder das Behandlungsteam aufgrund meiner Gesten, Blicke oder anderen Äußerungen die Auffassung vertreten, dass ich entgegen den Festlegungen in meiner Patientenverfügung doch behandelt oder nicht behandelt werden möchte, dann ist möglichst im Konsens aller Beteiligten zu ermitteln, ob die Festlegungen in meiner Patientenverfügung noch meinem aktuellen Willen entsprechen.[29]

Diese Festlegungen der Patientin, wie mit mutmaßlichen Willensäußerungen umgegangen werden soll, lassen die Vermutung zu, dass sich Frau Beispiel prinzipiell vorstellen kann, auch in einem Zustand demenzieller Verwirrung weiterhin Lebensfreude und Lebenswillen zu empfinden. Der zitierte Abschnitt steht so in gewisser Spannung zu den geäußerten Wertvorstellungen. Sollte Frau Beispiels Patientenverfügung tatsächlich einmal als Entscheidungsgrundlage benötigt werden, bleiben durch die Knappheit ihrer Begründungen in Abschnitt 2 eine Reihe an Fragen ungeklärt: Warum genau wurde die krankheitsbedingte Veränderung der Freundin auf diese negative Weise empfunden? War es für Frau Beispiel vor allem belastend, ihre Freundin nicht wieder zu erkennen, oder hat sie (zusätzlich) beobachtet, dass ihre Freundin selbst unter der Veränderung gelitten hat, sind die entsprechenden Vorstellungen und Wünsche der Patientin also bedingt durch eigenes oder durch fremdes Leiden? Waren bei ihrer Freundin Anzeichen von Lebenswillen oder hingegen Lebensleid zu erkennen, was hat überwogen, inwiefern hatten hier bestimmte Faktoren hineingespielt, etwa spezifische Behandlungsmaßnahmen, Wohnbedingungen oder eine zunehmende Vereinsamung? Was schreckt die Patientin bei der Vorstellung von Demenz am meisten: Die Veränderung der Person und Persönlichkeit? In einem zu hohen Maße auf fremde Hilfe angewiesen zu sein? Nicht mehr aktiv an sozialer Gemeinschaft teilhaben zu können? Und kann sich die Patientin prinzipiell vorstellen, dass sich für sie unter Umständen auch andere Perspektiven auf ihr Urteil „So möchte ich nicht leben" ergeben können?

Die Pauschalität, die diesem Urteil anhaftet, verfestigt sich in der Angst der Patientin vor „[den] ganzen Schläuche[n] und [den] ganzen Apparate[n]" und den „Maschinen", die das eigene Sterben „nur hinauszögern" (Abschn. 3). In dieser Ablehnung einer abstrakt anmutenden Apparatemedizin versteckt sich in der Musterverfügung einer jener Gemeinplätze, vor denen das Bundesministerium noch wenige Seiten zuvor warnt. So heißt es im Informationsteil der Broschüre:

[29] Ebd., S. 35.

> Möglichst vermeiden sollte man allgemeine Formulierungen wie z. B.: „Solange eine realistische Aussicht auf Erhaltung eines erträglichen Lebens besteht, erwarte ich ärztlichen und pflegerischen Beistand unter Ausschöpfung der angemessenen Möglichkeiten“ oder Begriffe wie „unwürdiges Dahinvegetieren“, „qualvolles Leiden“, „Apparatemedizin“. Solche Aussagen sind wenig hilfreich, denn sie sagen nichts darüber aus, was für den Betroffenen beispielsweise ein „erträgliches“ Leben ist.[30]

Die Entscheidung der Patientin, dass ab einem gewissen Grad der geistigen Verwirrung keine lebenserhaltenden Maßnahmen mehr ergriffen werden sollen, scheint dabei nicht nur von konkreten Erfahrungen und Beobachtungen herzurühren. Stattdessen legt die Vagheit der in Abschnitt 3 skizzierten Szenarien die Vermutung nahe, dass sich hier Annahmen der Patientin über die von außen beobachtete Symptomatik ihrer demenziell erkrankten Freundin mit (medial gesteuerten) Bildern des soziokulturellen Diskurses mischen. Man denke in diesem Kontext nicht nur an den Einfluss des Text- und Bildjournalismus auf die öffentliche Wahrnehmung von Alter, Krankheit und Sterben, sondern auch an ästhetische Auseinandersetzungen mit diesen Topoi, etwa die Oscar-prämierte Demenzverfilmung *Still Alice* (USA 2014) oder die in Kap. IV.1 untersuchten Krebs- und Demenzpathographien. Der Einfluss solcher durch den ästhetisch-kulturellen Diskurs etablierten Symbolbilder zeigt sich in Frau Beispiels Fazit, dass es „doch auch mal gut sein soll, wenn mein Herz zu schlagen aufgehört hat.“ Nicht mit medizinischen, objektiven Fakten begründet die Patientin hier ihre Ablehnung lebenserhaltender Maßnahmen, vielmehr scheint ihre Sicht an Bildern orientiert, die tief im gesellschaftlichen Bewusstsein verankert sind, wird doch mit dem Bild des Herzens auf ein alttradiertes Symbol für körperliche und seelische Vulnerabilität zurückgegriffen.[31]

Neben eigenen Krankheitserfahrungen, der Beobachtung erkrankter Personen aus dem näheren sozialen Umfeld und Bildern, die aus dem Tenor des soziokulturellen Diskurses gespeist sind, findet sich in der fiktiven Patientenverfügung noch eine vierte Form der Entscheidungsgrundlage, nämlich Entscheidungen, die auf gezielt eingeholten Informationen beruhen. So äußert Frau Beispiel in ihren Wertvorstellungen abschließend den Wunsch, in einem Hospiz sterben zu wollen. Dieser Wunsch basiert nicht auf passiv aufgenommenen Informationen, etwa durch eine zufällig gesehene Sendung im Fernsehprogramm, sondern die Patientin hat sich in einem nahegelegenen Hospiz im Rahmen von Informationsveranstaltungen und Gesprächen mit der Hospizleitung mehrfach selbst aktiv über diesen Sterbeort informiert. Außenstehende können aus dem kurzen Passus einerseits schließen, dass die Patientin Informationen und Aufklärung gegenüber generell aufgeschlossen ist („Ich bin froh, dass mich die Leiterin des Hospizes so gut informiert hat.“). Darüber hinaus wird an dieser Stelle ersichtlich, wie wichtig persönliche Kontakte für die Patientin zu sein scheinen: Durch die Person der Hospizleiterin bleibt fremder Beistand im Sterbeprozess nicht länger hinter einer diffusen, anonymen Maske verborgen, sondern hat ein konkretes Gesicht erhalten, das in der Patientin Vertrauen geweckt hat. Der Abschnitt verstärkt den Eindruck, dass im Krankheitsfall soziale und örtliche Umstände der Krankenversorgung für die Patientin von besonderer Relevanz sind („In

[30] Ebd., S. 16.

[31] Vgl. Wolfgang U. Eckart (2005): „Herz“. In: Jagow u. Steger: *Literatur und Medizin*, Sp. 342–349, hier Sp. 343.

einer solchen netten und lieben Umgebung möchte ich auch sterben.“). Offen bleibt, ob auch Frau Beispiels sonstige Entscheidungen – etwa ihre Ablehnung lebenserhaltender Maßnahmen im Falle einer Demenz – nicht nur auf erlebte eigene und beobachtete fremde Krankheitserfahrungen gestützt sind, sondern jeweils ebenfalls auf zusätzlicher professioneller Aufklärung und Information beruhen – und dadurch womöglich umso stärker zu gewichten sind.

2.1.3.2 Beispielinterpretation

Wie oben zitiert, wünscht Frau Beispiel, dass im Falle von Diskrepanzen zwischen ihrer schriftlich fixierten Willensäußerung und einer späteren natürlichen Willensäußerung im Konsens aller Beteiligten ermittelt wird, ob die Verfügung ihrem aktuellen Willen als Patientin entspricht. Es sei an dieser Stelle einmal unbeachtet, was die einzelnen Beteiligten unabhängig von der Patientenverfügung zur Entscheidungsfindung beitragen können; man stelle sich hingegen ein Szenario vor, in dem die Patientenverfügung von Frau Beispiel zum alleinigen Anhaltspunkt lebenswendender Entscheidungen wird: Welchen spezifischen Informationsgehalt bietet sie in diesem Ernstfall? Und wie ambigue ist selbst diese vergleichsweise komplexe und umfangreiche Verfügung? Wagen wir hierfür eine exemplarische Interpretation: Folgt man der oben unternommenen Systematisierung in die vier vorgeschlagenen Säulen ‚erfahrungsbasierte Entscheidungen‘, ‚beobachtungsbasierte Entscheidungen‘, ‚diskursbasierte Entscheidungen‘ und ‚informationsbasierte Entscheidungen‘, ließe sich aus der Zusammenschau der von der Patientin formulierten Wertvorstellungen postulieren, dass die verschiedenen Entscheidungsarten bei Frau Beispiel zu konträren Ansichten hinsichtlich lebenserhaltender Maßnahmen führen, genauer:

- Entscheidungen, die auf eigenen Krankheitserfahrungen basieren, scheinen zu keiner expliziten Ablehnung lebenserhaltender Maßnahmen zu führen
- Entscheidungen, die auf Beobachtungen fremder Krankheitserfahrungen basieren, scheinen zu einer expliziten Ablehnung lebenserhaltender Maßnahmen zu führen
- Entscheidungen, die auf abstrakten, von soziokulturellen Diskursbildern gespeisten Annahmen basieren, scheinen ebenfalls zu einer expliziten Ablehnung lebenserhaltender Maßnahmen zu führen
- Entscheidungen, die auf Basis konkret eingeholter Informationen basieren, scheinen Entscheidungen über lebenserhaltende Maßnahmen verändern zu können

Zieht man die Wertvorstellungen als einzige Entscheidungsgrundlage heran, ließe sich behaupten, dass sich Frau Beispiel nur schwer in hypothetische Krankheitsszenarien versetzen kann, wenn sie mit vergleichbaren Situationen bislang nur mittelbar in Berührung gekommen war (also etwa durch Beobachtung ihres sozialen Umfelds oder durch medial verbreitete Bilder). Die Auseinandersetzung mit solchen Zukunftsszenarien lösen bei ihr Angst aus; dann noch Lebenswillen zu haben, kann sie sich kaum vorstellen. Anders scheint sich dies bei Entscheidungen zu verhalten, die auf eigenen Erfahrungen basieren. Frau Beispiels Aussage, körperliche Einschränkung und Abhängigkeit auch in Zukunft aushalten zu können, lässt vermuten, dass persönliche Erfahrungen ihr die Angst vor vergleichbaren Zukunftssituationen nehmen. Dadurch ließe sich in einem nächsten Schritt argumentieren, dass bei der Patientin für Situationen, die mit bisherigen autobiographischen Erfahrungen korrelieren, die Tendenz zum Lebenswillen besteht. Ähnliches könnte man für ihre informationsbasierten Aussagen zum Hospiz postulieren. Auch diese Informationen rühren von persönlichen Erfahrungen her. So setzt Frau Beispiel ihre Einstellung zum Hospiz in Bezug zu ihrem persönlichen Besuch des als angenehm wahrgenommenen Ortes und dem positiv empfundenen Gespräch mit der Hospizleiterin. Immer dann, wenn Krankheit und Sterben nicht länger abstrakt imaginiert werden – die nüchterne Technik „[der] ganzen Schläuche und [der] ganzen Apparate" und der anonyme Notarzt, der als gesichtsloser Stellvertreter der Apparatemedizin erscheint –, sondern an konkrete Orte, Szenarien und Personen geknüpft werden können, scheinen sie für die Patientin einen Teil ihres Schreckens zu verlieren und von ihr auch angenommen werden zu können.All das lässt vermuten, dass Frau Beispiels Einstellungen zu medizinischen, nur mit vagen Vorstellungen verknüpften Phänomenen wie der ‚Apparatemedizin' durch konkrete Information und zielgerichtete Aufklärung beeinflussbar sind. Im Zuge einer solchen Deutung ließe sich auch ihr Wille hinsichtlich lebenserhaltender Maßnahmen infrage stellen. So könnte man theoretisch argumentieren, dass alle ihre Ablehnungen lebenserhaltender Maßnahmen, die auf extern beeinflussten Beobachtungen und abstrakten Annahmen basieren, unhaltbar sind. Unter Berufung auf das ‚in dubio pro vita'-Prinzip ließe sich behaupten, dass ein solcher Argumentationsansatz dabei im besten Interesse der Patientin sei. Obwohl in der fiktiven Patientenverfügung explizit gesagt wird, dass die Patientin lebenserhaltende Maßnahmen ablehnt,[32] würde sich durch die hier vorgeschlagene – auf einer an sich bereits interpretativen Entscheidungsgrundlage beruhenden – Lesart schlussendlich ein gänzlich konträres Bild ergeben.

Wie jeder noch so lange Roman, jedes noch so kurze Gedicht mit einem Spielraum von Rezeptions- und Deutungsvarianten einhergeht, ist es auch bei einer verhältnismäßig umfangreichen und durchdachten Patientenverfügung wie jener der fiktiven Lieselotte Beispiel kaum möglich, einen von Ambiguitäten freien Text zu formulieren und sicherzustellen, dass eine spätere Interpretation und Umsetzung der Verfügung tatsächlich im Sinne des bzw. der Betroffenen und aller im Entscheidungsprozess beteiligten Personen ist. Auch die hier vorgenommene Analyse erhebt keinen Wahrheitsanspruch, sondern hat den Status einer rein interpretativen Auslegung inne – aber eben einer denkbaren. Je dürftiger der Umfang einer Verfügung und je allgemeiner die darin enthaltenen Aussagen, desto höher das Risiko einer Fehldeutung. Müssen auf Basis einer auf solch tönernen Füßen stehenden Grundlage lebenswendende Entscheidungen getroffen werden, bleibt es für die entscheidenden Personen stets zweifelhaft, ob sie Wunsch und Willen des bzw. der Betroffenen tatsächlich erkannt haben und gerecht geworden sind. In diesem Sinne macht die fiktive Patientenverfügung um Frau Beispiel die Schwierigkeiten und Risiken bewusst, die selbst wortwörtlich musterhafte Verfügungen aufgeklärter PatientInnen begleiten.

[32] Vgl. hierzu explizit Bundesministerium: *Patientenverfügung*, S. 33.

2.2 Gattungsgrenzen

Um dem selbstbestimmten Wunsch und Willen von PatientInnen tatsächlich gerecht werden zu können, muss man sich damit auseinandersetzen, in welchem Verhältnis Selbstbestimmung und Identität zueinander stehen. Der in Deutschland bislang optionale ‚biographische Part‘ einer Patientenverfügung kann hierfür eine Hilfe bieten. Schließlich erlauben die darin zum Ausdruck gebrachten Wünsche, Ängste, Grundsätze und Leitbilder die meisten Rückschlüsse auf jene Identität, die es hinter der Signatur am Dokumentende zu dechiffrieren gilt. Um zu erfassen, in welcher Weise in der Patientenverfügung Identität konstruiert und rekonstruiert wird, darf die Verfügung nicht auf ihre Funktion als medizinisch-juristisches Instrument reduziert werden. Sie ist stattdessen zu verstehen als Text, der von einem bzw. einer individuellen AutorIn und im Kontext bestehender Gattungskonventionen hervorgebracht wird. Aus literaturwissenschaftlicher Perspektive und Terminologie sind in diesem Kontext vor allem zwei Oppositionen von Interesse: Im Zuge des personenbezogenen Spannungsverhältnisses von Selbst- und Fremdbestimmung ist einleitend zu diskutieren, ob es sich bei Patientenverfügungen um Selbst- oder um Fremdbiographien handelt (Kap. V.2.2.1); für die in der Debatte recht vernachlässigte Diskussion, auf welchem inhaltlichen Fokus die in der Verfügung (re-)konstruierte Identität basiert, ist darüber hinaus zu diskutieren, ob Patientenverfügungen eher als Biographie oder als Pathographie zu verstehen sind (Kap. V.2.2.2).

2.2.1 Zwischen Biographie und Autobiographie

Wenn sie auch einen sichtlich geringeren Umfang hat, teilen die Patientenverfügung und vor allem ein in ihr inkludierter ‚biographischer Part‘ wesentliche Strukturmerkmale der autobiographischen Gattung. Nach heutigem Verständnis ist eine Autobiographie

> ein nichtfiktionaler, narrativ organisierter Text im Umfang eines Buches, dessen Gegenstand innere und äußere Erlebnisse sowie selbst vollzogene Handlungen aus der Vergangenheit des Autors sind. Diese werden im Rahmen einer das Ganze überschauenden und zusammenfassenden Schreibsituation sprachlich so artikuliert, daß sich der Autobiograph sprachlich handelnd in ein je nach Typus verschiedenes (rechtfertigendes, informierendes, unterhaltendes u. a.) Verhältnis zu seiner Umwelt setzt.[33]

Es ist in der autobiographischen Arbeit, in der das Individuum nach Martina Wagner-Egelhaaf „schreibenderweise aus der Anonymität heraustritt, sich seiner selbst bewusst wird und auf sich selbst aufmerksam macht.“[34] Helga Schwalm zufolge umfasst der Terminus des Autobiographischen dabei „alle Formen der Erzählung des eigenen Lebens unabhängig von Subjektivitätskonzepten und der jeweiligen narrativen Struktur.“[35] Als

[33] Jürgen Lehmann (1997): „Autobiographie“. In: Weimar: *Reallexikon der deutschen Literaturwissenschaft*, S. 169–173, hier S. 169.

[34] Martina Wagner-Egelhaaf (2005): *Autobiografie* [2000]. 2. Aufl. Stuttgart: Metzler, S. 10.

[35] Helga Schwalm (2007): „Autobiographie“. In: Burdorf, Fasbender u. Moenninghoff: *Metzler Literatur*, S. 57–59, hier S. 58.

„biographische[r] Bilanzierungspunkt, an dem Zukunft, Gegenwart und Vergangenheit zusammentreffen“[36], erlaubt es auch die Patientenverfügung, unter Berücksichtigung der Vergangenheit die gegenwärtige Identität zu definieren und Direktiven für die Zukunft festzulegen. Durch die Signatur wird das Geschriebene nachträglich ratifiziert. Die Person hinter der Signatur nimmt dabei zugleich eine Rolle ein als (die Niederschrift ausführende/r) AutorIn, als (die Darstellungsart der eigenen Lebensgeschichte verantwortende) Erzählinstanz und als (die im Text biographierte) Figur.

Es stellt sich vor diesem Hintergrund die Frage nach der effektiven Zulässigkeit des narrativen Rahmens, aus welchem heraus aus der Patientenverfügung eine Biographie – im zweifachen Wortsinn sowohl zu verstehen als individueller Lebensverlauf als auch als schriftlich fixierte Lebensgeschichte – und damit eine Identität abgeleitet wird. Eine Identität, die zumal von derart hoher Geltung ist, dass sie auch für den Fall der eigenen Einwilligungsunfähigkeit direkte Handlungskraft haben darf und soll. Um diese Frage der Zulässigkeit klären zu können, müssen zwei zeitliche Dimensionen berücksichtigt werden, die während des Schreibprozesses der Patientenverfügung zum Tragen kommen: die Rekonstruktion des Bisherigen (Kap. V.2.2.1.1) sowie die Antizipation des Zukünftigen (Kap. V.2.2.1.2).

2.2.1.1 Rekonstruktion

Autobiographien basieren auf der Geschichtlichkeit individueller Existenz. So definiert Lejeune die Autobiographie als die „[r]ückblickende Prosaerzählung einer tatsächlichen Person über ihre eigene Existenz, wenn sie den Nachdruck auf ihr persönliches Leben und insbesondere auf die Geschichte ihrer Persönlichkeit legt.“[37] Auch die Patientenverfügung lässt sich mit Lüder Meyer-Stiens nicht etwa als reines Mittel der Repräsentation, sondern als „Modus gelebter und erlebter Selbstheuristik“[38] verstehen. Wie Meyer-Stiens hervorhebt, setzt die Festlegung des eigenen Willens voraus, dass PatientInnen ihre Lebensgeschichte nicht als lose Episoden, sondern als Einheit begreifen, aus denen sie jene Kulminationspunkte gewinnen, welche die Grundlage ihrer Verfügungen bilden.[39] Als eine solche in nicht unerheblichem Maße autobiographische Auseinandersetzung sind auch Patientenverfügungen das Ergebnis von Erinnerungsarbeit. Wie Wagner-Egelhaaf konstatiert, ist die autobiographische Erinnerungshaltung in aller Regel eine unkritische: Denn obwohl vordergründig vorgegeben wird, einen vergangenen Sachverhalt unmittelbar zu beschreiben, referiert der Autobiograph untergründig auf die gegenwärtige und damit die erinnernde Redesituation.[40] Geprägt ist diese autobiographische Erinnerungsarbeit von einem stetigen Changieren zwischen Wirklichkeit, Wahrheit und Dichtung,

[36] Lüder Meyer-Stiens (2012): *Der erzählende Mensch – der erzählte Mensch. Eine theologisch-ethische Untersuchung der Patientenverfügung aus Patientensicht.* Zugl.: Göttingen, Univ., Diss., 2011. Göttingen: Ed. Ruprecht, S. 165, Herv. entf.

[37] Lejeune: *Der autobiographische Pakt*, S. 14, Herv. entf.

[38] Ebd., S. 315.

[39] Vgl. Meyer-Stiens: *Der erzählende Mensch*, S. 312.

[40] Vgl. Wagner-Egelhaaf: *Autobiografie*, S. 12–13.

zwischen „historischer Realität und subjektiver Autorposition“[41]. Wirklichkeit ist folglich nicht zu sehen als etwas Bestehendes, sondern wird beständig konstruiert und neukonstruiert.[42] Im autobiographischen Prozess fallen Wirklichkeits- und Identitätskonstruktion in eins:

> Da der Mensch seine Wirklichkeit entsprechend der Schemata, die er im Kopf hat, konstruiert, ist jede Wirklichkeitskonstruktion auch eine Selbstbeschreibung, und genau hier wird der Ansatz für die Problematik der Autobiographie virulent. ‚Autobiographie‘ bezeichnet in dieser Sicht nämlich nicht primär eine von anderen abgegrenzte Textgattung, sondern beschreibt gewissermaßen das Welt- und Selbstverhältnis des konstruktivistisch konzipierten Menschen, der sich durch den Prozess der Wirklichkeitskonstruktion gleichsam selbst schafft [...].[43]

Ausgangs- und Ankerpunkt dieser Arbeit ist das eigene Gedächtnis. Und da das im Gedächtnis Gespeicherte der ständigen Veränderung durch Perspektivenverschiebungen und Akzentverlagerungen unterliegt, ist autobiographische Arbeit unweigerlich ein defizitärer Prozess.[44]

Ähnliches lässt sich für die Patientenverfügung beobachten. Während der Text nach außen hin vorgibt, einen objektiven und vermeintlich zeitunabhängigen Wahrheitsanspruch anzuzeigen, basiert die biographische Selbstreflexion und -bestimmung auch hier auf Erinnerung – die in den seltensten Fällen objektiv überprüft wird. Die proklamierten Wahrheits-, Wissens- und Willensansprüche sind damit wesentlich beeinflusst von subjektiven, defizitären Erinnerungsprozessen. Gefangen im Kräftemessen von Rekonstruktion und Konstruktion spiegeln Selbstschreibungen so nicht etwa Wirklichkeit, sondern ein „*Begehren*[] nach Wirklichkeit“[45] wider. Es ist dieses Begehren, das sich in der Suche nach Wahrhaftigkeit Bahn bricht: Wenn man schon keine wahre Wirklichkeit dokumentieren kann, so möchte man doch trotz alledem nach bestem Wissen und Gewissen von Gewesenem berichten.[46] Was hier skizziert wird, ist letztendlich nichts anderes als ein universelles ethisches Gebot, das auch in der Angewandten Ethik der Medizin zentral ist (man denke an Konzepte wie ‚Veracity‘ oder ‚Truthfulness‘)[47]. Wahrhaftigkeit und Aufrichtigkeit präsentieren sich somit in gewisser Weise sowohl von literaturwissenschaftlicher als auch medizinethischer Seite als unabdingbar für das Verfassen all jener Erinnerungssätze, in welchen ein ‚Selbst‘ bestimmt wird. Das Begehren nach diesen ontologischen Entitäten macht zugleich aber auch den eigenen, notorisch unzuverlässigen Status der autobiographischen Arbeit und, in Konsequenz, der Patientenverfügung sichtbar.

41 Ebd., S. 2.
42 Vgl. ebd., S. 60–61.
43 Ebd., S. 61, Herv. entf.
44 Vgl. ebd., S. 43–44.
45 Ebd., S. 8, Herv. KF; bezogen auf die Autobiographie.
46 Vgl. ebd., S. 3–4. „Tatsächlich stellt das Kriterium der Wahrheit für das Gros der Autobiographieforscher/innen die Bemessungsgrundlage ihrer systematischen Verortung der Autobiographie dar.“ (Ebd., S. 41.)
47 Vgl. Beauchamp u. Childress: *Biomedical Ethics.*

2.2.1.2 Antizipation

Im Falle der Patientenverfügung wird diese Unzuverlässigkeit durch einen weiteren zeitlichen Aspekt erschwert. Denn anders als bei der Autobiographie, bei der das Zukünftige eine relativ marginale Rolle spielt, ist die Erinnerungshaltung bei der Patientenverfügung fundamental geprägt durch die implizite Fokusverlagerung auf eine kaum antizipierbare Zukunft. Diese Auseinandersetzung mit einer etwaigen Grenzsituation der eigenen zukünftigen Existenz kann zu einem veränderten Wahrnehmungsregime und somit zu einer verschobenen Interpretation der polysemen Signifikanten des Vergangenen führen. Werden Perzeption und Akzentuierung des Vergangenen im Zuge dessen neu justiert, wird der Konstruktionscharakter der Patientenverfügung durch diese von Zukunftsgewandtheit gesteuerte Erinnerung zusätzlich verstärkt. Komplizierend kommt hinzu, dass der Blick in eine potenzielle Zukunft in personeller und – in reziprokem Verhältnis – zeitlicher Hinsicht getrübt ist. Wie Meyer-Stiens herausstellt, sind die „individuellen Wünsche und Werte, welche die Grundlage der Richtlinien und Maßstäbe bilden, [...] nicht einfach da, sondern geschichtlich-biographisch gewachsen.“[48] Das antizipierende Subjekt kommt her

> von (s)einer Geschichte, (s)einer Biographie und entwirft in der Gegenwart von sich ein Selbstbild, was es in Zukunft sein will. Sein Selbstbild muss es als zukunftstauglich, dauerhaft stabil beschaffen ansehen. Das Ideal des Selbstbilds existiert bereits jetzt und ist verbunden mit persönlichen Definitionen von ‚Lebensqualität‘. Die Zukunft dagegen wird als zeitlicher Ort von Degeneration vorgestellt. Was also antizipiert wird, ist nicht das Ideal (es existiert bereits), sondern sind die Abweichungen von diesem Ideal: Wie soll gehandelt werden, wenn zukünftige Kontexte so stark von physischen und psychischen Einschränkungen bestimmt sind, dass sie vom Patienten als nicht mehr kompatibel mit seinem gegenwärtigen Selbstbild eingeschätzt werden?[49]

Die Schwierigkeit hierbei liegt darin, dass diese Zukunft schlicht nicht vorhersehbar ist. Zum einen ist, so Alfred Simon, eine umfassende Patientenaufklärung in Anbetracht der Unzahl denkbarer Zukunftsszenarien schlechterdings unmöglich: Sowohl über die Entwicklungsrichtung und -schnelle des medizinischen Fortschritts (man denke an eventuell relevante neue Behandlungsformen) als auch über die persönliche Situation der Betroffenen (einschließlich des individuellen Krankheitsverlaufs) können nur wenig mehr als Mutmaßungen angestellt werden.[50] Zum anderen lässt sich der eigene Umgang mit zukünftigen Krankheitssituationen nur schwer abschätzen: Betroffene nehmen Leiden und Sterben häufig gänzlich anders wahr als Gesunde und weisen für gewöhnlich eine weitaus höhere Toleranzgrenze auf als zuvor selbst angenommen.[51] Es darf dabei nicht vergessen werden, dass die in Patientenverfügungen festgehaltenen Anordnungen aus langdauernden Meinungsbildungsprozessen resultieren, in die Faktoren wie Krankheitsverläufe, Behandlungsergebnisse und prognostische Wahrscheinlichkeiten hineinspielen –

[48] Meyer-Stiens: *Der erzählende Mensch*, S. 20.
[49] Ebd., S. 310.
[50] Vgl. Simon: *Medizinethische Aspekte*, S. 83.
[51] Vgl. ebd.

Faktoren also, die sich unter anderen Umständen auch wieder ändern können.[52] „Der einmalige Charakter der Entscheidungsfestlegung in einer Patientenverfügung", befindet Simon insofern, „wird diesem Prozesscharakter medizinischer Entscheidungen nicht gerecht."[53]

Angesichts dieser Grenzen des Antizipierbaren haben sich verschiedene Ansätze entwickelt, die eine entsprechende Modifikation der Patientenverfügung oder auch Alternativmodelle zu ihr vorschlagen. Beispielsweise empfehlen Rita Kielstein, Hans-Martin Sass und Arndt T. May, Patientenverfügungen durch eine gesonderte Sektion zu ergänzen, in der PatientInnen ihre persönliche Einstellung zu Grenzsituationen über „Fragen für heute (aktuelle Selbstbewertung) und für später (künftige Selbstbestimmung)" zum Ausdruck bringen können.[54] Als Alternativmodell zu der auf Antizipation angewiesenen Patientenverfügung wird zudem das Konzept des ‚Advance Care Planning' diskutiert: Wünsche und Werte der PatientInnen werden im Dialog mit Angehörigen, ÄrztInnen und VertreterInnen anderer relevanter Gesundheitsberufe besprochen, wobei gezielt auf den Prozesscharakter entsprechender Entscheidungsfindungen eingegangen wird. Bisherige Erfahrungen und Werte werden dabei ebenso berücksichtigt wie die momentane gesundheitliche Situation des bzw. der Betroffenen und etwaige zukünftige Verläufe. Mithilfe denkbarer Szenarien werden im Anschluss gemeinsam Behandlungs- und Versorgungsziele entwickelt.[55]

In gewisser Weise knüpfe ich an diese Empfehlungen an, wenn ich im Folgenden von der biographischen Identität der einwilligungsfähigen Person P_A, von der die Patientenverfügung unterzeichnet wurde und die den stillschweigenden Bezugspunkt der bisherigen Analysen bildete, eine weitere Identität abgrenze: die Identität von P_B, die sich mit Eintreten der Einwilligungsunfähigkeit herausbildet[56] und zum Zeitpunkt der Verfügungsunterzeichnung von PatientIn P_A nur antizipiert, nicht aber erfahren werden kann. Da menschliche Existenz nicht an Einwilligungsfähigkeit gebunden ist, lässt sich PatientInnen auch nach dem Verlust ihrer Einwilligungsfähigkeit kaum ein weiterer individueller Lebensverlauf und eine hiermit zusammenhängende Identität absprechen. Eine Identität also, die aus einer zeitlich oftmals vergleichsweise kurzen, aber dennoch individuellen biographischen Entwicklung herrührt. Diese biographische Entwicklung und Identität von P_B kann nicht ausschließlich auf eine Krankenidentität reduziert werden.

52 Vgl. ebd., S. 85.

53 Ebd.

54 Vgl. Rita Kielstein, Hans-Martin Sass u. Arndt T. May (2014): *Die persönliche Patientenverfügung. Ein Arbeitsbuch zur Vorbereitung mit Bausteinen und Modellen* [2001]. 8., überarb. Aufl. Bochum: Ruhr-Universität Bochum. Zentrum für Medizinische Ethik.

55 Vgl. Arnd T. May (2009): „Beratung zu Vorsorgemöglichkeiten. Patientenverfügungen zwischen Politik, Ethik und Praxis". In: Frewer, Fahr u. Rascher: *Patientenverfügung und Ethik*, S. 37–60, hier S. 53–54; ausführlich zum Konzept des Advance Care Planning vgl. Michael Coors, Ralf Jox u. Jürgen in der Schmitten (Hrsg.) (2015): *Advance Care Planning. Von der Patientenverfügung zur gesundheitlichen Vorausplanung*. Stuttgart: Kohlhammer.

56 Der Übergang von einem einwilligungsfähigen zu einem einwilligungsunfähigen Zustand ist oft fließend, man denke etwa an demenzielle Erkrankungen. Wie zu sehen ist, haben die Ausführungen dieses Kapitels abstrakt-theoretischen Charakter und sind natürlich nicht 1:1 auf die Praxis übertragbar.

Sicherlich sind es bei lebensbedrohlichen Krankheiten in erster Linie diese Krankheits- und Sterbeerfahrungen, welche die Identität der Betroffenen maßgebend prägen. Trotzdem wirken sich die im Kontext einer Krankheit (bewusst oder unbewusst) gemachten Erfahrungen auch auf krankheitsunabhängige Bereiche aus, etwa – und dies umschließt mitunter durchaus auch einwilligungsunfähige PatientInnen – auf die eigene Lebensphilosophie oder die generelle Lebensweise. Zwar sind Patientenverfügungen explizit darauf ausgerichtet, „die eigene biographische Identität mit der zukünftig persönlichkeitsveränderten Person zu konstituieren“[57]. Im Regelfall besteht jedoch weder Verpflichtung noch Konvention, P_B überhaupt in der personellen Trias von AutorIn, Erzählinstanz und Figur aufzugreifen. Doch wenn die Patientenverfügung lediglich auf das Vergangene rekurriert und explizite Überlegungen zu Ereignissen einer potenziellen Zukunft ausgespart werden, bleibt ein essenzieller Zeitraum unberücksichtigt: Der Zeitraum nämlich, an dem sich die – durch die verschiedenen Faktoren und Facetten der Krankheits- bzw. Sterbeerfahrung geprägte – Identität von P_B herausbildet. Trägt die Patientenverfügung diesem personellen Prozess im Sinne einer etwaigen krankheitsbedingten Persönlichkeits- bzw. Identitätsentwicklung formal nicht Rechnung, entsteht der Eindruck einer über mehrere Zeitstufen anhaltenden Kongruenz der autobiographischen Identität. Als unthematisierte Abweichung von dieser autobiographischen Identität präsentiert sich PatientIn P_B gewissermaßen als das ‚fremde Ich‘ von PatientIn P_A. Die Blickrichtung der Patientenverfügung beruht folglich auf keiner personellen, sondern auf einer zeitlichen Versetzung: Nicht etwa versetzt sich P_A als AutobiographIn in sein bzw. ihr Alter Ego P_B, vielmehr versetzt sich P_A zu einem gegenwärtigen Zeitpunkt elliptisch in einen zukünftigen Zeitpunkt und erzählt aus dieser Wahrnehmungsperspektive heraus rückblickend über die bisherige Vergangenheit. Personell gesehen referiert die Patientenverfügung damit weniger auf ein tatsächlich verändertes Alter Ego P_B, sondern auf das eigene zukünftige Ich von P_A, also die Figur, als welche sich P_A die eigene – überspitzt: einwilligungsunfähige, aber in Wunsch und Wille ansonsten unveränderte – Person zu einem späteren Zeitpunkt imaginiert.

Die Schreibszene der Patientenverfügung ist damit gewissermaßen zu werten als eine zirkelförmige Verschränkung aus autobiographischer Rekonstruktion und Antizipation. In einer solchen Auseinandersetzung mit dem rekonstruierten vergangenen, dem gegenwärtigen und dem antizipierten zukünftigen Ich wird Autofakt zu Autofiktion. Alle Entscheidungen, die später auf dieser Grundlage über P_B gefällt werden, entsprechen der Gleichsetzung einer realen Person mit einer hypothetisierten Figur. Wird diese Autofiktion von P_A als Entscheidungsgrundlage dafür genutzt, wie unter gewissen Bedingungen mit dem Leben des realen Patienten bzw. der realen Patientin P_B zu verfahren ist, ohne dabei auf die eigene biographische Entwicklung von P_B Bezug zu nehmen, erscheint eine derart gestaltete Patientenverfügung – narratologisch betrachtet – deckungsgleich mit einer obskuren Form der prognostischen Fremdbestimmung.

[57] Jox: *Natürlicher Wille*, S. 83.

2.2.2 Zwischen Biographie und Pathographie

Angesichts dieser für die Patientenverfügung symptomatischen Ich-Spaltung in P_A und P_B zeigt sich diese Textsorte in gewisser Hinsicht also als autobiographische[58] Dystopie, die auf der Rekonstruktion und Antizipation der Identität von P_A basiert. P_A ist dabei zugleich AutorIn, Erzählinstanz und Figur, wohingegen Aussagen über P_B in der Patientenverfügung nicht aufgenommen werden. Im Wesentlichen erfüllt die Patientenverfügung durch die auf P_A basierende Identitätstriade von AutorIn, Erzählinstanz und Figur die Anforderungen eines autobiographischen Paktes, also dem Versprechen, dass es sich bei AutorIn, Erzählinstanz und Figur um dieselbe Person handelt.[59] Im Hinblick auf ihren hypothetischen Status stellt sich nun die Frage nach der Zulässigkeit bzw. genauer: der Zuverlässigkeit der in der Verfügung getroffenen Aussagen und Festlegungen. P_A als UrheberIn der Verfügung ist als durchaus aufrichtig zu werten, wird schließlich nach bestem Wissen und Gewissen angegeben, was er bzw. sie – in den Grenzen des individuell Vorstellbaren – für den Fall einer Einwilligungsunfähigkeit für sich selbst beschließen würde. Es kann im Kontext der Patientenverfügung somit nicht automatisch von einem ‚unzuverlässigen Erzähler' gesprochen werden, also einer Erzählinstanz, deren Äußerungen oder Handlungen nicht mit den Normen des Werkes oder des impliziten Autors bzw. der impliziten Autorin übereinstimmen.[60] Unzuverlässigkeit lässt sich speziell dann nicht postulieren, wenn man Uri Margolins Verknüpfung von Unzuverlässigkeit mit dem Aspekt der ‚trustworthiness' folgt: „I would even risk the following claim: the reliability of the narrator is nothing but general human trustworthiness reduced to the communicative dimension and within it to the reporting, interpreting and evaluating functions or activities."[61] Nicht die *Person* ist also auf die Anklagebank zu stellen, ausschlaggebend ist vielmehr die *Ausgangsbasis* des Erzählkontexts. Denn da die avisierte Welt sowohl in medizinischer als auch biographischer Hinsicht auf zukunftsungewissen Vorausdeutungen gestützt wird und sich die Bedingungen dieser Statuten jederzeit verändern können, zeigt sich die Patientenverfügung angesichts dieser Instabilität der erzählten Welt gleichsam als eine Reinform des unzuverlässigen Erzählens. Durch ihre komplexe Zeit- und Erzählstruktur wirft die Patientenverfügung im Zuge dessen die Frage auf, ob der autobiographische Pakt an Zeitlichkeit gebunden ist, an einen von Zukunftsantizipationen unabhängigen Blick ins Vergangene. Diese Frage ist zu verneinen, bedenkt man, dass auch die (Re-)Konstruktion der Vergangenheit nicht als Wirklichkeitsbeschreibung im Sinne

[58] Der Verständlichkeit halber schließt der hier verwendete Begriff des ‚Autobiographischen' alle oben ausgeführten Aspekte des Entscheidungsprozesses von P_A ein, also autobiographische und -pathographische Erfahrungen, Beobachtungen fremder Erkrankungen, soziokulturell und medial beeinflusste Annahmen und Informationen.

[59] Man erinnere sich an dieser Stelle auch an die Ausführungen zum autobiographischen Pakt in Kap. V.1.

[60] Zu dieser Definition einer unzuverlässigen Erzählinstanz vgl. Booth: *Rhetoric of Fiction*, S. 158–159.

[61] Uri Margolin (2015): „Theorising Narrative (Un)reliability. A Tentative Roadmap". In: Vera Nünning (Hrsg.): *Unreliable Narration and Trustworthiness. Intermedial and Interdisciplinary Perspectives* (= Narratologia, Bd. 44). Berlin, München u. Boston: de Gruyter, S. 31–58, hier S. 37–38.

einer historischen Realität gesehen wird, sondern als ein mit Wahrheitsstreben einhergehendes Erzählen, das an den Grenzen des Fiktionalen steht. Wird das gegebene Maß an Unzuverlässigkeit für den konventionellen autobiographischen Erinnerungs- und Erzählvorgang akzeptiert, muss dies konsequenterweise auch für einen Erzählvorgang wie den der Patientenverfügung gelten, in der die autobiographische Vergangenheitsrekonstruktion um die zusätzliche Ebene der – unzuverlässigen – Zukunftsantizipation erweitert ist.

Auch wenn sowohl bei der Autobiographie als auch der Patientenverfügung der ihnen je inhärente Grad an Unzuverlässigkeit im Grunde also als zulässig gesehen werden muss, besteht die Gefahr, dass der an sich neutrale Status des Unzuverlässigen aufgrund der engen Verzahnung von Text und Person negativ auf den bzw. die UrheberIn des Textes abfärbt und die generelle Vertrauenswürdigkeit dieser Person in Misskredit gerät. Nach Vera Nünning lassen sich in Bezug auf das Vertrauen, das wir einem bzw. einer SprecherIn entgegenbringen, drei Erwartungsebenen unterscheiden: a) die Erwartung, dass die Handlungen von SprecherInnen ihren eigenen Worte und offensichtlichen Intentionen entsprechen (‚reliability'), b) die Erwartung, dass SprecherInnen wahrheitsgemäß von ihren Überzeugungen, ihrem Wissen, ihren Gefühlen und ihren Motiven berichten (‚sincerity') sowie c) die Erwartung, dass SprecherInnen fähig sind, nach ihren eigenen Intentionen zu handeln (‚competence').[62] Wie Nünnig betont, kann die Inkompetenz einer Person, die Wahrheit zu erzählen, vielfältigen Faktoren geschuldet sein, beispielsweise einem fehlenden Einblick in die Fakten oder dem generellen Unvermögen, Umstände richtig zu deuten und zu beurteilen. „Schematically," konstatiert Nünning, „one might refer to the two basic types as the liar and the fool"[63]. Wenn nun in einer Patientenverfügung – absichtlich oder unabsichtlich – nicht klar kommuniziert wird, dass sich der bzw. die UrheberIn über die eigentlich unzuverlässigen Umstände der eigenen Verfügung bewusst ist, dann droht die Gefahr, dass auch die Kompetenz dieser Person angezweifelt wird. Bedenkt man, dass aber genau diese Kompetenz, Wesen, Bedeutung und Tragweite der getroffenen Wunsch- und Willensäußerungen adäquat einschätzen zu können, zwingend dafür ist, um überhaupt mittels einer bindenden Patientenverfügung über sich selbst bestimmen zu dürfen – dann wird damit das zentrale Gut angezweifelt, über welches der Autor bzw. die Autorin verfügt.

Doch nicht nur mit Blick auf Aspekte autorschaftlicher Kompetenz kann das an sich neutrale Phänomen der narrativen Unzuverlässigkeit zum ethischen Problem werden. Es sei an dieser Stelle nochmals die grundsätzliche Funktion der Patientenverfügung hervorgehoben, das bisherige Leben so zu betrachten und zu paraphrasieren, dass die eigene biographische Identität auch über den Verlust der Einwilligungsfähigkeit hinaus kohärent und kongruent gewahrt werden kann – und sei es gegebenenfalls durch die Entscheidung *gegen* lebenserhaltende Maßnahmen und damit die Entscheidung *für* die Beendigung dieser biographischen Identität. Vor diesem Hintergrund ist eine vertiefte Auseinandersetzung mit dem Begriff des ‚Biographischen' unabdingbar. Man führe sich hierzu die Prozessrichtung der Patientenverfügung noch einmal vor Augen: Die Patientenverfügung und ihr optionaler ‚biographischer Part' fungieren in gewisser Weise als Spiegel für die Identität ihres Urhebers bzw. ihrer Urheberin, wie sie sich maßgeblich auch aus den bis

[62] Vgl. Vera Nünning (2015): „Conceptualising (Un)reliable Narration and (Un)trustworthiness". In: Dies.: *Unreliable Narration*, S. 1–28, hier S. 7.

[63] Ebd., S. 11.

dato gewonnenen (Lebens-)Erfahrungen ergeben hat. Zu diesem Zweck werden aus der Auswahl, Anordnung und Gewichtung biographie- bzw. identitätsbildender Ereignisse individuelle Sinn- und Wertvorstellungen abgeleitet. Im Gegensatz zu dem, was Terminus und Konzept des ‚Biographischen' konventionell suggerieren, ist dieser Prozess nicht rein vergangenheitsgerichtet, sondern, wie oben erläutert, essenziell beeinflusst von Vorstellungen des Zukünftigen. Erst diese Antizipation ist Anstoß und Legitimation der Patientenverfügung und setzt den Rahmen für die krankheits- und zukunftsbezogenen Wunsch- und Willensäußerungen. So kann der Eindruck entstehen, dass Patientenverfügungen Auskunft geben über eine zeit- und zustandsunabhängige Biographie und Identität – die also unabhängig davon sind, ob die antizipierte Zukunft jemals eintreten wird oder nicht. Patientenverfügungen simulieren damit in gewisser Weise eine Schreibsituation, bei der Festlegungen, die eigentlich wesentlich von Vorannahmen einer zukünftigen Pathographie beeinflusst sind, als historisch gewachsene biographische Überzeugungen ausgewiesen werden. Die in einer Verfügung statuierte Identität ist demzufolge weniger *bio*graphischer, sondern *patho*graphischer Natur. Wenn diese Identität nun – fälschlich – als für die gesamte bisherige (krankheitsunabhängige) Biographie geltend gemacht wird, obwohl tatsächlich auf die erwarteten Umstände und Bedürfnisse eines zukünftigen kranken Ichs referiert wird, dann drohen Konflikte. Denn wird diese Wahrnehmungsperspektive nicht explizit kommuniziert, besteht die Gefahr, dass auch spätere LeserInnen (ÄrztInnen, Angehörige ...) die Verfügung nicht als Ausdruck einer Identität interpretieren, die eigentlich auf einer unzuverlässigen Erzählsituation beruht, sondern als Rekonstruktion einer vorgeblich allgemeingültigen biographischen Selbstbestimmung. Der katalytische Einfluss von Gattungen auf die Deutungsoperationen ihrer RezipientInnen scheint aus medizinischer oder juristischer Sicht vielleicht keine sonderliche Tragweite zu haben. Man sollte sich dennoch vergegenwärtigen, dass sich hieraus im Falle der Patientenverfügung unmittelbare praxisbezogene Konsequenzen ergeben: Denn wer eine unzuverlässige pathographische als zuverlässige biographische Identität liest, der handelt auch danach.

2.2.3 Pathographische Codierungen

2.2.3.1 Grenzüberschreitungen

In der Patientenverfügung bleibt das zentrale Ereignis des Textes – der krankheitsbedingte Verlust der Einwilligungsfähigkeit – und seine Auswirkungen auf alle Konstituenten der antizipierten Welt also häufig unthematisiert oder durch eine elliptische Erzählweise lediglich angedeutet. Dadurch stellt sich die Überlegung, wie dieses Ereignis und die im Rahmen dessen implizit zum Tragen kommenden Gesundheits-, Krankheits- und, korrelierend, Identitätskonzeptionen semantisch codiert sind. Ein möglicher Schlüssel zu diesen Bewertungs- und Bedeutungsmustern der Patientenverfügung ist Juri Lotmans ‚Sujet-Modell', ein erzähltheoretischer Ansatz, über welchen sich die semantischen Eigenschaften eines Textes erfassen lassen. Nach Lotman sind alle unsere Weltbilder durch räumliche Modelle organisiert:

> Die allerallgemeinsten, sozialen, religiösen, politischen, ethischen Modelle der Welt, mit deren Hilfe der Mensch auf verschiedenen Etappen seiner Geistesgeschichte den Sinn des ihn umgebenden Lebens deutet, sind stets mit räumlichen Charakteristiken ausgestattet, sei es in Form der Gegenüberstellung „Himmel – Erde“ oder „Erde – Unterwelt“ [...], sei es in Form einer sozial-politischen Hierarchie mit der zentralen Opposition der „Oberen – Niederen“, sei es in Form einer ethischen Merkmalhaltigkeit in der Opposition „rechts – links“ (Ausdrücke wie: das Rechte tun, linkisch, sinister u. ä.).[64]

Auch Texte basieren laut Lotman auf einem semantischen Feld (der erzählten Welt), das eine normative Ordnung repräsentiert und in zwei disjunkte Untermengen aufgeteilt ist. Die Komplementarität dieser Untermengen kann dabei entweder topologisch (etwa ‚hoch vs. tief‘) begründet sein, semantisch (etwa ‚gut vs. böse‘) oder topographisch (etwa ‚Berg vs. Tal‘). Voneinander getrennt werden solche Teilräume durch eine in der Regel unüberwindliche klassifikatorische Grenze.[65] Bei topographischen Teilräumen gilt die Grenze dabei nur dann als klassifikatorisch, wenn sie zusätzlich topologisch und semantisch aufgeladen ist.[66] Vor diesem Hintergrund unterscheidet Lotman nun zwei Textformen: sujethafte und sujetlose Texte. Sujethafte Texte zeigen laut Lotman nun, „daß der inneren Organisation der Textelemente in der Regel eine binäre semantische Opposition zugrundeliegt: die Welt wird dort eingeteilt sein in Reiche und Arme, Eigene und Fremde“[67]. Sujetlose Texte wie etwa Kalender oder Telefonbücher bestätigen hingegen eine „bestimmte[] Ordnung der inneren Organisation ihrer Welt. Der Text ist auf eine ganz bestimmte Weise aufgebaut, und eine Verschiebung seiner Elemente, die die festgesetzte Ordnung verletzen würde, ist nicht statthaft.“[68] Im Unterschied zu sujetlosen Texten, welche die räumliche und semantische Ordnung der erzählten Welt bekräftigen, heben sujethafte Texte, die nach Lotman auf der Basis sujetloser Texte als deren „Negation“ errichtet werden,[69] diese Unüberschreitbarkeit klassifikatorischer Grenzen auf. Anders als sujetlose Texte haben diese Texte nicht nur unbewegliche Figuren, welche die Grenze bestätigen, sondern auch bewegliche Figuren, welche die unter normalen Bedingungen impermeable Grenze überschreiten können.[70] Sujethafte Texte, bei welchen die Grenze tatsächlich überschritten wird, lassen sich im Anschluss an Lotman als „revolutionär“ bezeichnen; Texte wiederum, bei welchen der Versuch der Grenzüberschreitung scheitert bzw. die Grenze wieder rücküberschritten und die Überschreitung also aufgehoben wird, bezeichnen Matías Martinez und Michael Scheffel als „restitutiv“.[71] Diese Überwindung der klassifikatorischen „Verbotsgrenze“, die von der sujetlosen Struktur zwischen zwei

[64] Vgl. Jurij M. Lotman (1972): *Die Struktur literarischer Texte* (= Uni-Taschenbücher, Bd. 103). Übers. v. Rolf-Dietrich Keil. München: Fink, S. 313.

[65] Vgl. ebd., S. 327.

[66] Vgl. ebd., S. 338 sowie Martínez u. Scheffel: *Erzähltheorie*, S. 142, die Lotmans begriffliches Konzept an dieser Stelle etwas schärfen.

[67] Lotman: *Struktur literarischer Texte*, S. 337.

[68] Ebd., Herv. entf.

[69] Vgl. ebd., S. 338.

[70] Vgl. ebd.

[71] Vgl. für diese Unterscheidung Martínez u. Scheffel: *Erzähltheorie*, S. 142.

semantischen Feldern festgelegt ist, bezeichnet Lotman als „Ereignis".[72] Eine solche Ereignishaftigkeit findet sich nicht nur in künstlerischen Texten: Lotman fasst Ereignisse als „bedeutsame Abweichung von der Norm"[73], weshalb beispielsweise auch Zeitungen, die über Tagesereignisse berichten, als sujethafte Texte verstanden werden können.[74]

Überträgt man Lotmans Sujet-Modell nun auf die Patientenverfügung, dann lässt sich postulieren, dass das zentrale Ereignis, das die Patientenverfügung überhaupt hervorbringt und legitimiert, die Überschreitung der klassifikatorischen Grenze von einem einwilligungsfähigen Zustand zu einem (semantisch individuell konnotierten) einwilligungsunfähigen Zustand ist.[75] Patientenverfügungen basieren hierbei auf der Prämisse, dass diese Grenzüberschreitung, mit Martínez und Scheffel gesprochen, „revolutionär" ist und nicht rückgängig gemacht werden kann. Denn gäbe es Grund zur Annahme, dass die Grenze nur temporär überschritten würde (beispielsweise im Falle einer Bewusstlosigkeit oder einer Narkose), wäre die Verfügung in der Regel hinfällig. Die komplementäre Grundopposition ‚einwilligungsfähig vs. einwilligungsunfähig' muss also zugespitzt werden auf den Zusatz ‚einwilligungsfähig vs. dauerhaft einwilligungsunfähig'. Akzeptiert man diese Grenzübertretung in eine dauerhafte Einwilligungsunfähigkeit als das Ereignis, das hinter der Patientenverfügung steht, lässt sich die Textsorte der Patientenverfügung konzeptuell als sujethaft fassen. Durch ihre Ereignisgebundenheit wird die Verfügung zur Schrödinger'schen Katze, ist existent und inexistent zugleich: Denn ihre Existenz ist essenziell gebunden an das Eintreten des klassifikatorischen Ereignisses – ohne diese revolutionäre Grenzüberschreitung existiert die Verfügung nur in hypothetischer Form. Alle Annahmen darüber, was hinter der klassifikatorischen Grenze der dauerhaften Einwilligungsunfähigkeit liegt, können im Grunde lediglich auf Vermutungen, nicht aber auf autobiographischem bzw. -pathographischem Wissen beruhen. Grundlage der Annahmen sind entweder bisherige eigene Krankheitserfahrungen, die zumindest eine gewisse Vergleichbarkeit zum Phänomen der dauerhaften Einwilligungsunfähigkeit aufwiesen (zum Beispiel eine vorherige temporäre Einwilligungsunfähigkeit) oder Beobachtungen fremder Zustandserfahrungen (erkrankte Angehörige, Medienberichte etc.). Die Patientenverfügung kann also niemals auf autobiographischem oder autopathographischem Wissen von P_A über den Zustand dauerhafter Einwilligungsunfähigkeit gründen – denn dieses Wissen ist strikt gebunden an P_B.

[72] Lotman: *Struktur literarischer Texte*, S. 338.

[73] Ebd., S. 333.

[74] Vgl. ebd.

[75] Vgl. hierzu nochmals die explizite Formulierung in der Broschüre des Bundesministeriums der Justiz und für Verbraucherschutz: „Mit der Patientenverfügung hat der Gesetzgeber allen volljährigen Bürgerinnen und Bürgern ein Instrument an die Hand gegeben, mit dem sie in jeder Phase ihres Lebens vorsorglich für den Fall der *Einwilligungsunfähigkeit* festlegen können, ob und inwieweit sie in eine ärztliche Behandlung oder pflegerische Begleitung einwilligen oder diese ablehnen." (Bundesministerium: *Patientenverfügung*, S. 4, Herv. KF.)

2.2.3.2 Krankheitssemantiken

Der topologische Dualismus ‚einwilligungsfähig vs. dauerhaft einwilligungsunfähig', auf dem die normative Struktur der Patientenverfügung basiert, ist nicht neutral, sondern geht mit semantischen Bewertungen einher. Die individuelle semantische Codierung des pathographischen Zustands dauerhafter Einwilligungsunfähigkeit ist dabei in der Regel einerseits gespeist von der Rekonstruktion bisheriger eigener und fremder Erfahrungen, Beobachtungen, Annahmen und Informationen, deren Auswahl andererseits davon beeinflusst ist, wie der pathographische Zustand antizipiert wird. Die Bewertung des pathographischen Zustands wird auch von außen beeinflusst. Schon alleine, dass in Patientenverfügungen die Ablehnung lebenserhaltender Maßnahmen überhaupt zur Auswahl gestellt wird, mag manchem bereits als Wertung erscheinen (bspw. ‚dauerhaft einwilligungsfähig' als ‚lebensunwert'). Man wird wohl mit Blick auf die normative Struktur der Patientenverfügung übereinstimmen, dass der Zustand der Einwilligungsfähigkeit im Allgemeinen positiv aufgeladen ist, der Zustand dauerhafter Einwilligungsunfähigkeit hingegen negativ. Schließlich, so Meyer-Stiens, findet antizipative Selbstdeutung bei einer Patientenverfügung „in Erwartung von Lebensfinalität statt. Das, worauf sich die Antizipation richtet, ist ja kein angestrebtes Gut, sondern ein in Gedanken und Gefühlen vorweggenommenes Sterbeszenario, das ja gerade vermieden werden soll."[76] Meyer-Stiens' Ausspruch ist paradigmatisch für die häufig zu beobachtende Engführung der dauerhaften Einwilligungsunfähigkeit mit der Sterbephase. Doch auch wenn Patientenverfügungen meist am Lebensende zum Tragen kommen, bezieht sich ihre konzeptionelle Idee nicht auf die Sterbephase, sondern auf den Zustand der dauerhaften Einwilligungsunfähigkeit. Festlegungen zu lebenserhaltenden Maßnahmen sind ein wesentlicher, aber kein ausschließlicher Teil der Verfügung, die auch Entscheidungen zum Krankheits- und Leidensprozess umfasst, wie aus der Broschüre des Bundesministeriums explizit hervorgeht. Man beachte hierzu exemplarisch folgenden Passus:

> Wenn die Patientenverfügung in verschiedenen Situationen gelten soll (z. B. für die Sterbephase, bei einem dauernden Verlust der Einsichts-und Kommunikationsfähigkeit, im Endstadium einer unheilbaren Erkrankung), sollten Sie überlegen, ob die festgelegten Behandlungswünsche [...] in allen beschriebenen Situationen gelten sollen oder ob Sie für verschiedene Situationen auch verschiedene Behandlungswünsche festlegen möchten (lehnen Sie beispielsweise eine künstliche Ernährung und Flüssigkeitszufuhr nur in der Sterbephase oder auch bei einer weit fortgeschrittenen Demenzerkrankung ab?).[77]

Trotz alledem ist die Koppelung der Patientenverfügung an die Sterbephase vor allem in der öffentlichen Wahrnehmung sehr geläufig und trägt sicherlich einen wesentlichen Teil zur negativen Codierung der dauerhaften Einwilligungsunfähigkeit bei. Mit welchen Wertungen die Dichotomie von ‚Einwilligungsfähigkeit vs. dauerhafter Einwilligungsunfähigkeit' im Einzelfall nun genau einhergeht, ist natürlich individuell personenabhängig. Diese personenabhängigen Wertungen können dabei durch ganz unterschiedliche Aspekte begründet sein, etwa ideologische, soziale oder intellektuelle Aspekte, um nur

[76] Ebd., S. 311.
[77] Bundesministerium: *Patientenverfügung*, S. 16–17.

einige zu nennen. Folgende exemplarische Liste mag ein Gefühl geben für den immensen Spielraum semantischer Codierungen:

einwilligungsfähig	*dauerhaft einwilligungsunfähig*
würdevoll	würdelos
selbstbestimmt	ausgeliefert
leistungsstark	leistungsschwach/ineffektiv
sicher/beruhigend	erschreckend/angsteinflößend
vertraut	fremd/unheimlich
gemeinschaftlich	einsam
kommunikativ	still
aktiv	passiv
ereignisreich	monoton
mobil	immobil
perspektivenreich	perspektivlos
lebenswert	lebensunwert
...	...

Es muss an dieser Stelle betont werden, dass es sich bei der hier vorgeschlagenen Liste um keine objektiv erstellte, evaluierte Gegenüberstellung handelt, sondern diese auf meinen eigenen subjektiven Assoziationen basiert – genau das erscheint mir hier jedoch zentral, ist es doch dieses Moment des Subjektiven, das der individuellen Codierung sowohl der jeweiligen Patienten als auch der jeweiligen InterpretInnen und damit auch jeder einzelnen Patientenverfügung innewohnt.

Geht man nun davon aus, dass die krankheitsbedingten Veränderungen mit einer Veränderung der eigenen Person bzw. Persönlichkeit korrespondieren – eine Annahme, die sich in der Identitätsunterscheidung von P_A und P_B spiegelt –, besteht die Gefahr, dass die semantische Codierung eines Zustands auf die Person selbst übertragen wird, also beispielsweise Assoziationen wie ‚würdelos', ‚perspektivlos' und ‚lebensunwert' nicht nur mit dem Zustand dauerhafter Einwilligungsunfähigkeit verbunden werden, sondern auch mit dem bzw. der Betroffenen. Mit Blick auf das Verhältnis von P_A und P_B wird vor diesem Hintergrund das dichotome Menschenbild deutlich, das mit der Rechtebeschneidung von dauerhaft einwilligungsunfähigen PatientInnen verknüpft ist. Die wiederkehrende Frage, ob die Patientenverfügung nun als Schutz (von P_A) oder Beschneidung (von P_B) zu werten ist, wird damit wohl zur Aporie.

Das Wissen, mit welchen semantischen Codierungen ein Patient bzw. eine Patientin den Zustand dauerhafter Einwilligungsunfähigkeit konkret assoziiert, kann dabei helfen, dem eigentlichen Patientenwillen, der sich in und hinter der Patientenverfügung verbirgt, leichter und mit stärkerer Gewissheit Folge zu leisten. Hat der bzw. die Betroffene eine lebenserhaltende Maßnahme etwa abgelehnt, weil er bzw. sie den Zustand der Einwilligungsunfähigkeit in erster Linie mit kommunikativer Isolation assoziiert, erfordert dies eine andere Reaktion als bei PatientInnen, welche die identische Maßnahme mit der Begründung ablehnen, dass sie ein intellektuell stark eingeschränktes Leben nicht weiter verlängern möchten. Es scheint daher angeraten, dass PatientInnen in der Verfügung ihre individuellen Werturteile über einen Zustand wie den der dauerhaften Einwilligungsunfähigkeit konkret und detailliert reflektieren. Dies verspricht sowohl einen Nutzen für all jene, die im Zweifelsfall auf die Patientenverfügung als Entscheidungshilfe zurückgreifen müssen, als auch für die PatientInnen selbst: sei es, um die eigenen Festlegungen nach außen hin fundiert und plausibel erklären und so der Gefahr späterer Fehlinterpretationen stärker vorbeugen zu können, oder sei es auch für sich selbst, als Auseinandersetzung mit dem unbekannten Phänomen der dauerhaften Einwilligungsunfähigkeit und den damit verknüpften individuellen Vorstellungen, Ängsten und Überzeugungen. Denn indem sie PatientInnen mit den möglichen Auswirkungen einer antizipierten Grenzsituation des eigenen Lebens konfrontieren, und zugleich als Vorsorgemaßnahme für eine bedrohlich erscheinende Zukunft dienen, können Patientenverfügungen dabei helfen, Ängste abzubauen und die eigene Krankheitsbewältigung zu befördern.[78] Folglich ist es sehr zu befürworten, dass die Patientenverfügung nicht nur als Instrument des Schutzes von P_A verstanden wird, sondern das ihr innewohnende therapeutische Moment, das aus einer gezielten Einfühlung in das befürchtete Ereignis und, korrelierend, P_B resultieren kann, gezielt genutzt und gestärkt wird. Wie bereits eingehend dargestellt, ist durch die reine Potenzialität des Ereignisses eine konkrete Auseinandersetzung zwar ausgeschlossen. Schriftlich festgehaltene Ausführungen dazu, wie sich P_A den Zustand der dauerhaften Einwilligungsunfähigkeit vorstellt, welche Assoziationen damit verbunden werden und was daran am stärksten ängstigt, scheinen nichtsdestoweniger sowohl mit Blick auf die Betroffenen, als auch all jene, denen die Willensfeststellung obliegt, hochrelevant.[79] Um den Bedürfnissen von PatientInnen gerecht werden zu können, wäre so zu diskutieren, Patientenverfügungen zwingend durch einen entsprechenden semantischen Reflexions- und Begründungspart zu ergänzen. Vorstellbar wären hierbei sowohl Freitextfelder, die beispielsweise in einen umfassenderen biographischen Part integriert werden, als auch Ankreuzoptionen, die eine möglichst breite Auflistung potenzieller Oppositionspaare bereithalten. In letzterem Fall gilt es wiederum zu bedenken, dass Auswahlfelder PatientInnen zwar eine Hilfestellung geben, dem Ziel einer individuellen (semantischen) Selbst-Bestimmung und Selbstbestimmung durch die notwendige Einordnung in vorgefertigte Muster aber zugleich entgegenstehen. Letzten Endes kann schließlich die gezielte Konfrontation mit einem befürchteten Lebens- und Leidenszustand auch dazu beitragen, die semantische Codierung des topologischen Oppositionspaares ‚einwilligungsfähig vs.

[78] Vgl. Simon: *Medizinethische Aspekte*, S. 73, mit Bezug auf eine Studie Dagmar Schäfers über die positiven Auswirkungen von Patientenverfügungen auf die Krankheitsbewältigung (vgl. Dagmar Schäfer (2001): *Patientenverfügungen. Krank – aber entscheidungsfähig* (= Schriftenreihe Gesundheit, Pflege, soziale Arbeit, Bd. 11). Lage: Jacobs).

[79] Formal beispielsweise durch eine entsprechende, in allen Mustern fest verankerte Sektion (im Ankreuz- oder Freifeldformat), welche die Wunsch- und Willensäußerungen weiter ergänzt.

dauerhaft einwilligungsunfähig' zu hinterfragen und zu korrigieren – und dauerhafte Einwilligungsunfähigkeit nicht nur als Defizit zu verstehen, sondern als zwar nicht wünschenswerte, aber deswegen nicht automatisch lebensunwerte Alternative.

VI Schlussbemerkungen

Im Fokus der vorliegenden Arbeit stand die Suche nach den ethischen Dimensionen des Pathographischen. Ausgangsbasis dieser Suche waren dabei zwei Irritationen, nämlich 1) Wenn man bei Literatur davon ausgeht, dass der literarische Ausdruck Auswirkungen auf unsere Lebenswelt hat, warum dann nicht auch in der Medizin, und mit welchen konkreten Auswirkungen auf die PatientInnen, ihr Verhalten und ihre Beziehung zum medizinisch-therapeutischen Personal muss man rechnen? Und 2) Wenn es in der Medizin selbstverständlich ist, Personen, die aus bestimmten Gründen in besonderer Weise vulnerabel sind, zu schützen, warum dann nicht auch auf dem Buchmarkt? Vor dem Hintergrund dieser beiden Irritationen ergab sich insofern der zentrale Ansatz dieser Arbeit, die medizinethische Sensibilität für vulnerable Personen in Einklang zu bringen mit der literaturwissenschaftlichen Sensibilität für die Bedeutung des Schriftlichen und, damit einhergehend, für Fragen von AutorIn, Figur, LeserIn und Text. Die Engführung dieser beiden Bereiche verfolgte dabei das grundlegende Ziel, das Fundament für ein pathographisches Ethos zu legen.

Um bei einer solchen Diskussion den Bedürfnissen von AutorInnen, Figuren und LeserInnen gleichermaßen gerecht zu werden, konzentrierten sich die in dieser Arbeit vorgenommenen Analysen auf ein breites Spektrum an medizinischen und literarischen Textsorten der Gegenwart, von sowohl an kindliche als auch erwachsene LeserInnen gerichteter faktualer wie auch fiktionaler Prosa und Lyrik über medizinische Textsorten aus Patientenversorgung und Forschung bis hin zu Schriftstücken, die von Betroffenen selbst verfasst wurden. Die gewählte Breite dieses pathographischen Textspektrums ist durchaus bewusst: Denn sobald gattungsethische Fragestellungen in den Vordergrund rücken, greift die in der Forschung sonst vorherrschende Unterteilung in Subentitäten nicht mehr. Vielmehr würden entsprechende Grenzen den Blick dafür versperren, dass all diese Texte in grundlegenden Aspekten des Personenumgangs vor sehr vergleichbaren ethischen Herausforderungen stehen. Ein Festhalten an architextuellen Grenzen würde daher einhergehen mit einem Festhalten an fachlichen Grenzen – und damit jene interdisziplinäre Zusammenarbeit verhindern, die für eine zielorientierte, umfassende Analyse der Komplexität dieser ethischen Konflikte notwendig ist. Die tatsächliche Variationsbreite des Pathographischen ist mit meiner hier vorgenommenen Auswahl freilich bei weitem nicht erschöpft. Schließlich bringen neben Literatur und Medizin eine Vielzahl weiterer Bereiche pathographische Texte hervor; man denke hier beispielsweise an die Psychologie, Psychiatrie und Psychoanalyse, die Neuro- und Kognitionswissenschaft, Juristerei, Theologie, Philosophie, Kunst und Musik. Angesichts der evidenten Unterschiede dieser Bereiche und damit auch Textsorten ist der Einwand berechtigt, ob sich diese überhaupt miteinander vergleichen lassen. Doch definiert man ‚Pathographie' – wie in dieser Arbeit – unter primär ethisch verankerten Gesichtspunkten, dann kristallisiert sich die Notwendigkeit einer erhöhten ethischen Achtsamkeit gegenüber der vulnerablen Person als eine

Grundproblematik heraus, die alle Textsorten eint, mögen sie auch noch so disparat erscheinen. Über die ethische Perspektivsetzung lässt sich das Spektrum an stellenweise parallel existierenden Verwendungen des ‚Pathographie'-Begriffs – von etwa Wilhelm Lange-Eichbaums früher Verknüpfung der Gattung mit Genie und Wahnsinn bis hin zu der heutigen Konzentration auf ‚illness narratives' – somit unter einem weit gefassten, disziplinen- und diskursübergreifenden Oberbegriff des Pathographischen subsumieren. Es scheint in diesem Sinne angebracht, ‚Pathographie' als eine gattungs- und textsortenübergreifende Denk-, Organisations- und Darstellungsstruktur zu verstehen, die in ganz unterschiedlicher Ausprägung als grundlegendes Organon von Krankheitserfahrung genutzt werden kann.

Den hier gewählten und untersuchten Textsorten kommt somit ein gewisser exemplarischer Status zu. Es versteht sich von selbst, dass zum einen all jene hier nicht zur Sprache gekommenen Textsorten einer gesonderten Analyse bedürfen und dass zum anderen neben den hier genannten eine Vielzahl weiterer – stellenweise textsortengebundener – ethisch relevanter Kategorien zu diskutieren sind. Ziel der vorgenommenen Auswahl war es, am Beispiel von als besonders aussagekräftig erscheinenden Textsorten einige grundlegende ethische Dimensionen zu bestimmen, die auf das Gros des Pathographischen zutreffen. An vorderster Stelle stand in Kap. III die Auseinandersetzung mit Schriftlichkeit und Vulnerabilität als den beiden zentralen Kategorien des Pathographischen. Denn der Name dieser Gattung ist im Grunde bereits ihr zentrales ethisches Programm: So kommen im Begriff der Pathographie zwei wesentliche Aspekte zusammen, nämlich „patho-", gleich „Krankheit" bzw. „Leiden", und „-graphie", also „schreiben", „Schreibung". Der Terminus macht auf diese Weise zum einen bewusst, dass bei Pathographien Personen im Fokus stehen, die durch ihren physischen, psychischen oder seelischen Zustand in besonderer Weise verletzbar und schutzbedürftig sind, dass also Vulnerabilität ein wesentliches Gattungsmerkmal der Pathographie ist; und zum anderen, dass all dies in einem schriftlichen Kommunikationsrahmen geschieht. Denkt man Vulnerabilität und Schriftlichkeit nun zusammen, dann wird transparent, wer im pathographischen Kontext überhaupt vulnerabel ist. Denn mit der Engführung dieser beiden Konzepte werden zugleich Personenkategorien zusammengeführt, die 1) primär mit dem Krankheitskontext verbunden sind (ÄrztInnen, Kranke, Angehörige) und 2) primär mit dem Schriftkontext verbunden sind (AutorInnen, Figuren, LeserInnen). Durch diesen Nexus wird beschreibbar, aus welchen Doppelrollen sich eine Pathographie zusammensetzen kann (der Angehörige als Autor, der Kranke als Leser etc.) und welche ethischen Dimensionen den jeweiligen Doppelrollen zukommen. Dass das Ganze in einem schriftlichen Rahmen geschieht, ist insofern relevant, als sich Schriftlichkeit und Mündlichkeit nicht neutral zueinander verhalten, sondern in einer hierarchischen Beziehung stehen. Der Umgang mit Pathographien erfordert daher eine gesonderte Sensibilität für die medialen und konzeptionellen Charakteristika der Schriftlichkeit. Erkennbar wird dies am Machtgefüge des Patient-Arzt-Verhältnisses, das in gewisser Hinsicht mit der medialen Hierarchie zwischen Schriftlichkeit und Mündlichkeit korreliert: So lassen sich ÄrztInnen als medizinische ExpertInnen eher einem schriftlichen Diskurs und PatientInnen als medizinische Laien eher einem mündlichen Diskurs zuordnen. Werden die dem Medium der Schrift zugeschriebenen Attribute wie Wahrhaftigkeit, Endgültigkeit oder Unumstößlichkeit unreflektiert auf die einen Text verantwortenden Personen übertragen, kann dies dazu führen, dass sich das Gefälle zwischen ÄrztInnen und PatientInnen und damit die Vulnerabilität der PatientInnen weiter verschärft.

Der pathographische Blick ist ein weiter. Fällt er nur auf die kranke Person, klammert er das therapeutische und soziale Umfeld aus, das indirekt selbst von der Krankheit betroffen ist. Die fremde Grenzsituation kann die eigene Alltagsgestaltung ebenso umstürzen wie bisherige metaphysische Überzeugungen und so auch bei Angehörigen das Bedürfnis auslösen, die Bedeutung fremder Krankheit für die bisherigen Lebens- und Selbstkonzeptionen textuell zu verarbeiten. Analog zur außertextuellen Lebenswelt ist so nicht nur die Vulnerabilität der Kranken, sondern auch die Vulnerabilität der in Kap. IV.1 in den Fokus gerückten Angehörigen kennzeichnend für das Pathographische. Die Relevanz und das Recht, dass Angehörige ihrer speziellen Situation auf öffentlicher Basis Gehör verschaffen, kann allerdings mit den Rechten anderer kollidieren, etwa den Persönlichkeitsrechten der porträtierten Kranken. Zugleich stellt sich die Frage, inwiefern die Autorschaft Angehöriger mit gesellschaftlichen Verpflichtungen einhergeht: So mag eine Publikation auf Kosten einer kranken Person geschehen, deren Privatheit in einem hochsensiblen Moment aufgegeben wird, kann im Gegenzug jedoch dem Kollektiv der PatientInnen zum Vorteil gereichen, zum Beispiel dann, wenn durch die Publikation eine ‚gesellschaftsunfähige' Krankheit enttabuisiert wird. Es ist wohl ein Kernmerkmal vieler pathographischer Textsorten, dass die AutorInnen zu der pathographierten Person in einer besonderen Nähe stehen, sei es im Falle von Angehörigenpathographien, sei es bei Schriftstücken behandelnder Ärzte und Ärztinnen, denen das Augenmerk von Kap. IV.2 galt. Solche Nähebeziehungen können Wechselwirkungen zwischen textbasierten Figur-Autor- bzw. Leser-Autor-Verhältnissen und außertextuellen Beziehungsverhältnissen hervorrufen. Zum Problem werden pathographische Rezeptionsprozesse insbesondere dann, wenn sich hierdurch außertextuelle Beziehungsverhältnisse zu verschlechtern drohen, etwa im Fall von PatientInnen, die nach der Durchsicht eines sie betreffenden Berichts das Vertrauen in ihre behandelnden Ärzte und Ärztinnen verlieren und weniger compliant sind. Im Kontext pathographischer Kommunikation müssen insofern auch die potenziellen Auswirkungen beachtet werden, die sich ergeben können, wenn die kranke Person einen sie betreffenden Text selbst liest.

Zu guter Letzt gilt es schließlich auch die ethischen Dimensionen zu bedenken, die dann relevant werden, wenn Kranke selbst als AutorInnen in Erscheinung treten. Kap. V.1 folgte der Überlegung, in welchem Maße die Konfrontation mit einer schweren Krankheit als massivem Einschnitt in die bisherige Biographie zu einer veränderten Perspektive auf die eigene bisherige, aktuelle und zukünftige Identität führen kann. In diesem sensiblen Prozess ist Identität nichts Gefestigtes, sondern in hohem Maße fragil. Betroffenen den Raum zu lassen, das eigene Selbstverständnis vor sich und vor anderen zu reflektieren und (neu) zu definieren, scheint im Kontext des Pathographischen in gewisser Weise als ethisches Gebot. Für LeserInnen kann der textuelle Selbstentwurf zugleich einen Schlüssel bieten für ein ansonsten nur schwer zugängliches, komplexes Krankheitsverstehen. Doch vor allem in Fällen von AutorInnen, deren Krankheitsgeschichte öffentlich bekannt ist und bei denen LeserInnen also über pathographisches Vorwissen verfügen, muss klar zwischen pathographischen Schreibungen und pathographischen *Zu*schreibungen unterschieden werden. Die Notwendigkeit, pathographische Schreib- und

Lesarten explizit voneinander zu trennen, wird spätestens mit Blick auf Textsorten ersichtlich, in denen Selbst-Bestimmung und Selbstbestimmung Hand in Hand gehen. Zu sehen war dies in der in Kap. V.2 im Vordergrund stehenden Patientenverfügung, die der kranken bzw. potenziell kranken Person nicht nur zur Identitätskonzeption dient, sondern auch als Instrument, ihre damit zusammenhängenden Wunsch- und Willensvorstellungen offiziell nach außen hin zu vertreten. Weder die autorschaftliche Produktion noch die spätere Textrezeption sind dabei vor der Subjektivität hermeneutischer Prozesse gefeit. Diese Subjektivität macht die nahezu jedem Text innewohnenden Ambiguitäten bewusst, denen die Spannungen zwischen den eigentlich intendierten und den tatsächlichen Handlungsfolgen solcher Selbstverfügungen geschuldet sind.

Als öffentlich gemachte Analyse und Beschreibung von Texten vulnerabler Personen sieht sich auch die vorliegende Arbeit mit den untersuchten Herausforderungen konfrontiert, die mit den Kategorien der Vulnerabilität, Schriftlichkeit, Relationalität, Korrelationalität, Selbst-Bestimmung und Selbstbestimmung einhergehen. Von der Frage nach einem pathographischen Ethos ist meine Arbeit also nicht ausgenommen, wodurch ihr in gewisser Weise der Status einer Metaethik zukommt. Bewusst habe ich zwar versucht, in meinen Analysen rein von Gattungsdefinitionen und Textbeispielen auszugehen und dabei Aussagen über reale Personen – also die stellenweise selbst erkrankten und damit vulnerablen AutorInnen, Figuren und LeserInnen – zu vermeiden. Aber auch wenn es mir ein Anliegen war, mit bestem Wissen und Gewissen die Gebote der guten wissenschaftlichen Praxis zu wahren, habe ich dabei unweigerlich Personen zum Gegenstand meiner Arbeit gemacht, die in meine jeweiligen Interpretationen nicht einwilligen konnten und keinen Einfluss darauf hatten, dass und wie ich sie und die entsprechenden Texte hier öffentlich verhandle. Ebenso wenig ist die gewählte methodische Herangehensweise frei von Konflikten. So wurden ausgehend vom spezifischen Einzelfall – einem konkreten Werk, einer bestimmten Textsorte – mitunter allgemeingültige Aussagen getroffen, wodurch potenziell auch die Sicht auf ein spezifisches Kollektiv verändert wird, etwa auf bestimmte Personen oder Personengruppen, oder auch auf Texte, Textsorten und Gattungen, die wiederum selbst zu Rückschlüssen auf Personenkreise führen können. Wie immer steht in solchen Fällen der Anspruch auf Allgemeingültigkeit der tatsächlichen Heterogenität des Kollektivs entgegen.

Es war das Ziel dieser Arbeit, in grundlegender Weise für die ethischen Dimensionen der schriftlichen Auseinandersetzung mit vulnerablen Personen zu sensibilisieren. Dem abstrakten Problemaufriss, der hier in erster Linie mittels Deskription versucht wurde, müssen in einem nächsten Schritt konkrete Problemlösungen folgen, um die verschiedenen Dilemmata, die sich sowohl bei den untersuchten Texten als auch auf der Metaebene der eigenen Arbeit beobachten ließen, auflösen zu können. Da ein Überblickswerk wie diese Arbeit hierfür nicht der passende Ort ist, gilt es nun, vom Abstrakten wieder ins Konkrete zu kommen. Angesichts der Vielzahl und Verschiedenheit der untersuchten Textsorten und korrelierenden ethischen Herausforderungen muss die eigentliche Problemlösung in einem gezielt kontextualisierten Rahmen erfolgen. Welche Lösungen bei Arztbriefen, Patientenverfügungen oder Fallberichten überhaupt realisierbar sind und wie sich diese sodann in Theorie und Praxis vermitteln lassen, kann letztlich nur im effektiven Expertenrahmen des medizinischen Praxisalltags entschieden werden. Gleiches gilt für die hier aufgeworfenen literaturethischen Fragen, die für eine sinnhafte Diskussion in den literaturwissenschaftlichen und literarischen Diskurs rücküberführt werden müssen. Dabei ist die übergreifende Auseinandersetzung mit Vulnerabilität und Schriftlichkeit freilich nicht beschränkt auf die Gattung der Pathographie, sondern sollte sich auch bei anderen biographischen Formaten und letztlich wohl bei fast allen Formen schriftlicher Texte stellen – nur eben auch hier in jeweils kontextualisierter Form.

Die Antwort, wie ein pathographisches Ethos nun konkret gestaltet ist, steht derzeit also noch aus. Die leitende Frage, ob es nun aber überhaupt eines pathographischen Ethos bedarf, ist indes uneingeschränkt zu bejahen.

VII Literaturverzeichnis

Adorno, Theodor W. (1974): „Rede über Lyrik und Gesellschaft [1951]". In: Ders.: *Gesammelte Schriften.* Bd. 11: Noten zur Literatur. Hrsg. v. Rolf Tiedemann. Frankfurt a. M.: Suhrkamp, S. 49–68.

Ágel, Vilmos u. Mathilde Hennig (2006): „Theorie des Nähe- und Distanzsprechens". In: Dies. (Hrsg.): *Grammatik aus Nähe und Distanz. Theorie und Praxis am Beispiel von Nähetexten 1650–2000.* Tübingen: Niemeyer, S. 3–31.

Ahlzén, Rolf (2007): „Medical humanities – arts and humanistic science". In: *Medicine, Health Care and Philosophy* 10(4), S. 385–393.

Aichner, Franz u. Eduard Holzer (Hrsg.) (1996): *Schlaganfall. Vorsorge, Behandlung und Nachsorge. Ein Ratgeber für Gesunde, Patienten und Angehörige.* Wien: Springer.

Alderson, Priscilla u. Jonathan Montgomery (1996): *Health Care Choices. Making decisions with children.* London: Institute for Public Policy Research.

Alestalo, Matti, Sven E. O. Hort u. Stein Kuhnle (2009): *The Nordic Modell. Conditions, Origins, Outcomes, Lessons.* http://edoc.vifapol.de/opus/volltexte/2013/4255/pdf/41.pdf (letzter Zugriff: 10.01.2017).

Allvin, Helen (2010): *Patientjournalen som genre. En text- och genreanalys om patientjournalers relation till patientdatalagen.* Stockholm, Univ., Bachelor.

Anz, Thomas (2002): „Autoren auf der Couch? Psychopathologie, Psychoanalyse und biographisches Schreiben". In: Klein: *Grundlagen der Biographik*, S. 87–106.

Aristoteles (2009): *Metaphysik* (= Philosophische Bibliothek, Bd. 308). 2. Halbbd., Buch VII (Z), 10. 4. Aufl. Hg. v. Horst Seidl. Neubearb. u. übers. v. Hermann Bonitz. Hamburg: Meiner.

Arnauld, Andreas von (2002): „Rechtsfragen des Biographieschreibens. Teil 1: Recherche". In: Klein: *Grundlagen der Biographik*, S. 219–240.

Arnauld, Andreas von (2002): „Rechtsfragen des Biographieschreibens. Teil 2: Publikation". In: Klein: *Grundlagen der Biographik*, S. 241–264.

Aschehoug (o. J.): „[Ungdomsbøker, 13 år +]". https://www.aschehoug.no/nettbutikk/aco-boker||ungdomsboker||13-aar.html?dir=desc&order=name&p=10 (letzter Zugriff: 03.04.2016).

Assmann, Aleida (1999): *Erinnerungsräume. Formen und Wandlungen des kulturellen Gedächtnisses* (= C.-H-Beck-Kulturwissenschaft). Zugl.: Heidelberg, Univ., Habil., 1992. München: Beck.

Assmann, Aleida u. Jan Assmann (1983): „Schrift und Gedächtnis". In: Dies. u. Christof Hardmeier (Hrsg.) *Schrift und Gedächtnis. Beiträge zur Archäologie der literarischen Kommunikation.* München: Fink, S. 265–284.

Auerochs, Bernd (2007): „Erzähler". In: Burdorf, Fasbender u. Moenninghoff: *Metzler Literatur*, S. 207–208.

Bachmann-Medick, Doris (2006): *Cultural Turns. Neuorientierungen in den Kulturwissenschaften.* Reinbek b. H.: Rowohlt.

Barker, Keith (2005): „Animal stories". In: Hunt: *International Companion*, S. 279–291.

Barnard, David (1986): „A Case of Amyotrophic Lateral Sclerosis". In: *Literature and Medicine* 5(1), S. 27–42.

Barnard, David (1992): „‚A Case of Amyotrophic Lateral Sclerosis'. A Reprise and Reply". In: *Literature and Medicine* 11(1), S. 133–146.

Barthes, Roland (2000): „Der Tod des Autors [1967]“. In: Fotis Jannidis u. a. (Hrsg.): *Texte zur Theorie der Autorschaft* (= RUB, Bd. 18058). Übers. v. Karin von Hofer. Stuttgart: Reclam, S. 185–193.

Barthes, Roland (2003): *Das Reich der Zeichen* [1970]. Frankfurt a. M.: Suhrkamp.

Barthes, Roland (2008): *Die Vorbereitung des Romans. Vorlesung am Collège de France 1978–1979 und 1979–1980* [2003] (= edition suhrkamp, Bd. 2529). Hrsg. v. Éric Marty, Texterstellung, Anm. u. Vorwort v. Nathalie Léger. Übers. v. Horst Brühmann. Frankfurt a. M.: Suhrkamp.

Baßler, Moritz (2010): „Intertextualität und Gattung“. In: Zymner: *Handbuch Gattungstheorie*, S. 56–58.

Baumann, Daniel (2012): „Die Patienten-Fabrik“. In: *Frankfurter Rundschau*. http://www.fr-online.de/wirtschaft/krankenhaeuser-in-deutschland-die-patienten-fabrik,1472780,16415356.html (letzter Zugriff: 11.12.2015).

Baxter, Susan u. a. (2008): „Where have all the copy letters gone? A review of current practice in professional–patient correspondence“. In: *Patient Education and Counseling* 71(2), S. 259–264.

Beauchamp, Tom L. u. James F. Childress (2013): *Principles of Biomedical Ethics* [1979]. 7. Aufl. New York u. Oxford: Oxford UP.

Bechmann, Sascha (2014): *Medizinische Kommunikation. Grundlagen der ärztlichen Gesprächsführung*. Tübingen: Francke.

Behrens, Rudolf u. Carsten Zelle (2012): „Vorwort“. In: Dies. (Hrsg.): *Der ärztliche Fallbericht. Epistemische Grundlagen und textuelle Strukturen dargestellter Beobachtung* (= culturæ, Bd. 6). Wiesbaden: Harrasowitz, S. VII–XII.

Beier, Katharina u. a. (2016): „Familien und Patientenorganisationen als kollektive Akteure in der Bioethik: vernachlässigt oder unterschätzt?“ In: Steinfath u. Wiesemann: *Autonomie und Vertrauen*, S. 163–200.

Bergman, Ingmar, Ingrid Bergman u. Maria von Rosen (2004): *Tre dagböcker*. Stockholm: Norstedt.

Bergman, Ingmar, Ingrid Bergman u. Maria von Rosen (2007): *Der weiße Schmerz. Drei Tagebücher.* Übers. v. Verena Reichel. München: Hanser.

Bergsten, Staffan (1989): *Den trösterika gåtan. Tio essäer om Tomas Tranströmers lyrik.* [Stockholm]: FIBs Lyrikclubb.

Bergsten, Staffan (2011): *Tomas Tranströmer. Ett Diktarporträtt.* Stockholm: Bonnier.

Berlit, Peter (Hrsg.) (2011): *Klinische Neurologie* [1992]. 3., erw. u. vollst. überarb. Aufl. Berlin u. Heidelberg: Springer.

Bernhardsson, Katarina (2010): *Litterära Besvär. Skildringar av sjukdom i samtida svensk prosa.* Zugl.: Lund, Univ., Diss., 2010. Lund: Ellerström.

Bewersdorff, Jörg (2012): *Glück, Logik und Bluff. Mathematik im Spiel – Methoden, Ergebnisse und Grenzen* [1998]. 6., akt. Aufl. Wiesbaden: Springer Spektrum.

Biller, Maxim (2003): *Esra. Roman.* Köln: Kiepenheuer & Witsch.

Birnbacher, Dieter (2007): *Analytische Einführung in die Ethik.* 2., durchges. u. erw. Aufl. Berlin: de Gruyter.

Bjerre, Hanne Pihl u. Katrine Juel Vang (2014): „Retten til privathed i det danske sundhedsvæsen“. In: *Etikk i praksis. Nordic Journal of Applied Ethics* 8(1), S. 52–66.

Björkman, Stig u. Oliver Assayas (1992): *Tre dagar med Bergman* (= *Filmkonst* 13). [Göteborg]: Filmkonst.

Blazejewski, Susanne (2002): *Bild und Text – Photographie in autobiographischer Literatur. Marguerite Duras' „L'amant“ und Michael Ondaatjes „Running in the Family“*. Würzburg: Königshausen & Neumann.

Bluebond-Langner, Myra (1978): *The Private Worlds of Dying Children*. New Jersey: Princeton UP.

Blume, Svenja (2005): *Texte ohne Grenzen für Leser jeden Alters. Zur Neustrukturierung des Jugendliteraturbegriffs in der literarischen Postmoderne* (= Reihe Nordica, Bd. 10). Zugl.: Freiburg i. Br., Univ., Diss., 2003. Freiburg i. Br.: Rombach.

BMJ Case Reports (o. J.): „Instructions for authors". http://casereports.bmj.com/site/about/guidelines.xhtml (letzter Zugriff: 27.09.2016).

BMJ Case Reports (o. J.): „Type of case". http://casereports.bmj.com/site/about/typeofcase.xhtml (letzter Zugriff: 27.09.2016).

BMJ Journals (o. J.): „Patient consent and confidentiality". http://journals.bmj.com/site/authors/editorial-policies.xhtml#patientconsent (letzter Zugriff: 27.09.2016).

Bockenheimer-Lucius, Gisela (2009): „Die Patientenverfügung in der Praxis. Grundlagen ärztlichen Handelns und klinischen Entscheidens". In: Frewer, Fahr u. Rascher: *Patientenverfügung und Ethik*, S. 17–35.

Böhm, Alexandra, Antje Kley u. Mark Schönleben (2011): „Einleitung: Ethik – Anerkennung – Gerechtigkeit". In: Dies. (Hrsg.): *Ethik – Anerkennung – Gerechtigkeit. Philosophische, literarische und gesellschaftliche Perspektiven* (= Ethik – Text – Kultur, Bd. 6). München: Fink, S. 11–34.

Book, Katrin (2012): *Die Funktion des Entlassungsberichts für die psychosoziale Betreuung von Tumorpatienten an der Schnittstelle zwischen stationärer und ambulanter Versorgung*. Hochschulschrift: Bamberg, Univ., Diss.

Booth, Wayne C. (1983): *The Rhetoric of Fiction* [1961]. 2. Aufl. Chicago u. London: U of Chicago P.

Booth, Wayne C. (1988): *The Company We Keep. An Ethics of Fiction*. Berkeley, Los Angeles u. London: U of California P.

Born, Gudrun [2010]: *Balanceakt. Pflegende Angehörige zwischen Liebe, Pflichtgefühl und Selbstschutz*. Norderstedt: Books on Demand.

Brändli, Sibylle, Barbara Lüthi u. Gregor Spuhler (2009): „‚Fälle' in der Geschichte von Medizin, Psychiatrie und Psychologie im 19. und 20. Jahrhundert". In: Dies. (Hrsg.): *Zum Fall machen*, S. 7–29.

Brändli, Sibylle, Barbara Lüthi u. Gregor Spuhler (Hrsg.) (2009): *Zum Fall machen, zum Fall werden. Wissensproduktion und Patientenerfahrung in Medizin und Psychiatrie des 19. und 20. Jahrhunderts*. Frankfurt a. M.: Campus.

Braun, Michael (2011): „Arno Geiger erhält den Literaturpreis der Konrad-Adenauer-Stiftung 2011". In: *Konrad-Adenauer-Stiftung*. http://www.kas.de/wf/de/71.10083 (letzter Zugriff: 27.10.2014).

Bredsdorff, Thomas (2004): „Slutspil". In: *Politiken*. http://politiken.dk/kultur/boger/faglitteratur_boger/premium/ECE98308/slutspil/ (letzter Zugriff: 20.04.2016).

Brennecke, Detlef (1991): *Von Tegnér bis Tranströmer. Zwölf Essays zur schwedischen Literatur* (= Texte und Untersuchungen zur Germanistik und Skandinavistik, Bd. 28). Frankfurt a. M. u. a.: Peter Lang, S. 119–130.

Breton, David Le (2003): *Schmerz. Eine Kulturgeschichte*. Übers. v. Maria Muhle, Timo Obergöker u. Sabine Schulz. Zürich u. Berlin: diaphanes.

Broca, Paul (1861): „Remarques sur le siège de la faculté du langage articulé, suivies d'une observation d'aphémie (perte de la parole)". In: *Bulletins de la Société Anatomique de Paris* 6, S. 330–357.

Büker, Christa (2009): *Pflegende Angehörige stärken. Information, Schulung und Beratung als Aufgaben der professionellen Pflege*. Stuttgart: Kohlhammer.

Bundesministerium der Justiz und für Verbraucherschutz (Hrsg.) (2014): *Patientenverfügung. Leiden – Krankheit – Sterben. Wie bestimme ich, was medizinisch unternommen werden soll, wenn*

ich entscheidungsunfähig bin? Berlin: Bundesministerium der Justiz und für Verbraucherschutz.
Burdorf, Dieter, Christoph Fasbender u. Burkhard Moenninghoff (Hrsg.) (2007): *Metzler Lexikon Literatur. Begriffe und Definitionen*. 3. Aufl. Stuttgart u. Weimar: Metzler.
Büscher, Andreas (2007): *Negotiating helpful action. A Substantive Theory on the Relationship between Formal and Informal Care* (= Acta Universalis Tamperensis, Bd. 1206). Tampere: Tampere UP.
Calmfors, Lars (2014): „How well is the Nordic Model doing? Recent performance and future challenges". In: Tarmo Valkonen u. Vesa Vihriälä (Hrsg.): *The Nordic Model – challenged but capable of reform*. Kopenhagen: Nordic Council of Ministers, S. 17–89.
CARE (o. J.): „CARE Checklist – Information for writing a case report". http://www.care-statement.org/downloads/CAREchecklist-Eng-20160131.pdf (letzter Zugriff: 27.09.2016).
Charon, Rita (1992): „To Build a Case. Medical Histories as Traditions in Conflict". In: *Literature and Medicine* 11(1), S. 115–132.
Charon, Rita (2006): *Narrative Medicine. Honoring the stories of illness*. Oxford u. New York: Oxford UP.
Christensen, Nina (2003): „Fictive Childhoods. On the Relationship between Childhood Studies and Children's Literature". In: *Tidsskrift for Børne- & Ungdomskultur* 46 (Heft: *Efter barndommens død?*), S. 107–122.
Christensen, Nina (2013): „Contemporary Picturebooks in the Nordic Countries: Concepts of Literature and Childhood". In: Åse Marie Ommundsen (Hrsg.): *Looking Out and Looking In. National Identity in Picturebooks of the New Millennium*. Oslo: Novus, S. 183–194.
Cole, Thomas R., Nathan S. Carlin u. Ronald A. Carson (2015): *Medical Humanities. An Introduction*. New York: Cambridge UP.
Coors, Michael, Ralf Jox u. Jürgen in der Schmitten (Hrsg.) (2015): *Advance Care Planning. Von der Patientenverfügung zur gesundheitlichen Vorausplanung*. Stuttgart: Kohlhammer.
Couser, G. Thomas (2004): *Vulnerable Subjects. Ethics and Life Writing*. Cornell: Cornell UP.
Couser, G. Thomas (2005): „Paradigms' Cost. Representing Vulnerable Subjects". In: *Literature and Medicine* 24(1), S. 19–30.
Couser, G. Thomas (2012): *Memoir. An Introduction*. New York: Oxford UP.
Dansak, Daniel A. (1973): „On the tertiary gain of illness". In: *Comprehensive Psychiatry* 14(6), S. 523–534.
Darrieussecq, Marie (1996): „L'autofiction, un genre pas sérieux". In: *Poétique* 107, S. 369–380.
Davis, Todd F. u. Kenneth Womack (Hrsg.) (2001): *Mapping the Ethical Turn. A Reader in Ethics, Culture, and Literary Theory*. Virginia: UP Virginia.
DeAngelis, A[drian] F., I[an] G. Chambers u. G[raham] M. Hall (2010): „The accuracy of medical history information in referral letters". In: *Australian Dental Journal* 55(2), S. 188–192.
Destatis (2016): „Pflegebedürftige". https://www.destatis.de/DE/ZahlenFakten/GesellschaftStaat/Gesundheit/Pflege/Tabellen/PflegebeduerftigePflegestufe.html (letzter Zugriff: 20.04.2016).
Dettenborn, Harry (2014): *Kindeswohl und Kindeswille. Psychologische und rechtliche Aspekte* [2001]. 4., überarb. Aufl. München u. Basel: Ernst Reinhardt.
Deutscher Bundestag (2004): *Zwischenbericht der Enquete-Kommission. Ethik und Recht der modernen Medizin. Patientenverfügungen*. Berlin: Deutscher Bundestag.
Deutscher Ethikrat (2016): *Patientenwohl als ethischer Maßstab für das Krankenhaus. Stellungnahme. 5. April 2016*. Berlin: Deutscher Ethikrat.
Dickson, Sheila, Stefan Goldmann u. Georg Wingertszahn (Hrsg.) (2011): *„Fakta, und kein moralisches Geschwätz." Zu den Fallgeschichten im „Magazin zur Erfahrungsseelenkunde" (1783–1793)*. Göttingen: Wallstein.
Die Bibel. Einheitsübersetzung der Heiligen Schrift. Gesamtausgabe. Psalmen und Neues Testament. Ökumenischer Text. Stuttgart: Katholisches Bibelwerk 2006.

Diehl, Rolf R. (2011): „Funktion und Symptomatik einzelner Hirnregionen“. In: Berlit: *Klinische Neurologie*, S. 629–645.

Diener, Hans-Christoph, Werner Hacke u. Michael Forsting (Hrsg.) (2004): *Schlaganfall*. Stuttgart: Thieme.

Dierks, Christian, Toni Graf-Baumann u. Hans-Gerd Lenard (Hrsg.) (1995): *Therapieverweigerung bei Kindern und Jugendlichen. Medizinrechtliche Aspekte*. Berlin u. Heidelberg: Springer.

Dillon, Douglas K. (1999): „Pohl, Peter & Kinna Gieth [Rezension]“. In: *Book Report* 18(3), S. 65.

Direktoratet for e-helse (2016): „Dette inneholder din digitale pasientjournal“. In: *Helsenorge.no*. https://helsenorge.no/pasientjournal/dette-er-pasientjournalen-din#Hva-er-forskjellen-mellom-pasientjournal-og-kjernejournal (letzter Zugriff: 30.12.2016).

Direktoratet for e-helse (2016): „Hva er kjernejournal?“. In: *Helsenorge.no*. https://helsenorge.no/kjernejournal/nar-far-jeg-kjernejournal (letzter Zugriff: 30.12.2016).

Döbele, Martina (2008): *Angehörige pflegen. Ein Ratgeber für die Hauskrankenpflege*. 4. Aufl. Heidelberg: Springer.

Doering, Sabine (1997): „Enjambement“. In: Weimar: *Reallexikon der deutschen Literaturwissenschaft*, S. 447–449.

Dörries, Andrea (2013): „Zustimmung und Veto. Aspekte der Selbstbestimmung im Kindesalter“. In: Claudia Wiesemann u. Alfred Simon (Hrsg.): *Patientenautonomie. Theoretische Grundlagen, praktische Anwendungen*. Münster: Mentis, S. 180–189.

Doubrovsky, Serge (1977): *Fils. Roman*. Paris: Ed. Galilée.

DTV-Verlag (o. J.): [Peter Pohl. Du fehlst mir, du fehlst mir!]. http://www.dtv.de/pdf/titel/druckansicht_62012.pdf?lang=de (letzter Zugriff: 04.04.2016).

DTV-Verlag (o. J.): „Jostein Gaarder. Durch einen Spiegel, in einem dunklen Wort“. http://www.dtv-dasjungebuch.de/buecher/durch_einen_spiegel_in_einem_dunklen_wort_62033.html (letzter Zugriff: 03.04.2016).

Duden (o. J.): „Anamnese“. http://www.duden.de/rechtschreibung/Anamnese (letzter Zugriff: 04.04.2016).

Duden (o. J.): „Arzt“. http://www.duden.de/rechtschreibung/Arzt (letzter Zugriff: 04.04.2016).

Dunker, Axel (2010): „Methoden der Gattungsforschung“. In: Zymner: *Handbuch Gattungstheorie*, S. 26–29.

Dürscheid, Christa (2006): *Einführung in die Schriftlinguistik* [2002]. 3. Aufl. Göttingen: Vandenhoeck & Ruprecht.

Dusini, Arno (2005): *Tagebuch. Möglichkeiten einer Gattung*. Zugl.: Wien, Univ., Habil., 2003. München: Fink.

Düwell, Marcus (2000): „Ästhetische Erfahrung und Moral“. In: Dietmar Mieth (Hrsg.): *Erzählen und Moral. Narrativität im Spannungsfeld von Ethik und Ästhetik*. Unter Mitarb. v. Dominik Pfaff. Tübingen: Attempto, S. 11–35.

Düwell, Susanne u. Nicolas Pethes (2014): „Fall, Wissen, Repräsentation – Epistemologie und Darstellungsästhetik von Fallnarrativen in den Wissenschaften vom Menschen“. In: Dies.: *Fall, Fallgeschichte, Fallstudie*, S. 9–33.

Düwell, Susanne u. Nicolas Pethes (Hrsg.) (2014): *Fall, Fallgeschichte, Fallstudie. Theorie und Geschichte einer Wissensform*. Frankfurt a. M.: Campus.

Eaglestone, Robert (1997): *Ethical Criticism. Reading after Levinas*. Edinburgh: Edinburgh UP.

Eckart, Wolfgang U. (2005): „Herz“. In: Bettina v. Jagow u. Florian Steger (Hrsg.): Literatur und Medizin. Ein Lexikon. Göttingen: Vandenhoeck & Ruprecht, Sp. 342–349.

Ehlich, Konrad (1994): „Funktion und Struktur schriftlicher Kommunikation“. In: Günther u. Ludwig (Hrsg.): *Schrift und Schriftlichkeit*, S. 18–41.

Ehlich, Konrad (2002): „Schrift, Schriftträger, Schriftform. Materialität und semiotische Struktur“. In: Erika Greber, Konrad Ehlich u. Jan-Dirk Müller (Hrsg.): *Materialität und Medialität von Schrift* (= Schrift und Bild in Bewegung, Bd. 1). Bielefeld: Aisthesis, S. 91–111.

Ehlich, Konrad (2007): „Sprachliches Handeln – Interaktion und sprachliche Strukturen [2006]". In: Ders.: *Sprache und sprachliches Handeln*. Bd. 1: Pragmatik und Sprachtheorie. Berlin u. New York: de Gruyter, S. 139–165.

Engelhardt, Dietrich von (1991): *Medizin in der Literatur der Neuzeit* (= Schriften zur Psychopathologie, Kunst und Literatur, II). Bd. 1: Darstellung und Deutung. Hürtgenwald: Guido Pressler.

Engelhardt, Dietrich von (2002): „Pathographie – historische Entwicklung, zentrale Dimensionen". In: Kai Brodersen u. Thomas Fuchs (Hrsg.): *Wahn Welt Bild. Die Sammlung Prinzhorn. Beiträge zur Museumseröffnung* (= Heidelberger Jahrbücher, Bd. 36). Berlin u. Heidelberg: Springer, S. 199–212.

Engelhardt, Dietrich von (2004): „Vom Dialog der Medizin und Literatur im 20. Jahrhundert". In: Bettina von Jagow u. Florian Steger (Hrsg.): *Repräsentationen. Medizin und Ethik in Literatur und Kunst der Moderne*. Heidelberg: Winter, S. 21–40.

Engelhardt, H. Tristam (1986): *The Foundations of Bioethics*. New York: Oxford UP.

Epstein, Ronald M. (1995): „Communication Between Primary Care Physicians and Consultants". In: *Archives of Family Medicine* 4(5), S. 403–409.

Erdogan-Griese, Bülent (2010): „Arztbrief. Mehr als eine ungeliebte Pflicht". In: *Rheinisches Ärzteblatt* (12), S. 23–24.

Espmark, Kjell (1983): *Resans formler. En studie i Tomas Tranströmers poesi*. Stockholm: Norstedt & Söners.

EU-Kommission (2014): „E-Gesundheit in der EU. Wie ist die Diagnose?" [Pressemitteilung]. In: *Europäische Kommission*. europa.eu/rapid/press-release_IP-14-302_de.doc (letzter Zugriff: 16.05.2016).

Evans, Martyn u. Ilora G. Finlay (Hrsg.) (2001): *Medical Humanities*. London: BMJ Books.

Ewers, Hans-Heino (2012): *Literatur für Kinder und Jugendliche. Eine Einführung in Grundbegriffe der Kinder- und Jugendliteraturforschung* (= UTB, Bd. 2124). 2., überarb. u. aktual. Paderborn: Fink.

Fetz, Bernhard u. Wilhelm Hemecker (Hrsg.) (2011): *Theorie der Biographie. Grundlagentexte und Kommentar*. U. Mitarb. v. Georg Huemer u. Katharina J. Schneider. Berlin u. New York: de Gruyter Studium.

Fischer, Johannes u. a. (2008): *Grundkurs Ethik. Grundbegriffe philosophischer und theologischer Ethik* [2007]. 2., überarb. u. erw. Aufl. Stuttgart: Kohlhammer.

Fischer, Pascal u. Mariacarla Gadebusch Bondio (2016): „Warum Medical Humanities? Zum komplementären Verhältnis von Literatur und Medizin". In: Dies. (Hrsg.): *Literatur und Medizin – interdisziplinäre Beiträge zu den Medical Humanities* (= Jahrbuch Literatur und Medizin. Beihefte, Bd. 2). Heidelberg: Winter, S. 7–19.

Flintrop, Jens (2006): „Auswirkungen der DRG-Einführung. Die ökonomische Logik wird zum Maß der Dinge". In: *Deutsches Ärzteblatt* 103(46), S. A-3082.

Flydal, Lars (2014): „Kritikerrost forfatter fikk 18 hjerneslag". In: *Vårt Land*. http://www.vl.no/kultur/kritikerrost-forfatter-fikk-18-hjerneslag-1.304014 (letzter Zugriff: 24.02.2016).

Foucault, Michel (2000): „Was ist ein Autor? [1969]". In: Fotis Jannidis u. a. (Hrsg.): *Texte zur Theorie der Autorschaft* (= RUB, Bd. 18058). Übers. v. Karin von Hofer. Stuttgart: Reclam, S. 198–229.

Foucault, Michel (2011): *Die Geburt der Klinik. Eine Archäologie des ärztlichen Blicks* [1963]. Übers. v. Walter Seitter. 9. Aufl. Frankfurt a. M.: Fischer.

Fracs, David C.R, Keith R. Poskitt u. James B. Bristol (1993): „Surgical discharge summaries. Improving the record". In: *Annals of The Royal College of Surgeons of England* 75(2), S. 96–99.

Frank, Arthur W. (1994): „Reclaiming an Orphan Genre. The First-Person Narrative of Illness". In: *Literature and Medicine* 13(1), S. 1–21.

Frank, Arthur W. (1997): *The Wounded Storyteller. Body, Illness, and Ethics* [1995]. 2. Aufl. Chicago: U of Chicago P.

Franklin, Benjamin (1786): „The Morals of Chess“. In: *The Columbian Magazine* 1(4), S. 159–161.

Frantzen, Torstein (2011): „Vorsorgeauftrag und Patientenverfügung in Norwegen“. In: Martin Löhning u. a.: *Vorsorgevollmacht und Erwachsenenschutz*, S. 87–96.

Freud, Sigmund (1982): „Vorlesungen zur Einführung in die Psychoanalyse [1916/17]“. In: Ders.: *Sigmund Freud-Studienausgabe*. Bd. I: Vorlesungen zur Einführung in die Psychoanalyse und Neue Folge. Hrsg. v. Alexander Mitscherlich, Angela Richards u. James Strachey. Frankfurt a. M.: Fischer, S. 33–445.

Freud, Sigmund (1999): „Das Unheimliche [1919]“. In: Ders.: *Gesammelte Werke*. Bd. 12: Werke aus den Jahren 1917–1920. Hrsg. v. Anna Freud u. a. Frankfurt a. M.: Fischer, S. 227–268.

Frewer, Andreas, Uwe Fahr u. Wolfgang Rascher (Hrsg.) (2009): *Patientenverfügung und Ethik. Beiträge zur guten klinischen Praxis* (= Jahrbuch Ethik in der Klinik, Bd. 2). Würzburg: Königshausen & Neumann.

Fricke, Harald (2010): „Definitionen und Begriffsformen“. In: Zymner: *Handbuch Gattungstheorie*, S. 7–10.

Fricke, Harald (2010): „Invarianz und Variabilität von Gattungen“. In: Zymner: *Handbuch Gattungstheorie*, S. 19–21.

Frier, François (1789): *Guide pour la conversation de l'homme*. Grenoble: o. V.

Fuchs, Thomas (2008): „Existenzielle Vulnerabilität. Ansätze zu einer Psychopathologie der Grenzsituationen“. In: Sonja Rinofner-Kreidl u. Harald A. Wiltsche (Hrsg.): *Karl Jaspers' Allgemeine Psychopathologie zwischen Wissenschaft, Philosophie und Praxis*. Würzburg: Königshausen & Neumann, S. 95–104.

Fürholzer, Katharina (2016): „Alter Ego. Ein philologischer Blick auf Text und Autor der Patientenverfügung“. In: *Jahrbuch Literatur und Medizin* 8. Heidelberg: Winter, S. 165–182.

Fürholzer, Katharina (2016): „How to write a letter. Physician's letters from the viewpoint of Medical Humanities“. In: Sabine Salloch u. a. (Hrsg.): *Ethics and Professionalism in Healthcare. Transition and Challenges*. Farnham: Ashgate, S. 25–35.

Gaarder, Jostein (1996): *Durch einen Spiegel, in einem dunklen Wort*. Übers. v. Gabriele Haefs. München u. Wien: Hanser.

Gaarder, Jostein (1996): *I et speil, i en gåte* [1993]. 2. Aufl. Oslo: Aschehoug.

Gagnier, Joel J. u. a. (2013): „The CARE Guidelines. Consensus-Based Clinical Case Reporting Guideline Development“. In: *Global Advances in Health and Medicine* 2(5), S. 38–43.

Garber, Marjorie, Beatrice Hanssen u. Rebecca L. Walkowitz (Hrsg.) (2000): *The Turn to Ethics*. New York u. London: Routledge.

Gaus, Wilhelm (2013): *Dokumentations- und Ordnungslehre. Theorie und Praxis des Information Retrieval* (= eXamen.press) [1983]. 2., völlig neu bearb. Aufl. Berlin u. Heidelberg: Springer.

Geiger, Arno (2012): *Der alte König in seinem Exil*. München: dtv.

Geissler, Alexander u. a. (2011): „Germany. Understanding G-DRGs“. In: Reinhard Busse u. a. (Hrsg.) (2011): *Diagnosis-Related Groups in Europe. Moving towards transparency, efficiency and quality in hospitals*. New York: Open UP, S. 243–272.

Genette, Gérard (1992): *Fiktion und Diktion*. Übers. v. Heinz Jatho. München: Fink.

Genette, Gérard (1993): *Palimpseste. Die Literatur auf zweiter Stufe* [1982]. Übers. v. Wolfram Bayer u. Dieter Hornig. 6. Aufl. Frankfurt a. M.: Suhrkamp.

George, Stephen K. (Hrsg.) (2005): *Ethics, Literature, Theory. An Introductory Reader*. 2. Aufl. Lanham: Rowmann & Littlefield.

Gläser, Rosemarie (1990): *Fachtextsorten im Englischen* (= Forum für Fachsprachen-Forschung, Bd. 13). Tübingen: Narr.

Glazinski, Rolf (2007): *Arztbriefe optimal gestalten. Leitfaden zur Erstellung qualifizierter ärztlicher Berichte in Klinik und Praxis* (= Eschborner Studienbuch zur Kommunikation im Gesundheitswesen). Eschborn: Brainwave.

Goethe, Johann Wolfgang von (1991): „Zur Farbenlehre. Didaktischer Teil". In: Ders.: *Sämtliche Werke, Briefe, Tagebücher und Gespräche*. Bd. 23, Tl. 1. Hg. v. Friedmar Apel u. a. Frankfurt a. M.: dtv.

Goga, Nina (2013): „Children and Childhood in Scandinavian Children's Literature over the Last Fifty Years". In: Giorgia Grilli (Hrsg.): *Bologna – fifty years of children's books from around the world.* Bologna: Bolonia UP, S. 235–252.

Goldmann, Stefan (2011): „Kasus – Krankengeschichte – Novelle". In: Dickson, Goldmann u. Wingertszahn: *Fakta, und kein moralisches Geschwätz*, S. 33–64.

Good, Byron J. (1994): *Medicine, Rationality and Experience. An Anthropological Perspective.* Cambridge: Cambridge UP.

Greaves, David (2001): „The nature and role of the medical humanities". In: Evans u. Finlay: *Medical Humanities*, S. 13–22.

Greenhalgh, Trisha u. Brian Hurwitz (2005): *Narrative-based Medicine – Sprechende Medizin. Dialog und Diskurs im klinischen Alltag*. Bern: Huber.

Gröning, Katharina, Anne-Christin Kunstmann u. Elisabeth Rensing (2004): *In guten wie in schlechten Tagen. Konfliktfelder in der häuslichen Pflege*. Frankfurt a. M.: Mabuse.

Grunenberg, Guido (2004): „Gesundheitssysteme in Europa: Das Gesundheitssystem Schwedens". In: *Public Health. Prävention und psychosoziale Gesundheitsforschung* 01/04. http://www.ewi-psy.fu-berlin.de/einrichtungen/arbeitsbereiche/ppg/service/newsletter/iPG-newsletter_archiv/iPG-NL-01-04/Gesundheitssystem_Schweden/index.html (letzter Zugriff: 04.01.2014).

Günther, Hartmut u. Otto Ludwig (Hrsg.) (1994): *Schrift und Schriftlichkeit/Writing and Its Use. Ein Interdisziplinäres Handbuch internationaler Forschung/An Interdisciplinary Handbook of International Research.* 1. Halbbd. Berlin u. New York: de Gruyter.

Hagabakken, Wenche-Britt (2014): *Biografi. Dikt og tekster.* [Hamar]: Gravdahl.

Haker, Hille (1998): *Moralische Identität. Literarische Lebensgeschichten als Medium ethischer Reflexion. Mit einer Interpretation der Jahrestage von Uwe Johnson*. Zugl.: Tübingen, Univ., Diss., 1997/1998. Tübingen u. Basel: Francke.

Hamann, Ulrich (2001): „Der Arztbrief". In: Monika Dorfmüller (Hrsg.): *Die ärztliche Sprechstunde. Arzt, Patient und Angehörige im Gespräch*. Landsberg a. L.: ecomed.

Hammelehle, Sebastian u. Hans-Jost Weyandt (2011): „Bestseller-Autor Arno Geiger. ‚Das Ende des Lebens ist auch Leben'. Interview". In: *Spiegel Online.* http://www.spiegel.de/kultur/literatur/bestseller-autor-arno-geiger-das-ende-des-lebens-ist-auch-leben-a-745909.html (letzter Zugriff: 20.10.2014).

Hansson, Ulrika L. u. Anna Westergren (2009): *Upplevelser av att vara närstående till en person med Alzheimers sjukdom. Litteraturstudie baserad på självbiografiska verk*. Hochschulschrift: Karlskrona, TH, Kand.

Hartmann, Alexander u. W.-D. Heiss (Hrsg.) (2001): *Der Schlaganfall. Pathogenese, Klinik, Diagnostik und Therapie akuter zerebrovaskulärer Erkrankungen.* Berlin u. Heidelberg: Springer.

Hausner, Helmut, Göran Hajak u. Hermann Spießl (2008): „Krankenunterlagen. Wer darf Einsicht nehmen?". In: *Deutsches Ärzteblatt* 105(1–2), S. A 27–29.

Hawkins, Anne Hunsaker (1999): *Reconstructing Illness. Studies in Pathography* [1993]. 2. Aufl. West Lafayette: Purdue UP.

Hawkins, Anne Hunsaker (2000): „Pathography and Enabling Myths. The Process of Healing". In: Charles M. Anderson u. Marian M. MacCurdy (Hrsg.): *Writing and Healing. Towarnd an informed practice.* Urbana: National Council of Teachers of English, S. 222–245.

Heckl, Reiner W. (1990): *Der Arztbrief. Eine Anleitung zum klinischen Denken.* 2., durchges. Aufl. Stuttgart u. New York: Thieme.

Heinrichs, Bert (2006): *Forschung am Menschen. Elemente einer ethischen Theorie biomedizinischer Humanexperimente* (= Studien zur Wissenschaft und Ethik, Bd. 3). Berlin: de Gruyter.

Heinze, Rüdiger (2006): „‚The Return of the Repressed'. Zum Verhältnis von Ethik und Literatur in der neueren Literaturkritik". In: Jutta Zimmermann u. Britta Salheiser (Hrsg.) (2006): *Ethik und Moral als Problem der Literatur und Literaturwissenschaft* (= Schriften zur Literaturwissenschaft, Bd. 25). Berlin: Duncker & Humblot, S. 265–281.

Hellmuth, Daniel u. a. (2014): „Handlungsempfehlungen zur Etablierung einrichtungsübergreifender elektronischer Patientenakten in Deutschland". In: *Magazin für Health-IT, vernetzte Medizintechnik und Telemedizin.* www.e-healthcom.eu%2Ffileadmin%2Fuser_upload%2Fdateien%2Fzeitschrift_download%2FEHC_2_3_2014_Beitrag_ePatientenakte_Langfassung.pdf&usg=AFQjCNFXuxW4bNLNh-f09x5tjNc6W961FA&bvm=bv.122129774,d.d24 (letzter Zugriff: 16.05.2016).

Hempfer, Klaus W. (1973): *Gattungstheorie. Information und Synthese*. München: Fink.

Hempfer, Klaus W. (1997): „Gattung". In: Weimar: *Reallexikon der deutschen Literaturwissenschaft*, S. 651–655.

Hess, Volker (2011): „Das Material einer guten Geschichte. Register, Reglements und Formulare". In: Dickson, Goldmann u. Wingertszahn: *Fakta, und kein moralisches Geschwätz*, S. 115–139.

Hess, Volker (2014): „Observatio und Casus. Status und Funktion der medizinischen Fallgeschichte". In: Düwell u. Pethes *Fall, Fallgeschichte, Fallstudie*, S. 34–59.

Hess, Volker u. Andrew J. Mendelsohn (2010): „Case and series. Medical knowledge and paper technology, 1600-1900". In: *History of Science* 48(3–4), S. 287–314.

Hildesheimer, Wolfgang (2011): „Die Subjektivität des Biographen". In: Fetz u. Hemecker: *Theorie der Biographie*, S. 285–295.

Hilken, Susanne, Matthias Bormuth u. Michael Schmidt-Degenhard (2007): „Psychiatrische Anfänge der Pathographie". In: Matthias Bormuth, Klaus Podoll u. Carsten Spitzer (Hrsg.): *Kunst und Krankheit. Studien zur Pathographie*. Göttingen: Wallstein, S. 11–26.

Hoefert, Hans-Wolfgang (2008): „Ärztliche Aufklärung". In: Ders. u. Hellmann: *Kommunikation als Erfolgsfaktor im Krankenhaus*, S. 295–313.

Hoefert, Hans-Wolfgang (2008): „Theoretische und pragmatische Grundlagen der Kommunikation". In: Ders. u. Hellmann: *Kommunikation als Erfolgsfaktor im Krankenhaus*, S. 1–52.

Hoefert, Hans-Wolfgang u. Wolfgang Hellmann (Hrsg.) (2008): *Kommunikation als Erfolgsfaktor im Krankenhaus* (= Gesundheitswesen in der Praxis). Heidelberg: Economica.

Holmberg, Jan (2015): „Saraband". In: *Stiftelsen Ingmar Bergman.* http://ingmarbergman.se/verk/saraband (letzter Zugriff: 29.04.2016).

Holmsen, Merete (Text u. Idee) u. Kjell E. Midthun (Illustrationen) (2011): „Rasmus på sykehus". In: *Oslo universitetssykehus.* http://www.oslo-universitetssykehus.no/pasient_/barn_/under_/Sider /side.aspx (letzter Zugriff: 17.10.2016).

Horst, Christoph auf der (2004): „Historisch-kritische Pathographien und Historizität: Syphilisdiagnosen H. Heines". In: Ulrich Koppitz, Alfons Labisch u. Norbert Paul (Hrsg.): *Historizität. Erfahrung und Handeln – Geschichte und Medizin.* Stuttgart: Steiner, S. 121–151.

Huber, Walter u. a. (1983): *Der Aachener Aphasie Test (AAT).* Göttingen: Hogrefe.

Huber, Walter, Klaus Poeck u. Luise Springer (2013): *Klinik und Rehabilitation der Aphasie. Eine Einführung für Therapeuten, Angehörige und Betroffene* [2006]. 2. Aufl. Stuttgart u. New York: Thieme.

Hühn, Peter (2009): „Event and Eventfulness". In: Hühn u. a.: *Handbook of Narratology*, S. 80–97.

Hühn, Peter u. a. (Hrsg.) (2009): *Handbook of Narratology*. Berlin u. New York: de Gruyter.

Hunt, Peter (Hrsg.) [2005]: *International Companion. Encyclopedia of Children's Literature* [1996]. London u. New York: Routledge.

Hunter, Kathryn Montgomery (1991): *Doctors' stories. The narrative structure of medical knowledge*. Princeton: Princeton UP.

Hydén, Lars-Christer (2005): „Medicine and Narrative“. In: David Herman, Manfred Jahn u. Marie-Laure Ryan (Hrsg.): *Routledge Encyclopedia of Narrative Theory*. New York: Routledge, S. 293–297.

I et speil, i en gåte. Reg.: Jesper W. Nielsen. Norwegen 2008.

Inera (2016): „Nationell patientöversikt“. http://www.inera.se/TJANSTER--PROJEKT/NPO/ (letzter Zugriff: 16.05.2016).

Ingmar Bergman Archiv (o. J.): http://www.ingmarbergmanarchives.se/Detail/Document.aspx?DocumentID=1341 (letzter Zugriff: 20.04.2016).

Iniesta, Iván (2013): „Tomas Tranströmer's Stroke of Genius. Language but No Words“. In: Stanley Finger, François Boller u. Anne Stiles (Hrsg.): *Literature, Neurology and Neuroscience. Neurological and Psychiatric Disorders* (= Progress in Brain Research, Bd. 206). Amsterdam u. Oxford: Elsevier, S. 157–167.

Jacobs, L. G.H. u. M. A. Pringle (1990): „Referral Letters And Replies From Orthopaedic Departments. Opportunities Missed“. In: *British Medical Journal* 301(6750), S. 470–473.

Jag saknar dig. Reg.: Anders Grönros. Schweden 2001.

Jagow, Bettina von u. Florian Steger (2009): *Was treibt die Literatur zur Medizin? Ein kulturwissenschaftlicher Dialog*. Göttingen: Vandenhoeck & Ruprecht.

Jakobson, Roman (1974): „Zwei Seiten der Sprache und zwei Typen aphatischer Störungen [1956]“. In: Ders.: *Aufsätze zur Linguistik und Poetik* (= sammlung dialog, Bd. 71). Hrsg. u. eingeleitet v. Wolfgang Raible. München: Nymphenburger Verlagshandlung, S. 117–141.

Jakobson, Roman (2007): „Linguistik und Poetik [1960]“. In: Ders.: *Poesie der Grammatik und Grammatik der Poesie. Sämtliche Gedichtanalysen*. Bd. 2: Analysen zur Lyrik von der Romantik bis zur Moderne. Hg. v. Hendrik Birus u. Sebastian Donat. Übers. v. Stephan Packard. Berlin u. New York: de Gruyter, S. 155–216.

Jaspers, Karl (1919): *Psychologie der Weltanschauungen*. Berlin: Springer.

Jauch, Karl-Walter (2013): „Dokumentation, Arztbrief und Operationsbericht“. In: Ders. u. a. (Hrsg.): *Chirurgie Basisweiterbildung. In 100 Schritten durch den Common Trunk* [2012]. 2. Aufl. Berlin u. Heidelberg: Springer, S. 787–792.

Jelley, Di u. Tim van Zwanenberg (2000): „Copying general practitioner referral letters to patients. A study of patients' views“. In: *British Journal of General Practice* 50(457), S. 657–658.

Jernmark, Tåve (2011): „Kinnas bok blev långfilm“. In: *Bohuslaningen*. http://bohuslaningen.se/kulturnoje/film/1.1104813-kinnas-bok-blev-langfilm (letzter Zugriff: 19.11.2014).

Johnson, Barbara (2000): „Using People. Kant with Winnicott“. In: Garber, Hanssen u. Walkowitz: *Turn to Ethics*, S. 47–63.

Jörg, Johannes (2015): *Berufsethos kontra Ökonomie. Haben wir in der Medizin zu viel Ökonomie und zu wenig Ethik?* Berlin u. Heidelberg: Springer.

Journal of Medical Case Reports (o. J.): „Instructions for authors“. http://www.jmedicalcasereports.com/authors/instructions/casereport (letzter Zugriff: 08.02.2016).

Jox, Ralf J. (2006): „Der ‚natürliche Wille‘ als Entscheidungskriterium. Rechtliche, handlungstheoretische und ethische Aspekte“. In: Jan Schildmann, Uwe Fahr u. Jochen Vollmann (Hrsg.): *Entscheidungen am Lebensende in der modernen Medizin. Ethik, Recht, Ökonomie und Klinik* (= Ethik in der Praxis. Kontroversen, Bd. 24). Berlin: Lit, S. 69–86.

Kant, Immanuel (1999): *Grundlegung zur Metaphysik der Sitten* [1785] (= Philosophische Bibliothek, Bd. 519). M. e. Einleitung hrsg. v. Bernd Kraft u. Dieter Schönecker. Hamburg: Meiner.

Karatsioras, Nikolaos (2011): *Das Harte und das Amorphe. Das Schachspiel als Konstruktions- und Imaginationsmodell literarischer Texte*. Zugl.: Stuttgart, Univ., Diss., 2010. Berlin: Frank & Timme.

Keegan, David A. (2015): „Reducing pain in acute herpes zoster with plain occlusive dressings. A case report“. In: *Journal of Medical Case Reports* 9(89), S. 1–3.

Kielstein, Rita, Hans-Martin Sass u. Arndt T. May (2014): *Die persönliche Patientenverfügung. Ein Arbeitsbuch zur Vorbereitung mit Bausteinen und Modellen* [2001]. 8., überarb. Aufl. Bochum: Ruhr-Universität Bochum. Zentrum für Medizinische Ethik.

Kier, Andrea et al. (2011): „Partnerschaft und Krebs. Erleben Krebspatienten und deren Partner in ihrer Beziehung durch die Erkrankung Veränderungen – kann ein sekundärer bzw. tertiärer Krankheitsgewinn festgestellt werden?“. In: *Wiener Medizinische Wochenschrift* 161(11–12), S. 326–332.

Klaus Brinker u. a. (Hrsg.) (2001): *Text- und Gesprächslinguistik. Ein internationales Handbuch zeitgenössischer Forschung / Linguistics of Text and Conversation. An International Handbook of Contemporary Research* (= Handbücher zur Sprach- und Kommunikationswissenschaft, Bd. 16). Halbbd. 2. Berlin u. New York: de Gruyter.

Klein, Christian (Hrsg.) (2002): *Grundlagen der Biographik. Theorie und Praxis des biographischen Schreibens*. Stuttgart u. Weimar: Metzler.

Kleinman, Arthur (1988): *The Illness Narratives. Suffering, Healing, and the Human Condition*. New York: Basic Books.

Koch, Peter u. Sybille Krämer (1997): „Einleitung“. In: Dies. (Hrsg.): *Schrift, Medien, Kognition. Über die Exteriorität des Geistes* (= Probleme der Semiotik, Bd. 19). Tübingen: Stauffenburg, S. 9–26.

Koch, Peter u. Wulf Oesterreicher (1985): „Sprache der Nähe – Sprache der Distanz. Mündlichkeit und Schriftlichkeit im Spannungsfeld von Sprachtheorie und Sprachgeschichte“. In: *Romanistisches Jahrbuch* 36(85), S. 15–43.

Koch, Peter u. Wulf Oesterreicher (1994): „Funktionale Aspekte der Schriftkultur/Functional Aspects of Literacy“. In: Günther u. Ludwig: *Schrift und Schriftlichkeit*, S. 587–604.

Koch, Peter u. Wulf Oesterreicher (2007): „Schriftlichkeit und kommunikative Distanz“. In: *Zeitschrift für germanistische Linguistik* 35(3), S. 346–375.

Koenig, Eberhard (2011): „Neurologische Rehabilitation.“. In: Berlit: *Klinische Neurologie*, S. 1521–1542.

Koerfer, Armin u. Karl Köhle (1994): „Was ist erzählenswert? Das Relevanzproblem in einer narrativen Medizin“. In: *Psychoanalyse – Texte zur Sozialforschung* 13, S. 125–138.

Koppelin, Frauke (2008): *Soziale Unterstützung pflegender Angehöriger. Theorien, Methoden, Forschungsbeiträge* (= Studien zur Gesundheits- und Pflegewissenschaft). Bern: Hans Huber.

Koschorke, Albrecht (2013): *Wahrheit und Erfindung. Grundzüge einer allgemeinen Erzähltheorie*. 3. Aufl. Frankfurt a. M.: Fischer.

Koskinen, Maaret (2002): *I begynnelsen var ordet. Ingmar Bergman och hans tidiga författarskap*. Stockholm: Wahlström & Widstrand.

Koskinen, Maaret (2010): „Ingmar Bergman, the biographical legend and the intermedialities of memory“. In: *Journal of Aesthetics & Culture* 2. http://www.aestheticsandculture.net/index.php/jac/article/view/5862 (letzter Zugriff: 20.04.2016).

Krause, Lonni (o. J.): „Interview med Pia Tafdrup“. In: *Ord til alle sider*. http://ordtilallesider.dk/pia-tafdrup (letzter Zugriff: 27.04.2016).

Krepold, Susanne u. Christian Krepold (Hrsg.) (2008): *Schön und gut? Studien zu Ethik und Ästhetik in der Literatur*. Würzburg: Königshausen & Neumann.

Kretzenbacher, Heinz L. (1994): „Wie durchsichtig ist die Sprache der Wissenschaften?“. In: Ders. u. Harald Weinrich (Hrsg.): *Linguistik der Wissenschaftssprache* (= Forschungsbericht. Akademie der Wissenschaften zu Berlin, Bd. 10). Berlin u. New York: de Gruyter, S. 15–39.

Krusche, Gisela (1976): *Der Arztbrief. Probleme zwischenärztlicher Kommunikation am Beispiel des internistischen Arztbriefes*. Hochschulschrift: München, Univ., Diss.; Sonderdruck aus: *Patient und Krankenhaus* 1976, S. 161–233.

Kübler-Ross, Elisabeth (1997): *On Children and Death. How Children and Their Parents Can and Do Cope with Death* [1983]. New York: Touchstone.

Kümmerling-Meibauer, Bettina (2001): „Kommunikative und ästhetische Funktionen des modernen Kinder- und Jugendbuchs". In: Joachim-Felix Leonhard u. a. (Hrsg.): *Medienwissenschaften. Ein Handbuch zur Entwicklung der Medien und Kommunikationsformen* (= Handbücher zur Sprach- und Kommunikationswissenschaft, Bd. 15). Tl. 2. Berlin u. New York: de Gruyter, S. 1585–1594.

Kümmerling-Meibauer, Bettina (2004): *Klassiker der Kinder- und Jugendliteratur. Ein internationales Lexikon*. Sonderausgabe. Bd. 1: A–G. Stuttgart u. Weimar: Metzler.

Kurz, Gerhard (1999): *Macharten. Über Rhythmus, Reim, Stil und Vieldeutigkeiten* (= Kleine Reihe V&R, Bd. 4013). Göttingen: Vandenhoeck & Ruprecht.

Kvist, Jon (2002): „Die Nordischen Wohlfahrtsstaaten im europäischen Kontext – Vorbild oder Auslaufmodell?". In: *NORDEUROPAforum. Zeitschrift für Politik, Wirtschaft und Kultur* 12(1). http://edoc.hu-berlin.de/nordeuropaforum/2002-1/kvist-jon-11/XML/ (letzter Zugriff: 14.12.2016).

Lamping, Dieter (2000): *Das lyrische Gedicht. Definitionen zu Theorie und Geschichte der Gattung* [1989]. 3. Aufl. Göttingen: Vandenhoeck & Ruprecht.

Larsen, Peter Stein (2009): *Drømme og dialoger. To poetiske traditioner omkring 2000*. Odense: Syddansk Universitetsforlag.

Larsen, Turid (2015): „Smerte under galgenhumor". In: *Dagsavisen*. http://www.dagsavisen.no/kultur/boker/smerte-under-galgenhumor-1.312594 (letzter Zugriff: 24.02.2016).

Laubinger, Andres (2007): „Textsorte". In: Burdorf, Fasbender u. Moenninghoff: *Metzler Literatur*, S. 762–763.

Lehmann, Jürgen (1997): „Autobiographie". In: Weimar: *Reallexikon der deutschen Literaturwissenschaft*, S. 169–173.

Leiner, Frank u. a. (2012): *Medizinische Dokumentation. Lehrbuch und Leitfaden. Grundlagen einer qualitätsgesicherten integrierten Krankenversorgung* [2003]. 6., überarb. Aufl. Stuttgart: Schattauer.

Lejeune, Philippe (1994): *Der autobiographische Pakt* [1975]. Übers. v. Wolfram Bayer u. Dieter Hornig. Frankfurt a. M.: Suhrkamp.

Lejeune, Philippe (2014): *„Liebes Tagebuch". Zur Theorie und Praxis des Journals* (= Reihe Theorie und Praxis der Interpretation, Bd. 11). Hrsg. v. Lutz Hagestedt. Übers. v. Jens Hagestedt. München: belleville.

Levine, Carol (1999): „The Loneliness of the Long-Term Caregiver". In: *New England Journal of Medicine* 340(20), S. 1587–1590.

Linna, Miika u. Martti Virtanen (2011): „NordDRG. The benefits of coordination". In: Reinhard Busse u. a. (Hrsg.): *Diagnosis-Related Groups in Europe. Moving towards transparency, efficiency and quality in hospitals*. New York: Open UP, S. 293–300.

Linné, Y[vonne] u. S[tephan] Rössner (2000): „Referral letters to an obesity unit – relationship between doctor and patient information". In: *International Journal of Obesity* 24(10), S. 1379–1380.

Lipp, Volker u. Daniel Brauer (2016): „Autonomie und Familie in medizinischen Entscheidungssituationen". In: Steinfath u. Wiesemann: *Autonomie und Vertrauen*, S. 201–237.

Lison, Inger (2010): *„Du kennst mich nicht und schreibst trotzdem genau, wie es mir geht!" Erfolgreiche Rezeption und Innovation in ausgewählten Werken Astrid Lindgrens* (= Germanistik – Didaktik – Unterricht, Bd. 4). Zugl.: Göttingen, Univ., Diss., 2009. Frankfurt a. M.: Peter Lang.

Löhning, Martin u. a. (2011): „Vorwort". In: Dies.: *Vorsorgevollmacht und Erwachsenenschutz*, S. V.

Löhning, Martin u. a. (Hrsg.) (2011): *Vorsorgevollmacht und Erwachsenenschutz in Europa* (= Beiträge zum europäischen Familienrecht, Bd. 13). Bielefeld: Ernst u. Werner Gieseking.

Löning, Petra (2001): „Gespräche in der Medizin". In: Brinker u. a.: *Text- und Gesprächslinguistik*, S. 1576–1588.

Löning, Petra u. Jochen Rehbein (Hrsg.) (1993): *Arzt-Patient-Kommunikation. Analysen zu interdisziplinären Problemen des medizinischen Diskurses.* Berlin u. New York: de Gruyter.

Lörcher, Helgard (1983): *Gesprächsanalytische Untersuchungen zur Arzt-Patienten-Kommunikation* (= Linguistische Arbeiten, Bd. 136). Zugl.: Heidelberg, Univ., Diss., 1982. Tübingen: Niemeyer, S. 19–23.

Lotman, Jurij M. (1972): *Die Struktur literarischer Texte* (= Uni-Taschenbücher, Bd. 103). Übers. v. Rolf-Dietrich Keil. München: Fink.

Lubkoll, Christine u. Oda Wischmeyer (Hrgs.) (2009): *‚Ethical Turn'? Geisteswissenschaften in neuer Verantwortung* (= Ethik – Text – Kultur, Bd. 2). München: Fink.

Luhmann, Niklas (1990): *Paradigm lost. Über die ethische Reflexion der Moral. Rede anlässlich der Verleihung des Hegel-Preises 1989* (= Suhrkamp-Taschenbuch Wissenschaft, Bd. 797). Frankfurt a. M.: Suhrkamp.

Lundin, Anders (2004): „Afasin och döden – två motiv i Tomas Tranströmers diktning". In: *Läkartidningen* 101(37), S. 2838–2839.

Lützeler, Paul Michael (2011): „Einleitung. Ethik und literarische Erkenntnis". In: Ders. u. Jennifer M. Kapczynski (Hrsg.): *Die Ethik der Literatur. Deutsche Autoren der Gegenwart.* Göttingen: Wallstein, S. 9–28.

Mackenzie, Catriona u. Natalie Stoljar (2000): „Introduction. Autonomy Refigured". In: Dies. (Hrsg.): *Relational Autonomy. Feminist Perspectives on Autonomy, Agency, and the Social Self.* New York: Oxford UP, S. 3–34.

Mageean, R. J. (1986): „Study Of ‚Discharge Communications' From Hospitals". In: *British Medical Journal* 293(6557), S. 1283–1284.

Maio, Giovanni (2012): *Mittelpunkt Mensch. Ethik in der Medizin. Ein Lehrbuch.* Stuttgart: Schattauer.

Margolin, Uri (2015): „Theorising Narrative (Un)reliability. A Tentative Roadmap". In: Vera Nünning (Hrsg.): *Unreliable Narration and Trustworthiness. Intermedial and Interdisciplinary Perspectives* (= Narratologia, Bd. 44). Berlin, München u. Boston: de Gruyter, S. 31–58.

Martin, Gerhard Marcel (2007): „Frühe Haikus von Tomas Tranströmer. Ein Versuch, sich seinem Werk zu nähern". In: Angela Standhartinger, Horst Schwebel u. Friederike Oertelt (Hrsg.): *Kunst der Deutung, Deutung der Kunst. Beiträge zu Bibel, Antike und Gegenwartsliteratur* (= Ästhetik – Theologie – Liturgik, Bd. 45). Münster: Lit, S. 169–176.

Martínez, Matías u. Michael Scheffel (2007): *Einführung in die Erzähltheorie* [1999]. 7. Aufl. München: C. H. Beck.

Maurois, André (2011): „Die Biographie als Kunstwerk". In: Fetz u. Hemecker: *Theorie der Biographie*, S. 83–97.

May, Arnd T. (2009): „Beratung zu Vorsorgemöglichkeiten. Patientenverfügungen zwischen Politik, Ethik und Praxis". In: Frewer, Fahr u. Rascher: *Patientenverfügung und Ethik*, S. 37–60.

Mazzarella, Merete (1992): *Hem från festen.* Jyväskylä: Gummerus.

Mazzarella, Merete (1996): *Heimkehr vom Fest* (= rororo, Bd. 13721). Übers. v. Verena Reichel. Reinbek b. H.: Rowohlt.

Mazzarella, Merete (2015): „Writing about Others. An Autobiographical Perspective". In: Christopher Cowley (Hrsg.): *The Philosophy of Autobiography.* Chicago u. London: U of Chicago P, S. 178–192.

McCullough, Laurence B. (1989): „The Abstract Character and Transforming Power of Medical Language". In: *Soundings. An Interdisciplinary Journal* 72(1), S. 111–125.

McGinn, Colin (2007): *Ethics, Evil, and Fiction.* Oxford: Clarendon Press.

Meier, Christel u. Martina Wagner-Egelhaaf (2011): „Einleitung“. In: Dies. (Hrsg.): *Autorschaft: Ikonen – Stile – Institutionen.* Berlin: Akademie Verlag, S. 9–28.

Menz, Florian (1993): „Medizinische Ausbildung im Krankenhaus am Beispiel der Lehranamnese. Die institutionalisierte Verhinderung von Kommunikation“. In: Löning u. Rehbein: *Arzt-Patient-Kommunikation*, S. 251–264.

Meriwether, James B. u. Michael Millgate (Hrsg.) (1980): *Lion in the Garden. Interviews with William Faulkner. 1926–1962.* Lincoln: U of Nebraska P, S. 136–137.

Mestheneos, Elizabeth u. Judy Triantafillou (2005): *Supporting family carers of older people in Europe. The Pan-European Background Report.* Münster: LIT.

Meyer-Stiens, Lüder (2012): *Der erzählende Mensch – der erzählte Mensch. Eine theologisch-ethische Untersuchung der Patientenverfügung aus Patientensicht.* Zugl.: Göttingen, Univ., Diss., 2011. Göttingen: Ed. Ruprecht.

Michler, Markwart u. Jost Benedum (Hrsg.) (2013): *Einführung in die Medizinische Fachsprache. Medizinische Terminologie für Mediziner und Zahnmediziner auf der Grundlage des Lateinischen und Griechischen* [1972]. U. Mitarb. v. Inge Michler. Heidelberg: Springer.

Mikami, Yukiko u. a. (2016): „Methotrexate and actinomycin D chemotherapy in a patient with porphyria. A case report“. In: *Journal of Medical Case Reports* 10(9), S. 1–7.

Miller, J. Hillis (1987): *The Ethics of Reading. Kant, de Man, Eliot, Trollope, James, and Benjamin.* New York: Columbia UP.

Miller, J. Hillis (1990): *Versions of Pygmalion.* Cambridge, Mass.: Harvard UP.

Monroe, William Frank, Warren Lee Holleman u. Marsha Cline Holleman (1992): „Is there a person in this case?“. In: *Literature and Medicine* 11(1), S. 45–63.

Montgomery, Frank Ulrich u. Urban Wiesing (2013): „Empfehlungen der Bundesärztekammer und der Zentralen Ethikkommission bei der Bundesärztekammer. Umgang mit Vorsorgevollmacht und Patientenverfügung in der ärztlichen Praxis“. In: *Deutsches Ärzteblatt* 110(33–34), S. A-1580–A-1585.

Morrow, Gerry u. a. (2005): „A qualitative study to investigate why patients accept or decline a copy of their referral letter from their GP“. In: *British Journal of General Practice* 55(517), S. 626–629.

Müller, Carsten, Christiane Löll u. Henner Bechtold (2008): *Klinikleitfaden für alle Stationen. Leitsymptome – Krankheitsbilder – Praxistipps.* 3. Aufl. München: Elsevier, Urban & Fischer.

Müller, Ralph (2010): „Kategorisieren“. In: Zymner: *Handbuch Gattungstheorie*, S. 21–23.

Müller, Ralph (2010): „Korpusbildung“. In: Zymner: *Handbuch Gattungstheorie*, S. 23–25.

Müller-Busch, H. Christof (2016): „Entscheidungen in Grenzsituationen und ärztliches Selbstverständnis“. In: Arnd T. May u. a. (Hrsg.): *Patientenverfügungen. Handbuch für Berater, Ärzte und Betreuer.* Berlin u. Heidelberg: Springer, S. 163–176.

Murken, Axel Hinrich (1983): „Gesundheit und Krankheit im Kinder- und Jugendbuch. Eine Einführung“. In: Ders.: *Kind, Krankheit und Krankenhaus im Bilderbuch von 1900 bis 1982*, S. 13–56.

Murken, Axel Hinrich (2004): *Kind, Krankheit und Krankenhaus im Kinder- und Jugendbuch.* Troisdorf: Bilderbuchmuseum Burg Wissem Troisdorf.

Murken, Axel Hinrich (Hrgs.) (1983): *Kind, Krankheit und Krankenhaus im Bilderbuch von 1900 bis 1982* (= Studien zur Medizin-, Kunst- und Literaturgeschichte, Bd. 5). Herzogenrath: Murken-Altrogge.

Murken-Altrogge, Christa (1982): „Das kranke Kind im Bilderbuch – ein Bild vom kranken Kind?“. In: Murken: *Kind, Krankheit und Krankenhaus im Bilderbuch von 1900 bis 1982*, S. 63–84.

Nagel, Nikolaus (2001): *Nur zufriedene Patienten? Eine kommunikationswissenschaftliche Untersuchung zur Arzt-Patient-Kommunikation am Beispiel der umweltmedizinischen Beratung* (=

Essener Studien zur Semiotik und Kommunikationsforschung, Bd. 2). Zugl.: Essen, Univ., Diss., 2000. Aachen: Shaker.

Nalepka, Cornelia (2011): „Kalkuliertes Scheitern als biographische Maxime. Zu Wolfgang Hildesheimer: ‚Die Subjektivität des Biographen'". In: Fetz u. Hemecker: *Theorie der Biographie*, S. 297–301.

Nationaler Ethikrat (2005): *Patientenverfügung. Ein Instrument der Selbstbestimmung. Stellungnahme*. Berlin: Nationaler Ethikrat, S. 15.

Neumann-Mangoldt, Peter (1964): *Der Arztbrief. Eine Fibel zum praktischen Gebrauch*. München u. Berlin: Urban & Schwarzenberg.

Nickisch, Reinhard (1991): *Brief* (= Sammlung Metzler, Bd. 260). Stuttgart: Metzler.

Nida-Rümelin, Julian (2005): *Angewandte Ethik. Die Bereichsethiken und ihre theoretische Fundierung. Ein Handbuch* [1996]. 2., vollst. überarb. Aufl. Stuttgart: Kröner.

Niecke, G. u. a. (2004): „Arztbriefe neurologischer Kliniken in der Sicht niedergelassener Neurologen und Nervenärzte". In: *Der Nervenarzt* 75(6), S. 558–563.

Niedecken, Wolfgang (2013): *Zugabe. Die Geschichte einer Rückkehr*. Mit Oliver Kobold. Hamburg: Hoffmann u. Campe.

Nielsen, Birgitte Steffen (2002): *Den grå stemme. Stemmen i Tomas Tranströmers poesi*. Viborg: Arena.

Niethammer, Dietrich (2003): „Kinder im Angesicht ihres Todes". In: Wiesemann u. a.: *Das Kind als Patient*, S. 92–115.

Niethammer, Dietrich (2008): *Das sprachlose Kind. Vom ehrlichen Umgang mit schwer kranken und sterbenden Kindern* (=Schriftenreihe der Uexküll-Akademie für Integrierte Medizin). Stuttgart: Schattauer.

Nikolajeva, Maria (1999): „Janne, min vän – en väg utan återvändo". In: Eli Flatekval (Hrsg.): *Forankring og fornying. Nordiske ungdomsromaner fram mot år 2000*. Oslo: Cappelen, S. 156–170.

Nikolajeva, Maria (2010): „Interpretative Codes and Implied Readers of Children's Picturebooks". In: Teresa Colomer, Bettina Kümmerling-Meibauer u. Cecilia Silva-Díaz (Hrsg.): *New Directions in Picturebook Research*. New York u. London: Routledge, S. 27–40.

Nikolajeva, Maria u. Carole Scott (2006): *How Picturebooks work*. New York: Garland.

Nix, Angelika (2002): *Das Kind des Jahrhunderts im Jahrhundert des Kindes. Zur Entstehung der phantastischen Erzählung in der schwedischen Kinderliteratur* (= Reihe Nordica, Bd. 3). Zugl.: Freiburg i. Br., Univ., Diss., 2000. Freiburg i. Br.: Rombach.

Nolte, Karen (2009): „Vom Verschwinden der Laienperspektive aus der Krankengeschichte: Medizinische Fallberichte im 19. Jahrhundert". In: Brändli, Lüthi u. Spuhler: *Zum Fall machen*, S. 33–61.

Nünning, Vera (2015): „Conceptualising (Un)reliable Narration and (Un)trustworthiness". In: Dies.: *Unreliable Narration*, S. 1–28.

Nussbaum, Martha (1986): *The Fragility of Goodness. Luck and ethics in Greek tragedy and philosophy*. Cambridge u. a.: Cambridge UP.

Nussbaum, Martha C. (1995): *Poetic Justice. The Literary Imagination and Public Life*. Boston: Beacon Press.

o. A. (1999): „I miss you, I miss you! (Review)". In: *Publishers Weekly* 246(9), S. 70.

o. A. (2012): „Patient empowerment – who empowers whom?". In: *The Lancet* 379(9827), S. 1677.

Olling, Anders (2014): „Tafdrup, Pia". In: *forfatterweb*. http://www.forfatterweb.dk/oversigt/tafdrup-pia/hele-portraettet-om-pia-tafdrup (letzter Zugriff: 20.04.2016).

Olofsson, Tommy (2004): „Tranströmer fångar ännu dagen". In: *Svenska Dagbladet*. http://www.svd.se/transtromer-fangar-annu-dagen (letzter Zugriff: 09.11.2015).

Olsson, May (2011): *Vem begriper patientjournalen?* Hochschulschrift: Växjö u. Kalmar, Univ., Bachelor.

Ørjasæter, Kristin (2013): „„Å gi barn stemme' – om utstillingen". In: *Norsk Barnebokinstitutt.* http://barnebokinstituttet.no/nbis-utstillingsside/a-gi-barn-stemme-om-ut stillingen/ (letzter Zugriff: 06.03.2016).

Ørjasæter, Kristin (2013): „Det selvstendige barnet i barnelitteraturen". In: *Norsk Barnebokinstitutt.* http://utstillinger.barnebokinstituttet.no/det-selvstendige-barnet-i-barnelitteraturen/ (letzter Zugriff: 06.03.2016).

Orth, Ilse u. Hilarion Petzold (Hrsg.) (2009): *Poesie und Therapie. Über die Heilkraft der Sprache. Poesietherapie, Bibliotherapie, Literarische Werkstätten* [1985]. 2. Aufl. Bielefeld: Ed. Sirius.

Oslo universitetssykehus (o. J.): „Barn på sykehus". In: *Oslo universitetssykehus.* http://ous.prod.f pl.nhn.no/pasient_/barn_/Sider/default.aspx (letzter Zugriff: 18.10.2016).

Oslo universitetssykehus (2015): „Inne på Rikshospitalet". In: *Oslo universitetssykehus.* http://www.oslo-universitetssykehus.no/pasient_/barn_/f%C3%B8r_/Sider/Inne-p%C3%A5-sykehusene.aspx (letzter Zugriff: 18.10.2016).

Oslo universitetssykehus (2016): „Operasjon". In: *Oslo universitetssykehus.* http://www.oslo-universitetssykehus.no/pasient_/barn_/under_/undersokelser-og-behandling_/Sider/smertebehandling.aspx (letzter Zugriff: 18.10.2016).

Pal, Amrit Maria (2013): „Tafdrup, Pia – Tarkovskijs Heste". In: *Litteratursiden.* http://www.litteratursiden.dk/analyser/tafdrup-pia-tarkovskijs-heste (letzter Zugriff: 20.04.2016).

Parker, David (1994): *Ethics, Theory and the Novel.* Cambridge: Cambridge UP.

Pellegrino, Edmund (1976): „Medical Humanism and Technological Anxiety". In: Ders. (Hrsg.): *Humanism and the Physician.* Knoxville: U of Tennessee P, S. 9–15.

Peterkin, Allan (2010): „Why we write (and how we can do it better)". In: *Canadian Medical Association Journal* 182(15), S. 1650–1652.

Peters, Sabine (2013): *Wenn Kinder anderer Meinung sind. Die ethische Problematik von Kindeswohl und Kindeswille in der Kinder- und Jugendmedizin.* Hochschulschrift: Göttingen, Univ., Diss. urn:nbn:de:gbv:7-11858/00-1735-0000-0001-BBDB-8-1 (letzer Zugriff: 06.03.2016).

Peters, Tim (2008): *Macht im Kommunikationsgefälle. Der Arzt und sein Patient* (= Forum für Fachsprachen-Forschung). Berlin: Frank & Timme.

Pethes, Nicolas (2005): „Vom Einzelfall zur Menschheit. Die Fallgeschichte als Medium der Wissenspopularisierung in Recht, Medizin und Literatur". In: Gereon Blaseio, Hedwig Pompe u. Jens Ruchatz (Hrsg.): *Popularisierung und Popularität* (= Mediologie, Bd. 14). Köln: DuMont, S. 63–92.

Pethes, Nicolas (2011): „Ästhetik des Falls. Zur Konvergenz anthropologischer und literarischer Theorien der Gattung". In: Dickson, Goldmann u. Wingertszahn: *Fakta, und kein moralisches Geschwätz*, S. 13–32.

Pethes, Nicolas (2014): „Telling Cases. Writing against Genre in Medicine and Literature". In: *Literature and Medicine* 32(1), S. 24–45.

Plieth, Martina (2002): *Kind und Tod. Zum Umgang mit kindlichen Schreckensvorstellungen und Hoffnungsbildern.* Zugl.: Münster, Univ., Habil., 2000. Neukirchen-Vluyn: Neukirchener.

Podoll, Klaus (2006): „Kunst und Krankheit". In: Frank Schneider (Hrsg.): *Entwicklungen der Psychiatrie. Symposium anlässlich des 60. Geburtstages von Henning Sass.* Heidelberg: Springer, S. 325–333.

Pohl, Peter (2012): „Jag saknar dig, jag saknar dig". In: *NADA.* http://www.nada.kth.se/~pohl/Saknar.html (letzter Zugriff: 19.11.2014).

Pohl, Peter u. Kinna Gieth (1992): *Jag saknar dig, jag saknar dig!* Rabén & Sjögren.

Pohl, Peter u. Kinna Gieth (1994): *Du fehlst mir, du fehlst mir!* Übers. v. Birgitta Kicherer. München u. Wien: Hanser.

Pohl, Peter u. Kinna Gieth (2011): *Jag saknar dig, jag saknar dig!* [1992]. Stockholm: Rabén & Sjögren.

Pohlmeier, H[ermann] (1995): „Pathographie und Biographie. Hintergründe der Fälle Schreber und Klug“. In: *Fortschritte der Neurologie und Psychiatrie* 63(8), S. 297–302.

Pojman, Louis P. u. Lewis Vaughn (Hrsg.) (2007): *The Moral Life. An Introductory Reader in Ethics and Literature* [1999]. 3. Aufl. New York: Oxford UP.

Pomata, Gianna (2010): „Sharing cases. The Observationes in early modern medicine“. In: *Early Science and Medicine* 15(3), S. 193–236.

Pomata, Gianna (2013): „Fälle mitteilen. Die *Observationes* in der Medizin der frühen Neuzeit. In: Yvonne Wübben u. Carsten Zelle (Hrsg.): *Krankheit schreiben. Aufzeichnungsverfahren in Medizin und Literatur.* Göttingen: Wallstein, S. 20–63.

Pommerening, Klaus u. Marita Sergl (1999): „Zugriff auf Patientendaten im Krankenhaus“. In: *GMDS-Arbeitsgruppe Datenschutz in Gesundheitsinformationen.* http://www.imbei.uni-mainz.de/AGDatenschutz/Empfehlungen/Zugriff.html (letzter Zugriff: 12.11.2014).

Pothier, David D., Paul Nakivell u. Charles EJ Hall (2007): „What do patients think about being copied into their GP letters?“. In: *Annals of the Royal College of Surgeons of England* 89(7), S. 718–721.

Pöttgen, Nicole (2009): *Medizinische Forschung und Datenschutz* (= Schriften zum deutschen und europäischen öffentlichen Recht, Bd. 20). Frankfurt a. M.: Peter Lang.

Preusker, Uwe K. (2007): „Lösungsansätze im Ländervergleich: Skandinavien“. In: Volker Schumpelick u. Bernhard Vogel (Hrsg.): *Was ist uns die Gesundheit wert? Gerechte Verteilung knapper Ressourcen. Beiträge des Symposiums vom 10. bis 13. September 2006 in Cadenabbia.* Freiburg i. Br.: Herder, S. 418–470.

Prøitz, Lin (2013): „Stemme – samfunn“. In: *Norsk Barnebokinstitutt* (22.09.2013). http://utstillinger.barnebokinstituttet.no/stemme-samfunn/ (letzter Zugriff: 06.03.2016).

Quante, Michael (2010): *Menschenwürde und personale Autonomie. Demokratische Werte im Kontext der Lebenswissenschaften.* Hamburg: Meiner.

Rabbata, Samir (2006): „Medizinethik. Dialog der Kulturen“. In: *Deutsches Ärzteblatt* 103(18), S. A1187–A1188.

Rabén & Sjögren (o. J.): „Jag saknar dig, jag saknar dig!“. http://www.rabensjogren.se/bocker/Utgiven/2011/Okand-saljperiod/pohl_peter-jag_saknar_dig__jag_saknar_dig-pocket/ (letzter Zugriff: 04.04.2016).

Raible, Wolfgang (1994): „Allgemeine Aspekte von Schrift und Schriftlichkeit/General Aspects of Writing and Its Use“. In: Günther u. Ludwig: *Schrift und Schriftlichkeit*, S. 1–17.

Rauprich, Oliver (2003): „Sollen Kinder eine privilegiertere medizinische Versorgung erhalten? Zur Gerechtigkeit der Verteilung gesundheitlicher Ressourcen zwischen Kindern und Erwachsenen“. In: Wiesemann u. a.: *Das Kind als Patient*, S. 131–150.

Rehbein, Jochen (1993): „Ärztliches Fragen“. In: Löning u. Rehbein: *Arzt-Patient-Kommunikation*, S. 311–364.

Reich, Annika (2000): *Was ist Haiku? Zur Konstruktion der japanischen Nation zwischen Orient und Okzident* (= Spektrum, Bd. 73). Hamburg: Lit.

Riis, Povl (2000): „Hvad er det nordiske i medicinen?“. In: *Tidsskrift for Den norske lægeforening* 17(120), S. 2015–2017.

Roelcke, Thorsten (2010): *Fachsprachen* [1999] (= Grundlagen der Germanistik, Bd. 37). 3. Aufl. Berlin: Erich Schmidt.

Rönnerstrand, Torsten (2003): *„Varje problem ropar på sitt eget språk“. Om Tomas Tranströmer och språkdebatten* (= Karlstad University Studies, Bd. 2003:20). Karlstad: Karlstad UP.

Rönnerstrand, Torsten (2006): *Poesi ur afasi – ett tranströmerskt mirakel.* In: *Tvärsnitt* 3(04) [Online-Version].

Rosa, Hartmut (2012): *Weltbeziehungen im Zeitalter der Beschleunigung. Umrisse einer neuen Gesellschaftskritik* (=suhrkamp taschenbuch wissenschaft, Bd. 1977). Berlin: Suhrkamp.

Rossholm, Anna Sofia (2013): „Auto-adaptation and the movement of writing across media. Ingmar Bergman's notebooks“. In: Jørgen Bruhn, Anne Gjelsvik u. Eirik Frisvold Hanssen (Hrsg.): *Adaptation Studies. New Challenges, New Directions*. London u. New York: Bloomsbury Academic, S. 203–222.

Rostad, Kristian u. Stein Eide (2014): „Fikk 18 hjerneslag på to år“. In: *NRK.no*. https://www.nrk.no/ho/fikk-18-hjerneslag-pa-to-ar-1.12052979 (letzter Zugriff: 24.02.2016).

Rothhaar, Markus u. Roland Kipke (2009): „Die Patientenverfügung als Ersatzinstrument. Differenzierung von Autonomiegraden als Grundlage für einen angemessenen Umgang mit Patientenverfügungen“. In: Frewer, Fahr u. Rascher: *Patientenverfügung und Ethik*, S. 61–75.

Sabes-Figuera, Ramon (2013): *European Hospital Survey. Benchmarking Deployment of e-Health Services (2012–2013). Country Reports*. Hrsg. v. Fabienne Abadie. Luxemburg: Publ. Off. of the Europ. Union.

Sabes-Figuera, Ramon u. Ioannis Maghiros (2013): *European Hospital Survey. Benchmarking Deployment of e-Health Services (2012–2013). Synthesis of Outcome*. Hrsg. v. Fabienne Abadie. Luxemburg: Publ. Off. of the Europ. Union.

Sacks, Oliver (1985): *The man who mistook his wife for a hat and other clinical tales*. New York: Summit Books.

Sacks, Oliver (2010): *The mind's eye*. New York: Alfred A. Knopf.

Sahm, Stephan (2006): *Sterbebegleitung und Patientenverfügung. Ärztliches Handeln an den Grenzen von Ethik und Recht* (= Kultur der Medizin, Bd. 21). Zugl.: Frankfurt a. M., Univ., Habil., 2006. Frankfurt a. M. u. New York: Campus.

Salomon, Jutta (2005): *Häusliche Pflege zwischen Zuwendung und Abgrenzung. Wie lösen pflegende Angehörige ihre Probleme? Eine Studie mit Leitfaden zur Angehörigenberatung* (= Reihe Thema, Bd. 195). Köln: Kuratorium Dt. Altershilfe Wilhelmine-Lübke-Stift.

Sandberg, Beatrice (2013): „Unter Einschluss der Öffentlichkeit oder das Vorrecht des Privaten“. In: Martina Wagner-Egelhaaf (Hrsg.): *Auto(r)fiktion. Literarische Verfahren der Selbstkonstruktion*. Bielefeld: Aisthesis, S. 355–377.

Schaeffer, Jean-Marie (2009): „Fictional vs. Factual Narration“. In: Hühn u. a.: *Handbook of Narratology*, S. 98–113.

Schäfer, Dagmar (2001): *Patientenverfügungen. Krank – aber entscheidungsfähig* (= Schriftenreihe Gesundheit, Pflege, soziale Arbeit, Bd. 11). Lage: Jacobs.

Schiöler, Niklas (1999): *Koncentrationens konst. Tomas Tranströmers senare poesi*. Zugl.: Göteborg, Univ., Diss., 1999. Stockholm: Bonnier.

Schipperges, Heinrich (1988): *Die Sprache der Medizin. Medizinische Terminologie als Einführung in das ärztliche Denken und Handeln* (= Medizin im Wandel). Heidelberg: Verlag für Medizin.

Schmidt, Christopher (2011): „Falsche Idylle. Arno Geiger hat ein Buch über seinen demenzkranken Vater geschrieben – und wurde prompt für die Shortlist der Leipziger Buchmesse nominiert“. In: *Süddeutsche Zeitung Digitale Medien*. http://www.sueddeutsche.de/kultur/arno-geiger-der-alte-koenig-in-seinem-exil-falsche-idylle-1.1058426 (letzter Zugriff: 20.10.2014).

Schmitt-Sausen, Nora (2011): „Ausländische Gesundheitssysteme. Auf in den hohen Norden“. In: *Deutsches Ärzteblatt Studieren.de* 4, S. 14–15.

Schnalke, Thomas (1997): *Medizin im Brief. Der städtische Arzt des 18. Jahrhunderts im Spiegel seiner Korrespondenz* (= Sudhoffs Archiv. Zeitschrift für Wissenschaftsgeschichte. Beihefte, Bd. 37). Zugl.: Erlangen, Nürnberg, Univ., Habil., 1993. Stuttgart: Steiner.

Schneider, Uwe Klaus (2016): *Einrichtungsübergreifende elektronische Patientenakten. Zwischen Datenschutz und Gesundheitsschutz* (= DuD-Fachbeiträge). Zugl.: Tübingen, Univ., Diss., 2014. Wiesbaden: Springer.

Schöne-Seifert, Bettina (2007): *Grundlagen der Medizinethik* (= Kröner Taschenbuch, Bd. 503). Stuttgart: Kröner, S. 50–51.

Schöne-Seifert, Bettina (2009): „Paternalismus. Zu seiner ethischen Rechtfertigung in Medizin und Psychiatrie". In: *Jahrbuch für Wissenschaft und Ethik* 14(1), S. 107–128.

Schou-Knudsen, Jesper (2012): „Seal of approval for children's literature". In: *Nordic Stories* 7, S. 19–21.

Schröder, Stephan Michael (Hrsg.) (2010): *Studienbibliographie zur neueren skandinavistischen und fennistischen Literaturwissenschaft* (= Berliner Beiträge zur Skandinavistik, Bd. 7). http://www.uni-koeln.de/phil-fak/nordisch/studbiblitneu/kap03/3-5.html (letzter Zugriff: 06.03.2016).

Schwalm, Helga (2007): „Autobiographie". In: Burdorf, Fasbender u. Moenninghoff: *Metzler Literatur*, S. 57–59.

Schweninger, Ernst (1906): *Der Arzt*. Frankfurt a. M.: Rütten & Loening.

Seidl, Elisabeth u. Sigrid Labenbacher (Hrsg.) (2007): *Pflegende Angehörige im Mittelpunkt. Studien und Konzepte zur Unterstützung pflegender Angehöriger demenzkranker Menschen*. Wien, Köln u. Weimar: Böhlau.

Seidl, Elisabeth, Sigrid Labenbacher u. Petra Ganaus (2007): „Studie II – Bedürfnisse pflegender Angehöriger". In: Seidl u. Labenbacher: *Pflegende Angehörige im Mittelpunkt*, S. 73–117.

Semmel, K. E. u. Pia Tafdrup (2010): „A Daughter's Story. An Interview with Pia Tafdrup". In: *World Literature Today* 84(2), S. 44–47.

Shen, Dan (2013): „Unreliability". In: Peter Hühn u. a. (Hrsg.): *the living handbook of narratology*. http://www.lhn.uni-hamburg.de/article/unreliability (letzter Zugriff: 24.07.2016).

Simon, Alfred (2010): „Medizinethische Aspekte". In: Verrel u. Simon: *Patientenverfügungen*, S. 59–109.

Slutbetänkande av Utredningen om förmyndare, gode män och förvaltare (2004): *Frågor om Förmyndare och ställföreträdare för vuxna* (= Statens offentliga utredningar, Bd. 2004:112). Bd. 2: Allmän motivering. Stockholm: Fritze.

Slyk, Magdalena (2010): *„VEM är jag?" Det lyriska subjektet och dess förklädnader i Tomas Tranströmers författarskap*. Hochschulschrift: Uppsala, Univ., Diss.

Sontag, Susan (1977): *On Photography*. New York: Farrar, Straus & Giroux.

Sontag, Susan (1978): *Illness as Metaphor*. New York: Straus u. Giroux.

Spießl, Hermann u. C[lemens] Cording (2001): „Kurz, strukturiert und rasch übermittelt. Der ‚optimale' Arztbrief". In: *Deutsche Medizinische Wochenschrift* 126(7), S. 184–187.

Spörl, Uwe (2007): „Erzählung". In: Burdorf, Fasbender u. Moenninghoff: *Metzler Literatur*, S. 208–209.

Stanley, Patricia (2004): „The Patient's Voice. A Cry in Solitude or a Call for Community". In: *Literature and Medicine* 23(2), S. 346–363.

Steene, Birgitta (2005): *Ingmar Bergman. A Reference Guide*. Amsterdam: Amsterdam UP.

Steger, Florian (2008): *Das Erbe des Hippokrates. Medizinethische Konflikte und ihre Wurzeln*. Göttingen: Vandenhoeck & Ruprecht.

Steinfath, Holmer u. Claudia Wiesemann (Hrsg.) (2016): *Autonomie und Vertrauen. Schlüsselbegriffe der modernen Medizin*. Zus. m. Reiner Anselm et al. Wiesbaden: Springer.

Stock, Ulrich (2011): „Material Vater. Der Schriftsteller Arno Geiger schreibt einen Bestseller über den demenzkranken August Geiger, dessen Sohn er ist". In: *Zeit Online*. http://www.zeit.de/2011/08/L-B-Geiger (letzter Zugriff: 20.10.2014).

Svenska Akademien (2011): „The Nobel Prize in Literature 2011". In: *Nobelprize.org. The Official Web Site of the Nobel Prize*. http://www.nobelprize.org/nobel_prizes/literature/laureates/2011/press.html (letzter Zugriff: 20.11.2015).

Tafdrup, Pia (1991): *Over vandet går jeg. Skitse til en poetik*. Copenhagen Valby: Borgen.

Tafdrup, Pia (2010): *Tarkovskijs heste. Digte* [2006]. 4. Aufl. [København]: Gyldendal.

Tafdrup, Pia (2011): „Mit liv med demens". In: *Livet med demens* 21(4), S. 10–11.

Takeda, Areta (2007): „Überschwang durch Überschuss. Probleme beim Übersetzen einer Form – am Beispiel des Haiku“. In: *arcadia. Internationale Zeitschrift für Literaturwissenschaft* 42(1), S. 20–44.

Tesak, Jürgen (2005): *Geschichte der Aphasie* [2001]. 2. Aufl. Idstein: Schulz-Kirchner.

Thieme (o. J.): „Arbeiten und Leben in Skandinavien“. https://m.thieme.de/viamedici/arzt-im-beruf-arzt-im-ausland-1563/a/arbeiten-und-leben-in-skandinavien-22981.htm (letzter Zugriff: 01.11.2016).

Tiselius, Hans-Göran (2013): „Patientjournalen – för vad och vem är den till?“. In: *Läkartidningen* 110(CCLW). http://www.lakartidningen.se/Opinion/Debatt/2013/06/Patientjournalen--forvad-och-vem-ar-den-till (letzter Zugriff: 16.05.2016).

Tranströmer, Tomas (1997): *Sämtliche Gedichte*. Übers. v. Hanns Grössel. München: Hanser.

Tranströmer, Tomas (2001): *Samlade dikter. 1954–1996*. Stockholm: Bonnier.

Tranströmer, Tomas (2005): *Das große Rätsel. Den stora gåtan.* Zweispr. Ausg. Übers. v. Hanns Grössel. München u. Wien: Hanser.

Trojan, Alf (2008): „Sozialanamnese“. In: Hendrik Berth, Friedrich Balck u. Elmar Brähler (Hrsg.): *Medizinische Psychologie und Medizinische Soziologie von A bis Z.* Göttingen: Hogrefe, S. 433–437.

Valkonen, Tarmo u. Vesa Vihriälä (2014): „Authors foreword“. In: Dies. (Hrsg.): *The Nordic Model – challenged but capable of reform.* Kopenhagen: Nordic Council of Ministers.

Velthaus, Gerhard (2003): *Die Pädagogik der Kinderliteratur. Szenen einer narrativen Erziehungsgeschichte oder Partituren des Umgangs mit Kindern*. Baltmannsweiler: Schneider Hohengehren.

Vereinte Nationen (1989): *Übereinkommen über die Rechte des Kindes. VN-Kinderrechtskonvention im Wortlaut mit Materialien.* Hrsg. v. Bundesministerium für Familie, Senioren, Frauen und Jugend. http://www.bmfsfj.de/RedaktionBMFSFJ/Broschuerenstelle/Pdf-Anlagen/_C3_9Cbereinkommen-_C3_BCber-die-Rechte-des-Kindes,property=pdf,bereich=bmfsfj,sprache=de,rwb=true.pdf (letzer Zugriff: 06.03.2016).

Verrel, Torsten (2010): „Rechtliche Aspekte“. In: Ders u. Simon: *Patientenverfügungen*, S. 13–57.

Verrel, Torsten u. Alfred Simon (2010): *Patientenverfügungen. Rechtliche und ethische Aspekte.* Freiburg i. Br.: Karl Alber.

Vorobjoff, Nikolaj N. (1972): *Grundlagen der Spieltheorie und ihre praktische Bedeutung* [1963]. 2., verb. u. erw. Aufl. Übers. v. Norbert M. Küssel. Würzburg: Physica-Verlag.

Wagner-Egelhaaf, Martina (2005): *Autobiografie* [2000]. 2. Aufl. Stuttgart: Metzler.

Waldow, Stephanie (2011): „Einleitung“. In: Dies. (Hrsg.): *Ethik im Gespräch. Autorinnen und Autoren über das Verhältnis von Literatur und Ethik heute.* Bielefeld: transcript, S. 7–19.

Wehmeyer, Meike u. Holger Grötzbach (2014): „Grundlagen“. In: Barbara Schneider, Meike Wehmeyer u. Holger Grötzbach: *Aphasie. Wege aus dem Sprachdschungel* [2002]. 6. Aufl. Berlin u. Heidelberg: Springer, S. 3–14.

Weimar, Klaus (Hrsg.) (1997): *Reallexikon der deutschen Literaturwissenschaft. Neubearbeitung des Reallexikons der deutschen Literaturgeschichte*. Gemeinsam m. Harald Fricke, Klaus Grubmüller u. Jan-Dirk Müller. Bd. 1: A-G. 3., neubearb. Aufl. Berlin u. New York: de Gruyter.

Weinkauff, Gina u. Gabriele von Glasenapp (2010): *Kinder- und Jugendliteratur*. Paderborn: Schöningh.

Weinreich, Cornelia (2015): „Fachinterne und fachexterne Textsorten in der Medizin“. In: Albert Busch u. Thomas Spranz-Fogasy (Hrsg.): *Sprache in der Medizin* (= Handbücher Sprachwissen, Bd. 11). Berlin: de Gruyter, S. 389–404.

Weizsäcker, Viktor von (1927/1928): „Krankengeschichte“. In: *Die Kreatur* 2, S. 455–473.

Westermann, R. F. u. a. (1990): „A study of communication between general practitioners and specialists“. In: *British Journal of General Practice* 40(340), S. 445–449.

Westin, Boel (2005): „The Nordic Countries“. In: Hunt: *International Companion*, S. 691–700.

White, Philip (2004): „Copying referral letters to patients. Prepare for change“. In: *Patient Education and Counseling* 54(2), S. 159–161.
Wiese, Ingrid (2000): „Textsorten des Bereichs Medizin und Gesundheit“. In: Brinker u. a.: *Text- und Gesprächslinguistik*, S. 710–718.
Wiesemann, Claudia (2012): „Autonomie als Bezugspunkt einer universalen Medizinethik“. In: *Ethik der Medizin* 24(4), S. 287–295.
Wiesemann, Claudia (2013): „Die Autonomie des Patienten in der modernen Medizin“. In: Dies. u. Simon: *Patientenautonomie*, S. 13–26.
Wiesemann, Claudia (2015): „Ethik in der Kinderheilkunde und Jugendmedizin“. In: Georg Marckmann (Hrsg.): *Praxisbuch Ethik in der Medizin*. Berlin: MWV Medizinisch Wissenschaftliche Verlagsgesellschaft, S. 313–325.
Wiesemann, Claudia (2016): „Vertrauen als moralische Praxis“. In: Homer Steinfarth u. dies. (Hrsg.): *Autonomie und Vertrauen. Schlüsselbegriffe der modernen Medizin*. Wiesbaden: Springer, S. 69–100.
Wiesemann, Claudia u. a. (Hrsg.) (2003): *Das Kind als Patient. Ethische Konflikte zwischen Kindeswohl und Kindeswille*. Frankfurt a. M.: Campus.
Wild, Verina (2014): „Vulnerabilität“. In: Christian Lenk, Gunnar Duttge u. Heiner Fangerau (Hrsg.): *Handbuch Ethik und Recht der Forschung am Menschen*. Berlin u. Heidelberg: Springer, S. 297–298.
Willer, Stefan (2005): „Fallgeschichte“. In: Bettina v. Jagow u. Florian Steger (Hrsg.): *Literatur und Medizin. Ein Lexikon*. Göttingen: Vandenhoeck & Ruprecht, Sp. 231–235.
Wilm, Stefan u. a. (2004): „Wann unterbricht der Hausarzt seine Patienten zu Beginn der Konsultation?“ In: *ZFA-Zeitschrift für Allgemeinmedizin* 80(2), S. 53–57.
Wilz, Gabriele u. Elmar Brähler (Hrsg.) (1997): *Tagebücher in Therapie und Forschung. Ein anwendungsorientierter Leitfaden*. Göttingen u. a.: Hogrefe.
Wittgenstein, Ludwig (1995): *Tractatus logico-philosophicus* [1921]. Werkausgabe. Bd. 1: Tractatus logico-philosophicus. Tagebücher 1914–1916. Philosophische Untersuchungen. 2. Aufl. Frankfurt a. M.: Suhrkamp.
Wodak, Ruth (1986): „Patientenkarriere anstelle von Leidensgeschichten. Einige sozio- und psycholinguistische Bemerkungen um Arzt-Patient-Gespräch“. In: Hans Strotzka u. Helga Wimmer (Hrsg.): *Arzt-Patient Kommunikation im Krankenhaus* (= Schriften zur Medizinsoziologie, Bd. 2). Wien: Facultas Universitätsverlag, S. 43–57.
Woolf, Virginia (1990): *To the Lighthouse* [1927]. London: Hogarth.
Wübben, Yvonne (2012): „Die kranke Stimme. Erzählinstanz und Figurenrede im Psychiatrie-Lehrbuch des 19. Jahrhunderts“. In: Behrens u. Zelle: *Der ärztliche Fallbericht*, S. 151–170.
Wunberg, Gotthart (1989): „Hermetik – Änigmatik – Aphasie. Zur Lyrik der Moderne“. In: Dieter Borchmeyer (Hrsg.): *Poetik und Geschichte. Viktor Žmegač zum 60. Geburtstag*. Tübingen: Niemeyer, S. 241–249.
Wunberg, Gotthart (2001): „Hermetik – Änigmatik – Aphasie. Thesen zur Unverständlichkeit der Lyrik in der Moderne“. In: Ders.: *Jahrhundertwende. Studien zur Literatur der Moderne*. Tübingen: Narr, S. 46–54.
Yngborn, Katarina (2008): „Schwarz“. In: Günter Butzer u. Joachim Jacob (Hrsg.): *Metzler Lexikon literarischer Symbole*. Stuttgart u. Weimar: Metzler, S. 337–338.
Zeindler, Matthias (2009): „Auf Erzählungen hören. Zur Ethik der Aufmerksamkeit“. In: Marco Hofheinz, Frank Mathwig u. Matthias Zeindler (Hrsg.): *Ethik und Erzählung. Theologische und philosophische Beiträge zur narrativen Ethik*. Zürich: Theologischer Verlag Zürich, S. 275–301.
Zeman, Peter (1997): „Häusliche Altenpflegearrangements. Interaktionsprobleme und Kooperationsperspektiven von lebensweltlichen und professionellen Helfersystemen“. In: Ute Braun u.

Roland Schmidt (Hrsg.): *Entwicklung einer lebensweltlichen Pflegekultur* (= Beiträge zur sozialen Gerontologie, Sozialpolitik und Versorgungsforschung, Bd. 1). Regensburg: transfer.

Zipfel, Frank (2009): „Autofiktion. Zwischen den Grenzen von Faktualität, Fiktionalität und Literarität?". In: Simone Winko, Fotis Jannidis u. Gerhard Lauer (Hrsg.): *Grenzen der Literatur. Zu Begriff und Phänomen des Literarischen* (= Revisionen, Bd. 2). Berlin u. New York: de Gruyter, S. 285–314.

Zymner, Rüdiger (Hrsg.) (2010): *Handbuch Gattungstheorie*. Stuttgart u. Weimar: Metzler.